凤凰医学
Phoenix MedPub

Petty's Principles of Musculoskeletal Treatment and Management
A Handbook for Therapists Fourth Edition

佩蒂

肌肉骨骼
治疗与管理

治疗师手册　（原著第**4**版）

主　编　［英］基兰·巴纳德（Kieran Barnard）

　　　　［英］迪翁·赖德（Dionne Ryder）

作　序　［英］尼古拉·J.佩蒂（Nicola J Petty）

主　译　李勇强　刘守国

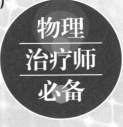
物理
治疗师
必备

U0346911

ELSEVIER

江苏凤凰科学技术出版社·南京

图书在版编目(CIP)数据

佩蒂肌肉骨骼治疗与管理:治疗师手册:原著第 4
版 /(英)基兰·巴纳德,(英)迪翁·赖德主编;李勇
强,刘守国主译. -- 南京:江苏凤凰科学技术出版社,
2025.3. -- ISBN 978-7-5713-5200-4

Ⅰ. R680.5

中国国家版本馆 CIP 数据核字第 2025Q15L92 号

江苏省版权局著作权合同登记号　　图字:10-2024-117 号

佩蒂肌肉骨骼治疗与管理:治疗师手册(原著第 4 版)

主　　　　编	〔英〕基兰·巴纳德(Kieran Barnard)　　〔英〕迪翁·赖德(Dionne Ryder)	
主　　　　译	李勇强　刘守国	
责 任 编 辑	徐祝平　胡冬冬	
责 任 校 对	仲　敏	
责 任 监 制	刘文洋	
责 任 设 计	徐　慧	
出 版 发 行	江苏凤凰科学技术出版社	
出版社地址	南京市湖南路 1 号 A 楼,邮编:210009	
出版社网址	http://www.pspress.cn	
照　　　　排	南京新洲印刷有限公司	
印　　　　刷	南京新洲印刷有限公司	
开　　　　本	787 mm×1 092 mm　1/16	
印　　　　张	18.5	
字　　　　数	481 000	
版　　　　次	2025 年 3 月第 1 版	
印　　　　次	2025 年 3 月第 1 次印刷	
标 准 书 号	ISBN 978-7-5713-5200-4	
定　　　　价	200.00 元	

Elsevier (Singapore) Pte Ltd.
3 Killiney Road,
#08-01 Winsland House I,
Singapore 239519
Tel: (65) 6349-0200; Fax: (65) 6733-1817

This translation of Petty's Principles of Musculoskeletal Treatment and Management: A Handbook for Therapists, Fourth Edition by Kieran Barnard and Dionne Ryder was undertaken by Phoenix Science Press Ltd. and is published by arrangement with Elsevier (Singapore) Pte Ltd.

Petty's Principles of Musculoskeletal Treatment and Management: A Handbook for Therapists, Fourth Edition by Kieran Barnard and Dionne Ryder 由江苏凤凰科学技术出版社进行翻译,并根据江苏凤凰科学技术出版社与爱思唯尔(新加坡)私人有限公司的协议约定出版。

《佩蒂肌肉骨骼治疗与管理:治疗师手册》(原著第4版)(李勇强 刘守国主译)
ISBN:978-7-5713-5200-4

主　译　李勇强　刘守国

副主译　包士雷　鲁　俊　梁成盼

译　者　包士雷　南京医科大学第一附属医院

李　超　南京医科大学第一附属医院

李勇强　南京医科大学第一附属医院

梁成盼　无锡市中心康复医院

刘守国　南京医科大学第一附属医院

鲁　俊　南京医科大学第一附属医院

瞿子琳　南京医科大学第一附属医院

吴茂东　连云港市第一人民医院

肖　悦　南京医科大学第一附属医院

杨　云　南京医科大学第一附属医院

杨金宇　无锡市中心康复医院

郑　泽　无锡市中心康复医院

周　杰　南京医科大学第一附属医院

衷心感谢所有撰稿人的付出，没有他们，这本新书是不可能完成的。

作序者

Nicola J Petty，DPT MSc GradDipPhys FMACP FHEA
Formerly Associate Professor
School of Health Sciences
University of Brighton，UK

撰稿人

Kieran Barnard，MSc PG Cert BSc（Hons）MCSP MMACP
Advanced Practitioner Physiotherapist
Sussex MSK Partnership，Brighton，UK
Private Practitioner
Flex Physiotherapy，Burgess Hill，UK

Paul Comfort，PhD ASCC CSCS∗D
Professor of Strength and Conditioning
University of Salford，Salford，UK
Adjunct Professor of Strength and Conditioning
Edith Cowan University，Western Australia

Laura Finucane，MSc BSc（Hons）FMACP FCSP
Consultant Physiotherapist Clinical Director
Sussex MSK Partnership，Physiotherapy
NHS，Brighton，UK
Honorary Associate Professor
St George's University
London，UK

Sue Greenhalgh，OBE PhD MA GD Phys
Consultant Physiotherapist and Clinical Fellow
Orthopaedic Interface Service
Bolton NHS FT and Manchester Metropolitan University，Bolton，UK

Giles Hazan，MBBS BSc MRCGP Dip MSM PG Cert Med Ed
GP，Dolphins Practice
Dolphins Practice，Haywards Heath，UK
GP（with an extended role），Community Pain Service

Sussex Partnership Foundation Trust，Eastbourne
East Sussex，UK

Clair Hebron，BSc（Hons）PgCERT MSc PhD MMACP FHEA
Principal Lecturer
School of Health Sciences，University of Brighton
Eastbourne，UK

Catherine Hennessy，BSc（Hons）MSc PCAP FHEA PhD
Lecturer/Acting Deputy Head of Anatomy
Brighton Sussex Medical School，University of Sussex
Brighton，UK

Lee Herrington，PhD MSc BSc Hons
Senior Lecturer in Sports Rehabilitation
School of Health Sciences
University of Salford，Salford
Greater Manchester，UK
Technical Lead Physiotherapist
Physiotherapy
English Institute of Sport，Manchester
Greater Manchester，UK

Nathan Hutting，PhD
Associate Professor
Occupation & Health Research Group
HAN University of Applied Sciences，Nijmegen
Netherlands

Matthew Low，MSc BSc（Hons）MSCP MMACP
Consultant Physiotherapist
University Hospitals Dorset NHS Foundation Trust
Christchurch，UK
Visiting Fellow，Orthopaedic Research Institute
University of Bournemouth，UK

Christopher McCarthy，PhD FCSP FMACP
Clinical Lead

Manchester School of Physiotherapy
Manchester Metropolitan University
Manchester, UK

Chris Mercer, MSC PgCert FMACP FCSP Grad Dip Phys
Consultant Physiotherapist
Physiotherapy, University Hospitals Sussex Trust
Worthing, UK

Tim Noblet, PhD MSc BSc(Hons) Physiotherapy MMACP MCSP
Consultant Musculoskeletal & Spinal Pain Physiotherapist
St George's University Hospitals NHS Foundation Trust, London, UK
Adjunct Professor of Research, Western University, London, Ontario, Canada
Hon. Associate Professor, Macquarie University, Sydney, NSW, Australia
Hon. Associate Professor, St George's University of London, London, UK

Ioannis Paneris, BSc(Hons) MSc MCSP MMACP
Advanced Clinical Practitioner MSK
Community and Medicine
Central Manchester University Hospitals – NHS Foundation Trust, Manchester, UK
Associate Lecturer
Health, Psychology & Social Care
Manchester Metropolitan University, Manchester, UK

Colette Ridehalgh, PhD MSc BSc(Hons) MCSP MMACP
Principal Lecturer
School of Sport and Health Sciences
University of Brighton, Eastbourne
East Sussex, UK
Senior Research Fellow
Department of Neuroscience
Brighton and Sussex Medical School
University of Sussex

Brighton, East Sussex, UK

Dionne Ryder, MSc MCSP MMACP FHEA
Visiting Lecturer
Department of Allied Health Professions
Midwifery and Social Work
School of Health and Social Work
University of Hertfordshire, Hatfield, UK
Private Practitioner, Move and Improve
Physiotherapy
St Albans, UK

James Selfe, DSc PhD MA GDPhys FCSP
Professor of Physiotherapy
Health Professions
Manchester Metropolitan University
Manchester, UK

Simon Spencer, MSc BSc(Hons) MCSP
Head of Physical Health
English Institute of Sport, UK

Alan Taylor, MSc MCSP
Assistant Professor
Academic Plan Lead for PG Physiotherapy Physiotherapy & Rehabilitation Sciences/School of Health Sciences/Faculty of Medicine & Health Sciences
University of Nottingham, Medical School
Queens Medical Centre, Nottingham, UK

Hubert van Griensven, PhD MSc(Pain) MCSP DipAc FHEA
St George's, University of London
Institute of Medical and Biomedical Education
Cranmer Terrace, London, UK

Jennifer Ward, BSc(Hons) MSc MCSP MMACP
Advanced Practitioner MSK Physiotherapy and NIHR PCAF Candidate
HEE Training Program Lead for Advanced Practice in Primary Care
University Hospital Sussex, Worthing, West Sussex, UK

　　肌肉骨骼物理治疗是现代康复医学的重要组成部分。历经半个世纪，我国肌肉骨骼康复事业蓬勃发展，社会需求和从业人数不断攀升。在此期间，肌肉骨骼物理治疗技术也不断进步。例如，关节松动技术、麦肯基技术、肌肉能量技术、神经松动技术等经典康复技术，先后被引入国内并不断推广，现已成为肌骨康复从业者的有力武器。

　　新技术的不断引进为肌骨康复事业注入活力，但这也对年轻的从业者带来挑战。繁多且复杂的技术种类可能导致治疗师过度聚焦于技术细节，而忽视了治疗的整体视野与综合考量。本书不仅是一部关于治疗技术的指南，更是一本启迪思维、注重整体管理的教科书。尼古拉·J.佩蒂（Nicola J Petty）及其团队以深厚的学术功底和丰富的临床经验，为我们勾勒出了一个既科学又人文的肌肉骨骼物理治疗新视野。历经三次再版，本书已经成为肌骨康复治疗和管理的经典教科书。

　　本书着重于对临床思维的培养。在快速变化的医疗环境中，拥有敏锐的洞察力和灵活的应变能力是每一位肌骨物理治疗师的必备素质。本书开设的"高级实践"章节通过生动具体的案例，引导读者抽丝剥茧般地剖析病情，学会在复杂的临床情境中做出正确的判断与决策。这种能力的培养，不仅关乎患者的治疗效果，更有助于肌骨物理治疗师自身的成长与发展。

　　此外，本书结合了当前肌骨康复领域的最新成果，文字通俗易懂，版式图文并茂，为肌骨物理治疗师提供了宝贵的参考与指引，更为整个学科的繁荣发展注入了新的动力与活力。

　　在此，我衷心希望每一位读者都能从这本书中汲取到知识的养分与智慧的结晶。无论你是初入肌骨物理治疗的学子，还是经验丰富的资深治疗师，本书都将是你不可多得的良师益友。让我们一起在探索与学习的道路上携手前行，共同为人类的健康事业添砖加瓦。

励建安　教授
美国国家医学科学院国际院士

随着医学技术的不断进步和人们对健康生活质量要求的日益提高，肌肉骨骼物理治疗作为康复医学的重要分支，其重要性愈发凸显。本书的问世，无疑为这一领域注入了新的活力与思考，我们有幸成为这本书的译者，将这份宝贵的知识财富从原作者的笔下传递到每一位读者的心间，深感荣幸且责任重大。

翻译本书是一次深刻的学习之旅，也是一次对肌骨物理治疗观的整合。我们力求准确、生动地呈现作者的原意，让每一位读者都能从中受益。我们相信，通过这本书的阅读与学习，读者不仅能掌握到先进的肌肉骨骼物理治疗技术与管理理念，更能激发出对物理治疗事业的热爱与追求，从而推动学科领域的繁荣发展。

本书最引人注目的亮点之一是其对肌肉骨骼物理治疗的整体观阐述。在传统的治疗模式中，我们往往聚焦于症状的缓解与局部病变的处理，而本书则引领我们跳出这一局限，以更加宽广的视角审视患者的健康问题。人体是一个复杂而精密的系统，肌肉骨骼问题往往与神经、循环、呼吸等多个系统紧密相连。因此，我们在治疗过程中必须综合考虑患者的整体状况，制订个性化、综合性的治疗方案，以实现最佳的治疗效果。

临床思维是物理治疗师的核心能力之一，也是本书着力培养的重点。作者通过丰富的临床案例和深入浅出的分析，引导读者学会如何运用批判性思维去分析问题、提出假设、设计并实施治疗方案，同时不断反思与调整，以契合患者病情特点。这种能力的培养，不仅有助于提升物理治疗师的专业技能，更能促进其在复杂多变的临床环境中保持冷静的头脑与敏锐的思维，为患者提供更为精准、有效的治疗服务。

最后，我们要衷心感谢尼古拉·J.佩蒂及其团队的辛勤耕耘与无私奉献，感谢出版社的信任与支持，更要感谢每一位读者的关注与阅读。愿我们共同努力，在肌肉骨骼物理治疗的道路上不断探索，为人类的健康事业贡献自己的力量。

李勇强　刘守国

我从 2001 年开始编写这本书的第 1 版,历经 3 年,于 2004 年终于出版问世。当时,我正在为一所大学的本科生和研究生以及有资质的临床医生的周末课程教授肌肉骨骼物理治疗。当时市面上的教科书倾向于描述不同的治疗技术,例如针对关节、肌肉或神经的治疗技术,这一点也反映在临床医生的周末课程中,他们往往对应用某种技术的实际技能更感兴趣,而不是该技术所依据的理论和原理。然而只注重技能培养可能会导致一个以治疗师为中心,对所有患者采用"一招鲜"的治疗方法,这既不专业,也不道德。因此,我的目标是编写一本《佩蒂肌肉骨骼检查与评估:治疗师手册》的配套教材,完全侧重于肌肉骨骼治疗与管理的理论和原则,使读者能够批判性地理解他们的实践,并能够对患者采取个性化的治疗方法。该书广受好评,并于 2011 年和 2018 年两次再版。

2011 年的第 2 版,我在第 1 版的基础上,选择从著者转变为主编,并请来了备受尊敬的知名临床医生和学者,他们的工作非常出色。Kieran Barnard 参与了其中两章的撰写。在我看来,他是一位才华横溢的作者,而且还能按时交稿,这是出版社的一个关键要求。我第一次认识 Kieran 是在 2007 年,当时他在布莱顿大学学习肌肉骨骼物理治疗硕士课程,而我是该课程的负责人。在他学习期间,他对实际操作中理论依据的思考和抱有的质疑态度,以及他在论文撰写方面的卓越表现都给我留下了深刻印象。

对于 2018 年出版的第 3 版,我邀请 Kieran 与我共同主编。当他同意时,我感到非常高兴。作为一名高级执业医师和肌肉骨骼物理治疗硕士的临床导师,Kieran 同时拥有临床和教育方面的专业知识,这对于了解读者需要掌握哪些知识和技能来提高他们的实践能力和发展临床专业技能来说是一个完美的组合。他带头编写和更新了第 3 版,我们还邀请了德高望重的临床医生和学者撰写各章节,以扩大和深化这本书的内容。

在第 3 版的筹备过程中,我怀着一丝悲伤,决定完全退出该书之后任何版本的主编工作,因为我即将从学术界退休了。我邀请 Kieran 和 Dionne Ryder 共同主编该书的第 4 版,以及共同编写配套教材《佩蒂肌肉骨骼检查与评估:治疗师手册》的第 6 版,令我非常欣慰的是他们都同意了。

我第一次见到 Dionne 是在 20 多年前。我们当时都在高等教育机构教授肌肉骨骼物理治疗课程,并且都参与了肌肉骨骼协会特许物理治疗师(musculoskeletal association of chartered physiotherapist, MACP)的工作。Dionne 是本书第 4 版主编的理想人选,因为她拥有丰富的临床和教学经验,知道如何指导读者了解肌肉骨骼治疗与管理的第一手资料。

我很荣幸也很高兴受邀为这一版撰写序言。在撰写过程中,我终于可以将接力棒以一种非常具体和公开的方式完全交给 Kieran 和 Dionne。我对他们接手我的工作满怀信心,并且衷心祝福他们。

这本教科书就像一瓶美酒,越陈越香。在整体结构基本保持不变的情况下,本书对文字、表格和图表进行了更新,并增加了最新的研究成果。很高兴看到上一版的撰稿人仍在继续工作——Paul Comfort、Clair Hebron、Catherine

Hennessy、Lee Herrington、Ioannis Paneris、Colette Ridehalgh、Simon Spencer 和 Hubert van Griens-ven 等撰稿人，以及许多备受尊敬的新撰稿人 Laura Finucane、Sue Greenhalgh、Giles Hazan、Na-than Hutting、Matthew Low、Chris McCarthy、Chris Mercer、Tim Noblet、James Selfe、Alan Tay-lor 和 Jennifer Ward。

本版最具实质性的变化是，增加了 3 个全新的章节，分别涉及血流受限、严重病变和高级实践。有关血流受限的新章节是对本书的极好补充，因为血管系统有问题的人可能会出现肌肉骨骼症状。这一章节由该领域的两位著名治疗师 Alan Taylor 和 Nathan Hutting 撰写。由 Laura Finucane、Sue Greenhalgh、Chris Mercer 和 James Selfe 这四位有影响力的知名撰稿人撰写的关于严重病变的新章节也是本书的重要补充，可以帮助读者识别有潜在严重病变并可能需要转诊的患者。第三个全新的章节"高级实践"强调了肌肉骨骼高级物理治疗师的特质，由备受推崇的高级物理治疗师 Tim Noblet 和 Mat-thew Low 以及肌肉骨骼专科全科医师 Giles Hazan 撰写。章节中的案例研究使读者能够掌握在这一级别工作所需的知识和技能。刚开始学习物理治疗本科课程的读者可能会从本章中受到启发，从而成长为一名高级物理治疗师。

如果读者正在寻找一本教科书，为他们提供肌肉骨骼治疗与管理所遵循的原则的全面循证指南，那么他们就无须再寻找其他书籍了。在这一领域要提高专业技能具有相当大的挑战，不仅需要学习手上的实践技能，还要学习与其相关的理论和研究。虽然这本书的文字和表述都很好，但读起来并不轻松，读者需要付出努力才能理解和掌握这些理论，但潜在的回报也是巨大的。批判性地理解治疗与管理的基本原理，能让临床从业人员合乎逻辑、理性地选择患者最适合的治疗方法。

祝福每一位正在寻求有关肌肉骨骼治疗与管理的艺术与科学方面专业知识的读者。

尼古拉·J. 佩蒂（Nicola J Petty）

赫克瑟姆，英国

在这本广受欢迎的教科书的全新版本中，我们力求以 Nicola J Petty 博士在前 3 版中构思和阐述的内容为基础，对内容进行了大幅更新，并增加了新的章节，以反映现代肌肉骨骼治疗实践的发展方向。本版共有 11 位新撰稿人，他们丰富的临床经验和专业知识使本书增色良多。本版新增 3 个章节，其中一章涉及血流受限（这是肌肉骨骼实践中经常被忽视的领域），一章涉及严重病变，还有一章涉及高级实践。随着职业发展，临床从业者逐渐进阶成为高级物理治疗师并在初级医疗机构中担任首诊，此时他们比以往任何时候都更有必要了解更广泛的医学知识，包括严重病变的筛查。本书的再版旨在为有抱负的临床康复医师提供一些重要的基础知识，以帮助他们实现专业职位的跃升。我们不仅要感谢每位撰稿人为本书提供的宝贵经验，还要感谢他们在时间紧迫的情况下为完成撰稿所付出的精力和热情。

此外，我们还要感谢爱思唯尔（Elsevier）公司，尤其是 Poppy Garraway，她在项目启动过程中发挥了重要作用，以及 Shravan Kumar 在整个出版过程中提供了大力的指导和支持。

本书的总体目标是为预注册的学生提供一本清晰易懂的教材，展现肌肉骨骼治疗与管理的理论和研究证据。本书并非仅仅是一本治疗与管理的操作手册，更深入阐述了治疗与管理的机制和原则。我们希望该书能为读者提供肌骨物理治疗的基础理论，使其能够创造性地开展工作，以满足不同患者的需求。

基兰·巴纳德（Kieran Barnard）
迪翁·赖德（Dionne Ryder）
布莱顿和圣奥尔本，2022 年

目　录

第一章

概　述

Kieran Barnard 和 Dionne Ryder

神经-肌肉-骨骼-疾病的治疗方法在不断演化,当今的治疗方法与本书的上一版本就有不少差异。虽然肌肉骨骼系统的功能和功能障碍的基本原则相对恒定,但组织处理的方法总是随着实践证据的更新而不断进步。随着高级实践的发展和首诊医师角色的引入,临床医生越来越多地在多学科环境中工作,培养新的技能和一系列临床推理能力。这些技能和能力对于合理处理肌肉骨骼疾病至关重要,同时也能发现非肌肉骨骼疾病以及在临床上可能出现的严重病症。

因此,本书旨在带领读者踏上一段旅程。首先,我们帮助读者了解肌肉骨骼系统功能和功能障碍的基本原理以及不同组织状态的治疗方法。在讨论了关节、肌肉和神经之后,我们新增了一个有关血管病变的章节,因为血管系统在神经-肌肉-骨骼-评估和治疗中经常被忽视。其次,本书还试图让读者了解疼痛状态和运动康复的总体原则。最后,本书新增了严重病理学和高级实践两个章节。

本书是《佩蒂肌肉骨骼检查与评估:治疗师手册》(Ryder 和 Barnard,2024)的配套书籍。本章旨在通过简要介绍书中各章内容帮助读者了解本书的编排体系。

第二章提供了有关关节结构的解剖学、生物力学、生理学和运动学的关键信息,并在此基础上总结了关节功能,对关节功能障碍的常见临床表现进行了分类和讨论。依据这些功能障碍分类,第三章介绍了关节治疗的基本原则。

第四章提供有关肌肉和肌腱解剖学、生物力学和生理学的关键信息,并在此功能概要的基础上,对肌肉和肌腱功能障碍的常见临床表现进行分类和讨论。依据相应功能障碍分类,第五章介绍了肌肉治疗的基本原则。

第六章提供有关神经的解剖学、生物力学、生理学和运动学的关键信息,并根据神经功能概述,对神经功能障碍的常见临床表现进行分类和讨论。根据相应功能障碍分类,第七章介绍了神经治疗的基本原则。

第八章提醒读者在检查神经-肌肉-骨骼系统时要考量血管系统作为症状来源的可能性。该章以不同的相关血管病变为例,指导读者如何识别和处理经常伪装成肌肉骨骼症状的一系列血管功能障碍。

治疗的目的通常是缓解疼痛,这也是大多数患者寻求帮助的原因。因此,第九章提供了理解和处理持续疼痛患者的相关信息。患者的治疗不能局限于对关节、肌肉和神经进行物理治疗以缓解疼痛和其他症状。病患除了身体外,还有思想和精神,且生活在特定的环境中,这些因素在肌肉骨骼症状治疗中均需纳入考量。这种强有力的结合形成了一种复杂的治疗关系,使得我们无法对治疗过程进行简单的因果分析。读者可参阅更新后的沟通章节,该章节已移至配套的《佩蒂肌肉骨骼检查与评估:治疗师手册》(Ryder 和 Barnard,2024)中,因为治疗关系的发展必须从一开始就通过细致的沟通来培养。

第十章探讨了运动康复的原则,这对于完全康复和降低肌肉骨骼问题复发至关重要。

最后,第十一章和第十二章包含了严重病变和高级实践。第十一章建立了识别严重病理变化的框架,并通过高度相关的临床案例研究巩固学习内容。第十二章继续探讨高级实践,反映了神经-肌肉-骨骼-实践技能的发展。

　　在当代实践中，重要的是要了解我们对于人体尚有诸多未知之处。解剖学、生物力学、生理学和病理学教科书通常以直截了当的方式阐述相关内容；教科书通常旨在增强读者的广泛理解。与此相反，科学期刊上发表的文章通常会唤醒读者对该主题更加复杂和不确定的看法。例如，解剖学期刊描述了关节结构、肌肉附件和神经通路的变化，展示了个体的独特性。因此，尽管解剖学教科书描述的是普遍真实的情况，但并没有描述任何个体的特殊真实情况，本书的内容也不例外。这对临床实践具有重要意义。

　　我们对神经-肌肉-骨骼系统的了解还远远不够，如果再加上患者的个体差异，神经-肌肉-骨骼-治疗无疑将永远是一个丰富而富有挑战性的临床领域。我们鼓励各位临床医生在解决临床难题时，永远不要忘记眼前的患者。每一位进入治疗室的患者都有自己的想法、感受、希望和恐惧，这必然会影响他们的治疗体验和康复。了解当代神经-肌肉-骨骼-治疗的理论基础至关重要，我们衷心希望本书能为探讨这些理论奠定坚实的基础，同时我们也不能忽视患者本身。

（包士雷　译，鲁俊、刘守国　校）

参考文献

[1] Ryder, D., Barnard, K., 2024. Musculoskeletal examination and assessment: a handbook for therapists, sixth ed. Elsevier, Oxford.

第二章

关节功能与失能

Ioannis Paneris 和 *Catherine M. Hennessy*

学习目标

学习本章后,您应该能够:

- 从解剖学、生理学和生物力学角度解释关节的结构和功能。

- 识别关节失能对关节结构和活动的影响。
- 思考在临床实践中如何根据相关信息总结检查报告,并解释干预决策。

章节目录

在本文中,术语"关节"是关节内和关节外结构的统称。肌肉骨骼系统的功能是产生运动,这依靠系统中的每个组成部分(如关节、神经和肌肉的正常功能)。这种相互关系如图 2-1 所示,该图描述的是一种最初用于描述脊柱稳定性的理论模型(Panjabi,1992a)。然而,该模型也适用于整个肌肉骨骼系统。类似的,膝关节稳定被描述为"一种由骨骼、关节囊、韧带、肌肉、肌腱、感觉感受器及其脊髓和皮质神经产生的协同功能,它们相互连接,和谐发挥功能"(Solomonow 和 Krogsgaard,2001)。

为了使关节发挥最佳功能,相关的肌肉和神经必须功能正常。关节稳定性指关节稳固的

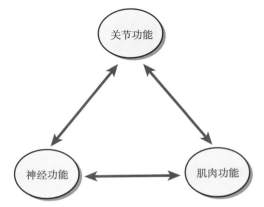

图 2-1　关节、神经和肌肉功能在正常运动中的互相依赖性
（引自 Panjabi 1992a。已获授权）
注:正常肌骨系统功能依赖正常关节、神经和肌肉功能

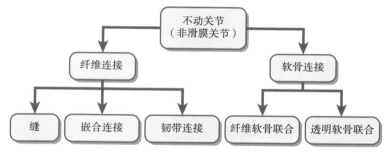

图 2-2　不动关节的分类
(引自 Levangie 和 Norkin，2011)

功能(Panjabi，1992b)，不仅仅由关节囊提供，皮肤、肌肉和肌腱也提供稳定性。人类腰椎中有很多韧带过于薄弱而无法显著提供关节稳定性，常被认作是本体感觉功能传导的转换器(Panjabi，1992a；Adams 等，2013)，肌肉则在功能性运动中提供相应节段的稳定性。大量关于全身的研究证据表明，肌肉可提高关节稳定性(Hortobagyi 和 DeVita，2000；Solomonow 和 Krogsgaard，2001；Delahunt 等，2006；Veeger 和 Van Der Helm，2007)。

神经系统加强了肌肉的稳定功能。例如，刺激腕部舟骨、月骨背侧骨间韧带的传入神经可激活临近肌群(桡侧腕屈肌、尺侧腕屈肌和桡侧腕短伸肌)。我们通常认为这是一种保护性反射，可避免韧带过度紧张(Hagert 等，2009)。

1. 关节功能

上一节强调了关节、神经和肌肉的复杂性和相互依赖性。在后续关节功能的阅读中需牢记这点。后续关节功能的讨论包括:

- 关节的分类。
- 关节组织的解剖学、生物力学和生理学。
- 关节的神经分布。
- 滑膜关节的分类。
- 关节运动。
- 功能性运动。
- 本体感觉。

关节是两块及更多骨骼之间的连接，其功能是允许产生有限的活动以及在骨骼间传递力(Nigg 和 Herzog，2007)。

1.1　关节的分类

关节可分为不动关节(非滑膜关节)和可动关节(滑膜关节)(Levangie 和 Norkin，2011)。不动关节可进一步分为纤维连接和软骨连接(图 2-2)。

纤维连接可进一步分为缝，如颅骨间的关节;嵌合连接，如牙齿和上颌骨或下颌骨间的关节;韧带连接，如桡骨和尺骨间的连接(图 2-3A)。顾名思义，上述各关节均通过纤维组织将关节表面连接在一起，导致该关节仅可产生少量运动。

软骨连接可进一步分为纤维软骨联合，如耻骨联合和椎间联合(两个椎体及其椎间盘)(图 2-3B);透明软骨联合，如第一肋软骨连接。以上各关节通过纤维软骨或透明软骨直接将骨骼连在一起，同样地，这些关节仅能产生少量运动。

可动关节或滑膜关节的特征是骨骼末端之间并未通过软组织捆绑在一起，而是存在一个关节间隙，因此可产生运动。

滑膜关节的特点是含有一个与滑膜相连的纤维关节囊，骨骼末端覆盖透明软骨，其间填充滑液。脂肪垫位于滑膜内以填充潜在的不规则间隙，附着在关节内或周边的韧带与肌腱之间也存在脂肪垫。关节内可能含有纤维软骨组织，例如膝关节内的半月板、关节突关节间的透明软骨板、盂肱关节或髋关节内的盂唇、颞下颌关节内的关节盘等，部分关节内还含有滑囊。

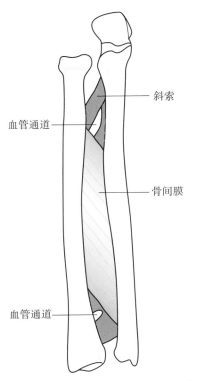
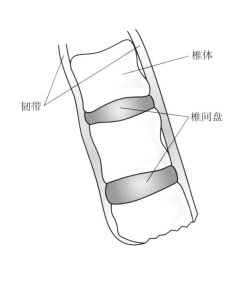

A. 桡骨和尺骨间的韧带连接，借助纤维骨间膜连接　　B. 脊柱椎体间的纤维软骨联合

图 2-3　关节的韧带连接及纤维软骨联合

（引自 Palastanga 和 Soames，2012。已获授权）

图 2-4 展示了两种滑膜关节的特征。

> **知识校验**
>
> 1. 耻骨联合是什么类型的关节？
> 2. 你能说出不动关节的类型吗？
> 3. 滑膜关节的特征是什么？

1.2　关节组织的解剖学、生物力学和生理学

1.2.1　韧带

韧带直接附着于骨与骨之间，可能是：

- 纤维囊外的平行束。
- 关节囊内的，如膝关节的交叉韧带。
- 关节外周的，如膝关节外侧副韧带。

韧带由 2/3 的水和 1/3 的固体成分组成，固体成分含 75% 的胶原蛋白，其余由弹性蛋白、蛋白多糖和其他蛋白质及糖蛋白组成（Frank，2004）。上述物质共同构成细胞外基质。成纤维型细胞负责细胞外基质的生产和转运，其中位于肌腱的称为腱细胞，位于韧带的称为成纤维细胞（Asahara 等，2017；Milz 等，2009）。

韧带中的胶原纤维相互平行呈束状，在显微镜下放松时呈波浪或卷曲状（Frank 和 Shrive，1999；Stanish，2000）。韧带在压应力下是松软的，因此只有处于拉伸状态的韧带才具有功能意义（Panjabi 和 White，2001）。韧带卷曲的特性使其在最小拉伸负荷（纵向拉伸）下适度松弛，并且在被拉直时提供一定阻力（Frank 和 Shrive，1999）。图 2-5 展示了一根典型韧带在拉长过程中纤维排列的变化。

结缔组织对抗拉伸负荷的强度可通过力（或负荷）-形变曲线来展示，如图 2-6。该图是以负荷或力相对于拉伸或形变进行绘制的。在

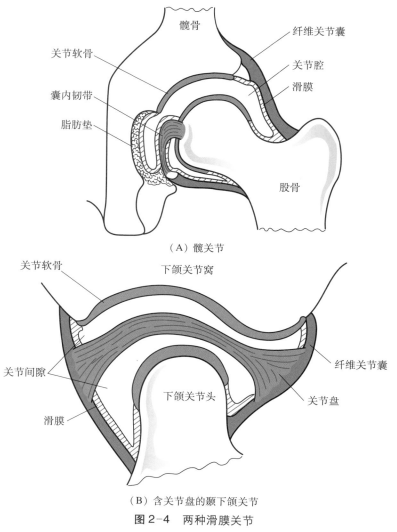

（A）髋关节

（B）含关节盘的颞下颌关节

图 2-4　两种滑膜关节

（引自 Palastanga 和 Soames，2012。已获授权）

负荷-形变和应力-应变曲线中，曲线的斜率代表弹性模量，用来衡量韧带的"刚度"（Panjabi 和 White，2001）。从图 2-6 中知，韧带开始发生变形所需的力非常小，形成一个"中立区"（Panjabi 和 White，2001）。之后，韧带的刚度增加，因此需要更大的力来使韧带产生形变，该区域为弹性区（Panjabi 和 White，2001）。弹性区内的力不会导致韧带长度产生永久变化，一旦拉力消失，韧带就恢复至初始形状和大小（Panjabi 和 White，2001）。中性区和弹性区表示日常活动中产生的正常生理范围内的力和形变（Nordin 和 Frankel，2012）。

由于结缔组织被拉伸约 3% 时出现微损伤，约 8% 时出现宏观损伤，在接近关节生理活动末时，力和形变足以导致单个韧带胶原纤维发生微损伤（Noyes 等，1983；Lundon，2007）。"屈服应力"指出现永久形变的点，超过该点的区域被称作塑形区（Panjabi 和 White，2001；Lundon，2007）。此时进一步增加力将导致韧带损伤和最终失效（如拉伤）。

图 2-7 展示了身体其他韧带的各种力-形变曲线。可见，不同韧带间差异较大，这反映其功能间的差异。

如果将韧带与其他组织进行强度差异比

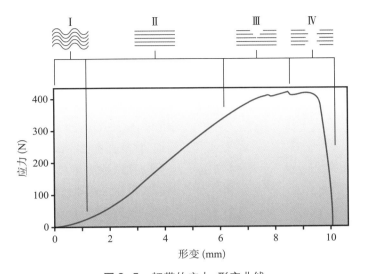

图 2-5 韧带的应力-形变曲线

Ⅰ,胶原蛋白卷曲的踇趾区(图示) Ⅱ,胶原蛋白被拉长的线性区 Ⅲ,微撕裂 Ⅳ,断裂区
(引自 Frank 和 Shrive,1999。已获授权)

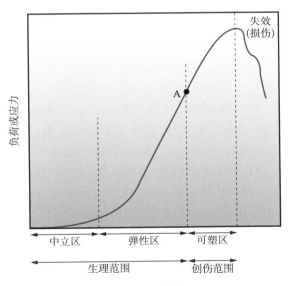

图 2-6 结缔组织的负荷(或力)-形变曲线,或应力-应变曲线

(引自 Panjabi 和 White,2001。已获授权)

注:生理范围始于中立区,之后是弹性区。更大的力量将造成组织损伤并进入可塑区。A 点是暂时性的弹性形变和永久的塑性形变的交界点。该点也是屈服应力点,是材料发生残余应变的最小应力点

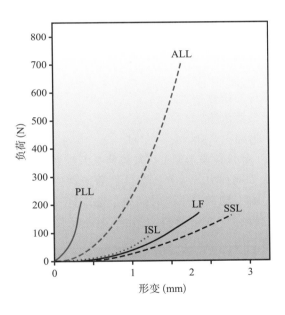

图 2-7 脊柱各韧带的负荷-形变曲线

(引自 Panjabi 和 White,2001。已获授权)

注:后纵韧带(posterior longitudinal ligament,PLL)的曲线斜率最大,这表明其刚度最大。其余韧带刚度由大到小的顺序是:前纵韧带(anterior longitudinal ligament,ALL)、棘间韧带(interspinous ligament,ISL)、黄韧带(ligamentum flavum,LF)和棘上韧带(supraspinous ligament,SSL)

较,可绘制出一条应力-应变曲线,其中每单位面积的力代表应力(单位 Pa 或 N/m²)、长度变化的百分比(与静息长度比)代表应变。表 2-1 列举了韧带与骨、软骨、肌肉和神经组织间应力-应变拉伸特性。胶原蛋白是韧带的主要物质,其应力-应变曲线如图 2-6 所示。

表 2-1　韧带与骨、软骨、肌肉和神经的拉伸性能比较

组织	破坏应力/MPa	破坏应变/%
韧带	10～40	30～45
皮质骨	100～200	1～3
松质骨	10	5～7
软骨	10～15	80～120
肌腱	55	9～10
肌肉（被动）	0.17	60
神经根	15	19

　　韧带是黏弹性的（例如，韧带有时间依赖的力学特性）。这些特性影响韧带在运动或受力中的表现，对临床医生而言这是重要的原则。具体特性为：

- 弹性性质。
- 黏性性质。
- 蠕变现象。
- 应力松弛。
- 负荷依赖。
- 迟滞。

　　弹性性质指韧带可被拉伸并恢复到初始长度，如同弹力带一样。黏性性质指在持续施加外力时，韧带在一段时间内会逐渐延长。韧带在持续力（或负荷）的作用下逐渐延长的特性

称为蠕变，如图 2-8A 所示（Panjabi 和 White，2001）。发生蠕变时，力的大小位于负荷-形变曲线下方。应力松弛现象指韧带承受的负荷（或应力）衰减，即当形变保持不变时（图 2-8B），韧带内部力（或应力）逐渐减小（Panjabi 和 White，2001）。

　　韧带具有负荷依赖性，即应力-应变（负荷-形变）曲线取决于负荷加载速率。相比慢速加载，韧带在快速加载负荷时硬度更高、产生形变量更小（图 2-9）。这一特性与施加治疗性力息息相关，因为较慢的速度可引起更少的抵抗和更多的移动。负荷依赖性的另一个效果是，负荷加载率越大，韧带损伤阈值点越高。换而言之，当快速施加外力时，韧带的强度更高，更不易断裂。

　　韧带在负荷和去负荷中产生迟滞-能量损失现象，这导致韧带延长（图 2-10）（Panjabi 和 White，2001）。如果施加力小于屈服应力，延长是暂时的；如果施加力等于或大于屈服应力，将产生永久性延长。

　　在显微镜水平，韧带的成纤维细胞和细胞外基质相连，因此能够传递机械负荷以调节细胞功能，如炎症、细胞增殖和迁移、干细胞分化和成熟、组织重塑和修复。这一过程被称为机械传导（Chaitow，2013；Dunn 和 Olmedo，2016）。

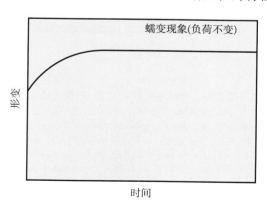

（A）蠕变指在持续一段时间施加力后组织发生形变

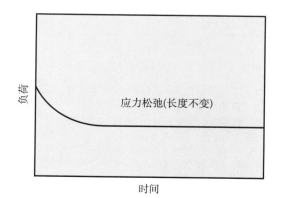

（B）应力松弛指在持续施加一段时间力后韧带内部应力降低

图 2-8　蠕变和应力松弛

（引自 Nordin 和 Frankel，1989。已获授权）

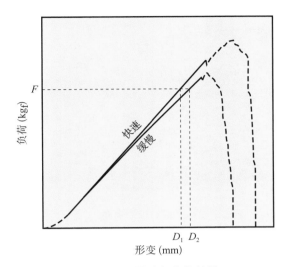

图 2-9 韧带的负荷依赖性
(引自 Noyes 等,1974。已获授权)
注:当快速施加力(F)时,韧带会产生一定量形变(D_1),如果缓慢施力时,将产生更多形变(D_2)

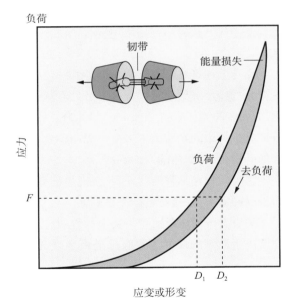

图 2-10 通过负荷和去负荷曲线展示滞后现象
(引自 Panjabi 和 White,2001。已获授权)
注:阴影区域是形变造成的能量丢失,用来衡量迟滞现象。去负荷曲线并未回到应变或形变轴上相同的点,可见负荷造成了长度的变化。当施加力(F)后,改变了负荷曲线(D_1)与去负荷曲线(D_2)之间的距离

持续的低水平张力(持续数秒或数分钟)会诱导成纤维细胞重塑,使结缔组织放松并达到低水平静息张力状态(Langevin 等,2011),增加结缔组织的柔韧性。长期机械应力会增加细胞外基质的细胞生成,加速去除老化基质,从而长期改善结缔组织(Chiquet 等,2003;Jaumard 等,2011;Humphrey 等,2014)。此外,长期施加循环负荷可能进一步降低负荷前应力值(Humphrey 等,2014)。这与临床息息相关,因为它提供了另一种应用治疗性应力来改善结缔组织的机制,形如牵伸、软组织松动和关节松动。

值得注意的是,成纤维细胞对低速牵拉反应最佳,可促进细胞重组、适应形变和降低细胞内张力(Webster 等,2014)。相反,快速增加的拉力可导致细胞外基质硬化和纤维化(Humphrey 等,2014)。

对肌腱而言,低水平循环负荷可促进成纤维细胞增殖、Ⅰ型胶原基因表达、肌腱肥大细胞的增殖、肥大细胞胶原蛋白生成及其在腱细胞中的分化(Wang 等,2012)。此外,低水平循环拉伸可促进抗炎反应。相反,高张循环拉伸会加速促炎细胞因子生成,导致肌腱干细胞分化成非肌腱细胞,如脂肪细胞、软骨细胞和骨细胞(Wang 等,2012)。因此,当治疗目标是改善结缔组织时,低速负荷和低张技术可能会更有效。

韧带的生物力学特性随年龄改变,青年群体(16~26 岁)韧带延展超过44%将导致损伤,而老年群体(60 岁以上)韧带延展至30%即可发生损伤(Noyes 和 Grood,1976)。衰老引起胶原蛋白和弹性蛋白减少,这导致韧带结构的顺应性降低,因而更容易发生损伤。运动可一定程度上减少或延缓这种改变(Menard,2000)。

1.2.2 纤维关节囊和滑膜

纤维关节囊的外部由致密的、不规则和规则的纤维组织组成,完全包裹骨骼末端并附着在骨膜上。当纤维组织以规则的方式排列成平行束时,即为韧带。纤维关节囊血供稀疏但神经支配丰富,通常由周围韧带和肌腱结构加固。纤维关节囊内层形成滑膜,由网状结缔组织和弹性纤维组织组成,血供丰富。

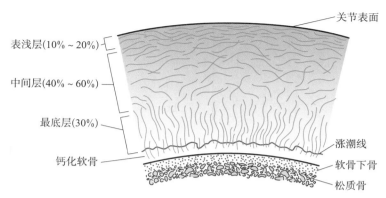

图 2-11 关节软骨的纵剖面展示了表浅层、中间层和最底层胶原纤维的排列顺序
（引自 Mow 等，1989。已获授权）

1.2.3　关节软骨

关节软骨是覆盖在滑膜关节骨末端的白色致密组织，厚 1~5 mm。关节软骨的功能是分散负荷、最大化降低关节面摩擦力和减震（Mow 等，1989；Nigg，2000）。关节软骨主要由水、软骨细胞、胶原蛋白和蛋白多糖组成，且生理状态下无血管、淋巴或神经支配。关节软骨从关节液中获取营养，营养物质在运动中通过泵作用被运送至软骨（O'Hara 等，1990；Wong 和 Carter，2003）。研究表明，如步行等关节循环负荷运动可促进生长因子、激素和酶等大分子溶质运输至软骨，而对葡萄糖和氧气等小分子溶质转运无影响（O'Hara 等，1990；Wong 和 Carter，2003）。

在显微镜下，关节软骨具有层状外观。表浅层是与关节面平行的密集的胶原纤维。这种

排列可抵御作用于关节的剪切力（Shrive 和 Frank，1999）。中间层的特征是胶原纤维间隔开始变远，最底层胶原纤维的排列方向与关节面垂直（图 2-11）。最底层的胶原纤维穿过关节软骨面后附着在钙化的软骨基底部，该区域称为涨潮线。这种排列结构把软骨锚定在骨骼底端。

由于胶原纤维具有高抗拉性（图 2-12），走行变化的胶原纤维层可促使拉力分散在软骨表面（Nigg，2000；Wong 和 Carter，2003）。此外，胶原纤维周边的水和蛋白多糖形成一种充满流体的基质，具备固体的力学特性。

关节软骨是黏弹性的，因此表现出蠕变、应力松弛和滞后，并且对负荷速率敏感。

关节软骨的压缩负荷。 关节软骨的抗压特性取决于测试的层面。最底层是最坚硬的，因

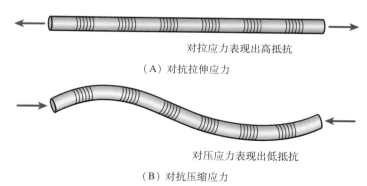

对拉应力表现出高抵抗

（A）对抗拉伸应力

对压应力表现出低抵抗

（B）对抗压缩应力

图 2-12 胶原纤维的力学特征
（引自 Mow 等，1989。已获授权）

为该层糖胺聚糖和 Ⅱ 型胶原含量较高（Wong 和 Carter，2003）。持续承受压缩负荷时，由于液体渗出，软骨发生蠕变反应（图 2-13）。液体损失速率随时间的延长而减慢，直至软骨内的压缩应力与承受压缩负荷相等，达到了平衡状态。此时，由蛋白多糖和胶原基质对抗压缩负荷。

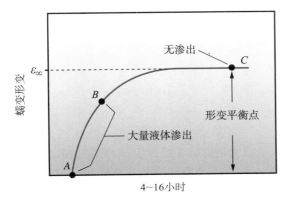

图 2-13 关节软骨持续压缩负荷下的蠕变反应
（引自 Mow 等，1989。已获授权）

关节软骨的应力松弛特征如图 2-14。压缩应力（压强）作用于软骨直至达特定形变量，随后应力保持不变。在初始压缩阶段，软骨内部压强增加（至 B 点），但是一旦外部力保持恒定，内部压强将逐渐降低（从 B 点到 E 点）。E 点表示到达平衡点。

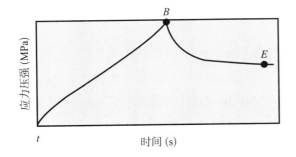

图 2-14 恒定压缩力下关节软骨的应力松弛特征
（引自 Mow 等，1989。已获授权）
注：B 点代表组织内部最大压强，随后压强逐渐减小直至 E 点达平衡

关节软骨的迟滞效应最终导致软骨厚度减少。这取决于负荷加载速率，较高的负荷加载速率将导致关节软骨更加坚硬，从而产生更少的形变；较低的负荷加载速率将导致关节软骨更易屈服，产生更多形变（Shrive 和 Frank，1999）。

1.2.4 滑液

滑液含有表面活性磷配体（surface-active phospholipid，SAPL），通常被吸附于关节软骨最外层（Hills 和 Crawford，2003）。术语"吸附"指关节软骨将 SAPL 固定在表面并形成一层薄膜。从工程学角度来看，这种薄膜产生了边界润滑效应，可阻止相邻软骨面直接接触并减少运动中的摩擦力，即使在高负荷运动中亦是如此（Hills 和 Crawford，2003）。SAPL 已被证实具有抗磨特性（Hills，1995）。

关节运动可促进滑液生成（Levick，1983），有助于将关节液分散在关节软骨表面（Levick，1984）。在某种程度上，滑液流入关节腔的效率取决于关节内液体压强和滑膜淋巴系统排泄液体的速度（Levick，1984）。关节内液体压强受多种因素影响，包括液体体积、体积变化率、关节角度、年龄和肌肉动作（Levick，1983）。滑膜淋巴系统排泄液体也需要关节运动。缺乏运动会导致滑液排出减缓，并造成关节内容积和压力升高。适量运动既可增加关节滑液量，又可提高淋巴系统排泄液体的效率。过度运动引起滑液生成多于排泄，导致关节内容积和压力增加（Levick，1984）。

滑膜关节润滑。 除边界润滑外，我们认为还存在诸多机制可保证关节在各类功能性活动中保持无摩擦运动，其中主要为液体润滑。

液体润滑。 一层薄薄的润滑膜可将相邻关节面隔开，并在低负荷高速率下发挥功能（Nordin 和 Frankel，2012），主要通过以下机制：

- 当两个不平行的关节面互相滑动时，楔形区黏性流体提供上升压力以支撑负荷，产生流体动力润滑（图 2-15）。
- 当两个关节面相互靠近时，关节面之间的液体压强增加以支撑负荷，产生挤压滑膜润滑

（图 2-16）。

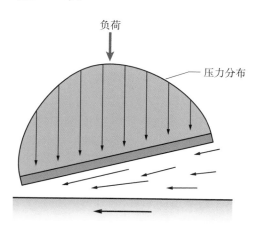

图 2-15　流体动力润滑
（引自 Nordin 和 Frankel，1989。已获授权）

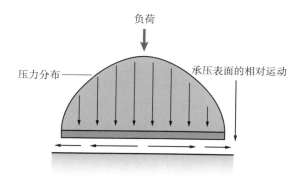

图 2-16　挤压滑膜润滑
（引自 Nordin 和 Frankel，1989。已获授权）

- 当关节软骨不够坚硬时，由前两种液体润滑机制产生的液体压力造成关节面形变，导致关节面积增加，这样会延长排挤液体的时间，增强负荷承载力，产生弹性流体动力润滑。

1.2.5　脂肪垫

脂肪垫是一种软垫，在滑膜关节运动时填充滑膜和关节囊间潜在间隙。例如，肘关节含有大量脂肪垫，包括在鹰嘴、冠突和桡窝处的脂肪垫，在肘关节屈伸过程中顺应相关骨性凸起。

1.2.6　半月板和半月板样组织

颞下颌关节、膝关节和胸锁关节均含有纤维软骨板。膝关节半月板可改善胫股骨关节面的适应性，分散负重，起到减震和降低摩擦的功能（Levangie 和 Norkin，2011；Palastanga 和 Soames，2012）。Messner 和 Gao（1998）总结了膝关节半月板的另一重要功能是本体感觉反馈，尤其是在关节活动终末时，其机制是半月板前角和后角均富含本体感受器和游离神经末梢（Albright 等，1987）。关节突关节中纤维脂肪性半月样组织可通过减少运动中关节面碰撞、降低摩擦来保护关节（Bogduk，2005）。

1.2.7　滑囊

滑囊是由结缔组织组成的囊状物，内衬滑膜，其间填充类滑液液体。滑囊起到缓冲作用并减少摩擦。皮肤与骨骼间、肌肉与骨骼间、肌腱与骨骼间以及韧带和骨骼间均存在滑囊。常见有名的滑囊有：位于肩峰和盂肱关节间的肩峰下滑囊，位于髌骨和肌腱皮肤之间的髌前滑囊（Drake 等，2015）。

1.2.8　关节唇

人体有两个关节含有关节唇：盂肱关节和髋关节。两者分别在关节盂和髋臼窝周围形成楔状纤维软骨板。其功能是加深关节窝，可辅助润滑关节（Drake 等，2015）。

1.2.9　椎间盘

椎间盘由外层厚实的纤维软骨板、包裹凝胶状内核的纤维环和髓核组成，与上下缘的软骨终板共同组成完整结构。

知识校验

1. 韧带的主要组成成分是什么？

2. 为了延长韧带并降低静息张力，应该采用何种负荷？

3. 什么是边界润滑，它是如何形成的？

4. 什么是滑囊，在哪里可找到它们？

1.3　关节的神经分布

关节的绝大部分构成部件,如关节囊、韧带、关节盘、半月板、脂肪垫和血管都受神经支配,仅无血供的关节软骨不受神经支配(Messner,1999)。

关节中神经末梢可分为四类:①鲁菲尼终末器;②帕西尼小球;③高尔基终末器;④游离神经末梢。

以上神经末梢的详细信息如表2-2。

表2-2　关节神经末梢及传入神经

神经末梢类型	神经末梢名称描述	功能	位置	传入神经
Ⅰ型	鲁菲尼末梢 高尔基-马佐尼末梢 迈纳斯小体 喷雾状末梢 篮状末梢 螺纹球状末梢 灌木状末梢	低阈值缓慢适应动态和静态机械信号:关节静态位置、内部压力和方向改变、关节运动的幅度和速度	关节囊(浅层) 韧带 半月板 关节盘	Aβ 纤维,有髓鞘,直径 5~10 μm 或 Ⅱ 型传入纤维
Ⅱ型	帕西尼小体 瓦帕小体 改良帕西尼小体 简单帕西尼小体 乳头状小体 高尔基-马佐尼体 麦斯纳小体 克劳斯小体 棒状末梢 球状小体 关节神经小体	低阈值快速适应动态机械信号:运动的开始和结束,加速和减速,振动和应力变化	关节囊(深层) 韧带 半月板 关节盘 脂肪垫 滑膜	Aβ 纤维,有髓鞘,直径 8~12 μm 或 Ⅱ 型传入纤维
Ⅲ型	高尔基末梢 高尔基-马佐尼小体	高阈值,极缓慢适应机械信号:超越极限的关节运动或承受相当大应力时	韧带 半月板 关节盘	Aβ 纤维,有髓鞘,直径 13~17 μm Ⅱ 型轴突
Ⅳa 型	游离神经末梢	高阈值,非适应性疼痛受体	关节囊(浅层和深层) 韧带 半月板 关节盘 脂肪垫	C 纤维,无髓鞘,直径 1~2 μm 或是髓鞘纤薄的 Aβ 纤维,直径 2~4 μm Ⅲ 或 Ⅳ 型轴突
Ⅳa 型	游离神经末梢	高阈值,非适应性疼痛受体	关节血管	Aδ 纤维,有髓鞘,直径 2~5 μm Ⅱ/Ⅲ 型轴突
Ⅳb 型	游离神经末梢	血管舒缩功能	关节血管	C 纤维,无髓鞘,直径< 2 μm Ⅳ 型轴突

Freeman 和 Wyke(1967), Wyke(1970), Kennedy 等(1982), Albright 等(1987), Zimny 和 St Onge(1987), Strasmann 和 Halata(1988), Zimny(1988), Messner(1999), Palastanga 和 Soames(2012).

1.4 滑膜关节的分类

尽管滑膜关节的组成结构已在前文描述,因不同滑膜关节在关节面形态和随之产生的运动上有着较大差别,现再做进一步说明。

关节面可分为:

- 平整形:关节面是平滑的,平坦的,尽管不存在关节面是完全平整的。
- 卵圆形:关节面是凸起的或凹陷的。
- 鞍形:关节面在一个方向是凸起的,另一方向是凹陷的(MacConaill,1966,1973)。

滑膜关节可分为:

- 平面关节:关节面近乎平坦(MacConaill,1953),产生滑动或平移运动(如腕骨间关节和跗骨间关节、颈椎胸椎的关节突关节、髌骨关节)(图2-17A)。
- 屈戌关节:关节面一端是凸面,另一端是凹面,可发生屈伸运动(如胫骨关节、肱尺关节、距上关节、手足部的指/趾骨间关节)(图2-17B)。
- 车轴关节:关节面一端是圆形的,嵌于由骨骼和韧带围成的环形关节窝内(如寰枢关节

和近端桡尺关节)(MacConaill,1973)。可围绕纵轴做旋转运动(如前臂的旋前旋后)(图2-17C)。

- 髁状关节或椭圆关节:关节头和关节窝均为椭圆形,可产生两个维度的运动(如桡腕关节,可产生屈曲和伸展、桡偏和尺偏)(图2-17D)。
- 鞍状关节:关节面形似马鞍:每个关节面均是在一个方向是凸起的,而另一个方向是凹陷的,英文也称"sellar"(MacConaill,1953)(例如,拇指腕掌关节可产生屈曲和伸展、内收和外展)。
- 球窝关节:关节面一端是球形,另一端是手握球的形状。可发生三个维度运动,包括屈曲和伸展、内收和外展、内旋和外旋(例如,盂肱关节和髋关节)。

> **知识校验**
> 1. 如何描述屈戌关节?
> 2. 人体哪个部位含车轴关节?
> 3. 为什么拇指腕掌关节被描述为鞍状关节?

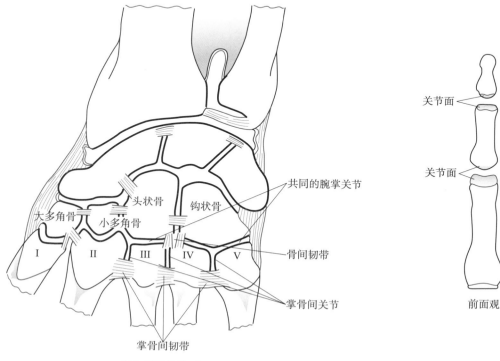

(A)平面关节:腕骨间关节

(B)屈戌关节:指间关节(前面观)

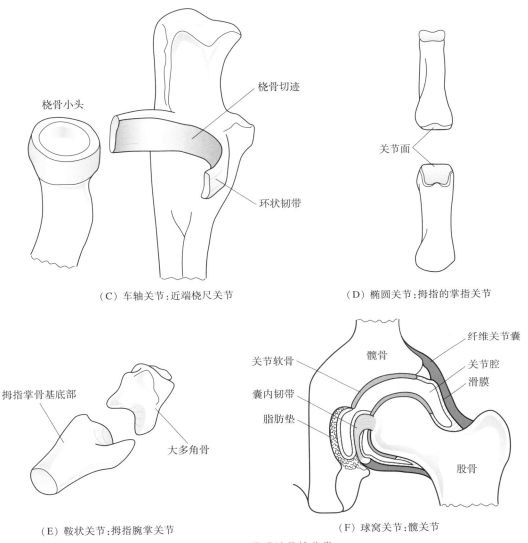

（C）车轴关节：近端桡尺关节　　　　（D）椭圆关节：拇指的掌指关节

（E）鞍状关节：拇指腕掌关节　　　　（F）球窝关节：髋关节

图 2-17　滑膜关节的分类

（引自 Palastanga 和 Soames，2012。已获授权）

1.5　关节运动

关节运动学是研究关节面运动的学科。关节面的运动方式可分为滑动、滚动和旋转。

- 滑动或滑移指一个面在另一面上单纯的平移。
- 滚动指关节头在关节面上滚动或转动，类似车轮在地面上滚动。
- 旋转指单纯的转动，可见于桡尺关节的旋前旋后，髋关节和盂肱关节的屈伸（MacConaill，1966）。

平面关节仅产生滑动，其余类型关节（屈戊、车轴、椭圆、鞍状、球窝）产生滑动伴滚动或旋转。

联合旋转是更为复杂的关节运动，是在旋转运动中引发的二次旋转。例如，在肘关节和膝关节屈曲时，肱骨和股骨会伴随外旋（MacConaill，1966）。

任何一个关节都可能含有六个自由度（图2-18），可以通过运动的平面或运动的轴来描述（Middleditch 和 Oliver，2005）。根据平面来描述的运动包括：

- 矢状面上的旋转和平移。

- 冠状面上的旋转和平移。
- 水平面上的旋转和平移。

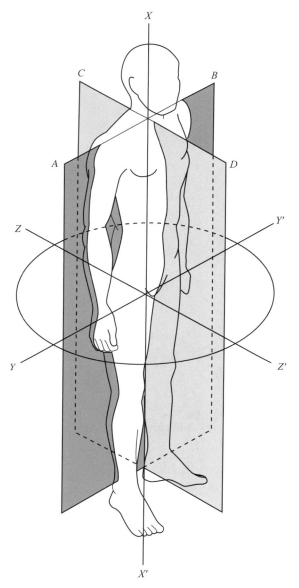

图 2-18　运动的面和轴

（引自 Middleditch 和 Oliver，2005。已获授权）

注：*AB* 是冠状面；*CD* 是矢状面，围绕人体的水平环形区是水平面；*XX'* 是垂直轴；*YY'* 是额状轴，*ZZ'* 是矢状轴

　　腰椎屈曲时，脊柱每个节段均会发生耦合的前矢状轴旋转和前矢状平移；腰椎伸展时，则产生后矢状旋转和后矢状平移。这类运动的详细信息和测量方法请参考 Pearcy 等人（1984）和 Pearcy 及 Tibrewal（1984）。

1.5.1　生理活动中的关节滑动

　　关节运动是滚动或旋转伴滑动或平移的组合。运动轴是不断变化的，被称作瞬时旋转轴（例如，屈肘时桡骨小头围绕肱骨小头旋转并前向平移）。非负重状态下膝关节屈曲时，胫骨在股骨上内旋并后滑移。表 2-3 列举了每个关节运动时骨平移的方向。

　　骨滑动的方向取决于移动关节面的形状（图 2-19）（MacConaill，1973；Kaltenborn，2014）。当移动关节面是凹面时，滑动方向与骨运动方向相同，因此当膝关节屈曲时（非负重状态下），胫骨相对于股骨发生后滑动。当移动关节面是凸面时，滑动方向与骨运动方向相反，因此当踝关节背伸时，距骨相对于胫腓联合下关节面发生后滑动。

　　另一个要考虑的因素是关节面间相对大小。例如，盂肱关节中肱骨头面积远大于关节盂面积，这造成肱骨头在滚动时可能会从关节盂关节面上脱出。这一问题通过肱骨运动时的滑动机制和肩胛骨上旋共同克服（Levangie 和 Norkin，2011）。

　　脊柱关节所遵循的原则与外周关节一致，但仍值得单独讨论。从 C2 到 S1 的每个脊柱节段都含有一个椎间关节（两个椎体和椎间盘）和两个关节突关节（Middleditch 和 Oliver，2005），形成一个功能性三联关节。脊柱每个节段的关节突关节面的形状和方向都不同（表 2-4 和图 2-20），并影响滑动的量（表 2-5）。

　　上颈椎包括 C0～C1（颅骨和寰椎之间）和 C1～C2（寰椎和枢椎之间），较其他脊柱存在解剖学差异。C1 上关节面是凹面，朝向上内侧，从上面观关节面连线朝向前内方（图 2-21A）。枕骨髁面相互成形。C0～C1 关节利于屈曲和伸展运动。当头颅在 C1 上前屈时，颅骨髁面向后方滑动（或平移），遵循前文提及的凸面在凹面上运动的原则（图 2-21B）。当头颅在 C1 上后伸时，颅骨髁面向前滑动。C0～C1 关节屈伸约占颈椎在矢状面运动范围的 1/3（Chancey 等，2007）。

表2-3 关节主动生理运动时骨骼平移的方向			
运动	平移	运动	平移
盂肱关节		桡偏	内侧
屈曲	前上方	尺偏	外侧
伸展	后下方	拇指:拇指基底部在大多角骨上	
外展	下方	屈曲	前方
肘关节:肱尺关节		伸展	后方
屈曲	前方	外展	内侧
伸展	后方	内收	外侧
肘关节:肱桡关节		髋关节	
屈曲	前方	屈曲	后方
伸展	后方	伸展	前方
前臂:近端桡尺关节		外展	内侧
旋前	后方	内收	外侧
旋后	前方	膝关节:非负重	
前臂:远端桡尺关节		屈曲	后方
旋前	前方	伸展	前方
旋后	后方	踝关节:非负重状态下距骨在胫腓骨上	
腕关节:近端腕骨在桡尺骨上		背伸	后方
屈曲	后方	跖屈	前方
伸展	前方	/	/

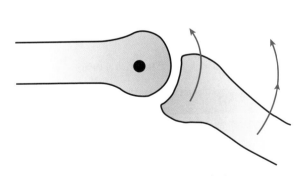

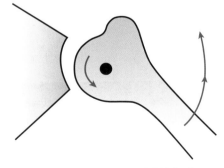

（A）膝关节屈曲时（非负重状态下），
胫骨端凹面相对于股骨端凸面发生后滑动

（B）当肩关节外展时，肱骨端凸面
相对于关节盂凹面发生下滑动

图2-19 生理运动中关节面的运动
（引自 Kaltenborn 2014。已获授权）
注:单箭头表示关节面运动方向,双箭头表示生理运动方向

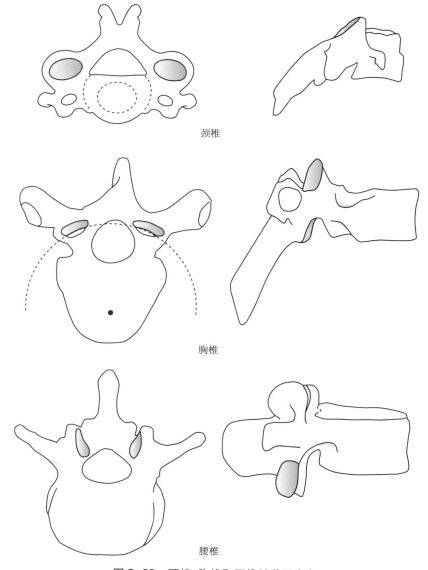

图2-20　颈椎、胸椎和腰椎关节面方向
(引自 Palastanga 和 Soames,2012。已获授权)
注:颈椎上关节面朝向上方和后方,胸椎的上关节面朝向后方和外侧,腰椎上关节面朝向后方和内侧

表2-4　脊柱关节突关节上关节面形状和朝向

脊柱水平	上关节面形状	上关节面朝向	关节面朝向利好的运动方向
C1	凹面	上方和内侧	屈曲和伸展
C2	大、椭圆形、凸面	上方和外侧	旋转
C2~C7	椭圆形、平面	上方和后方	所有方向
T1~T12	三角形、平面	后方,轻度上外方	旋转和侧屈
L1~L5	凹面	后方和内侧	屈曲、伸展和侧屈

表2-5　脊柱生理运动时下关节面滑动方向

	屈曲	伸展	左侧屈	右侧屈	左旋	右旋
C3~C7						
左下关节面	上方	下方	下方	上方	下方	上方
	前方	后方	后方	前方	后方内侧	前方外侧
右下关节面	上方	下方	上方	下方	上方	下方
	前方	后方	前方	后方	前方外侧	后方内侧
T1~T12						
左下关节面	上方 前方	下方 后方	下方 后方	上方 前方	内侧	外侧
右下关节面	上方 前方	下方 后方	上方 前方	下方 后方	外侧	内侧
L1~S1						
左下关节面	上方 前方	下方 后方	下方 后方	上方 前方	/	/
右下关节面	上方 前方	下方 后方	上方 前方	下方 后方	/	/

C2上关节面较大,形如椭圆形且为凸面,坐落于前后方向。其关节面朝向上方和外侧方(图2-22A)。C1下关节面相互成形。C1~C2的关节面形态利于旋转。当右旋时,C1右下关节面向后并伴轻度尾端滑动,左下关节面向前并伴轻度头端滑动(图2-22B)。同侧后移联合对侧前移共同产生了旋转运动,尾端(下方)滑动通常可联合产生左侧屈运动(Salem等,2013)。因此,C1~C2右旋伴对侧(左侧)侧屈。屈曲时,C1下关节面在C2上关节面上向后滑动;伸展时,C1下关节面向前滑动。

颈椎(C3~C7水平)的上关节面呈平坦的椭圆状,关节面朝向上方和后方(图2-20)。颈椎屈曲时,颈椎下关节面在下方椎体的上关节面上做朝向上方和前方的滑动。例如,C5下关节面在C6上关节面做朝向上方和前方的滑动。伸展时滑动方向相反,例如在C5~C6关节中,

C5下关节面在C6上关节面做朝向下方和后方的滑动。

右侧屈时,颈椎左下关节面在下一节段椎体上做朝向上方和前方的滑动,右关节面则产生朝向下方和后方的滑动。因此,颈椎右侧屈伴随右(同侧)旋转(图2-23)。左下方关节面的前移造成了右旋转,其上移造成了右侧屈。

颈椎右旋时,每节段颈椎左下关节面在下方椎体的上关节面上做朝向上方、前方和外侧的滑动(图2-23),右下关节面在下方椎体的上关节面上做朝向下方、后方和内侧的运动,因此产生了右(同侧)侧屈(Salem等,2013)。

综上所述,颈椎(C3~C7水平)侧屈伴随同侧旋转,旋转伴随同侧侧屈(Bogduk和Mercer,2000)。

C2~C3节段遵循的原则与上述稍有不同。与下方其余椎体不同,该节段上关节面不仅朝

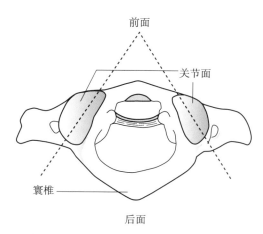

C1 上关节面是凹面，朝向上内侧。从上面观时关节面连线朝向前内方

（A）寰椎上关节面

（引自 Palastanga 和 Soames，2012。已获授权）

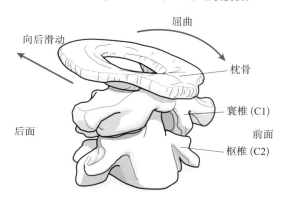

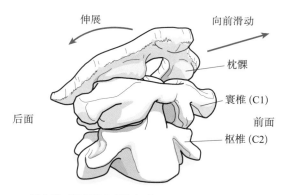

屈曲时，颅骨髁面后滑动；伸展时，颅骨髁面前滑动

（B）C0～C1 关节的屈曲和伸展

（引自 Edwards，1999。已获授权）

图 2-21　枕寰（C0～C1）关节

向上方和后方，还朝向内侧约 40°（Bogduk 和 Mercer，2000）。此外，对比下方颈椎，C3 上关节面位于椎体更偏下方（Bogduk 和 Mercer，

2000）。这一现象导致 C2～C3 运动学表现的差异，其旋转偶尔可产生对侧侧屈（Salem 等，2013）。由于存在解剖变异，C2～C3 相对于其他节段产生的耦合运动明显更少（Salem 等，2013），这为上方寰枢关节提供了更稳定的支撑。

胸椎的上关节面呈平坦的三角形，朝向后方，伴轻度上方和外侧方（图 2-20）。胸椎屈曲时，各节段下关节面基本做上滑动，伴些许前移（图 2-24）。胸椎后伸时，下关节面做下滑动，伴些许后移（Lee，2003）。关于胸椎旋转和侧屈的耦合运动，不同研究和个体间存在显著差异，各节段侧屈伴同侧及对侧旋转均有发生。这一差异源于人体研究与尸体研究的不同，胸肋关节的混杂影响和研究对象年龄的差异均增加了研究的复杂性（McCarthy，2010）。

腰椎的上关节面是凹面，朝向后方和内侧（图 2-20）。腰椎屈曲时，下关节面向上向前滑动。后伸时，下关节面向下向后滑动（图 2-25）。腰椎侧屈时关节面的运动情况尚不明确。侧屈时，可能伴同侧或对侧旋转，也可能不伴耦合运动（Cook，2003）。腰椎左旋（转动躯干）时，右下关节面做前向和外侧滑动，从而撞击下方椎体的上关节面；左下关节面做向后和内侧滑动，从而打开关节间隙。L1～L4 椎体旋转常伴有对侧屈，而 L4～L5 和 L5～S1 椎体旋转常伴同侧屈（Fujii 等，2007）。

任何滑膜关节功能正常都需要骨在运动中产生旋转和平移。正常的旋转和平移运动可达全关节活动范围且无症状，并且在全活动范围和运动终末阻力均正常，神经和肌肉功能均正常。临床中可通过主动和被动的生理运动进行评估，平移可通过附属运动进行评估。读者可查阅 Hengeveld 和 Banks（2014a，2014b）、Ryder 和 Barnard（2024）第四章。

若试图恢复正常关节功能，知晓关节运动时的正常旋转和平移很重要。例如，当试图给一位仰卧的患者增加 C4～C5 屈曲时，我们可以在 C4 棘突上施加后前向且朝向头端的力。这

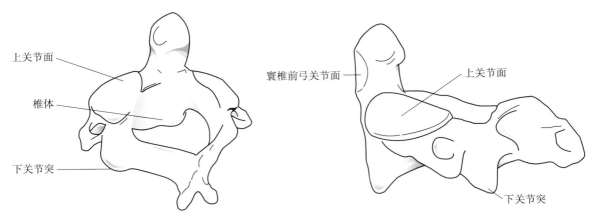

C2 上关节面较大,形如椭圆形且为凸面,坐落于前后方向,关节面朝向上方和外侧方

（A）C2 上表面

（引自 Middleditch 和 Oliver,2005。已获授权）

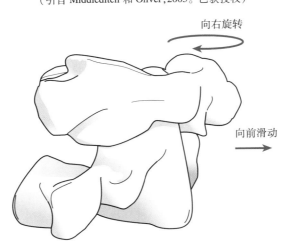

C1 右下关节面向后并伴轻度尾端滑动,左下关节面向前并伴轻度头端滑动

（B）C1~C2 关节右旋

（引自 Edwards,1999。已获授权）

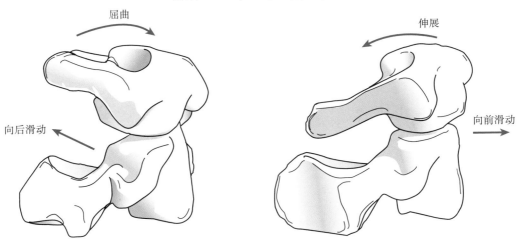

（C）C1~C2 屈曲:C1 下关节面在 C2 上关节面上做后滑动　　（D）C1~C2 后伸:C1 下关节面在 C2 上关节面上做前滑动

图 2-22　寰枢关节

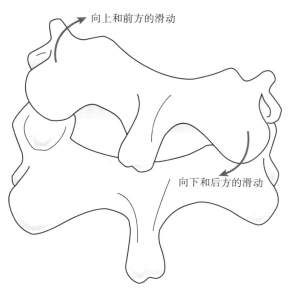

图 2-23　颈椎右旋伴随右侧屈
（引自 Middleditch 和 Oliver，2005。已获授权）
注：左下关节面做朝向上方和前方的滑动，右下关节面做朝向下方和后方的滑动

种附属运动可以增加 C3～C4 的后伸。类似的附属运动还可用于胸椎和腰椎关节，以及外周关节（详细信息请查阅 Hengeveld 和 Banks，2014a，2014b）。

　　另一个概念是关节的紧张位和松弛位。紧张位通常见于关节活动极限，此时关节面最大化对合，关节囊和韧带张力最大，且附属运动最

少（即关节松弛余量）。松弛位是除紧张位外的任意位置，此时关节囊和韧带相对松弛，可产生一定的附属运动。

　　受伤时关节所处的位置可最终预测损伤的发生。例如，关节在紧张位时，外力刺激易导致骨折，其原因是相邻骨骼在此刻紧密贴合，外力通过骨骼而非韧带或关节囊结构进行传导（例如，Colles 骨折发生于摔倒时伸出手和腕关节后伸）。例如，下肢中前交叉韧带损伤常见于膝关节屈曲伴旋转的位置（Hertling 和 Kessler，2006a）。

知识校验

1. 什么是踝关节的松弛位？

2. 研究关节运动时常用的描述性术语有哪些？

3. 你能描述一下关节面形状如何影响关节运动时的滑动吗？

4. 这些信息如何帮助临床评估和治疗？

1.5.2　正常关节的生物力学

　　大多数关节的正常功能是允许相邻骨骼进行全范围运动。当骨靠近关节活动终末时，运动的阻力增加（Wright 和 Johns，1961；Nigg 和 Herzog，2007），最终关节囊、韧带和肌肉变得紧绷（Wright 和 Johns，1961），导致运动停止。

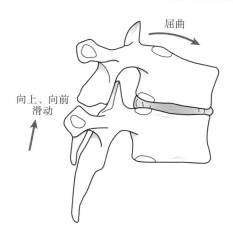
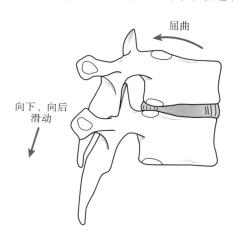

图 2-24　胸椎的屈曲和伸展运动
（引自 Palastanga 和 Soames，2012。已获授权）
注：屈曲时，胸椎下关节面做上滑动，伴轻度前移；后伸时，下关节面做下滑动，伴轻度后移

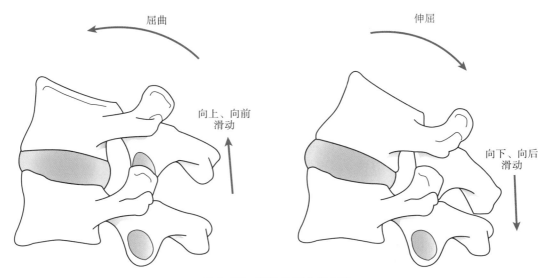

图 2-25 腰椎的屈曲和后伸
（引自 Palastanga 和 Soames，2012。已获授权）
注：腰椎屈曲时，下关节面向上向前滑动；腰椎后伸时，下关节面向下向后滑动

这是一种关节保护机制，以防止发生关节半脱位或脱位。

终末感。不同关节在特定运动终末时承受来自不同组织的抵抗。例如，肘关节伸展受尺骨鹰嘴和肱骨鹰嘴窝的骨性抵抗限制，膝关节屈曲受大小腿间软组织抵抗限制，腕关节屈曲受腕背侧韧带和腕骨的骨性抵抗限制。这类抵抗通常发生在关节活动终末，可被临床医生在关节活动的临床评估中感知，即为运动终末感。不论伴或不伴病理状态，不同关节的运动终末感存在差异。

区分正常或病理性终末感的前提是具备正确解释关节运动的能力，以及掌握解剖学知识并能够感知阻力点在关节活动中所处的位置。

终末感可提示正常或病理状态，因此需要经验丰富的临床医生进行辨别。

- **囊性终末感**：正常状态是稳固的，皮革样感觉（Cyriax，1982；Hertling 和 Kessler，2006b；Atkins 等，2010；Kaltenborn，2014），常在关节活动末端被感知（例如，肩/髋关节的外旋）。异常表现常在关节活动初始被感知，提示关节早期退行性改变。

- **骨性终末感**：正常状态是在关节活动终末骨面对合时（例如，肘关节完全伸展）。异常表现发生于关节活动终末之前（例如，关节退行性改变或关节内骨折畸形愈合）。

- **软组织终末感**：正常状态为，关节活动末端柔软的感觉，此时肌肉组织相互靠拢（例如，膝关节屈曲）。异常表现，如果是肌肉肥大造成的关节活动受限（Cyriax，1982；Hertling 和 Kessler，2006b；Kaltenborn，2014）。

- **韧带终末感**：正常状态是稳固的终末感，没有让步空间（例如，膝关节伸直位时施加内收-外展方向的力）。

异常终末感可能发生于如下情形：

- **硬性终末感**：见于关节囊和退行性改变。终末感较正常坚实，和/或发生在关节活动早期（Hertling 和 Kessler，2006b；Atkins 等，2010）。

- **弹性终末感**：例如，存在游离体时，不能达到全关节活动范围，且临床医生在活动末端感受到异常的"弹性"感（Atkins 等，2010）。

- **肌痉挛终末感**：常发生于疼痛时。终末感——运动戛然而止，常肉眼可见肌肉防御性收缩以阻止进一步运动。

- **空虚终末感**：罕见，但极具临床意义。常用"空虚"描述这种感觉，检查者并未感觉到

限制进一步运动的阻力，但是患者因严重疼痛停止运动。解释该反应时要谨慎，可能提示肿瘤、骨折、化脓性关节炎或急性滑囊炎。

1.6　功能性运动

功能性活动通常涉及整个肢体。例如，人在站立位屈膝将伴随屈髋和踝背伸。这种可预测的模式是闭链运动，一种工程学中用于表示组成系统联动装置的术语。相反，上肢（和非负重下肢）可产生预想外的运动模式，我们称之为开链运动。开链运动和闭链运动的概念非常有用，因为强调了联合多关节的运动。此外，这些模式常用于临床实践中，用于各个阶段康复中恢复关节正常关节功能。

1.7　本体感觉

关节稳定由动态限制结构和机械限制结构整合而成（Myers 等，2006；Munn 等，2010）。机械限制结构与关节囊、韧带、骨性解剖和关节内压有关，动态限制结构包括肌肉激活和肌肉活动产生的力。动态限制结构和机械限制结构均由运动感觉系统介导，包括感觉、运动、中枢整合和处理成分。处于最佳功能状态时，运动感觉系统可提供前向/后向反馈系统，其中机械限制结构通过传出运动通路介导神经反馈至中枢神经系统。这反过来为动态限制结构提供反馈（Myers 等，2006；Munn 等，2010）。

本体感觉是这种运动感觉系统的一部分，通过机械限制结构和动态限制结构，形成来自关节和软组织（肌肉、韧带、关节囊和筋膜）机械感受器的传入反馈。根据定义，本体感觉是通过皮肤、关节和肌肉的感受器获取对位置和运动的感知（Boisgontier 和 Swinnen，2014）。本体感觉包含关节位置觉、运动觉和振动觉三个主要成分。关节、韧带、肌肉或皮肤的损伤可能影响这种反馈系统，导致本体感觉丢失，最终造成关节、肌肉和/或神经失能。

知识校验
1. 本体感觉的主要组成是什么？
2. 你对开链运动和闭链运动的理解是什么？
3. 当检查一位明显伴韧带损伤的患者时，你可能发现什么？

2. 关节失能

正如关节功能依赖于肌肉和神经的功能，关节失能也会导致神经和肌肉失能。不论在正常还是异常状态下，它们都互相依赖，这种关系见图 2-26。以下通过案例探讨关节失能是如何诱发肌肉和/或神经失能的。

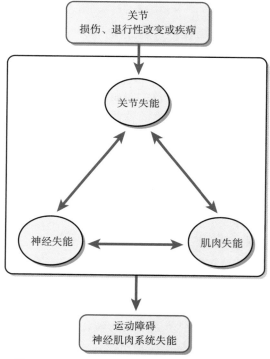

图 2-26　关节失能可导致肌肉和/或神经失能

2.1　关节病理和肌肉/神经失能

关节病理状态可导致周边肌肉薄弱和神经肌肉控制缺陷（Myers 和 Lephart，2000；Callaghan 等，2014）。该观点已经在多种疾病中得到证实，如髌股疼痛综合征（Callaghan 和 Oldham，2004），髋股关节炎（Callaghan 等，2014）和半月板切除后（Malliou 等，2012）的韧带损伤（Urbach 和 Awiszus，2002）。膝关节（Palmieri-Smith 等，2007）和髋关节（Freeman 等，2013）积液已被证实可导致肌肉抑制。肌肉抑制与关节传入神经迟滞（Suter 和 Herzog，2000；Torry 等，2000）或功能异常（Rice 等，2011）有关。因此，关节病理状态导致神经系统活动改变，进而改变肌肉活动。

2.2　关节制动和肌肉/神经失能

关节制动也会对肌肉和神经功能造成消极影响。关节制动 3 周可导致周边肌肉最大自主收缩力减少，造成支配肌肉的运动神经元最大放电率降低（Seki 等，2001；Kazuhiko 和 Hiroshi，2007）。因此，制动会导致肌肉力量减弱，改变神经系统活性。

2.3　关节不稳和肌肉/神经失能

关节不稳和韧带功能不全已被证实会改变神经系统活动，这会导致肌肉活动改变。在踝关节中，踝扭伤后可发生关节源性肌肉抑制（McVey 等，2005）；前交叉韧带损伤后，膝关节在运动（Suarez 等，2016）、步行（Serrancoli 等，2016）和上下楼梯（Hall 等，2015）时可出现股四头肌和腘绳肌活动改变。一系列可导致韧带、肌肉和神经失能的事件见图 2-27（Suter 和 Herzog，2000）。

当前已证实人在关节炎状态下存在本体感觉缺失，这导致关节活动减少，局部肌肉萎缩（Cuomo 等，2005）并诱发疼痛，从而提高伤害性感受器活性，进一步抑制本体感觉（Safran 等，2001；Fortier 和 Basset，2012）并导致关节肿胀。尽管先前已认为肿胀对本体感觉有消极影响，最近的观点认为肿胀状态下本体感觉缺失似乎与液体中所含物质或渗出时长更相关，例如，在关节炎症（Palmieri 等，2003）或疼痛（Callaghan 等，2014）状态下。

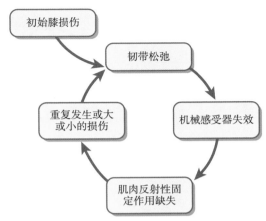

图 2-27　韧带损伤后逐渐导致膝关节不稳的假设环路
（引自 Kennedy 等，1982。已获授权）

也有假设认为，衰老或肌肉量减少导致的本体感受器丢失可能通过影响关节动态和机械限制结构来诱发或加速关节损伤（Ikeda 等，2005；Kim 等，2016）。文献中公认的是，韧带（如前交叉韧带）损伤后可同时影响患侧和健侧的姿势控制（Ageberg，2002）。关节损伤（如关节炎症状态）可诱发关节传入信息异常，导致后续肌肉激活减少，改变神经肌肉控制（Myers 和 Lephart，2000）。关节损伤和本体感觉缺失也会导致肌肉激活障碍，通过抑制反射性激活和减缓稳定肌共同激活模式进一步引起关节周期性不稳（Myers 等，2006）。

2.4　关节伤害性感受器和肌肉失能

关节伤害性感受器活动直接影响肌肉活动。关节疼痛与肌肉抑制和薄弱直接相关。髋股关节炎中股四头肌抑制与疼痛程度直接相关（Callaghan 等，2014），腰椎间盘突出引起的超过 3 个月的疼痛与多裂肌横截面积减少相关（Kim 等，2011）。

相反，肌肉失能会导致关节失能（Suter 和 Herzog，2000）。例如，股四头肌肌力减弱会导致膝关节负重改变，长期如此会引起膝关节骨性关节炎（Herzog 和 Longino，2007；Hall 等，2012）。因此，关节失能可能是肌肉失能造成

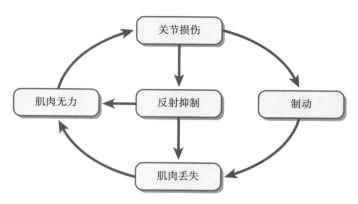

图 2-28　关节损伤和/或制动对肌肉和神经组织的影响
（引自 Stokes, M., Young, A. 1984. The contribution of reflex inhibition to arthrogenous muscle weakness. Clin. Sci. 67, 7-14. © The Biochemical Society and the Medical Research Society. 已获授权）

的，这一系列事件列举如图 2-28。

知识校验
1. 你能概述关节制动的影响吗？
2. 伤害性感受器对肌肉活动有何影响？

2.5　关节失能的分类

关节的功能是在骨骼间传递力，并允许有限的运动（Nigg 和 Herzog, 2007）。部分关节传递极大的力并几乎不产生运动，如骶髂关节（SIJ）；而另一些关节，如盂肱关节，传递较小的力并有较大活动度。关节失能的体征和症状至少与以下一个或多个现象直接相关：关节活动度减少（活动度不足）、关节活动度增加（过度活动）、活动质量改变或产生症状，这些症状或体征可单独出现，也可组合出现。

2.5.1　活动度不足

活动度不足会影响生理或附属运动。似乎有理由认为，关节平移减少在一定程度上会影响骨骼旋转的幅度。同样，如果骨骼旋转减少，也会影响关节平移幅度。

附属运动或生理运动受限常与运动质量改变有关。最常见的是运动中阻力增加或产生症状。我们可以在运动图直观展示，见图 2-29。绘制运

动图的细节见第四章（Ryder 和 Barnard, 2024）。

可能导致运动质量改变的创伤或病理性组织包括：关节内结构，如关节囊、损伤半月板或躯体松弛；关节外结构，如覆盖关节的韧带、肌肉或神经。由于各自特殊的关节内和关节外排列，每个关节都有独特的活动范围和运动阻力。

附属运动或生理运动受限可能引起临床症状。这些症状可以是患者感受到的任何感觉，包括剧痛、隐痛、拉扯感、针刺感、麻木感或皮肤上的爬行感，以及患者对进一步活动的忧虑。

通过探索制动对关节结构的影响，我们可以更好地理解活动度不足，因为制动会造成最严重的活动不足。

2.5.2　制动的影响

有关制动对关节组织影响的结论大部分源于动物研究。

表 2-6 总结了膝关节制动对关节腔、关节软骨、关节囊、滑膜、软骨下骨的影响，以及组织发生改变的时间框架。所有涉及膝关节制动的研究中均继发了关节活动降低，结缔组织引起的关节僵硬和关节间隙内粘连形成（Ando 等，2010；Lee et 等，2010；Iqbal 等，2012）。关节制动引起的关节软骨改变见方框 2-1。

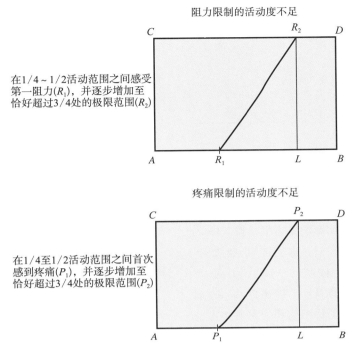

阻力限制的活动度不足

在1/4~1/2活动范围之间感受第一阻力(R_1)，并逐步增加至恰好超过3/4处的极限范围(R_2)

疼痛限制的活动度不足

在1/4至1/2活动范围之间首次感到疼痛(P_1)，并逐步增加至恰好超过3/4处的极限范围(P_2)

图 2-29　阻力或症状引起的活动度不足的运动图
注：L 是关节活动极限；R_1 是检查者感受的第一阻力点；R_2 是限制进一步活动的最大阻力；P_1 是首次感到疼痛的点，P_2 是限制进一步活动的最大疼痛点

表 2-6　关节制动的影响

组织	时间	影响	研究者
关节间隙	15 天,1 个月达良好重建	关节间隙内的纤维脂肪结缔组织	Evans 等人（1960）
粘连	2 周	滑膜和半月板形成粘连	Ando 等人（2010）
	4 周	滑膜和关节软骨形成粘连	
	8~16 周	粘连组织细胞减少并纤维化	
关节软骨	1 个月	坏死区软骨变薄并出现侵蚀	Iqbal 等人（2012）
	2 个月	受损软骨萎缩和软骨溃疡形成	Evans 等人（1960）
软骨下骨	2 个月	关节软骨下血管结缔组织增生,软骨下骨腐蚀	Evans 等人（1960）
滑膜	2~4 周;16 周	短缩	Ando 等人（2010）
关节囊	3 天	细胞增生、缺氧和炎症	Yabe 等人（2013）
	8~16 周	短缩	Ando 等人（2010）

方框 2-1　　制动对关节软骨的影响
蛋白多糖减少
关节软骨软化
关节软骨变薄
纤维脂肪结缔组织黏附在关节软骨上
软骨-软骨结合处压力性坏死点
软骨细胞死亡

Vanwanseele 等人（2002）

　　然而，制动前锻炼可弱化制动对关节软骨带来的影响，因为锻炼可增加软骨厚度（Maldonado 等，2013）。

　　制动对韧带的具体影响见方框 2-2。图 2-30（Woo 等，1988）展示了对比正常组，兔股骨-内侧副韧带-胫骨复合体制动 9 周后，负荷-形变曲线的实质改变。图 2-31 描述骨-韧带-骨复合体在制动和再活动后结构和力学变化。

方框 2-2　　制动对韧带的影响	
对韧带的影响	作者
9 周时胶原中水分和糖胺聚糖含量降低	Akeson 等人（1973）
最初胶原合成和降解增加，至 3 个月时胶原合成和降解减少	Amiel 等人（1983） Tipton 等人（1970）
9 周时胶原交联增加	Akeson 等人（1977）
横截面积减少	Tipton 等人（1970）
骨-韧带结合处破骨细胞活性增加，导致该区域骨吸收增加	Woo 等人（1987）
刚度降低	Akeson 等人（1987）
延展性增加	Akeson 等人（1987）
损伤阈值负荷和能量吸收容量降低	Woo 等人（1987）

2.5.3　过度活动

　　关节过度活动指即使考虑到年龄、性别和种族，滑膜关节活动依旧超过正常限制（Grahame，2003）。过度活动可能源于遗传（Ferrel

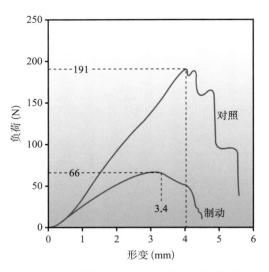

图 2-30　与正常组对比，兔股骨-内侧副韧带-胫骨复合体制动 9 周后的负荷-形变曲线

（引自 Woo，S.，Buckwalter，J. 1988. Injury and Repair of the Musculoskeletal Soft Tissues. Rosemont，IL：American Academy of Orthopaedic Surgeons. 已获授权）

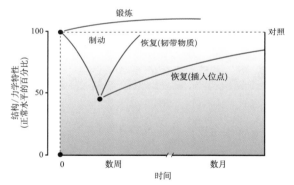

图 2-31　骨-韧带-骨复合体在制动和康复后结构及力学特性

（引自 Woo 等，1988。已获美国骨科医师协会授权）

等，2004），也可能通过数年训练或拉伸获得（Grahame，2003）。在多数情况下，过度活动没有临床症状，并且在表演艺术等领域可能是有利的（Hakim 和 Grahame，2003）。

　　在一个或多个关节中，可能存在一个或多个生理运动和/或附属运动存在过度活动。这种活动度增加可能引起关节面平移增加，反之亦然。这类过度活动可源于损伤/反复损伤或遗传，在主动或被动测试中可诱发症状。

当出现症状符合高迁移谱症（hypermobility spectrum disorder，HSD）和先天性结缔组织发育不全综合征（hypermobile Ehlers-Danlos syndrome，hEDS）时（Russek 等，2019）应引起重视。患有这类遗传性结缔组织病的个体会出现肌肉骨骼系统以外的症状（如心血管症状、胃肠道症状）（Russek 等，2019）。

2.5.4　关节不稳

关节不稳可能源于关节周边韧带、肌肉和/或神经功能缺失。不稳可能是机械性或功能性的。机械性不稳指支持关节的韧带组织损伤引起的关节松弛（Hertel 和 Kaminski，2005）。功能性不稳指继发于损伤的本体感觉和神经肌肉控制缺陷（Hertel 和 Kaminski，2005）。有假说认为这是损伤后韧带内机械性感受器受损导致的，进而引起运动感觉减少（尤其在改变方向时）（Hughes 和 Rochester，2008）。尽管随着时间的推移，机械性不稳会导致功能性不稳，但两者相互关系尚不明确（Richie，2001）。

2.6　关节运动质量的变化

运动质量的改变包含任何被认定为是异常的要素，可通过对比另一侧，或根据临床医生或患者对"正常"的经验进行判断。异常现象包括不稳、运动中阻力增加或减少、运动控制差、关节异响（如碰撞声、捻发音）、患者运动费力或抗拒运动。例如，髋关节外展肌和外旋肌力弱可导致髋内旋增加，动态活动中出现髋内收，可能导致如髂胫束综合征和髋股关节障碍等问题（Powers，2010）。

> **知识校验**
> 1. 制动对关节软骨的影响是什么？
> 2. 阐述功能性不稳和机械性不稳的区别。

2.7　关节退行性改变

骨性关节炎（osteoarthritis，OA）本质上是关节内应力增加导致的滑膜关节损毁。关节应力增加可能源于关节负重面积减少或负荷量增加（Brandt 等，2009）。关节软骨过度负荷造成蛋白聚糖耗竭，软骨含水量增加和胶原纤维降解。软骨分解产物和脱落的软骨融入滑膜，导致炎症和疼痛（Brandt 等，2009）。软骨下骨也发生改变。OA 早期软骨下骨变薄、骨小梁疏松多孔。OA 后期，为了应对负荷，软骨下骨和骨小梁变厚且硬化，覆盖软骨损伤增多（Li 等，2013）。软骨损伤区的软骨下骨发生骨髓病变（bone marrow lesions，BMLs）（Xu 等，2012），与疼痛相关（Felson 等，2001；Callaghan 等，2015）。由于疼痛和活动度丢失，关节退化导致的关节失能通常以特定模式发生，这对每个关节而言都是唯一的。这就是"关节囊模式"（Atkins 等，2010）。临床评估中发现关节囊模式受限可能提示关节炎的存在，但这种关联并没有获得广泛的循证支持（Atkins 等，2010）。因此，不能单独把关节囊模式作为关节炎的临床诊断标准，见表 2-7。

OA 的发生与诸多因素和病因有关。其中包括（重要性不分前后）：遗传倾向、性别、肌力、协调、肥胖、关节形态和对线，以及关节损伤、不稳和衰老。

研究表明 OA 有超过 50% 的遗传倾向，基因通过不同机制发挥功效，例如伤害规避和伤害应对、体重和肥胖、骨结构和骨转换、软骨结构和软骨转换（Spector 和 MacGregor，2004）。此外，负责关节发育和构架的基因突变可能导致关节结构畸形，从而改变关节生物力学，诱发 OA（Baker LePain 和 Lane，2010；Li 等，2013）。髋关节的典型例子是髋臼发育不良、枪柄样畸形（股骨颈变宽和颈干角改变）（Baker LePain 和 Lane，2010）。膝关节内翻和外翻与 OA 发生强相关（Brouwer 等，2007）。性别也被证实与 OA 发生相关。男性在 50 岁以前发生 OA 概率更高。女性在 50 岁之后发生 OA 概率更高，接受雌激素替代治疗的更年期妇女发生膝关节和髋关节 OA 的风险很高（Li 等，2013）。

表2-7　关节囊模式

关节	模式
肩关节	多为外旋，较少为外展，最少的是内旋
肘关节	屈曲多于伸展
腕关节	屈曲和伸展等量受限
拇指腕掌关节	伸展受限最多
颈椎	侧屈等量受限 旋转等量受限 后伸些许受限 通常，全屈曲
胸椎	旋转等量受限 侧屈等量受限 后伸些许受限 通常，全屈曲
腰椎	后伸受限 侧屈等量受限 通常，全屈曲
髋关节	内旋最大受限 屈曲和外展较少受限 后伸受限最少
膝关节	屈曲比伸展受限更多
踝关节	跖屈比背伸受限更多
拇指掌指关节	后伸受限显著，部分些许屈曲受限

关节创伤与OA发生强相关。有研究报道关节骨折后OA发生率高达75%，增长了20倍（Schenker等，2014）。创伤后OA的确切发生机制尚不明确。然而，软骨创伤已被证实会导致软骨细胞死亡，基质破坏，以及促炎因子和活性氧释放，这会进一步导致细胞死亡和细胞外基质破坏。此外，继发于创伤性不稳、失衡和力线异常的关节慢性过载在创伤后OA的发展中发挥重要作用（Schenker等，2014）。

一项动物实验表明，切除前交叉韧带诱发的关节不稳会导致OA发生（Brandt等，2009）。当前已证实人半月板修补术后、前交叉韧带部分或完全断裂会显著增加膝关节OA发生风险

（Gillquist和Messner，1999）。然而，继发于关节不稳的肌肉本体感觉改变和关节运动学改变也可能导致OA发生。Hall等人（2012）已经证实前交叉韧带重建患者存在屈膝肌力弱，以及膝关节负荷改变。这会造成关节软骨压力负荷增加。一些动物实验表明股四头肌力弱与OA发病相关（Herzog和Longino，2007）。在膝关节中，股四头肌及下肢其他肌肉肌力大小和协调收缩能力对保护关节至关重要。肌肉的功能是吸收振动，在日常离心收缩活动中吸收大量负荷（Brandt等，2009）。肌肉吸收负荷能力降低会导致关节软骨和软骨下骨过度负荷，最终形成退行性改变（Brandt等，2009）。此外，膝痛人群存在神经肌肉的微失调，称"微笨拙"，似乎会引起关节重复脉冲式负荷，进而导致OA（Radin等，1991）。

年龄相关的改变均会促进OA发展（Loeser等，2016）。随着年龄增长，肌肉质量下降，肌力和耐力减退，运动水平和运动技能减退（McCarthy等，2015）。此外，大脑白质中皮质细胞和神经纤维的数量也减少。外周本体感觉纤维减少，传入神经效率降低共同造成肌肉本体感觉退化（McCarthy等，2015）。肌力和协调的改变可能导致老年人罹患OA的风险增加。无论如何，与衰老有关的关节改变，如基质钙化和糖化终产物聚集，可能直接导致软骨退化。

知识校验
1. 总结OA中关节软骨改变。
2. 衰老是如何导致OA发生的？

2.7.1　症状的产生

关节失能最常见的症状是剧痛和隐痛，其他症状包括酸痛、拉扯感和患者对进一步活动的恐惧。症状随时都可能出现，也可能在关节活动范围内和/或活动终末出现症状加重。有时候，症状只会在关节特定活动范围内出现，被称作"疼痛弧"。更常见的是，疼痛在一定活动

疼痛限制运动

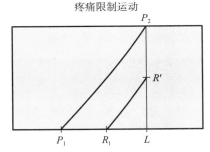

疼痛最先出现于总活动度 1/4 处,后疼逐渐增加至活动极限(P_2),达总活动度 3/4 处(L)阻力最先出现于总活动度 1/2 处,活动极限时阻力达 5/10

（A）P_2 有一定阻力的正常活动范围内

阻力限制运动

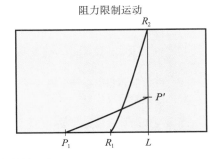

阻力最先出现于总活动度 1/2 处,后阻力逐渐增加至活动极限(R_2),达总活动度 3/4 处(L)疼痛最先出现于总活动 1/4 处,后逐渐增加至活动极限,达 3/10(0 分表示无痛,10 分表示患者体验过的最严重的疼痛)

（B）P' 和阻力限制运动

图 2-32　运动示意图

范围内出现,并在朝向关节活动极限的过程中逐渐加重。症状可能严重到引起关节活动受限,如图 2-23 中 P_2 所示,或在关节活动极限达到特定疼痛度(P')。症状可能出现在"正常"、活动不足或过度活动的关节运动中,伴或不伴运动质量改变。有关运动图示的更多信息请阅读配套书籍(Ryder 和 Barnard,2024)。

2.7.2　痛觉和疼痛

大部分构成关节的组织(关节囊、韧带、关节盘、半月板和脂肪垫)都受神经支配(McDougall,2006)。仅无血管的关节软骨无神经支配(McDougall 和 Linton,2012)。因此,这些组织都是疼痛来源。无髓鞘包裹的Ⅳ型纤维传递疼痛信号,通常与血管联系;有髓鞘的Ⅲ型纤维连同无髓鞘的神经纤维末梢穿行在结缔组织弹性纤维和胶原蛋白之间,也可传递疼痛(McDougall,2006)。以上纤维由有髓鞘的 Aδ 纤维和无髓鞘的 C 纤维提供。

有害机械刺激或化学刺激可激活关节内疼痛感受器(Jessell 和 Kelly,1991)。为了产生疼痛感,这些伤害刺激被转化为神经生理学信号(Giordano,2005)。疼痛的初级传入神经是 Aδ 纤维和 C 纤维。Aδ 纤维是快速传导的有髓鞘纤维,具有特定感觉模式。例如,Aδ 纤维对高强度力学刺激或热刺激有反应。Aδ 纤维的感受区域小,可产生局部的、剧烈且清晰的疼痛(Giordano,2005)。相反,C 纤维是一种细小、无髓鞘的慢传导纤维,感受区域大,因此产生定位不清的灼烧样、抽动样、折磨人的疼痛。C 纤维形态多变,对机械、热量和化学刺激均有反应(Giordano,2005)。

机械性疼痛(方框 2-3)发生于特定运动作用于受损组织,或对关节施加有害运动或刺激时,此时机械形变增加,进而显著提高痛觉感受器放电率,最终由中枢神经系统翻译为疼痛(McDougall,2006)。这种机械性疼痛发生于无炎症状态,由快传导的 Aδ 纤维传递。因此,机械性疼痛存在加重或减轻症状的动作，有时称为"疼痛打开/关闭"。机械性形变大小与痛觉感受器活性直接相关（Garell等，1996）。

方框2-3　机械性疼痛、炎症性疼痛和缺血性疼痛的临床特征	
机械性疼痛	特定动作/运动会激发或减轻疼痛 疼痛与刺激强度相关 疼痛通常定位清楚（感受区域小）
炎症性疼痛	可能与红肿热相关 休息时可能存在疼痛 对刺激的反应为痛觉过敏/异常疼痛 弥散性疼痛/定位不清（感受区域大） 与急性疼痛和组织损伤紧密相关 对抗感染治疗反应好
缺血性疼痛	疼痛与长期不良姿势相关 改变姿势后疼痛迅速减轻 每天结束时或累积活动后，症状会加重 通常没有急性组织损伤证据 对抗感染治疗反应差

化学伤害性疼痛可由炎症、缺陷或交感神经活动释放的化学物质产生（Gifford，1998）。

组织受损导致脂滴和游离子从损伤的细胞膜中释放。这激活并诱导炎症级联反应，产生可影响伤害性感受器敏感性和/或改变离子通道构型的化学物质，从而降低伤害感受器包膜的阈值（Giordano，2005）。这种现象称为外周敏化（Cousing和Power，2003）。

伤害感受器致敏会导致痛觉过敏现象（术语"原发性痛觉过敏"），若患者对伤害性刺激的疼痛反应强度增加，称为"痛觉超敏"，此时在外周敏化区施加无伤害刺激也会引起疼痛（McDougall，2006）。

持续刺激伤害感受器会引起逆行冲动，导致神经纤维释放的炎症介质进入目标组织，进而引起局部炎症反应，导致血管舒张和肿胀，该过程称为神经源性炎症（Butler，2000；Giordano，2005）。部分关节传入神经和伤害感受器

含有促炎化学物质（Levine等，1985a，1985b；Salo和Theriault，1997），这表明机械性感受器和伤害性感受器可能促进关节炎症发展（Levine等，1985a；Holzer，1988）。

通常，高阈值的伤害性感受器可能会成为"沉默型伤害感受器"，它们可能从不被激活（Butler，2000；McDougall，2006）。然而，关节损伤和炎症会通过增加放电频率促使沉默型伤害感受器更加活跃，提高它们对正常和有害刺激的敏感性。这种增加的敏感性和放电频率被中枢神经系统解读为疼痛，导致关节急性炎症中痛觉过敏和痛觉超敏现象（McDougall，2006）。在缺少机械刺激的情况下，被激活的沉默型伤害感受器和感觉神经也可持续性自发放电。这常见于关节炎患者静息痛（McDougall，2006）。

除了外周敏化，长期伤害性输入会引起脊髓背角改变，导致中枢敏化现象。此时阈值降低，因此当无伤害性刺激到达脊髓背角也会激活传递伤害信息的神经元。另一个变化是神经元反应性提高，因此刺激的持续时间和幅度增加。此外，感受区域扩大了，来自正常区域以外的伤害性刺激也会引起神经应答反应（Butler，2000；Cousing和Power，2003）。在外周，这些改变会导致损伤或炎症部位周边的未损伤组织出现痛觉过敏和痛觉超敏，并保持热觉阈值不变。这种现象称为"继发性痛觉过敏"（Meyer，1995；Cousing和Power，2003）。

炎症性疼痛的临床特征见方框2-3（Butler，2000）。通过具体例子说明，炎症性关节病的特征包括晨起行走痛，活动后减轻，但休息后疼痛又加重，并且干扰夜间睡眠（Rudwaleit等，2006；Sieper等，2009；Walker和Williamson，2009；Bailly等，2014）。退行性关节病（Gaskell，2013）和炎症性关节病的临床特征对比见表2-8。缺血性伤害性疼痛是由组织低pH（酸性）引起（Issberner等，1996），这会刺激伤害性感受器（Steen等，1995）。pH值降低通常与缺血疼痛状态和炎症疼痛状态有关（Steen等，1995；Issberne等，1996）。缺血性疼痛的临床

特征见方框 2-3(Butler,2000)。在组织损伤或炎症状态下,交感神经系统活动可维持炎症组织对疼痛的感知或加强伤害感受。交感神经维持性疼痛可发生在复杂区域疼痛综合征中,并可能在慢性关节炎和软组织创伤中发挥作用(Raja 等,1999)。

表2-8 退行性关节病和关节炎的比较		
参数	退行性关节病	炎症性关节病变
运动	加重	好转
休息	好转(但长时间休息可能出现僵硬)	加重
晨僵	<30 min	>30 min
夜间痛	不影响睡眠	影响睡眠
发病年龄	通常在 40 岁以上	<40 岁

临床医生还需要知晓关节感染的可能性,即化脓性关节炎,既可发生于自然关节中,又可发生在人工关节中。大量微生物(细菌、真菌或病毒)都可能导致关节感染的发生,可能的相关因素包括手术、注射、人体免疫缺陷病毒(human immunodeficiency virus,HIV)、感染、静脉注射、免疫缺陷、药物注射毒品或已存在全身炎症性关节炎。关节感染伴随局部炎症征象,以及发热、畏寒等全身性征象。

尽管最常见的关节症状是疼痛,但有必要认识到疼痛的感知发生在中枢神经系统中,并且与感觉、生理、情感、认知、行为和社会文化因素形成多维关联(Ryder 和 Barnard,2024,第九章)。

> **知识校验**
> 1. C 纤维和 Aδ 纤维在结构、功能和输出上有什么不同?
> 2. 如何定义感觉过敏?
> 3. 炎症性疼痛的临床特征是什么?

2.7.3 疼痛转移区域

对关节源性疼痛转移的理解可为临床推理提供依据。颈椎间盘病变引起的疼痛可转移到中轴远端和肢体区域(Slipman 等,2005)(图 2-33)。

头颈部脊柱小关节面牵涉痛区域靠近疼痛关节水平。病损节段越低,牵涉痛部位越远,越朝向尾端(Dwyer 等,1990;Fukui 等,1996)(图 2-34)。

腰椎小关节面常见疼痛转移区域见图 2-35 和图 2-36(Marks,1989;Fukui 等,1997;Jung 等,2007)。没有疼痛转移并不能排除是小关节面引起的症状,而尾骨区域疼痛不太可能是小关节的问题(Marks,1989)。与之前研究一致(McCall 等,1979;Marks,1989),Fukui 等人(1997)发现不同节段小关节面疼痛存在显著重叠,这导致临床解释这些信息变得困难。

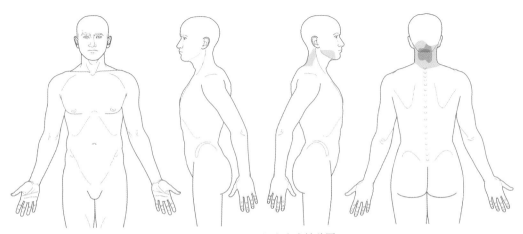

(A) C2~C3 椎间盘疼痛转移图

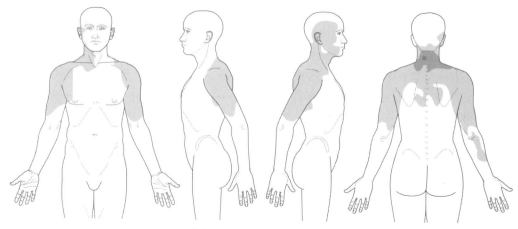

（B）C4~C5 椎间盘疼痛转移图

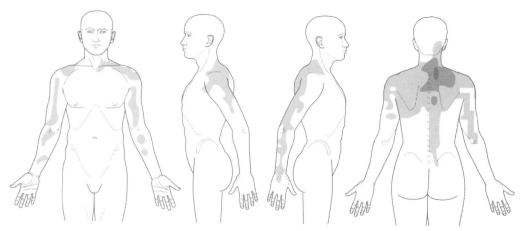

（C）C6~C7 椎间盘疼痛转移图

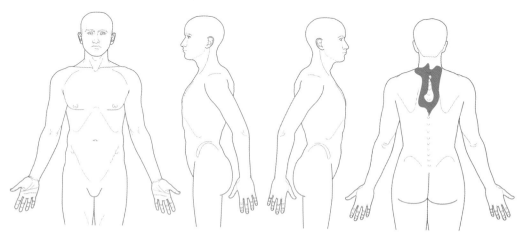

（D）C7~T1 椎间盘疼痛转移图

图 2-33　椎间盘源疼痛的转移图谱

（引自 Slipman 等，2005。已获授权）

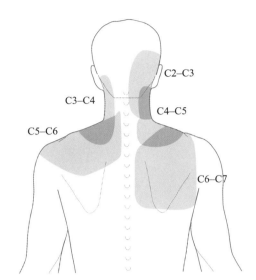

图2-34　健康受试者颈椎关节突关节注射生理盐水后疼痛分布

（引自Dwyer等，1990。已获授权）

有学者通过对10名无症状受试者的骶髂关节注射不透射线物质来探究骶髂关节疼痛

（Fortin等，1994a），最终确定疼痛分布在髂后上棘周边一定区域内。然而，这些牵涉痛区域不能准确识别骶髂关节疼痛（Fortin等，1994b）。事实上，Dreyfuss等人（1996）研究表明骶髂关节疼痛模式广泛，覆盖骨盆和下肢的广阔区域。然而，与腰椎源性疼痛对比，骶髂关节疼痛很少出现在L5节段以上。最近一项有关骶髂关节疼痛分布的研究发现一种更集中，但仍然广泛的牵涉痛区域（Jung等，2007）（图2-37）。

髋关节病引起的疼痛多位于腹股沟周围、髋关节前方、外侧和臀部（Khan等，2004；Lesher等，2008；Arnold等，2011）。但是，髋关节骨性关节炎可产生膝部以下疼痛（Khan等，2004；Lesher等，2008）（图2-38），也存在髋关节病导致膝关节疼痛而无髋关节疼痛的临床案例（Emms等，2002）。

上肢或下肢关节源性疼痛多局限在关节周围。Bayam等人（2011）的一项研究发现不同肩

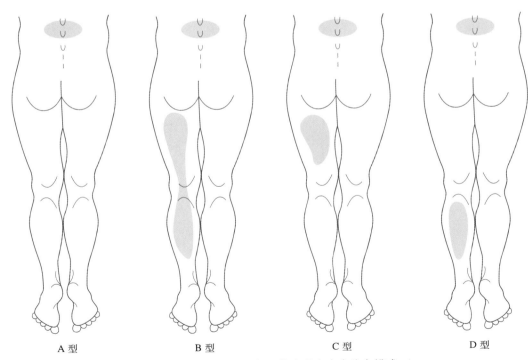

A型　　　　　　　　B型　　　　　　　　C型　　　　　　　　D型

图2-35　腰椎关节突关节病理中疼痛分布模式

（引自Jung等，2007。已获授权）

带关节病引起的疼痛程度和分布不同（图2-39）。

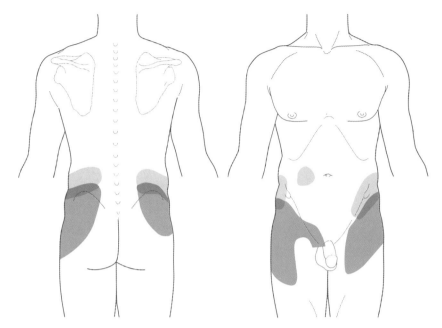

图2-36 L1~L2（淡色阴影）和L4~L5（深色阴影）关节突关节注射生理盐水后的疼痛分布
（引自 McCall 等，1979。已获授权）

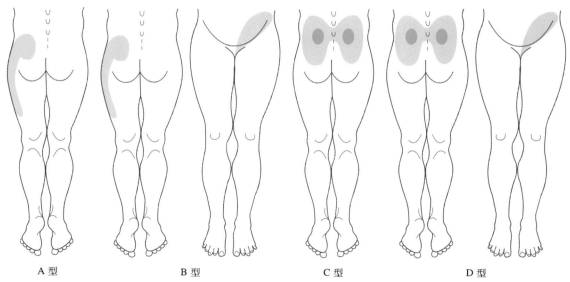

A型   B型   C型   D型

图2-37 骶髂关节病的疼痛分布模式

（引自 Jung 等，2007。已获授权）

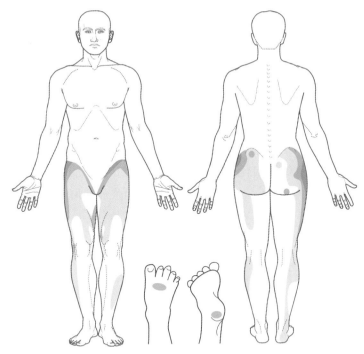

图 2-38　髋关节源性疼痛的分布

（引自 Lesher 等, 2008。已获授权）

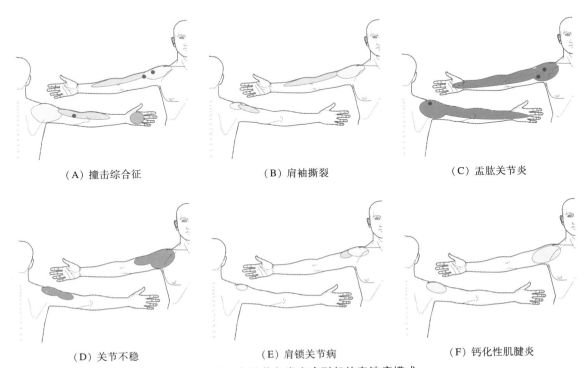

（A）撞击综合征　　　　　（B）肩袖撕裂　　　　　（C）盂肱关节炎

（D）关节不稳　　　　　（E）肩锁关节病　　　　　（F）钙化性肌腱炎

图 2-39　肩关节各类疾病引起的牵涉痛模式

（引自 Bayam 等, 2011。已获授权）

3. 总结

本章概述了关节功能和失能的原则,目的是提供相关知识背景,包括关节及其组织的生理功能、关节可能发生的病理过程和其中可能产生的症状。本章还旨在为关节治疗的应用提供理论依据,相关原则会在后续章节讨论。

复习问题

1. 膝关节是什么类型关节?请解释。
2. 为了使韧带延长更多,应该使用什么类型负荷?
3. 说出两种球窝关节。
4. 当凸面在凹面上移动时,关节面的滑动方向是什么?
5. 描述髋关节的闭链运动和开链运动。
6. 如果你在评估中感受到空虚终末感,应该注意什么?
7. 关节疼痛如何影响肌肉?
8. 什么是过度活动?什么是关节不稳?
9. 什么是关节囊模式?
10. 痛觉过敏和痛觉超敏的区别是什么?
11. 化学性刺激可以引起哪种痛觉传入敏感化?

(吴茂东 译,鲁俊、刘守国 校)

4. 参考文献

［1］Adams, M. A., Bogduk, N., Burton, K., et al., 2013. The Biomechanics of Back Pain, third ed. Churchill Livingstone, Edinburgh.

［2］Ageberg, E., 2002. Consequences of a ligament injury on neuromuscular function and relevance to rehabilitation-using the anterior cruciate ligament-injured knee as model. J. Electromyogr. Kinesiol. 12, 205-212.

［3］Akeson, W. H., Amiel, D., Mechanic, G. L., et al., 1977. Collagen cross-linking alterations in joint contractures: changes in the reducible cross-links in periarticular connective tissue collagen after nine weeks of immobilization. Connect. Tissue Res. 5, 15-19.

［4］Akeson, W. H., Amiel, D., Abel, M. F., et al., 1987. Effects of immobilization on joints. Clin. Orthop. Relat. Res. 219, 28-37.

［5］Akeson, W. H., Woo, S. L. -Y., Amiel, D., et al., 1973. The connective tissue response to immobility: biochemical changes in periarticular connective tissue of the immobilized rabbit knee.

Clin. Orthop. Relat. Res. 93, 356-362.

［6］Albright, D. J., Zimny, M. L., Dabezies, E., 1987. Mechanoreceptors in the human medial meniscus. Anat. Record 218, 6A-7A.

［7］Amiel, D., Akeson, W. H., Harwood, F. L., et al., 1983. Stress deprivation effect on metabolic turnover of the medial collateral ligament collagen. A comparison between nine-and 12-week immobilization. Clin. Orthop. Relat. Res. 172, 265-270.

［8］Ando, A., Hagiwara, Y., Onoda, Y., et al., 2010. Distribution of type A and B synoviocytes in the adhesive and shortened synovial membrane during immobilization of the knee joint in rats. Tohoku J. Exp. Med. 221, 161-168.

［9］Arnold, D. R., Keene, J. S., Blankenbaker, D. G., et al., 2011. Hip pain referral patterns in patients with labral tears: analysis based on intra-articular anesthetic injections, hip arthroscopy, and a new pain 'circle' diagram. Phys. Sportsmed. 39, 29-35.

［10］Asahara, H., Inui, M., Lotz, M. K., 2017. Tendons and ligaments: connecting developmental biology to musculoskeletal disease pathogenesis. J. Bone Miner. Res. 32, 1773-1782.

[11] Atkins, E., Kerr, J., Goodlad, E., 2010. A Practical Approach to Orthopaedic Medicine: Assessment, Diagnosis and Treatment, third ed. Churchill Livingstone Elsevier, Edinburgh.

[12] Bailly, F., Maigne, J.-Y., Genevay, S., et al., 2014. Inflammatory pain pattern and pain with lumbar extension associated with Modic 1 changes on MRI: a prospective case-control study of 120 patients. Eur. Spine J. 23, 493-497.

[13] Baker-Lepain, J.C., Lane, N.E., 2010. Relationship between joint shape and the development of osteoarthritis. Curr. Opin. Rheumatol. 22, 538-543.

[14] Bayam, L., Ahmad, M.A., Naqui, S.Z., et al., 2011. Pain mapping for common shoulder disorders. Am. J. Orthop. Belle Mead NJ) 40, 353-358.

[15] Bogduk, N., Mercer, S., 2000. Biomechanics of the cervical spine. I: Normal kinematics. Clin. Biomech. (Bristol, Avon) 15, 633-648.

[16] Bogduk, N., 2005. Clinical Anatomy of the Lumbar Spine and Sacrum, fourth ed. Elsevier Churchill Livingstone, Edinburgh.

[17] Boisgontier, M.P., Swinnen, S.P., 2014. Proprioception in the cerebellum. Front. Hum. Neurosci. 8, 212.

[18] Brandt, K.D., Dieppe, P., Radin, E., 2009. Etiopathogenesis of osteoarthritis. Med. Clin. North Am. 93 (1-24), xv.

[19] Brouwer, G.M., van Tol, A.W., Bergink, A.P., et al., 2007. Association between valgus and varus alignment and the development and progression of radiographic osteoarthritis of the knee. Arthritis Rheum 56, 1204-1211.

[20] Butler, D.S., 2000. The Sensitive Nervous System. Noigroup Publications, Adelaide, Australia.

[21] Callaghan, M.J., Parkes, M.J., Hutchinson, C.E., et al., 2015. A randomised trial of a brace for patellofemoral osteoarthritis targeting

knee pain and bone marrow lesions. Ann. Rheum. Dis. 74, 1164-1170.

[22] Callaghan, M.J., Oldham, J.A., 2004. Quadriceps atrophy: to what extent does it exist in patellofemoral pain syndrome? Br. J. Sports Med. 38, 295-299.

[23] Callaghan, M.J., Parkes, M.J., Hutchinson, C.E., et al., 2014. Factors associated with arthrogenous muscle inhibition in patellofemoral osteoarthritis. Osteoarthritis Cartilage 22, 742-746.

[24] Chaitow, L., 2013. Understanding mechanotransduction and biotensegrity from an adaptation perspective. J. Bodyw. Mov. Ther. 17, 141-142.

[25] Chancey, V.C., Ottaviano, D., Myers, B.S., et al., 2007. A kinematic and anthropometric study of the upper cervical spine and the occipital condyles. J. Biomech. 40, 1953-1959.

[26] Chiquet, M., Renedo, A.S., Huber, F., et al., 2003. How do fibroblasts translate mechanical signals into changes in extracellular matrix production? Matrix Biol 22, 73-80.

[27] Cook, C., 2003. Coupling behavior of the lumbar spine: a literature review. J. Man. Manip. Ther. 11, 137-145.

[28] Cousing, M., Power, I., 2003. Acute and postoperative pain. In: Handbook of Pain Management: A Clinical Companion to Wall and Melzack's 'Textbook of Pain'. Churchill Livingstone, London.

[29] Cuomo, F., Birdzell, M.G., Zuckerman, J.D., 2005. The effect of degenerative arthritis and prosthetic arthroplasty on shoulder proprioception. J. Shoulder Elbow Surg. 14, 345-348.

[30] Cyriax, J., 1982. Textbook of Orthopaedic Medicine: Diagnosis of Soft Tissue Lesions, eighth ed. Baillière Tindall, London.

[31] Delahunt, E., Monaghan, K., Caulfield, B., 2006. Altered neuromuscular control and ankle joint kinematics during walking in subjects with

functional instability of the ankle joint. Am. J. Sports Med. 34, 1970-1976.

[32] Drake, R., Vogl, A. W., Mitchell, A. W., 2015. Gray's Anatomy for Students, third ed. Elsevier Churchill Livingstone, Philadelphia.

[33] Dreyfuss, P., Michaelsen, M., Pauza, K., et al., 1996. The value of medical history and physical examination in diagnosing sacroiliac joint pain. Spine 21, 2594-2602.

[34] Dunn, S. L., Olmedo, M. L., 2016. Mechanotransduction: relevance to physical therapist practice-understanding our ability to affect genetic expression through mechanical forces. Phys. Ther. 96, 712-721.

[35] Dwyer, A., April, C., Bogduk, N., 1990. Cervical zygapophyseal joint pain patterns. I: a study in normal volunteers. Spine 15, 453-457.

[36] Edwards, B. C., 1999. Manual of Combined Movements, second ed. Butterworth-Heinemann, Oxford.

[37] Emms, N. W., O'Connor, M., Montgomery, S. C., 2002. Hip pathology can masquerade as knee pain in adults. Age Ageing 31, 67-69.

[38] Evans, E. B., Eggers, G. W. N., Butler, J. K., et al., 1960. Experimental immobilization and remobilization of rat knee joints. J. Bone Joint Surg. Am. 42, 737-758.

[39] Felson, D. T., Chaisson, C. E., Hill, C. L., et al., 2001. The association of bone marrow lesions with pain in knee osteoarthritis. Ann. Intern. Med. 134, 541-549.

[40] Ferrell, W. R., Tennant, N., Sturrock, R. D., et al., 2004. Amelioration of symptoms by enhancement of proprioception in patients with joint hypermobility syndrome. Arthritis Rheumatol 50, 3323-3328.

[41] Fortier, S., Basset, F. A., 2012. The effects of exercise on limb proprioceptive signals. J. Electromyogr. Kinesiol. 22, 795-802.

[42] Fortin, J. D., April, C. N., Ponthieux, B., et al., 1994b. Sacroiliac joint: pain referral maps upon applying a new injection/arthrography technique. Part II: clinical evaluation. Spine 19, 1483-1489.

[43] Fortin, J. D., Dwyer, A. P., West, S., et al., 1994a. Sacroiliac joint: pain referral maps upon applying a new injection/arthrography technique. Part I: asymptomatic volunteers. Spine 19, 1475-1482.

[44] Frank, C. B., 2004. Ligament structure, physiology and function. J. Musculoskelet. Neuronal Interact. 4, 199.

[45] Frank, C. B., Shrive, N. G., 1999. Ligament. In: Nigg, B. M., Herzog, W. (Eds.), Biomechanics of the Musculo-Skeletal System, second ed. John Wiley, Chichester, pp. 107-126.

[46] Freeman, M. A., Wyke, B., 1967. The innervation of the knee joint. An anatomical and histological study in the cat. J. Anat. 101, 505-532.

[47] Freeman, S., Mascia, A., Mcgill, S., 2013. Arthrogenic neuromusculature inhibition: a foundational investigation of existence in the hip joint. Clin. Biomech. (Bristol, Avon) 28, 171-177.

[48] Fujii, R., Sakaura, H., Mukai, Y., et al., 2007. Kinematics of the lumbar spine in trunk rotation: in vivo three-dimensional analysis using magnetic resonance imaging. Eur. Spine J. 16, 1867-1874.

[49] Fukui, S., Ohseto, K., Shiotani, M., et al., 1996. Referred pain distribution of the cervical zygapophyseal joints and cervical dorsal rami. Pain 68, 79-83.

[50] Fukui, S., Ohseto, K., Shiotani, M., et al., 1997. Distribution of referred pain from the lumbar zygapophyseal joints and dorsal rami. Clin. J. Pain 13, 303-307.

[51] Garell, P. C., McGillis, S. L. B., Greenspan, J. D., 1996. Mechanical response properties of nociceptors innervating feline hairy skin. J. Neurophysiol. 75, 1177-1189.

［52］Gaskell, L., 2013. Musculoskeletal assessment. In: Porter, S. B. (Ed.), Tidy's Physiotherapy, fifteenth ed. Churchill Livingstone, Elsevier, London.

［53］Gifford, L., 1998. Pain. In: Pitt-Brooke, J., Reid, H., Lockwood, J., et al. (Eds.), Rehabilitation of Movement: Theoretical Basis of Clinical Practice. W. B. Saunders, London, pp. 196-232.

［54］Gillquist, J., Messner, K., 1999. Anterior cruciate ligament reconstruction and the long term incidence of gonarthrosis. Sports Med 27, 143-156.

［55］Giordano, J., 2005. The neuroscience of pain and analgesia. In: Boswell, M. V., Cole, B. E. (Eds.), Weiner's Pain Management: A Practical Guide for Clinicians, seventh ed. Informa, New York.

［56］Grahame, R., 2003. Hypermobility and hypermobility syndrome. In: Keer, R., Grahame, R. (Eds.), Hypermobility Syndrome: Recognition and Management for Physiotherapists. Butterworth-Heinemann, London.

［57］Hagert, E., Persson, J. K., Werner, M., et al., 2009. Evidence of wrist proprioceptive reflexes elicited after stimulation of the scapholunate interosseous ligament. J. Hand Surg. Am. 34, 642-651.

［58］Hakim, A., Grahame, R., 2003. Joint hypermobility. Best Pract. Res. Clin. Rheumatol. 17, 989-1004.

［59］Hall, M., Stevermer, C. A., Gillette, J. C., 2012. Gait analysis post anterior cruciate ligament reconstruction: knee osteoarthritis perspective. Gait Posture 36, 56-60.

［60］Hall, M., Stevermer, C. A., Gillette, J. C., 2015. Muscle activity amplitudes and co-contraction during stair ambulation following anterior cruciate ligament reconstruction. J. Electromyogr. Kinesiol. 25, 298-304.

［61］Hengeveld, E., Banks, K., 2014a. Maitland's Vertebral Manipulation: Management of Neuromuscular Disorders, eighth ed, vol. 1. Elsevier Churchill Livingstone, Edinburgh.

［62］Hengeveld, E., Banks, K., 2014b. Maitland's Peripheral Manipulation: Management of Neuromusculoskeletal Disorders, eighth ed, vol. 2. Elsevier Churchill Livingstone, Edinburgh, p. 5.

［63］Hertel, J., Kaminski, T. W., 2005. Second International Ankle Symposium, October 15-16, 2004, Newark, Delaware. J. Orthop. Sports Phys. Ther. 35, A1-A28.

［64］Hertling, D., Kessler, R., 2006b. Assessment of musculoskeletal disorders and concepts of management. In: Hertling, D., Kessler, R. M. (Eds.), Management of Common Musculoskeletal Disorders: Physical Therapy, Principles and Methods. Lippincott, Williams and Wilkins, Philadelphia, pp. 61-107.

［65］Hertling, D., Kessler, R. M., 2006a. Arthrology. In: Hertling, D., Kessler, R. (Eds.), Management of Common Musculoskeletal Disorders: Physical Therapy, Principles and Methods. Lippincott, Williams and Wilkins, Philadelphia, pp. 27-52.

［66］Herzog, W., Longino, D., 2007. The role of muscles in joint degeneration and osteoarthritis. J. Biomech. 40 (Suppl 1), S54-63.

［67］Herzog, W., Longino, D., 2007. The role of muscles in joint degeneration and osteoarthritis. J. Biomech. 40 (Suppl. 1), S54-S63.

［68］Hewett, T. E., Paterno, M. V., Myer, G. D., 2002. Strategies for enhancing proprioception and neuromuscular control of the knee. Clin. Orthop. Relat. Res. 402, 76-94.

［69］Hills, B. A., 1995. Remarkable anti-wear properties of joint surfactant. Ann. Biomed. Eng. 23, 112-115.

［70］Hills, B. A., Crawford, R. W., 2003. Normal and prosthetic synovial joints are lubricated by surface-active phospholipid: a hypothesis. J. Arthroplasty 18, 499-505.

[71] Hortobágyi, T., DeVita, P., 2000. Muscle pre- and coactivity during downward stepping are associated with leg stiffness in aging. J. Electromyogr. Kinesiol. 10, 117-126.

[72] Hughes, T., Rochester, P., 2008. The effects of proprioceptive exercise and taping on proprioception in subjects with functional ankle instability: a review of the literature. Phys. Ther. Sport 9, 136-147.

[73] Humphrey, J. D., Dufresne, E. R., Schwartz, M. A., 2014. Mechanotransduction and extracellular matrix homeostasis. Nat. Rev. Mol. Cell Biol. 15, 802.

[74] Ikeda, S., Tsumura, H., Torisu, T., 2005. Age-related quadriceps-dominant muscle atrophy and incident radiographic knee osteoarthritis. J. Orthop. Sci. 10, 121-126.

[75] Iqbal, K., Khan, M. Y., Minhas, L. A., 2012. Effects of immobilisation and re-mobilisation on superficial zone of articular cartilage of patella in rats. J. Pak. Med. Assoc. 62, 531-535.

[76] Issberner, U., Reeh, P. W., Steen, K. H., 1996. Pain due to tissue acidosis: a mechanism for inflammatory and ischemic myalgia? Neurosci. Lett. 208, 191-194.

[77] Jaumard, N. V., Welch, W. C., Winkelstein, B. A., 2011. Spinal facet joint biomechanics and mechanotransduction in normal, injury and degenerative conditions. J. Biomech. Eng. 133, 071010.

[78] Jessell, T. M., Kelly, D. D., 1991. Pain and analgesia. In: Kandel, E. R., Schwartz, J. H., Jessell, T. M. (Eds.), Principles of Neural Science, third ed. Elsevier, New York, pp. 385-399.

[79] Jung, J. H., Kim, H. I., Shin, D. A., et al., 2007. Usefulness of pain distribution pattern assessment in decision-making for the patients with lumbar zygapophyseal and sacroiliac joint arthropathy. J. Korean Med. Sci. 22, 1048-1054.

[80] Kaltenborn, F. M., 2014. Manual Mobilization of the Joints: Joint Examination and Basic Treatment, eighth ed, vol. 1. The extremities. Olaf Norlis Bokhandel, Oslo.

[81] Seki, K., Kizuka, T., Yamada, H., 2007. Reduction in maximal firing rate of motoneurons after 1-week immobilization of finger muscle in human subjects. J. Electromyogr. Kinesiol. 17, 113-120.

[82] Kennedy, J. C., Alexander, I. J., Hayes, K. C., 1982. Nerve supply of the human knee and its functional importance. Am. J. Sports Med. 10, 329-335.

[83] Khan, A. M., Mcloughlin, E., Giannakas, K., et al., 2004. Hip osteoarthritis: where is the pain? Ann. R. Coll. Surg. Engl. 86, 119-121.

[84] Kim, H.-T., Kim, H.-J., Ahn, H.-Y., et al., 2016. An analysis of age-related loss of skeletal muscle mass and its significance on osteoarthritis in a Korean population. Korean J. Intern. Med. 31, 585-593.

[85] Kim, W. H., Lee, S.-H., Lee, D. Y., 2011. Changes in the crosssectional area of multifidus and psoas in unilateral sciatica caused by lumbar disc herniation. J. Korean Neurosurg. Soc. 50, 201-204.

[86] Langevin, H. M., Bouffard, N. A., Fox, J. R., et al., 2011. Fibroblast cytoskeletal remodeling contributes to connective tissue tension. J. Cell Physiol. 226, 1166-1175.

[87] Lee, D. G., 2003. The Thorax: An Integrated Approach. White Rock, BC, Canada, Orthopedic Physical Therapy.

[88] Lee, S., Sakurai, T., Ohsako, M., et al., 2010. Tissue stiffness induced by prolonged immobilization of the rat knee joint and relevance of AGEs (pentosidine). Connect. Tissue Res. 51, 467-477.

[89] Lesher, J. M., Dreyfuss, P., Hager, N., et al., 2008. Hip joint pain referral patterns: a descrip-

tive study. Pain Med 9, 22-25.

[90] Levangie, P. K., Norkin, C. C., 2011. Joint Structure and Function, a Comprehensive Analysis, fifth ed. F. A. Davis, Philadelphia.

[91] Levick, J. R., 1983. Joint pressure-volume studies: their importance, design and interpretation. J. Rheumatol. 10, 353-357.

[92] Levick, J. R., 1984. Blood flow and mass transport in synovial joints. In: Renkin, E. M., Michel, C. C. (Eds.), Handbook of Physiology Section 2: The Cardiovascular System Volume Ⅳ: Microcirculation, Part 2. American Physiological Society, Bethesda, MD, pp. 917-947.

[93] Levine, J. D., Dardick, S. J., Basbaum, A. I., et al., 1985a. Reflex neurogenic inflammation. I. Contribution of the peripheral nervous system to spatially remote inflammatory responses that follow injury. J. Neurosci. 5, 1380-1386.

[94] Levine, J. D., Moskowitz, M. A., Basbaum, A. I., 1985b. The contribution of neurogenic inflammation in experimental arthritis. J. Immunol. 135, 843s-847s.

[95] Li, G., Yin, J., Gao, J., et al., 2013. Subchondral bone in osteoarthritis: insight into risk factors and microstructural changes. Arthritis Res. Ther. 15, 223.

[96] Loeser, R. F., Collins, J. A., Diekman, B. O., 2016. Ageing and the pathogenesis of osteoarthritis. Nat. Rev. Rheumatol. 12, 412-420.

[97] Lundon, K., 2007. The effect of mechanical load on soft connective tissues. In: Hammer, W. (Ed.), Functional Soft-Tissue Examination and Treatment by Manual Methods, third ed. Jones and Bartlett, Boston, pp. 15-30.

[98] MacConaill, M. A., 1953. The movements of bones and joints: 5. The significance of shape. J. Bone Joint Surg. Am. 35B, 290-297.

[99] MacConaill, M. A., 1966. The geometry and algebra of articular kinematics. Biomed. Eng. 1, 205-211.

[100] MacConaill, M. A., 1973. A structuro-functional classification of synovial articular units. Ir. J. Med. Sci. 142, 19-26.

[101] Maldonado, D. C., Silva, M. C., Neto Sel, R., et al., 2013. The effects of joint immobilization on articular cartilage of the knee in previously exercised rats. J. Anat. 222, 518-525.

[102] Malliou, P., Gioftsidou, A., Pafis, G., et al., 2012. Proprioception and functional deficits of partial meniscectomized knees. Eur. J. Phys. Rehabil. Med. 48, 231-236.

[103] Marks, R., 1989. Distribution of pain provoked from lumbar facet joints and related structures during diagnostic spinal infiltration. Pain 39, 37-40.

[104] McCall, I. W., Park, W. M., O'Brien, J. P., 1979. Induced pain referral from posterior lumbar elements in normal subjects. Spine 4, 441-446.

[105] McCarthy, C., 2010. Combined Movement Theory: Rational Mobilization and Manipulation of the Vertebral Column. Churchill Livingstone, Edinburgh.

[106] McCarthy, C., Money, A., Singer, K., 2015. Ageing and the musculoskeletal system. In: Jull, G., Moore, A., Falla, D., Lewis, J., Mccarthy, C., Sterling, M. (Eds.), Grieve's Modern Musculoskeletal Physiotherapy. Elsevier, London.

[107] McDougall, J. J., 2006. Arthritis and pain. Neurogenic origin of joint pain. Arthritis Res. Ther. 8, 220.

[108] McDougall, J. J., Linton, P., 2012. Neurophysiology of arthritis pain. Curr. Pain Headache Rep. 16, 485-491.

[109] McGill, S. M., Grenier, S., Kavcic, N., et al., 2003. Coordination of muscle activity to assure stability of the lumbar spine. J. Electromyogr. Kinesiol. 13, 353-359.

[110] McVey, E. D., Palmieri, R. M., Docherty, C. L., et al., 2005. Arthrogenic muscle inhibition in the leg muscles of subjects exhibiting func-

tional ankle instability. Foot Ankle Int 26, 1055-1061.

[111] Menard, D., 2000. The ageing athlete. In: Harries, M., Williams, C., Stanish, W. (Eds.), Oxford Textbook of Sports Medicine, second ed. Oxford University Press, Oxford, pp. 786-813.

[112] Messner, K., 1999. The innervation of synovial joints. In: Archer, C. W., Caterson, B., Benjamin, M. (Eds.), Biology of the Synovial Joint. Harwood, Australia, pp. 405-421.

[113] Messner, K., Gao, J., 1998. The menisci of the knee joint. Anatomical and functional characteristics, and a rationale for clinical treatment. J. Anat. 193, 161-178.

[114] Meyer, R. A., 1995. Cutaneous hyperalgesia and primary afferent sensitization. Pulm. Pharmacol. 8, 187-193.

[115] Middleditch, A., Oliver, J., 2005. Functional Anatomy of the Spine, second ed. Elsevier Butterworth-Heinemann, Edinburgh.

[116] Milz, S., Ockert, B., Putz, R., 2009. Tenocytes and the extracellular matrix: a reciprocal relationship. Orthopade 38, 1071-1079.

[117] Mow, V. C., Proctor, C. S., Kelly, M. A., 1989. Biomechanics of articular cartilage. In: Nordin, M., Frankel, V. H. (Eds.), Basic Biomechanics of the Musculoskeletal System, second ed. Lea & Febiger, Philadelphia, pp. 31-58.

[118] Munn, J., Sullivan, S. J., Schneiders, A. G., 2010. Evidence of sensorimotor deficits in functional ankle instability: a systematic review with meta-analysis. J. Sci. Med. Sport 13, 2-12.

[119] Myers, J. B., Lephart, S. M., 2000. The role of the sensorimotor system in the athletic shoulder. J. Athl. Train. 35, 351-363.

[120] Myers, J. B., Wassinger, C. A., Lephart, S. M., 2006. Sensorimotor contribution to shoulder stability: effect of injury and rehabilitation.

Man. Ther. 11, 197-201.

[121] Nigg, B. M., 2000. Biomechanics as applied to sport. In: Harries, M., Williams, C., Stanish, W. (Eds.), Oxford Textbook of Sports Medicine, second ed. Oxford University Press, Oxford, pp. 153-171.

[122] Nigg, B. M., Herzog, W., 2007. Biomechanics of the Musculo-Skeletal System, third ed. John Wiley, Chichester.

[123] Nordin, M., Frankel, V. H., 1989. Basic Biomechanics of the Musculoskeletal System, second ed. Lea & Febiger, Philadelphia.

[124] Nordin, M., Frankel, V. H., 2012. Basic Biomechanics of the Musculoskeletal System, fourth ed. Lippincott Williams & Wilkins, Baltimore.

[125] Noyes, F. R., Butler, D. L., Paulos, L. E., et al., 1983. Intraarticular cruciate reconstruction. I: perspectives on graft strength, vascularization, and immediate motion after replacement. Clin. Orthop. Relat. Res. 172, 71-77.

[126] Noyes, F. R., DeLucas, J. L., Torvik, P. J., 1974. Biomechanics of anterior cruciate ligament failure: an analysis of strain-rate sensitivity and mechanisms of failure in primates. J. Bone Joint Surg. Am. 56, 236-253.

[127] Noyes, F. R., Grood, E. S., 1976. The strength of the anterior cruciate ligament in humans and rhesus monkeys, agerelated and species-related changes. J. Bone Joint Surg. Am. 58, 1074-1082.

[128] O'Hara, B. P., Urban, J. P. G., Maroudas, A., 1990. Influence of cyclic loading on the nutrition of articular cartilage. Ann. Rheum. Dis. 49, 536-539.

[129] Palastanga, N., Soames, R., 2012. Anatomy and Human Movement: Structure and Function, sixth ed. Churchill Livingstone Elsevier, Edinburgh.

[130] Palmieri, R. M., Ingersoll, C. D., Cordova, M. L., et al., 2003. The effect of simulated

knee joint effusion on postural control in healthy subjects. Arch. Phys. Med. Rehabil. 84, 1076-1079.

[131] Palmieri-Smith, R. M., Kreinbrink, J., Ashton-Miller, J. A., et al., 2007. Quadriceps inhibition induced by an experimental knee joint effusion affects knee joint mechanics during a single-legged drop landing. Am. J. Sports Med. 35, 1269-1275.

[132] Panjabi, M. M., 1992a. The stabilizing system of the spine. Part 1. Function, dysfunction, adaptation, and enhancement. J. Spinal Disord. 5, 383-389.

[133] Panjabi, M. M., 1992b. The stabilizing system of the spine. Part II. Neutral zone and instability hypothesis. J. Spinal Disord. 5, 390-396.

[134] Panjabi, M. M., White, A. A., 2001. Biomechanics in the Musculoskeletal System. Churchill Livingstone, New York.

[135] Pearcy, M., Portek, I., Shepherd, J., 1984. Three-dimensional X-ray analysis of normal movement in the lumbar spine. Spine 9, 294-297.

[136] Pearcy, M. J., Tibrewal, S. B., 1984. Axial rotation and lateral bending in the normal lumbar spine measured by three-dimensional radiography. Spine 9, 582-587.

[137] Powers, C. M., 2010. The influence of abnormal hip mechanics on knee injury: a biomechanical perspective. J. Orthop. Sports Phys. Ther. 40, 42-51.

[138] Radin, E. L., Yang, K. H., Riegger, C., et al., 1991. Relationship between lower limb dynamics and knee joint pain. J. Orthop. Res. 9, 398-405.

[139] Raja, S. N., Meyer, R. A., Ringkamp, M., et al., 1999. Peripheral neural mechanisms of nociception. In: Wall, P. D., Melzack, R. (Eds.), Textbook of Pain, fourth ed. Churchill Livingstone, Edinburgh.

[140] Rice, D. A., McNair, P. J., Lewis, G. N., 2011. Mechanisms of quadriceps muscle weakness in knee joint osteoarthritis: the effects of prolonged vibration on torque and muscle activation in osteoarthritic and healthy control subjects. Arthritis Res. Ther. 13, R151.

[141] Richie Jr., D. H., 2001. Functional instability of the ankle and the role of neuromuscular control: a comprehensive review. J. Foot Ankle Surg. 40, 240-251.

[142] Rudwaleit, M., Metter, A., Listing, J., et al., 2006. Inflammatory back pain in ankylosing spondylitis: a reassessment of the clinical history for application as classification and diagnostic criteria. Arthritis Rheumatol 54, 569-578.

[143] Russek, L. N., Stott, P., Simmonds, J., 2019. Recognizing and effectively managing hypermobility-related conditions. Phys. Ther. 99, 1189-1200.

[144] Ryder, D., Barnard, K., 2024. Musculoskeletal Examination and Assessment: A Handbook for Therapists, sixth ed. Elsevier, Oxford.

[145] Safran, M. R., Borsa, P. A., Lephart, S. M., et al., 2001. Shoulder proprioception in baseball pitchers. J. Shoulder Elbow Surg. 10, 438-444.

[146] Salem, W., Lenders, C., Mathieu, J., et al., 2013. In vivo three-dimensional kinematics of the cervical spine during maximal axial rotation. Man. Ther. 18, 339-344.

[147] Salo, P. T., Theriault, E., 1997. Number, distribution and neuropeptide content of rat knee joint afferents. J. Anat. 190, 515-522.

[148] Schenker, M. L., Mauck, R. L., Ahn, J., et al., 2014. Pathogenesis and prevention of posttraumatic osteoarthritis after intra-articular fracture. J. Am. Acad. Orthop. Surg. 22, 20-28.

[149] Seki, K., Taniguchi, Y., Narusawa, M., 2001. Effects of joint immobilization on firing rate modulation of human motor units. J. Physiol. 530, 507-519.

[150] Serrancoli, G., Monllau, J. C., Font-Lla-

gunes, J. M., 2016. Analysis of muscle synergies and activation-deactivation patterns in subjects with anterior cruciate ligament deficiency during walking. Clin. Biomech. (Bristol, Avon) 31, 65-73.

[151] Shrive, N. G., Frank, C. B., 1999. Articular cartilage. In: Nigg, B. M., Herzog, W. (Eds.), Biomechanics of the Musculo-Skeletal System, second ed. John Wiley, Chichester, pp. 86-106.

[152] Sieper, J., Van Der Heijde, D., Landewe, R., et al., 2009. New criteria for inflammatory back pain in patients with chronic back pain: a real patient exercise by experts from the Assessment of SpondyloArthritis international Society (ASAS). Ann. Rheum. Dis. 68, 784-788.

[153] Slipman, C. W., Plastaras, C., Patel, R., et al., 2005. Provocative cervical discography symptom mapping. Spine J 5, 381-388.

[154] Solomonow, M., Krogsgaard, M., 2001. Sensorimotor control of knee stability. A review. Scand. J. Med. Sci. Sports 11, 64-80.

[155] Spector, T. D., Macgregor, A. J., 2004. Risk factors for osteoarthritis: genetics. Osteoarthritis Cartilage 12 (Suppl A), S39-44.

[156] Stanish, W. D., 2000. Knee ligament sprains-acute and chronic. In: Harries, M., Williams, C., Stanish, W. (Eds.), Oxford Textbook of Sports Medicine, second ed. Oxford University Press, Oxford, pp. 420-440.

[157] Steen, K. H., Issberner, U., Reeh, P. W., 1995. Pain due to experimental acidosis in human skin: evidence for nonadapting nociceptor excitation. Neurosci. Lett. 199, 29-32.

[158] Stokes, M., Young, A., 1984. The contribution of reflex inhibition to arthrogenous muscle weakness. Clin. Sci. 67, 7-14.

[159] Strasmann, T., Halata, Z., 1988. Applications for 3-D image processing in functional anatomy: reconstruction of the cubital joint region and spatial distribution of mechanoreceptors surrounding this joint in *Mondelphius domestica*, a laboratory marsupial. Eur. J. Cell. Biol. 25, 107-110.

[160] Suarez, T., Laudani, L., Giombini, A., et al., 2016. Comparison in joint-position sense and muscle coactivation between anterior cruciate ligament-deficient and healthy individuals. J. Sport Rehabil. 25, 64-69.

[161] Suter, E., Herzog, W., 2000. Muscle inhibition and functional deficiencies associated with knee pathologies. In: Herzog, W. (Ed.), Skeletal Muscle Mechanics, From Mechanisms to Function. Wiley, Chichester, p. 365 (Chapter 21).

[162] Tipton, C. M., James, S. L., Mergner, W., et al., 1970. Influence of exercise on strength of medial collateral knee ligaments of dogs. Am. J. Physiol. 218, 894-902.

[163] Torry, M. R., Decker, M. J., Viola, R. W., et al., 2000. Intra-articular knee joint effusion induces quadriceps avoidance gait patterns. Clin. Biomech. (Bristol, Avon) 15, 147-159.

[164] Urbach, D., Awiszus, F., 2002. Impaired ability of voluntary quadriceps activation bilaterally interferes with function testing after knee injuries. A twitch interpolation study. Int. J. Sports Med. 23, 231-236.

[165] Vanwanseele, B., Lucchinetti, E., Stussi, E., 2002. The effects of immobilization on the characteristics of articular cartilage: current concepts and future directions. Osteoarthritis Cartilage 10, 408-419.

[166] Veeger, H. E. J., Van Der Helm, F. C. T., 2007. Shoulder function: the perfect compromise between mobility and stability. J. Biomech. 40, 2119-2129.

[167] Walker, B. F., Williamson, O. D., 2009. Mechanical or inflammatory low back pain. What are the potential signs and symptoms? Man. Ther. 14, 314-320.

[168] Wang, J. H. - C., Guo, Q., Li, B., 2012.

Tendon biomechanics and mechanobiology – a minireview of basic concepts and recent advancements. J. Hand Ther. 25, 133–140 quiz 141.

[169] Webster, K. D., Ng, W. P., Fletcher, D. A., 2014. Tensional homeostasis in single fibroblasts. Biophys. J. 107, 146–155.

[170] Wong, M., Carter, D. R., 2003. Articular cartilage functional histomorphology and mechanobiology: a research perspective. Bone 33, 1–13.

[171] Woo, S. L., Maynard, J., Butler, D., et al., 1988. Ligament, tendon, and joint capsule insertions to bone. In: Woo, S. L., Buckwalter, J. (Eds.), Injury and Repair of the Musculoskeletal Soft Tissues. American Academy of Orthopaedic Surgeons, Park Ridge, IL, pp. 133–166.

[172] Woo, S. L., Gomez, M. A., Sites, T. J., et al., 1987. The biomechanical and morphological changes in the medial collateral ligament of the rabbit after immobilization and remobilization. J. Bone Joint Surg. Am. 69, 1200–1211.

[173] Wright, V., Johns, R. J., 1961. Quantitative and qualitative analysis of joint stiffness in normal subjects and in patients with connective tissue diseases. Ann. Rheum. Dis. 20, 36–46.

[174] Wyke, B. D., 1970. The neurological basis of thoracic spinal pain. Rheumatol. Phys. Med. 10, 356–367.

[175] Xu, L., Hayashi, D., Roemer, F. W., Felson, D. T., Guermazi, A., 2012. Magnetic resonance imaging of subchondral bone marrow lesions in association with osteoarthritis. Seminars in arthritis and rheumatism 42, 105–118.

[176] Yabe, Y., Hagiwara, Y., Suda, H., et al., 2013. Joint immobilization induced hypoxic and inflammatory conditions in rat knee joints. Connect. Tissue Res. 54, 210–217.

[177] Zimny, M. L., 1988. Mechanoreceptors in articular tissues. Am. J. Anat. 182, 16–32.

[178] Zimny, M. L., St Onge, M., 1987. Mechanoreceptors in the temporomandibular articular disk. J. Dent. Res. 66, 237.

关节治疗的原则

Clair Hebron 和 Chris McCarthy

本章将重点讨论针对关节和相关结构的治疗方法;但必须强调的是,关节治疗不应孤立进行,而应采用以人为本的整体治疗方法。人是具象的,不仅受到社会心理因素的影响,还受到人在这个世界上的存在及其历史、背景和情境的影响(Heidegger,1962)。因此,在对肌肉骨骼功能障碍患者进行治疗时,应考虑到患者的整体情况及其具体经历。不应低估治疗过程中沟通的治疗价值,在第二章中对此进行了进一步阐述(Ryder 和 Barnard,2024)。徒手治疗可视作一种物理教育方法和另一种使运动描述更为便捷的物理治疗方式(McCarthy 等,2020)。关节治疗可能是治疗的一个方面;然而,促进健康才是物理治疗实践的核心,因此关节治疗应辅以有关体育锻炼、戒烟、节制饮酒、基本营养、压力管理策略和睡眠卫生的建议。建议读者参考有关行为改变方法的文献(Michie 等,2011

和 Willett 等,2019)。

从生物力学的角度来看,没有一种纯粹针对关节的治疗方法;也就是治疗不能只局限于关节,治疗总会或多或少地影响到肌肉、筋膜和神经系统。为了便于临床医生之间进行有意义的交流,需要对治疗方法进行某种分类,而本文则遵循关节、肌肉和神经治疗的传统分类方法。本文中,"关节治疗"被定义为"改变关节功能的治疗";意思是,临床医生的意图是改变关节的运动。同样,如果某项技术用于改变肌肉功能,则称为"肌肉治疗";如果某项技术用于改变神经功能,则称为"神经治疗"。一个例子可以帮助说明"关节"松动技术对组织的非特异性。在腓骨头进行由后向前(postero anterior,PA)滑动时将同时移动近端胫腓关节、胫股关节外侧副韧带、腓总神经、局部筋膜和比目鱼肌/股二头肌。因此,腓骨头的 PA 滑动可用于影响上述任何结构。这一滑动可以用来影响位于近端胫腓关节的机械感受器,此时该滑动可以被描述为关节治疗,也可以用来影响腓总神经的敏感性,从而又可以被称为神经治疗。同样,关节的生理性运动会牵动局部关节、筋膜、神经和肌肉组织。

方框 3-1 总结了关节活动对关节、神经、筋膜和肌肉组织可能产生的预期效果。例如,主动肩关节屈曲可活动盂肱关节和肩胛胸壁关节,涉及许多肩部肌肉的收缩,同时也对臂丛神经施加了机械压力。在本章中,假定关节松动或运动治疗是为了影响关节组织及其机械感受器。请读者注意,关节松动治疗有许多特定的注意事项和禁忌证(Ryder 和 Barnard,2024)。

> **方框 3-1 关节松动的预期效应**
>
> 产生传入冲动,启动神经生理反应以减轻疼痛
> 平行于关节平面滑动关节面或滚动关节面
> 移动关节面以延展关节周围组织
> 移动关节以影响神经或肌肉组织
> 促进正常的运动模式
> 减少对运动的恐惧
> 提高对关节位置和本体感觉的躯体感知能力

关节治疗的目的通常是减轻疼痛或改善活动范围及运动质量。我们将探究支持治疗效果的研究证据。同时,应该承认的是,大多数临床试验报告的是平均反应,并不一定代表个别患者的具体情况。因此,物理治疗师应根据个体情况监测治疗反应,并在循证实践框架内使用

关节治疗,该框架应综合考虑来自患者、治疗师和研究证据的实际情况。

本章将探讨关节松动和整复手法,并讨论运动在关节治疗中的作用。有关运动的更多详情,请读者参阅第十章。

1. 关节松动术

1.1 关节松动术的分类

关节松动是一种被动的关节运动,任何时候都应在患者的可控制范围内,以及在关节的生理活动范围内进行。施力方向通常与关节平面平行,因此不会造成关节表面应力(McCarthy,2010)。这与整复手法形成鲜明对比,后者通常涉及突然的移动,过于突然以至于患者无法实现肌肉控制。施力方向通常与关节平面近似垂直,确实会导致关节表面应力增加(McCarthy,2010)。

无论是通过减轻疼痛还是恢复运动(滚动、滑动或两者的结合),治疗的目的都是恢复关节正常的功能。因此,这种治疗关节的方法可大致分为生理性运动(强调骨骼的转动)和附属运动(强调骨骼的滑动)或两者的结合(图 3-1)。有关这些附属运动和生理运动的详细信息,请参阅配套书籍(Ryder 和 Barnard,2024)。

1.1.1 附属运动

关节包含的每一个附属运动(平移滑动)

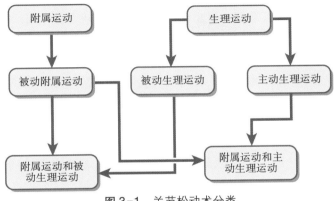

图 3-1 关节松动术分类

都可以被用作一种治疗方法，因此可以在活动范围内的任何一点进行操作。附属运动的起始位置将影响治疗方法的选择和运动对神经生理的影响。在检查并确定了某一运动范围内的附属运动功能障碍后，临床医生可以绘制运动示意图（见第四章，Ryder 和 Barnard，2024），然后选择合适的治疗量（详见下一节）。附属运动可以在该关节生理范围内的任何部位进行。例如，在膝关节屈曲、伸展或胫骨旋转时，对胫股关节进行前后（AP）滑动。所选位置取决于治疗的预期效果，本章将在稍后讨论。

1.1.2　生理运动

关节的每一个生理运动都可以用作一种治疗方法，可以由患者主动进行，也可以由患者或临床医生被动进行。例如，McKenzie（McKenzie，1981、1983、1985）主张对脊柱进行主动重复运动，而其他人则主张结合被动运动（McCarthy，2010），还有人主张将主动运动与被动运动相结合（Hing，2015）。在检查了生理运动后，临床医生就可以选择合适的治疗量（详见下一节）。

应用被动生理运动疗法的原则：

- 身体部位得到充分支撑，以便患者放松。
- 运动完全由临床医生或患者控制，包括运动开始和结束的范围、振荡的幅度、平滑度和速度。
- 临床医生在使用该技术的过程中会不断监测症状变化。
- 为了确定治疗的即刻效果，临床医生会重新评估相应体征。
- 与患者讨论症状的变化，并根据患者的生物-心理-社会特征用神经生理学术语进行解释。
- 将治疗转换为由患者自己完成的家庭锻炼或"牵伸"练习。

1.1.3　被动生理运动与附属运动相结合

在进行生理运动的同时，还可以进行附属运动。因此，生理运动和附属运动可以同时应用，可以在维持附属运动同时进行生理性摆动，或者在维持某个生理运动同时进行附属运动操作。例如，同时操作肩头尾向滑动和肩关节外展，可以在保持肩关节头尾向滑动的同时被动外展肩关节，或者可以在保持肩关节外展位对肩关节进行头尾向滑动松动。这些技术可应用于各种体位。例如，可以在坐、躺或站时进行肩外展和头尾向滑动。在患者进行功能性运动激发症状时，也可以应用附属运动缓解。这可能会受到治疗师有效施力能力的限制，但对症状突变的解释可帮助患者了解治疗的背景，并可提高患者对家庭锻炼计划的依从性（McCarthy 等，2020）。

1.1.4　带附属运动的主动生理运动

当患者进行积极的生理运动时，临床医生可以应用附属运动。若应用于外周关节，则通常称为动态关节松动术（mobilization with movement，MWM）；若应用于脊柱，则通常称为自然体位下小关节动态滑动技术（sustained natural apophyseal glide，SNAG）（Hing 等，2015）。例如，临床医生可对距骨前后向滑动的同时，要求患者主动背屈踝关节。对于颈椎，临床医生可在棘突上施加横向滑动应力，然后要求患者侧屈头部。当生理运动由患者主动进行，而不是由临床医生被动进行时，可以使该技术以更实用的姿势施行。有关带附属运动的主动生理性运动的更多信息，请参阅 Hing 等人（2015）或 Hing 等人（2008）的综述，其中提议将 MWM 纳入患者的临床治疗。

如果 MWM 能减轻症状或增强患者对运动的信心，临床医生就可以采用这种疗法。患者通常可以将 MWM 作为家庭锻炼的一部分，也可以在功能性运动时进行 MWM。因此，MWM 可以增强患者的能力，帮助他们控制疼痛。由于 MWM 鼓励患者向疼痛方向运动，因此还能减少患者的恐惧回避反应，而恐惧回避常与恢复不良相关(Wertli 等,2014)。为了最大限度地减少患者的恐惧感并增强其能力,在使用治疗技术时以及在与患者接触的整个过程中,细致的交流和语言技巧至关重要(第二章,Ryder 和 Barnard,2024)。

1.1.5 关节整复

脊柱整复(spinal manipulation,SM)是对椎体节段进行快速闪动,产生关节面分离、瞬时感觉传入和痛觉减弱效果。关节表面分离通常会导致关节内空化效应,而空化效应又通常伴随着"啪"的响声。手法治疗后疼痛感的减弱受到脊上机制的影响,包括对治疗效果的预期(McCarthy 等,2015)。

为了尽量减少不良事件的发生,脊柱整复应采用与脊柱被动关节活动相同的原则(Ryder 和 Barnard,2024)。

确保脊柱手法安全应用的其他建议包括:

- 任何脊柱结构都应尽量少受力,最好采用低振幅和短杠杆推力技术。
- 脊柱整复应始终让患者感觉舒适。在进行颈椎整复治疗时,仰卧时将患者头部放在枕头上通常比其他体位让患者感觉更舒适。这种姿势还能让医生更好地观察患者的面部表情和眼球震颤。
- 颈部整复不应在颈椎整体生理活动范围的末端进行,尤其是伸展和旋转末端。
- 在考虑脊柱整复治疗时,建议临床医生使用国际骨科手法物理治疗师联合会(International Faderation of Orthopaedic Manipulative Physical Therapists,IFOMPT)的《国际颈椎框架》(2020),设计该框架旨在为评估颈椎区域潜在的血管病变提供指导。
- 应避免在同一疗程或连续多个疗程中重复进行关节整复治疗,因为频繁、重复的整复治疗存在潜在危险,且缺乏长期收益(McCarthy 等,2015)。

> **知识校验**
> 1. 哪一种技术(即关节松动或整复)涉及促进沿关节平面运动,而另一种技术涉及促进在垂直于关节平面的运动,从而促进关节面分离?
> 2. 在关节面定向施加一个力,同时让患者进行主动运动,该技术的名称是什么?
> 3. 涉及关节附属运动相关技术和生理运动相关技术有何不同?

1.2 关节松动术的应用

1.2.1 剂量

"治疗剂量"一词通常是医学界在规定药物用量时使用的术语。这里的"治疗剂量"是指临床医生或患者的运动特征。治疗剂量包含许多因素,其中大多数因素又都有一系列变量,如表 3-1 所示。

表 3-1 关节松动术治疗剂量

因素	变量
患者体位	例如俯卧位、侧卧位、坐位、功能性体位、承重体位
初始体位	是否可以接受于疼痛再现的体位下或在无痛运动的初始体位下发起运动(例如,当伸展姿势疼痛时,于屈曲位下开始运动)
运动	可能是生理运动(例如屈曲、侧向旋转)、附属运动或两者混合
施加力的方向	例如前后向、后前向、内侧向、横向、向尾部、向头部
施加力的大小	取决于治疗师对阻力的感知:分为 I ~ V 级
振动的幅度	无振动:持续的(准静态的)小幅度:I 级和 IV 级 大幅度:II 级和 III 级
速度	慢或快
节奏	平稳流畅或间断的
时间	持续的和多次重复的
症状反应	症状开始再现或静息症状加重 症状部分再现 症状完全再现

以下是一个治疗剂量的示例,可以使用并记录在病历中:

- IN:左侧卧位,手臂向后,骨盆旋转。
- DID:腰椎向右Ⅱ级旋转,与股骨成一线,缓慢平稳,持续30秒,部分再现患者的背痛。

该临床记录描述了患者左侧卧位,手臂放在躯干和右髋上,膝关节屈曲,使膝关节放在下肢前方的床上。临床医生对骨盆沿股骨线方向进行缓慢、平滑的被动生理运动(Ⅱ级),持续30秒,患者仅感到背部疼痛部分再现。

1.2.2　患者体位

包括患者的一般体位,如卧、坐或站,以及身体部位的具体位置;如在对胫骨进行AP滑动时,膝关节可能会屈曲或伸展。举例:当临床医生在胫骨上进行AP滑动时,因阻力而屈膝受限的患者可能会被置于长坐位,膝关节屈曲至可用范围的末端。一般体位和特殊体位的选择取决于下列因素:

- 患者的舒适度和支持度。
- 应用该技术时临床医生的舒适度。
- 治疗的预期效果(如减轻疼痛或增加活动范围)。
- 关节是负重还是不负重。
- 运动在多大程度上具有功能性。
- 产生症状的程度。

1.2.3　松动方向

治疗方向的选择通常基于临床医生对被动附属运动和生理运动以及症状反应的评估,包括对骨正常运动方向的了解(参见第四章,Ryder和Barnard,2024)。在进行生理运动时,生理运动的描述和关节的名称决定了相应治疗方向。例如,膝关节屈曲、髋关节外旋或腰椎向左旋转,每一个动作都要确定运动方向和受影响的关节复合体。在进行附属运动时,力的方向和涉及的关节复合体将描绘出相应的运动。例如,胫股关节的AP滑动、盂肱关节的侧向滑动或距小腿关节的AP滑动。同样,每个动作都

要确定力的方向和受影响的关节复合体。一般的惯例是假定力作用于关节的远端骨骼上。在上述例子中,分别作用于胫骨、肱骨和距骨。当然,这种方法也可以应用于关节的近端骨骼;当出现这种情况时,需要在书面描述中指明相应骨骼,如"于股骨上行胫股关节AP滑动"。

在脊柱中,每个脊柱节段都由多个关节组成,因此需要为附属运动添加额外的描述。需要明确施力点,如L3的中央PA(向尾部偏斜)滑动、T5的向左横向滑动、C5的单侧PA(向头部偏斜)滑动。在这些示例中,"中央"指的是力量作用在棘突上,"横向"指的是作用在棘突的侧边,"单侧"指的是作用在一侧关节柱或横突所在的部位(虽然不明显)。在病情严重程度、易激惹性和症状特征允许的情况下,治疗通常针对症状最严重的脊柱节段和运动障碍最明显的方向,因为运动会影响最敏感的痛觉感受器,并为中枢神经系统提供以供处理的"新的"和"重要的"传入信息(Ellingsen等,2016)。

1.2.4　力的大小/运动等级

每当临床医生以生理运动或附属运动方式被动地运动关节时,都需施加相应的力。显然,所有运动都具有运动幅度、方向、加速度、速度和力等特征。运动的幅度通常可以用运动等级来描述(Magarey,1985、1986;Hengeveld和Banks,2013)。运动等级是根据运动发生的位置来定义的,同时与被动(和主动肌肉)结构开始限制运动时所感受到的阻力有关。操作者在关节运动时所感受到的阻力可在运动示意图中描述出来(第四章中有描述,Ryder和Barnard,2024)。运动等级(Ⅰ~Ⅳ+)则根据其与阻力曲线的关系来定义,阻力曲线用运动示意图和上升斜线以及运动幅度来描述。本文中定义的运动等级(表3-2)是对Magarey(1985、1986)的修改。这一修改使关节活动范围内的每一个可能位置都得到了描述,并且每个等级都相互区别(Hengeveld和Banks,2013)。Ⅴ级技术是一种在运动范围的最末端使用小幅度推力的手

法,已不再推荐用于椎体手法治疗(McCarthy 等,2015)。

分级	定义
Ⅰ	无阻力小幅度运动
Ⅱ	无阻力大幅度运动
Ⅲ-	在阻力的前 1/3 进行大幅度运动
Ⅳ-	在阻力的前 1/3 进行小幅度运动
Ⅲ	在阻力的中 1/3 进行大幅度运动
Ⅳ	在阻力的中 1/3 进行小幅度运动
Ⅲ+	在阻力的后 1/3 进行大幅度运动
Ⅳ+	在阻力的后 1/3 进行小幅度运动
Ⅴ	运动范围最末端快速、小幅度运动

表 3-2 运动分级

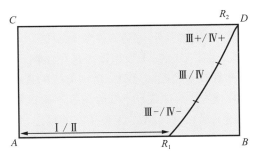

(A)典型的无症状生理运动

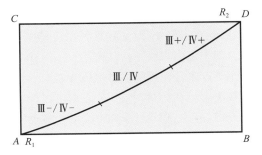

(B)典型的无症状附属运动

图 3-2 运动分级示意图

注:存在阻力范围被分为三部分,中 1/3 范围大幅度运动为Ⅲ级

大多数关节运动在运动范围的早期阻力很小。例如,肘关节屈曲或膝关节伸展在运动范围的早期阻力很小,临床医生可能会标记出阻力开始出现(R_1)直到关节活动末端的位置(图3-2A)。

可用于生理运动的运动等级包括(Ⅰ、Ⅱ级),在感觉不到运动阻力的范围内进行小幅度和大幅度运动。此外,在阻力作用下,在运动开始处Ⅲ-级、运动中间处Ⅲ级和运动结束处Ⅲ+级的大振幅运动,或在运动开始处Ⅳ-级、运动中间处Ⅳ级或运动范围结束处Ⅳ+级的小振幅运动(图3-2A)。运动等级是根据阻力中最大力的作用位置以及临床医生认为运动是大范围还是小范围来定义的(图3-2B)。

对肩部和肘部松动力量大小的研究表明,较大的治疗力度可能会带来更好的效果(Vicenzino 等,2001;McLean 等,2002;Vermeulen等,2006),在患有持续性下背痛的研究对象中,较大的腰部松动治疗力度与压痛阈值的提高(痛觉传入信号的减少)以及相应疼痛评分的降低有关(Hebron,2014)。这些研究一致表明,在疼痛允许的情况下,可以考虑使用更高等级

的关节松动术。综合运动疗法(McCarthy,2010)是一种有效选择被动运动等级的技术范例。这种方法主张使用可感知到阻力的运动等级,将这种"高剂量"的运动信息传输到患者的中枢神经系统(CNS)。为了采用这种方法,关节在进行被动运动时所处的起始位置至关重要。如关节复合体在特定方向上运动会被激惹,则在该方向上运动(如腰部伸展)时可引起疼痛;为了在感觉到阻力(Ⅲ级和Ⅳ级)的方向上进行舒适的运动,可能需要将关节置于避免激惹特定方向的起始位置(如腰部屈曲)(McCarthy,2010;McCarthy 和 Rivett,2019)。

1.2.5 振幅

运动可以是持续的或振荡方式的运动。如果有意地振荡发力,则可描述为具有较小或较大的振幅。振幅是相对于特定动作的有效范围而言的,因此生理性运动和附属运动之间的振幅会有很大的不同。例如,小振幅的附属运动

可能是几毫米的运动,相比之下,生理性运动则可能是 40 度的弧形运动。振幅是根据运动等级的定义来描述的:Ⅰ级和Ⅳ级是小振幅运动,Ⅱ级和Ⅲ级是大振幅运动。运动等级的选择取决于疼痛(或其他症状)与运动范围内的阻力之间的关系;这在运动示意图中有所描述(Hengeveld 和 Banks,2013)。在运动范围受限的情况下(图 3-3A),Ⅲ+级或Ⅳ+级可能是合适的,此时会引起一些疼痛(在本例中,疼痛为 4/10 分或更多)。可根据患者的耐受性来改变疼痛程度,因此在本例中,对某些患者也可使用Ⅲ或Ⅳ级。如果疼痛限制了活动范围(图 3-3B),则可采用不产生任何疼痛的Ⅲ级或Ⅳ级。

在决定运动幅度时,少有证据可以为临床医生提供参考。理论上,增加幅度会刺激更多的机械感受器,从而利用疼痛闸门机制介导更多疼痛缓解(van Griensven,2005;McCarthy,2013)。然而,一项包括无症状受试者在内的研究并未发现不同振幅(Ⅲ级或Ⅳ级)的腰部活动所产生的止痛效果存在差异(Krouwel 等,2010)。近来,在持续性腰痛患者中重复论证了这一观点,再次证明Ⅲ级或Ⅳ级运动之间没有差异。与无触摸对照组相比,该研究发现,相较没有手法干预的对照组,实验组确有更好的止痛效果(Khanmohammadi 等,2021)。

1.2.6　运动的速度和节奏

动作的速度可以描述为慢或快,节奏可以描述为流畅或顿挫(生涩)。速度和节奏是紧密相关的;动作往往是缓慢而平滑、快速而平滑或快速而顿挫的。整复手法通常被描述为高速度低振幅(high velocity low amplitude,HVLA)整复,可以在运动范围的任何位置进行。如果是在阻力开始时进行,则称为"Ⅳ级整复技术"(脊柱手法治疗时推荐)(McCarthy,2010;McCarthy 等,2015)。如果在运动的最后阶段进行高速低幅度推力技术,则被称为"Ⅴ级整复技术",常不推荐用于脊柱手法治疗(McCarthy,2010;McCarthy 等,2015)。关节周围的组织具有黏弹性,因此对施力速度非常敏感。快速施加的力会产生较少的运动,同时组织更易僵硬;相反地,缓慢施加的力会产生更多的运动,但组织往往相对松弛(Noyes 等,1974)。因此,一般来说,缓慢而平稳地发起运动要比短促有力的运动更舒适。关于不同松动速度的影响,目前还没有足够的证据。Chiu 和 Wright(1996)报告称,2 Hz 的松动速度比 0.5 Hz 的松动速度引起的皮肤导电性变化更大(表明共振),但在无症状的受试者中,不同松动速度的止痛作用没有差异(Willett 等,2010)。

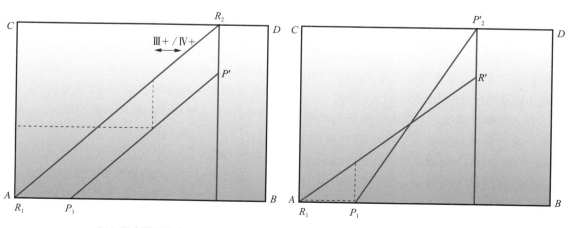

（A）阻力限制运动　　　　　　　　　（B）疼痛限制运动

图 3-3　由运动范围内疼痛与阻力的关系决定的运动分级

1.2.7　时间

治疗剂量与一次治疗中运动的持续时间、重复运动的次数以及治疗的频率有关。在使用 MWM 或 SNAG 时，所采取的运动和相应施加的应力通常会重复 5~7 次（Hing 等，2015）。临床实践中，在使用关节松动术时，通常会对一种治疗技术进行多达 3 次（组）的重复，每次持续 30 秒至 1 分钟，大多数涉及关节松动术疗效的研究都使用了这一时间范围。然而，有证据表明，更长的治疗时间可能会产生更好的治疗效果：在无症状受试者中，2 分钟的关节松动治疗相比 30 秒或 1 分钟的松动治疗可进一步增加踝关节活动范围（Holland 等，2015），更多组数的腰部松动治疗具有更大的止痛效果（Pentelka 等，2012）。在患有持续性下背痛的受试者中发现，腰部松动治疗持续时间与压痛阈值的变化之间存在关联，6 分钟治疗的止痛效果明显好于 1 分钟治疗（Hebron，2014）。

治疗的频率由临床医生和患者共同决定，取决于多种因素，包括患者病情的性质、症状的严重程度和易激惹性、症状的部位、患者的功能限制、患者病情的阶段、预后以及患者可用于治疗的时间。

1.2.8　治疗反应

在评估和治疗过程中，由临床医生决定要诱发哪种症状以及每种症状诱发的程度。选择包括：

- 无激惹。
- 激惹到症状开始出现或静息症状加重的程度。
- 部分诱发。
- 完全诱发。

至于在治疗过程中诱发各种症状的程度，则取决于症状的严重程度和易激惹性以及症状的性质。如果症状严重，即患者无法忍受症状的再现，临床医生会选择采用不激惹症状的治疗方法。这可能涉及使用较低级别的运动幅度（Ⅰ级、Ⅱ级），或改变起始位置以允许使用高级别的运动幅度（Ⅲ级、Ⅳ级），应远离患者的易激惹方向（McCarthy，2010）。如果患者被认为是"易激惹"，即症状很快被诱发，甚至需要一段时间才能缓解，临床医生通常会选择不激发症状。易激惹性是一种与痉挛（中枢敏感性）和神经性（神经源性）疼痛有关的痛觉信息传入引起的过激反应（McCarthy，2010）（见第三章，Ryder 和 Barnard，2024）。

不过，如果症状不严重，也不易激惹，那么临床医生就能在治疗过程中重现患者的症状，而症状被激发的程度将取决于患者的耐受性。病情的性质也可能会限制症状的激发程度，例如近期的创伤、急性炎症状态或伤害感受性传入信息导致的痉挛增加（中枢敏化）等。

知识校验

1. 进行松动治疗时，引起疼痛变化所需的最短时间是多少？
2. 可以感知到运动阻力的关节活动范围是几级运动？
3. 是否存在一个最适合减轻疼痛的关节松动频率？

1.2.9　治疗剂量的选择

最佳的治疗方案是在最短的时间内改善患者的症状和体征。手法治疗的目的就是让患者能够更快地康复。因此，在对患者进行检查时，任何能够再现和缓解患者症状的物理测试都可以转换为治疗技术。将阳性的（改变症状的）物理检查流程转换为治疗技术似乎是选择治疗的最合理方法，因为临床医生可以确信治疗正在影响患者对疼痛的敏感性和运动功能。谨慎（不引起焦虑）再现患者的症状可以成为帮助选择治疗方法的重要信息（Wertli 等，2014）。这可能需要一些详细和耗时的检查程序。以探索者、研究者或侦探的态度来探究患者运动障碍和疼痛的所有组成部分。例如，测试肘关节屈曲功能时，前臂旋前位和旋后位的变化以及内侧和外侧屈曲方向的变化都应得到充分测试。同样,在进行附属运动测试时,也有必要在不同方向上施加应力。

决定选择哪种治疗方法取决于下列因素:

- 期望的治疗效果(如减轻疼痛或增加活动范围)。
- 症状的严重程度和激惹性。
- 体格检查中发现的最明显的症状:这些通常会转化为治疗手段。
- 对现有体征进行再评估的结果。例如,如果在评估被动的生理椎间活动后,出现了主动活动范围的最大改善,则被动生理运动治疗可能是首选治疗方法。
- 患者症状加重因素:治疗体位、手法速度和节奏的设计可以复制加重运动或姿势的要素。
- 对于被动运动起始位置的选择将受到患者的生物-心理-社会状况的影响;对特定运动方向的症状敏感性、疼痛的性质(主要是疼痛机制)、心理因素对运动的影响,如恐惧回避、过度警觉和防护行为(McCarthy,2013)。
- 病情的性质:例如,伤后愈合过程的不同阶段或疼痛的主要形成机制;对于神经痉挛性疼痛(中枢敏化)患者,在合理情况下,治疗应是无痛的(或至少达到不进一步激惹症状的程度),以避免引发更多的痛觉刺激(Nijs 和 Van Houdenhove,2009;Wertli 等,2014)。
- 根据患者的功能目标确定治疗计划。
- 患者的治疗偏好和期望:有证据表明,患者在接受其偏好的治疗时会获得更好的疗效(Kalauokalani 等,2001;Palmlöf 等,2016)。
- 患者的信心:当患者表现出恐惧回避行为时,治疗可集中在鼓励正常的关节运动和减少恐惧上。可通过逐渐增加暴露于敏感运动的次数(如腰部屈曲),使得由于神经系统适应性增加而减少疼痛症状,从而缓解特定运动方向的敏感性(George 和 Zeppieri,2009;May 等,2012)。
- 患者在家中可以进行哪些运动:以帮助患者过渡到家庭锻炼并增强其能力。

选择手法治疗还是运动疗法其实可能并不

重要,因为有研究报告称运动疗法和手法治疗的疗效没有差异性(Gross 等,2010、2015;Leaver 等,2010;Cook 等,2013;SalomMoreno 等,2014;Young 等,2014),或者运动疗法和 SNAGS 的效果没有差异性(Ganesh 等,2015)。此外,针对邻近区域的手法治疗可能同样有效,有研究报告指出,胸椎手法治疗后颈部疼痛减轻(Cleland 等,2005;Gross 等,2015),腰痛患者在疼痛的腰椎节段或上部胸椎节段进行手法治疗时也有类似的止痛效果(Fernando de Oliveira 等,2013)。研究发现,根据临床医生评估结果而应用的手法治疗和仅在 L4 和 L5 应用的手法治疗对腰痛具有同等疗效,这表明相较于特定水平的手法治疗,在疼痛区域内给予治疗更为重要(Donaldson 等,2016)。另有研究发现,针对整体腰椎的正骨手法和针对"问题"节段的整脊手法在临床疗效上没有明显差异,也证实了上述观点(Sutlive 等,2009;McCarthy 等,2019)。

1.2.10　治疗计划的修改,进阶与降级

在第二次和随后的治疗中,治疗剂量的选择需要参考患者对前一次治疗的反应(相同、更好、更差)以及当时的症状和易激惹程度。从而决定是否继续最初的治疗、以某种方式修改治疗、进阶治疗或降级治疗。例如,如果预期患者的病情会很快好转,但结果只是部分改善,临床医生可能会继续治疗。如果治疗后患者的病情加重,可能要减少治疗剂量;如果治疗根本没有任何效果,则可能会进行更大幅度的修改。

通过改变治疗剂量的适当方面,使更多或更少的感觉输入作用于组织/神经系统,从而实现治疗的进阶或降级。表 3-3 列出了可以改变的治疗剂量。重要的是,在任何时候都只修改治疗技术中的一个或两个部分,以避免过度刺激症状,并能明确产生效果的治疗部分。治疗应持续进行,直至达到预期的治疗目标,或不再产生效果,如果产生任何不良影响,则应停止治疗。表 3-4 举例说明了治疗剂量如何递增和递减。

表 3-3　治疗剂量的进阶与降级

治疗剂量	进阶	降级
体位	关节朝向可活动范围末端/更多疼痛诱发	关节朝向可活动范围始端/更少疼痛诱发
力的方向	更刺激性的	低刺激性的
力的大小	增加	减少
振幅	减少	增加
节奏	间断的	更平稳流畅的
时间	更长	更短
速度	更快或更慢	更慢
症状反应	允许更多症状激发	允许更少症状激发

表 3-4　治疗剂量如何进阶和降级的举例

降级	剂量	进阶	解释
在颈椎伸展过程中，缓慢平稳地进行中央 C4 PA Ⅳ x3（1分钟），以部分缓解患者的颈部疼痛	在颈中立位，缓慢平稳地进行中央 C4 PA Ⅳ x3（1分钟），以完全再现患者的颈部疼痛	在颈椎屈曲时，缓慢平稳地做中央 C4 PA Ⅳ x3（1分钟），使患者的颈部疼痛部分再现	起始姿势已经改变。可以认为伸展是一种轻松的姿势，而屈曲则是一种更刺激性的姿势
屈膝90度时，缓慢平稳地做胫股关节内侧滑行 Ⅲ - x3（1分钟），在第一疼痛点之前	屈膝90度时，缓慢平稳地做胫股关节内侧滑行 Ⅲ x3（1分钟）在第一疼痛点之前	屈膝90度时，缓慢平稳地做胫股关节内侧滑行 Ⅲ + x3（1分钟）在第一疼痛点之前	松动的等级有所改变
生理性跖屈 Ⅱ x3（1分钟），缓慢平稳地完全再现踝关节疼痛	生理性跖屈 Ⅲ - x3（1分钟），缓慢平稳地完全再现踝关节疼痛	生理性跖屈 Ⅲ + x3（1分钟），快速、间歇，完全再现踝关节疼痛	分级作渐进式改变。分级、速度和节奏作为一种渐进式进行了更改

PA，posteroanterior 后前方向

1.2.11　结局评估

结局评估是确保达到预期治疗效果的重要一环。就关节活动度而言，典型的结局可能是疼痛和/或关节活动范围的改变，这将通过对主观和身体形态学的重新评价来评价。在治疗前、治疗中和治疗后测量这些变量是评估持续治疗效果的适当方法。临床医生可以选择一个相关的关节运动（单一平面或更多功能组合，视情况而定），要求患者在做运动时对疼痛进行评分，询问他们此过程中运动和疼痛的变化情况

（可使用11点数字评级量表，该量表被认为对肌肉骨骼疼痛敏感），从而帮助评估治疗是否有任何效果（Bolton 和 Wilkinson，1998；Hefford 等，2012）。在一组关节松动中，可以使用同样的动作和有关疼痛强度的提问，以了解疼痛程度是否发生变化。同样，在治疗前后的定期重复测量，也可以使用标准角度测量（Soames，2003）或更具功能性的测量方法来测量相关运动的活动范围。以人为本的测量方法，如生活质量量表、重返工作或运动或满意度量表，是测

量治疗长期效果的重要组成部分。

1.3 关节松动术的作用

关节松动和整复手法可以增加关节活动范围并减轻疼痛，其基本机制可大致分为机械效应和神经生理效应。

1.3.1 机械效应

关节松动具有广泛的机械效应，会影响其他关节、皮下组织、肌肉和局部神经。这一点在脊柱中尤为明显。例如，在对腰椎进行中央 PA 松动时，整个胸腰椎区域都会发生运动（Lee 等，1996）。这包括骨盆和胸廓的旋转（Chansirinukor 等，2001、2003）、皮肤和软组织的挤压（Lee 等，1996；Lee 和 Evans，2000）以及局部和远处脊柱关节的运动（Lee 和 Evans，1997；Powers 等，2003；Kulig 等，2004）。

软组织会受到机械效应的影响；但是，如果治疗的目的是永久性地拉长关节周围组织，则需要施加足够大的力使组织产生微创伤（Threlkeld，1992）。施加的力需要位于力-位移曲线的塑性区内。当施加的力量较小位于弹性区域内时，由于蠕变和滞后作用，长度只会暂时增加（Panjabi 和 White，2001）。据粗略估计，导致长度永久变化所需的力在 224~1 136 N 之间（Threlkeld，1992）。临床医生在松动过程中作用于腰椎的力量多达 350 N 左右（Harms 和 Bader，1997），在颈椎大约为 70 N（Snodgrass 等，2009）。目前尚不清楚临床应用的力量是否能导致长度的永久性增加。有观点认为，手法施加的力不足以产生微创伤，临床施加的力在组织的弹性范围之内（McQuade 等，1999）。一些初步证据表明，运动可诱导生长激素，并在过度负荷时激发炎症介质，或在轻微运动时减少炎症介质（Langevin 等，2005）。因此，筋膜和韧带的生物力学和细胞内健康状况可根据组织受到的运动刺激进行调整。引起这些变化所需的运动量似乎至少需要几分钟的持续应力，而且很

可能与剂量有关（Langevin 等，2005；Leong 等，2011；Parravicini 和 Bergna，2017）。

关节腔积液或关节囊周围肌肉张力增加可使关节内压力增大（Levick，1979），这被认为是造成受伤关节或患有关节炎关节疼痛和活动受限的部分原因（Ferrell 等，1986）。重复的主动关节运动（GiovanelliBlacker 等，1985）和被动关节运动（Nade 和 Newbold，1983；GiovanelliBlacker 等，1985）有降低关节内压力的作用。运动[如步行或骑自行车等长时间（每天大于 1 小时）的周期性运动]已被证明可为关节囊和软骨的营养、生长和凋亡（细胞死亡-促进新细胞合成）提供重要的机械刺激（Leong 等，2011）。

空化效应是一种机械性的治疗作用，尤其是在整复手法上，通常会产生可听见的"爆裂声/啪啪"声。空化作用是由于关节间隙的分离产生了真空效应，从而导致关节内的微气泡塌陷（Cascioli 等，2003）。有报道称，在对掌指关节进行整复手法后，关节间隙会增大（Unsworth 等，1971；Kawchuk 等，2015）。关于空化作用在产生治疗效果方面是否重要，仍存在争议。许多研究表明，整复手法的止痛效果与空化作用无关，这表明空化作用在治疗上并不重要（Flynn 等，2006；Cleland 等，2007；Bialosky 等，2010；Sillevis 和 Cleland，2011）。然而，在另一项研究中，只有当听到空化声响时，整复手法后的牵张反射才会减弱（Clark 等，2011）。在评估这种常见于手法治疗过程中的"啪啪"声的临床相关性时，遇到的一个困难是，声响可能来自两个节段以外的关节和/或同一节段的双侧关节（Dunning 等，2017；Mourad 等，2019）。因此，虽然可以听到"啪啪"声，但并不一定表明该声响来自该技术的目标区域。因此，明智的做法是，不要将听到的"啪啪"声响视为治疗"成功"的标志，而是重新评估运动情况，由于局部肌肉活动的即刻减少，局部关节顺应性增加，运动情况应立即得到改善（Pfluegler 等，2020）。

外周关节的 MWM 已被证明可增加踝关

（Nisha 等，2014；Holland 等，2015）、肩关节（Teys 等，2008；Delgado 等，2015）和髋关节（Beselga 等，2016）的活动范围。然而，脊柱手法松动后关节活动范围增加的证据并不明确；一项系统性综述报告称，手法治疗对腰椎和骶髂关节的活动范围没有影响，对颈椎活动范围的影响较小（Millan 等，2012）。大多数证据表明，关节松动治疗并不能减轻脊柱僵硬（Goodsell 等，2000；Allison 等，2001）。目前的观点认为，生物力学效应和神经生理学效应之间存在相互作用，即机械刺激会引发神经生理学反应（Bialosky 等，2009；Pickar 和 Bolton，2012；Pfluegler 等，2020）。

> **知识校验**
> 1. 运动为关节囊和软骨的营养和生长提供足够的机械刺激需要多长时间？
> 2. 什么是空化现象，有必要让患者听到空化声响来缓解疼痛吗？

1.3.2 神经生理效应

关节松动和整复手法会激活皮肤、关节、肌肉和神经的传入通路，这种生物力学刺激会引发神经生理反应，从而改变中枢神经系统的信息传入。镇痛反应被认为是通过局部效应（TeodorczykInjeyan 等，2006；Molina-Ortega 等，2014）、脊髓机制（Boal 和 Gillette，2004；George 等，2006；Bialosky 等，2009）和脊髓上机制（Wright，1995）产生的。这些机制可能不止一种，它们之间的相互作用导致了关节治疗引起的镇痛效果（Pfluegler 等，2020）。

1.3.3 局部免疫反应机制

关节松动和整复手法被认为具有抗炎作用，因为它们会导致炎症介质 P 物质的增加（Brennan 等，1991；Molina-Ortega 等，2014）和局部促炎细胞因子的减少（Teodorczyk-Injeyan 等，2006）。然而，支持手法治疗能够引发显著的全身免疫-内分泌反应与现有证据是矛盾的，

其临床相关性仍有待确定（Colombi 和 Testa，2019）。

1.3.4 脊髓介导机制

手法治疗会刺激机械感受器，这些感受器通过粗神经纤维向脊髓背角传递信息。在这个位置，传入信息将根据疼痛闸门理论（Melzack 和 Wall，1965），通过背角痛觉细胞和宽动态范围细胞内的神经闸门控机制（Wyke 和 Polacek，1975；Pickar 和 Bolton，2012），影响同时传入脊髓的痛觉输入比例。研究发现，在脊髓水平，关节中来自 I 型机械感受器的传入信号对 IV 型痛觉感受器的传入功能具有抑制作用（Wyke 和 Polacek，1975）。非痉挛性疼痛（中枢敏感化）是决定持续性疼痛等级和功能障碍程度的一个因素，研究表明，轻触和阻力下轻柔运动所提供的传入刺激可抑制非痉挛性疼痛中出现的脊髓背角"过兴奋"（放大）现象，从而减轻中枢敏感化（Boal 和 Gillette，2004）。对非痉挛性疼痛状态下出现的时间感觉累积效应进行测量的研究也证实了这一点。据报道，在对健康人（George 等，2006；Bishop 等，2011）和下背痛患者（Bialosky 等，2009）进行脊柱整复手法后，时间累积效应会立即减少。研究发现，这种现象发生在腰椎神经支配区域，而非颈椎神经支配区域，因此作者得出结论，疼痛是由脊髓背角调节的（George 等，2006；Bialosky 等，2009）。

1.3.5 脊髓上机制

关节松动和整复手法可通过刺激脊髓上镇痛机制减轻疼痛。Wright（1995）提出，运动通过中脑的导水管周围灰质（periaqueductal grey，PAG）区域调节疼痛下行抑制，该区域在介导动物（Reynolds，1969）和人类（Hosobuchi 等，1977）的疼痛中都很重要。PAG 投射到脊髓背角，对痛觉具有下行控制作用（图 3-4）。PAG 向上还投射到内侧丘脑和眶额皮质，因此可能对痛觉有上升控制（Fields 和 Basbaum，1999）。PAG 有两个不同区域：背外侧 PAG（dorsolateral

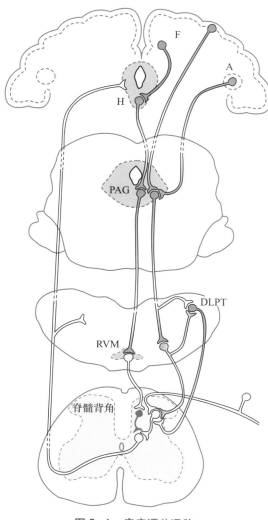

图3-4　疼痛调节通路
（引自 Fields 和 Basbaum，1999。已获授权）

注：中脑导水管周围灰质（periaqueductal grey，PAG）接收来自额叶（frontal lobe，F）、杏仁核（amygdala，A）和下丘脑（hypothalamus，H）的输入。来自 PAG 的传入神经传递到延髓头端腹内侧区（rostral ventromedial medulla，RVM）和背外侧脑桥中脑被盖区（dorsolateral pontomesencephalic tegmentum，DLPT），然后到达脊髓背角。RVM 对疼痛传递具有双向控制作用。有抑制性（充盈的）和兴奋性（未充盈的）中间神经元

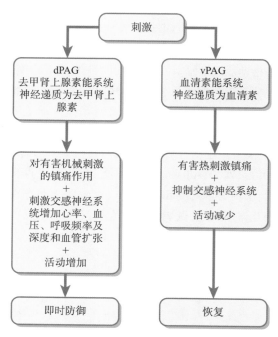

图3-5　背外侧导水管周围灰质对机械痛觉的下行抑制及腹外侧导水管周围灰质对热痛觉的下行抑制

dPAG：dorsal periaqueductal graymatter，背外侧导水管周围灰质，为去甲肾上腺素能系统

vPAG：ventrolateral periaqueductal graymatter，腹外侧导水管周围灰质，为血清素能系统

PAG，dPAG）和腹外侧 PAG（ventrolataeral PAG，vPAG）。在大鼠体内，刺激 dPAG 会导致机械性镇痛和交感神经兴奋，而刺激 vPAG 则会导致热镇痛和交感神经抑制相关的镇痛（Lovick，1991）。使用的神经递质是来自 dPAG 的去甲肾上腺素和来自 vPAG 的血清素。大鼠对刺激 PAG 的反应可视作动物在受到威胁时的行为，动物最初的反应是防御性的逃跑或战斗，随后恢复（Fanselow，1991；Lovick，1991）；图3-5 对此进行了总结。

许多研究都支持通过 PAG 调节疼痛的观点，研究报告称同时出现的交感神经兴奋和机械性镇痛现象反映了刺激大鼠 PAG 的效果（Vicenzino，1995；Vicenzino 等，1996、1998；Sterling 等，2001）。除此之外，许多系统综述也支持关节松动的交感神经兴奋效应（Kingston 等，2014）以及提高局部和远处的压痛阈值的作用（Coronado 等，2012；Lascurain-Aguirrebena 等，2016），尽管其他综述表明干预后局部区域压痛阈值提高，但干预对更远处区域的效果并不一致（Millan 等，2012；Voogt 等，2015）。

此外，运动诱发背痛的人类受试者在接受手法治疗后（即在接受松动、整复和治疗性触摸

的组别中），岛叶皮质、躯体感觉皮质和 PAG 的功能连接都观察到发生了变化（Gay 等，2014）。然而，这并没有与对照干预进行比较，因此变化可能来源于自然发展。最近一篇关于整复技术影响"大脑功能"改善的综述认为，不同研究之间，有时甚至是研究内部的证据基础并不一致，而且所观察到大脑内部反应的临床相关性尚不清楚（Meyer 等，2019）。

知识校验
1. 手法治疗对免疫系统有什么影响？
2. 手法治疗对中枢神经系统疼痛抑制有什么效应？

1.3.6　手法治疗对运动活动的影响

有证据表明，关节治疗可影响运动控制和本体感觉，而运动控制和本体感觉被认为是导致持续疼痛和功能障碍的因素。手法治疗也可通过中断疼痛-肌肉痉挛-疼痛循环来减轻疼痛。Zusman（1986）提出了通过抑制反射性肌肉收缩和降低关节传入纤维活动水平来缓解被动关节活动末端疼痛的理论（图3-6）。许多关节神经学的研究表明，被动关节活动末端会引起局部和远处反射性肌肉收缩的减少（Freeman 和 Wyke，1967；Baxendale 和 Ferrell，1981；Taylor 等，1994）以及关节活动终点处肌肉张力的降低（Lundberg 等，1978）。肌肉收缩的减少被认为可减轻缺血性肌肉疼痛（Freeman 和 Wyke，1967），并降低关节周围和肌腱组织处肌肉张力，继而减少外周传入纤维冲动（Millar，1973；Grigg，1976）。事实证明，作用于关节传入纤维的机械刺激比通过皮肤或肌肉刺激对肌肉的抑制作用更显著，尽管该结论获得于去脑猫模型（Baxendale 和 Ferrell，1981）。

大多数直接涉及手法治疗对运动活动影响的研究都集中在手法治疗上，而报道的结果却相互矛盾。部分使用肌电图（electromy graphy，EMG）确定肌肉对手法治疗的反应的研究提供了一些证据，证明其可能会促进运动活动（Herzog，1999；Colloca 和 Keller，2001；Colloca

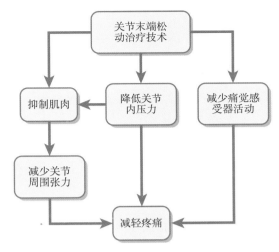

图3-6　关节末端松动治疗后疼痛缓解的可能机制
（Zusman，1986）

等，2003）。然而，这些研究缺乏对照组，受试人数较少，使人们对这些证据的强度产生怀疑。一项以腰背痛患者为对象的更可信的随机对照试验报告了类似的结果，即在俯卧位下躯干伸展，经手法操作后肌电图输出增加；而在对照组或假手法治疗组则没有观察到这种情况（Keller 和 Colloca，2000）。与 EMG 研究一致，一项使用经颅磁刺激的研究报告称，手法治疗后 α 和皮质运动神经元产生突触后促进作用（Dishman 等，2002）。相反，测定 H 反射的研究发现，手法治疗会导致运动神经元兴奋性短暂抑制（Dishman 和 Bulbulian，2000；Dishman 和 Burke，2003）。Dishman 和 Burke（2003）提出，该现象可能是由于脊髓背角 Ia 纤维的突触前抑制或介导运动神经元突触后抑制的节段和下行通路发生改变。

疼痛会导致感觉运动输入的改变，这是协调传入信息并由此控制运动系统的过程。事实证明，通过改变躯体感觉皮质对后续输入的反应方式，手法治疗的传入信号可以改变躯体运动信息（Haavik-Taylor 和 Murphy，2007、2008、2009）。例如，对亚临床颈痛患者进行颈椎手法治疗被证明可改善对躯体感觉诱发电位的抑制，这表明大脑皮质兴奋性发生改变（Haavik-Taylor 和 Murphy，2007、2008）。在后来的一项研究中,同一研究小组发现,对患有亚临床颈痛的受试者进行手法治疗可以诱使小脑介入调节,使得在随后的运动任务中感觉运动整合和运动输出正常化(Daligadu 等,2013)。

调查松动技术对运动活动影响的研究一致报告称,治疗后,无论是在静息状态还是在主动运动时,运动活动都发生了减少。Gross 等(2012)报告了持续性下背痛患者竖脊肌的短潜伏期牵张反射的两侧差异,这种差异在松动后趋于正常。该现象被认为是由于肌束的牵张反射反应下调所致。有报告称,颈痛患者颈椎松动后颈部浅层肌肉的 EMG 活动明显减少(Sterling 等,2001),同样的结果也出现在无症状人群腰椎松动后的竖脊肌(Krekoukias 等,2009),以及颞下颌关节松动后的咀嚼肌(Taylor 等,1994)。治疗后 15 分钟内,无论是在休息和主动运动时松动对咀嚼肌的影响都仍然很明显(Taylor 等,1994)。同样,胸椎松动后,躯干伸展时的 EMG 活动也会减少(Pecos-Martin 等,2017)。有关该领域的最新综述(Pfluegler 等,2020)得出结论:"证据表明,被动关节活动有立即改变肌肉功能的能力。"有中等强度的证据表明,在低承重条件下,对有症状的个体进行关节松动能立即减少浅层肌肉的激活,这表明深层肌肉的募集增加,从而改善了运动模式。关于改变最大肌力的能力,研究结果相互矛盾;针对无症状个体的低强度证据表明,关节松动可以改善最大肌力,而针对有症状个体的极低强度证据则表明关节松动没有改善最大肌力(Pfluegler 等,2020)。在与患者共同决定治疗方案时应认识到手法治疗的疗效是短期的,如果治疗对患者有效,临床医生应帮助患者考虑如何在家中使用类似的技术来激发这些效应。

1.4　关节松动术的循证依据

如前所述,有大量基础科学研究支持关节松动的治疗效果。然而,同样重要的是要知道这些效应能否转化为对患者临床疗效的改善。

许多系统综述和荟萃分析都对关节松动的有效性进行了研究。

在脊椎关节功能障碍方面,系统综述有证据表明脊椎手法治疗对颈部疾病(Bronfort 等,2004;Gross 等,2004、2015;Sarigiovannis 和 Hollins,2005)、颈源性头痛(Bronfort 等,2001)和急性下背痛(Hettinga 等,2008)有一定益处,尽管其效果并不比单纯锻炼(Fredin 和 Lorås,2017)更好。其对持续性下背痛的治疗效果也不尽相同,一些试验发现手法治疗是一种有效的治疗方法(UK BEAM Trial,2004),而另一些试验则发现手法治疗并不优于其他推荐的治疗方法(Assendelft 等,2004;Goldby 等,2006;Goertz 等,2012)。

就外周疾病而言,系统综述中也有中等强度的证据表明,关节松动可用于治疗下肢关节功能障碍(Brantingham 等,2009)、上肢关节损伤(Michlovitz 等,2004)、粘连性肩关节囊炎(Noten 等,2016)、外上髁痛(Herd 和 Meserve,2008;Heiser 等,2013)和踝关节扭伤(van der Wees 等,2006;Loudon 等,2014),以及在各种外周疾病中使用 MWM(Hing 等,2008)。最近的一项研究也表明,将手法治疗纳入膝关节骨关节炎患者的运动计划具有长期的临床效果和成本效益(Bove 等,2018)。相对地,也有试验表明,在标准物理治疗计划的运动和建议中加入关节松动并不能改善外周疾病的治疗效果,如桡骨骨折(Kay 等,2000)、肩痛(Chen 等,2009)和踝关节骨折(Lin 等,2008)。

2.　关节功能障碍的训练

体育活动和运动在保持健康方面发挥着重要而独特的作用。物理治疗师长期与患者接触,因此在健康教育方面具有很重要的作用。物理治疗起源于运动,因此物理治疗师能够很好地运用行为改变技术,让患者更加积极地参加体育锻炼。一种整体的、以患者为中心的方法应认识到疼痛患者的切身体验,并且不应低估运动对健康的重要性。例如,最近的一项荟萃分析发现,有强有力的证据表明运动对治疗抑郁症有效(Schuch 等,2016),而且有报告称,在持续性疼痛患者中,增加体育锻炼与改善睡眠之间存在促进关系(Tang 和 Sanborn,2014)。此外,运动对于原发病和继发病的预防也很重要。然而,与所有治疗干预措施一样,患者应参与做出与其治疗相关的决定,并应承认和尊重并非所有人都愿意或能够进行运动。物理治疗师应反思自己对运动的认同和偏见,并注意讨论运动可能会使一些人感受到歧视,尤其是非白种人和体型较大的人(Setchell 和 Abaraogu,2018)或残疾人。

据广泛报道,从生物力学的角度来看,运动疗法可减少和预防脊髓及外周病变的发生,并影响愈合速度(Hertling 和 Kessler,2006)。运动对骨关节炎患者疼痛和功能的有利影响被认为是腿部肌肉力量增强和本体感觉改善的结果(Runhaar 等,2015)。胶原蛋白是愈合过程中的一种重要物质,有研究支持运动有助于改善胶原蛋白的强度、完整性和组织分布(Taunton 等,1998;Hertling 和 Kessler,2006)。此外,体育锻炼还有助于增加受伤肌腱和韧带的拉伸强度,而且就恢复活动所需的时间而言,体育锻炼优于休息(Hertling 和 Kessler,2006)。人们认为,从韧带损伤的增生阶段开始,早期运动就至关重要,因为锻炼对愈合组织有深远影响(Taunton 等,1998)。在韧带或肌肉损伤后的早期阶段,无论是被动运动、主动运动还是两者相结合的运动,都会影响胶原蛋白的排列方向,增加修复的拉伸强度,促进愈合的增生阶段以及下一阶段的重塑(Taunton 等,1998;Hassenkamp,2005)。这就强调了损伤后早期活动关节周围结构的必要性(Jarvinen 和 Kaariainen,2007),同时活动对于维持关节内结构健康也至关重要。

康复过程中会使用多种类型的运动,包括强化训练、灵敏性训练、力量训练、稳定性、本体感觉和平衡训练、柔韧性练习、有氧运动和耐力训练。对于关节功能障碍,运动的目的是恢复

先前的功能,同时在恢复的急性期注意充分的组织愈合和疼痛控制。对于具有中枢疼痛机制的患者来说,运动可能会加剧疼痛(Lima 等,2017),临床医生必须了解并明确这种体验,并与患者探讨逐级暴露和循序渐进的治疗技术是否对他们有用。

运动的好处包括:
- 减轻疼痛(Frank 等,1984;Hertling 和 Kessler,2006)。
- 减少对镇痛药的需求。
- 通过对血液循环的效应和对胶原蛋白的影响促进愈合。
- 保持肌肉长度和力量。
- 改善平衡。
- 增加蛋白质合成,促进愈合过程。
- 改善心理健康。
- 改善睡眠。
- 预防原发性和继发性疾病。

3. 总结

对关节功能障碍患者的治疗应尽可能恢复和鼓励正常运动,同时重视患者的信念和期望,倾听并了解他们的生活经历。
- 针对关节的治疗可纳入肌肉骨骼疼痛和功能障碍患者的整体管理方法中。
- 物理治疗师在对关节进行治疗的同时,也应处理无益的疼痛信念和行为。
- 在进行关节治疗的同时,还应提倡选择健康的生活方式。
- 关节松动和运动都是关节功能障碍循证治疗的组成部分。
- 关节松动的选择和应用取决于对患者症状和体征全面和持续的评估,并根据需要进行适当的调整。
- 应考虑在功能体位下进行治疗,并认识到选择治疗起始体位的重要性。
- 关节松动的影响既有力学方面的,也有神经生理方面的,发生在局部、脊髓和脊髓上水平。这

些效果都是短期的,在与患者共同决定治疗方案时应认识到这一点。如果对患者有效的话,临床医生应帮助患者考虑如何在家中使用类似的技术来激发这些效果。

- 对于关节功能障碍,运动的目的是恢复关节的功能,包括关节活动范围和动作质量以及本体感觉控制,同时帮助管理疼痛并促进组织愈合。

复习问题

1. 请回顾关节松动对局部、脊髓和脊髓上水平的力学和神经生理学影响。
2. 思考如何为患者开具可在家中进行的类似技术(牵伸/运动),以激发这些效果。

3. 回顾你对关节松动术、动态关节松动术和整复技术之间区别的理解,以明确这些技术的异同。

（包士雷　译,肖悦、刘守国　校）

4. 参考文献

[1] Allison, G., Edmonston, S., Kiviniemi, K., et al., 2001. Influence of standardized mobilization on the posteroanterior stiffness of the lumbar spine in asymptomatic subjects. Physiother. Res. Int. 6, 145-156.

[2] Assendelft, W. J., Morton, S. C., Yu, E. I., et al., 2004. Spinal manipulative therapy for low back pain. Cochrane Database Syst. Rev. 1, CD000447.

[3] Baxendale, R. H., Ferrell, W. R., 1981. The effect of knee joint afferent discharge on transmission in flexion reflex pathways in decerebrate cats. J. Physiol. 315, 231-242.

[4] Beselga, C., Neto, F., Alburquerque-Sendin, F., et al., 2016. Immediate effects of hip mobilisation with movement in patients with hip osteoarthritis: a randomized controlled trial. Man. Ther. 22, 80-85.

[5] Bialosky, J., Bishop, M., Price, D., et al., 2009a. The mechanism of manual therapy in the treatment of musculoskeletal pain: a comprehensive model. Man. Ther. 14, 531-538.

[6] Bialosky, J., Bishop, M., Robinson, M., et al., 2009b. Spinal manipulative therapy has an imme-diate effect on thermal pain sensitivity in people with low back pain: a randomized controlled trial. Phys. Ther. 89, 1292-1303.

[7] Bialosky, J., Bishop, M., Robinson, M., et al., 2010. The relationship of the audible pop to hypoalgesia associated with high-velocity, low-amplitude thrust manipulation: a secondary analysis of an experimental study in pain-free participants. J. Manipulative Physiol. Ther. 33, 117-124.

[8] Bishop, M., Beneciuk, J., George, S., 2011. Immediate reduction in temporal sensory summation after thoracic spinal manipulation. Spine J. 11, 440-446.

[9] Boal, R., Gillette, R., 2004. Central neuronal plasticity, low back pain and spinal manipulative therapy. J. Manipulative Physiol. Ther. 27, 314-326.

[10] Bolton, J. E., Wilkinson, R. C., 1998. Responsiveness of pain scales: a comparison of three pain intensity measures in chiropractic patients. J. Manipulative Physiol. Ther. 21, 1-7.

[11] Bove, A. M., Smith, K. J., Bise, C. G., et al., 2018. Exercise, manual therapy, and booster sessions in knee osteoarthritis: cost-effectiveness analysis from a multicenter randomized con-

trolled trial. Phys. Ther. 98（1），16－27.

[12] Brantingham，J. W.，Globe，G.，Pollard，H.，et al.，2009. Manipulative therapy for lower extremity conditions：expansion of literature review. J. Manipulative Physiol. Ther. 32，53－71.

[13] Brennan，P.，Kokjohn，K.，Kaltinger，C.，et al.，1991. Enhanced phagocytic cell respiratory burst induced by spinal manipulation：potential role of substance P. J. Manipulative Physiol. Ther. 14，399－408.

[14] Bronfort，G.，Assendelft，W. J.，Evans，R.，et al.，2001. Efficacy of spinal manipulation for chronic headache：a systematic review. J. Manipulative Physiol. Ther. 24，457－466.

[15] Bronfort，G.，Haas，M.，Evans，R. L.，et al.，2004. Efficacy of spinal manipulation and mobilization for low back pain and neck pain：a systematic review and best evidence synthesis. Spine J. 4（3），335－356.

[16] Cascioli，V.，Corr，P.，Till，T.，2003. An investigation into the production of intra-articular gas bubbles and increase in joint space in the zygapophyseal joints of the cervical spine in asymptomatic subjects after spinal manipulation. J. Manipulative Physiol. Ther. 26，356－364.

[17] Chansirinukor，W.，Lee，M.，Latimer，J.，2001. Contribution of pelvic rotation to lumbar posteroanterior movement. Man. Ther. 6，242－249.

[18] Chansirinukor，W.，Lee，M.，Latimer，J.，2003. Contribution of ribcage movement to thoracolumbar posteroanterior stiffness. J. Manipulative Physiol. Ther. 26，176－183.

[19] Chen，J. F.，Ginn，K. A.，Herbert，R. D.，2009. Passive mobilisation of shoulder region joints plus advice and exercise does not reduce pain and disability more than advice and exercise alone：a randomised trial. Aust. J. Physiother. 55，17－23.

[20] Chiu，T. W.，Wright，A.，1996. To compare the effects of different rates of application of a cervical mobilisation technique on sympathetic outflow to the upper limb in normal subjects. Man. Ther. 1，198－203.

[21] Clark，B.，Gross，D.，Walkoski，S.，et al.，2011. Neurophysiologic effects of spinal manipulation in patients with chronic low back pain. BMC Musculoskelet. Disord. 12，170.

[22] Cleland，J. A.，Childs，J. D.，McRae，M.，et al.，2005. Immediate effects of thoracic manipulation in patients with neck pain：a randomized clinical trial. Man. Ther. 10，127－135.

[23] Cleland，J. A.，Flynn，T.，Childs，J. D.，et al.，2007. The audible pop from thoracic spine thrust manipulation and its relation to short-term outcomes in patients with neck pain. J. Manipulative Physiol. Ther. 15，143－154.

[24] Colloca，C.，Keller，T.，2001. Stiffness and neuromuscular reflex response of the human spine to posteroanterior manipulative thrusts in patients with low back pain. J. Manipulative Physiol. Ther. 24，489－500.

[25] Colloca，C.，Keller，T.，Gunzburg，R.，2003. Neuromechanical characterization of in vivo lumbar spinal manipulation. Part Ⅱ. Neurophysiological response. J. Manipulative Physiol. Ther. 26，579－591.

[26] Colombi，A.，Testa，M.，2019. The effects induced by spinal manipulative therapy on the immune and endocrine systems. Medicina（Kaunas）. 55（8），448.

[27] Cook，C.，Learman，K.，Showalter，C.，et al.，2013. Early use of thrust manipulation versus non-thrust manipulation：a randomized clinical trial. Man. Ther. 18（3），191－198.

[28] Coronado，R.，Gay，C.，Bialosky，J.，et al.，2012. Changes in pain sensitivity following manipulation：a systematic review and meta-analysis. J. Electromyogr. Kinesiol. 22，752－756.

[29] Daligadu，J.，Haavik-Taylor，H.，Yielder，P.，et al.，2013. Alteration in cortical and cerebellar motor processing in subclinical neck pain patients

following spinal manipulation. J. Manipulative Physiol. Ther. 36, 527–537.

[30] Delgado, J., Prado-Robles, E., Rodrigues-de-Souza, D., et al., 2015. Effects of mobilisation with movement on pain and range of motion in patients with unilateral shoulder impingement syndrome: a randomized controlled trial. J. Manipulative Physiol. Ther. 38, 245–252.

[31] Dishman, J., Bulbulian, R., 2000. Spinal reflex attenuation associated with spinal manipulation. Spine 25, 2519–2525.

[32] Dishman, J., Burke, J., 2003. Spinal reflex excitability changes after cervical and lumbar spinal manipulation: a comparative study. Spine J. 3, 204–212.

[33] Dishman, J. D., Ball, K. A., Burke, J., 2002. Central motor excitability changes after spinal manipulation: a transcranial magnetic stimulation study. J. Manipulative Physiol. Ther. 25, 1–9.

[34] Donaldson, M., Petersen, S., Cook, C., Learman, K., 2016. A prescriptively selected nonthrust manipulation versus a therapist-selected nonthrust manipulation for treatment of individuals with low back pain: a randomized clinical trial. J. Orthop. Sports Phys. Ther. 46, 243–250.

[35] Dunning, J., Mourad, F., Zingoni, A., et al., 2017. Cavitation sounds during cervicothoracic spinal manipulation. Int. J. Sports Phys. Ther. 12 (4), 642–654.

[36] Ellingsen, D. M., Leknes, S., Løseth, G., et al., 2016. The neurobiology shaping affective touch: expectation, motivation, and meaning in the multisensory context. Front. Psychol. 6, 1986.

[37] Fanselow, M. S., 1991. The midbrain periaqueductal gray as a coordinator of action in response to fear and anxiety. In: Depaulis, A., Bandler, R. (Eds.), The Midbrain Periaqueductal Gray Matter. Plenum Press, New York, pp. 151–173.

[38] Fernando de Oliveira, R., Eloin Liebano, R., de Cunha Menezes Costa, L., et al., 2013. Immediate effects of region-specific and non-region specific spinal manipulative therapy on patients with chronic low back pain: a randomized controlled trial. Phys. Ther. 93, 748–756.

[39] Ferrell, W. R., Nade, S., Newbold, P. J., 1986. The interrelation of neural discharge, intra-articular pressure, and joint angle in the knee of the dog. J. Physiol. 373, 353–365.

[40] Fields, H. L., Basbaum, A. I., 1999. Central nervous system mechanisms of pain modulation. In: Wall, P. D., Melzack, R. (Eds.), Textbook of Pain, fourth ed. Churchill Livingstone, Edinburgh, pp. 309–329.

[41] Flynn, T., Childs, J., Fritz, J., 2006. The audible pop from high-velocity thrust manipulation and outcome in individuals with low back pain. J. Manipulative Physiol. Ther. 29, 40–45.

[42] Frank, C., Akesan, W., Woo, S. L. Y., et al., 1984. Physiology and therapeutic value of passive joint motion. Clin. Orthop. Relat. Res. 185, 113–125.

[43] Fredin, K., Lorås, H., 2017. Manual therapy, exercise therapy or combined treatment in the management of adult neck pain – a systematic review and meta-analysis. Musculoskelet. Sci. Pract. 62–71.

[44] Freeman, M. A. R., Wyke, B. D., 1967. Articular reflexes at the ankle joint: an electromyographic study of normal and abnormal influences of ankle-joint mechanoreceptors upon reflex activity in the leg muscles. Br. J. Surg. 54, 990–1001.

[45] Ganesh, S., Mohanty, P., Pattnaik, M., et al., 2015. Effectiveness of mobilization therapy and exercise in mechanical neck pain. Physiother. Theory Pract. 31, 99–106.

[46] Gay, C., Robinson, M., George, S., et al., 2014. Immediate changes after manual therapy in resting-state functional connectivity as meas-

ured by functional magnetic resonance imaging in participants with induced low back pain. J. Manipulative Physiol. Ther. 37, 615–627.

[47] George, S., Bishop, M., Bialosky, J., et al., 2006. Immediate effects of spinal manipulation on thermal pain sensitivity: an experimental study. BMC Musculoskelet. Disord. 7, 1–10.

[48] George, S. Z., Zeppieri, G., 2009. Physical therapy utilization of graded exposure for patients with low back pain. J. Orthop Sports Phys. Ther. 39 (7), 496–505.

[49] Giovanelli-Blacker, B., Elvey, R., Thompson, E., 1985. The clinical significance of measured lumbar zygapophyseal intracapsular pressure variation. In: Proceedings of the Manipulative Therapists Association of Australia 4th Biennial Conference, Brisbane, Queensland, pp. 122–139.

[50] Goertz, C., Pohlman, K., Vining, R., et al., 2012. Patientcentered outcomes of high velocity, low amplitude spinal manipulation for low back pain: a systematic review. J. Electromyogr. Kinesiol. 22, 670–691.

[51] Goldby, L. J., Moore, A. P., Doust, J., et al., 2006. A randomized control trial investigating the efficiency of musculoskeletal physiotherapy on chronic back pain disorder. Spine 31, 1083–1093.

[52] Goodsell, M., Lee, M., Latimer, J., 2000. Short-term effects of lumbar posteroanterior mobilization in individuals with low-back pain. J. Manipulative Physiol. Ther. 23, 332–342.

[53] Grigg, P., 1976. Response of joint afferent neurons in cat medial articular nerve to active and passive movements of the knee. Brain Res. 118, 482–485.

[54] Gross, A., Hoving, J. L., Haines, T., et al., 2004. Manipulation and mobilisation for mechanical neck disorders. Cochrane Database Syst. Rev. 1, CD004249.

[55] Gross, A., Langevin, P., Burnie, S., et al., 2015. Manipulation and mobilisation for neck pain contrasted against inactive control or another active treatment. Cochrane Database Syst. Rev. (9), CD004249.

[56] Gross, A., Miller, J., D'Sylva, J., et al., 2010. Manipulation and mobilisation for neck pain. Man. Ther. 15, 315–333.

[57] Gross, D., Thomas, J., Walkowski, S., et al., 2012. Non-thrust manual therapy reduces erector spinae short-latency stretch reflex asymmetries I patients with chronic low back pain. J. Electromyogr. Kinesiol. 22, 663–669.

[58] Haavik-Taylor, H., Murphy, B., 2007. Cervical spine manipulation alters somatosensory integration: a somatosensory evoked potential study. Clin. Neurophysiol. 118, 391–402.

[59] Haavik-Taylor, H., Murphy, B., 2008. Altered central integration of dual somatosensory input after cervical spine manipulation. J. Manipulative Physiol. Ther. 33, 178–188.

[60] Haavik-Taylor, H., Murphy, B., 2009. The effects of spinal manipulation on central integration of dual somatosensory input observed after motor training: a crossover study. J. Manipulative Physiol. Ther. 33, 261–272.

[61] Harms, M. C., Bader, D. L., 1997. Variability of forces applied by experienced therapists during spinal mobilization. Clin. Biomech. (Bristol, Avon) 12, 393–399.

[62] Hassenkamp, A., 2005. Soft tissue injuries. In: Atkinson, K., Coutts, F., Hassenkamp, A. (Eds.), Physiotherapy in Orthopaedics, second ed. Elsevier Churchill Livingstone, London.

[63] Hebron, C., 2014. The biomechanical and analgesic effects of lumbar mobilisations. Doctoral thesis, University of Brighton.

[64] Hefford, C., Haxby-Abbott, J., Arnold, R., et al., 2012. The patient-specific functional scale: validity, reliability, and responsiveness in patients with upper extremity musculoskeletal problems. J. Orthop. Sports Phys. Ther. 42, 56–65.

[65] Heidegger, M., 1962. Being and Time (J. Maquarrie and E. Robinson, Trans.). Blackwell, Oxford.

[66] Heiser, R., O'Brien, V., Schwartz, D., 2013. The use of joint mobilization to improve clinical outcomes in hand therapy: a systematic review of the literature. J. Hand Ther. 26, 297-311.

[67] Hengeveld, E., Banks, K., 2013. Maitland's Vertebral Manipulation, eighth ed. Churchill Livingstone, Edinburgh.

[68] Herd, C. R., Meserve, B. B., 2008. Systematic review of the effectiveness of manipulative therapy in treating lateral epicondylalgia. J. Man. Manip. Ther. 16, 225-237.

[69] Hertling, D., Kessler, R., 2006a. Introduction to manual therapy. In: Hertling, D., Kessler, R. (Eds.), Management of Common Musculoskeletal Disorders: Physical Therapy Principles and Methods. Lippincott, Williams and Wilkins, Philadelphia.

[70] Hertling, D., Kessler, R. M., 2006b. Shoulder and shoulder girdle. In: Hertling, D., Kessler, R. M. (Eds.), Management of Common Musculoskeletal Disorders: Physical Therapy Principles and Methods. Lippincott, Williams and Wilkins, Philadelphia.

[71] Herzog, W., 1999. Electromyographic responses of back and limb muscles associated with spinal manipulative therapy. Spine 24, 146-153.

[72] Hettinga, D. M., Hurley, D. A., Jackson, A., et al., 2008. Assessing the effect of sample size, methodological quality and statistical rigour on outcomes of randomised controlled trials on mobilisation, manipulation and massage for low back pain of at least 6 weeks duration. Physiotherapy 94, 97-104.

[73] Hing, W., Bigelow, R., Bremner, T., 2008. Mulligan's mobilisation with movement: a review of the tenets and prescription of MWMs. N. Z. J. Physiother. 36, 144-164.

[74] Hing, W., Hallam, T., Rivett, D., et al., 2015. The Mulligan Concept of Manual Therapy. Churchill Livingstone, Edinburgh.

[75] Holland, C., Campbell, K., Hunt, K., 2015. Increased treatment duration lead to greater improvements in non-weight bearing dorsiflexion range of motion for asymptomatic individuals immediately following an anteroposterior grade IV mobilisation of the talus. Man. Ther. 20, 598-602.

[76] Hosobuchi, Y., Adams, J., Linchitz, R., 1977. Pain relief by electrical stimulation of the central gray matter in humans and its reversal by naloxone. Science 197, 183-186.

[77] Jarvinen, T., Kaariainen, M., 2007. Muscle injuries: optimising recovery. Best Pract. Res. Clin. Rheumatol. 21, 317-331.

[78] Kalauokalani, D., Cherkin, D., Sherman, K., et al., 2001. Lessons from a trial of acupuncture and massage for low back pain. Spine 26, 1418-1424.

[79] Kawchuk, G. N., Fryer, J., Jaremko, J. L., et al., 2015. Real-time visualization of joint cavitation. PLoS One 10 (4), e0119470. https://doi. org/10. 1371/ journal. pone. 0119470.

[80] Kay, S., Haensel, N., Stiller, K., 2000. The effect of passive mobilisation following fractures involving the distal radius: a randomised study. J. Physiother. 46, 93-101.

[81] Keller, T., Colloca, C., 2000. Mechanical force spinal manipulation increases trunk muscle strength assessed by electromyography: a comparative clinical trial. J. Manipulative Physiol. Ther. 23, 585-595.

[82] Khanmohammadi, M. R., Rostami, M. R. A., Khazaeipour, M. S. Z., et al., 2021. Larger amplitude spinal mobilization is more effective to decrease pain systematically: q clinical trial using pressure pain thresholds in chronic low back pain participants. J. Bodyw. Mov. Ther. 25, 16-23.

[83] Kingston, L., Claydon, L., Tumilty, S., 2014.

The effects of spinal mobilization on the sympathetic nervous system: a systematic review. Man. Ther. 19, 281-287.

[84] Krekoukias, G., Petty, N., Cheek, L., 2009. Comparison of surface electromyographic activity of erector spinae before and after the application of central posteroanterior mobilisation on the lumbar spine. J. Electromyogr. Kinesiol. 19, 39-45.

[85] Krouwel, O., Hebron, C., Willett, E., 2010. An investigation into the potential hypoalgesic effects of different amplitudes of PA mobilisations on the lumbar spine as measured by pressure pain thresholds (PPT). Man. Ther. 15, 7-12.

[86] Kulig, K., Landel, R., Powers, C., 2004. Assessment of lumbar spine kinematics using dynamic MRI: a proposed mechanism of sagittal plane motion induced by manual posterior-to-anterior mobilisation. J. Orthop. Sports Phys. Ther. 34, 57-64.

[87] Langevin, H. M., Bouffard, N. A., Badger, G. J., et al., 2005. Dynamic fibroblast cytoskeletal response to subcutaneous tissue stretch ex vivo and in vivo. Am. J. Physiol. Cell. Physiol. 288 (3), C747 - C756.

[88] Lascurain-Aguirrebena, I., Newham, D., Critchley, D., 2016. Mechanism of action of spinal mobilizations: a systematic review. Spine 41, 159-172.

[89] Leaver, A., Maher, C., Herbert, R., et al., 2010. A randomized controlled trial comparing manipulation with mobilisation for recent onset neck pain. Arch. Phys. Med. Rehabil. 91, 1313-1318.

[90] Lee, M., Steven, G., Crosbie, R., 1996. Towards a theory of lumbar mobilisations - the relationship between applied manual force and movements of the spine. Man. Ther. 2, 67-75.

[91] Lee, R., Evans, J., 1997. An in vivo study of the intervertebral movements produced by posteroanterior mobilization. Clin. Biomech. (Bristol, Avon) 12, 400-408.

[92] Lee, R., Evans, J., 2000. The role of spinal tissues in resisting posteroanterior forces applied to the lumbar spine. J. Manipulative Physiol. Ther. 23, 551-555.

[93] Leong, D. J., Hardin, J. A., Cobelli, N. J., et al., 2011. Mechano-transduction and cartilage integrity. Ann NY Acad. Sci. 1240, 32-37.

[94] Levick, J. R., 1979. An investigation into the validity of subatmospheric pressure recordings from synovial fluid and their dependence on joint angle. J. Physiol. 289, 55-67.

[95] Lima, L. V., Abner, T. S. S., Sluka, K. A., 2017. Does exercise increase or decrease pain? Central mechanisms underlying these two phenomena. J. Physiol. 595 (13), 4141-4150.

[96] Lin, C. W., Moseley, A. M., Haas, M., et al., 2008. Manual therapy in addition to physiotherapy does not improve clinical or economic outcomes after ankle fracture. J. Rehabil. Med. 40, 433-439.

[97] Loudon, J., Reiman, M., Sylvain, J., 2014. The efficacy of manual joint mobilisation/manipulation in treatment of lateral ankle sprains: a systematic review. Br. J. Sports Med. 48, 365-379.

[98] Lovick, T. A., 1991. Interactions between descending pathways from the dorsal and ventrolateral periaqueductal gray matter in the rat. In: Depaulis, A., Bandler, R. (Eds.), The midbrain periaqueductal gray matter. Plenum Press, New York, pp. 101-120.

[99] Lundberg, A., Malmgren, K., Schomburg, E. D., 1978. Role of joint afferents in motor control exemplified by effects on reflex pathways from 1b afferents. J. Physiol. 284, 327-343.

[100] Magarey, M. E., 1985. Selection of passive treatment techniques. Proceedings of the Manipulative Therapists Association of Australia 4th Biennial Conference, Brisbane, pp. 298 - 320.

[101] Magarey, M. E., 1986. Examination and assessment in spinal joint dysfunction. In: Grieve, G. P. (Ed.), Modern Manual Therapy of the Vertebral Column. Churchill Livingstone, Edinburgh, pp. 481-497.

[102] May, A., Rodriguez-Raecke, R., Schulte, A., et al., 2012. Within-session sensitization and between-session habituation: a robust physiological response to repetitive painful heat stimulation. Eur. J. Pain 16, 401-409.

[103] McCarthy, C., Rivett, D., 2019. Thoracic Spine Pain in a Soccer Player: A Combined Movement Theory Approach. Chapter 24 in Clinical Reasoning in Musculoskeletal Practice, second ed. Elsevier, Oxford, UK.

[104] McCarthy, C., Lonnemann, E., Hindle, J., et al., 2020. The physiology of manual therapy. In: A Comprehensive Guide to Sports Physiology and Injury Management E-Book: An Interdisciplinary Approach. Elsevier, Oxford, UK.

[105] McCarthy, C. J., 2010. Combined Movement Theory: Rational Mobilization and Manipulation of the Vertebral Column. Elsevier Science, Oxford UK, ISBN 978-0-443-06857-7.

[106] McCarthy, C. J., 2013. Manual therapy and pain perception. In: Pain a Textbook for Therapists, second ed. Van Grievesen, Elsevier Healthscience, Oxford, UK.

[107] McCarthy, C. J., Bialosky, J., Rivett, D., 2015. Manipulative Therapy. In: Jull, G., Moore, A., Falla, D., et al. (Eds.), Grieve's Modern Musculoskeletal Therapy, fourth ed. Elsevier Healthscience, Oxford, UK.

[108] McCarthy, C. J., Potter, L., Oldham, J. A., 2019. Comparing targeted thrust manipulation with general thrust manipulation in patients with low back pain. A general approach is as effective as a specific one. A randomised controlled trial. BMJ Open Sport Exerc. Med. 5 (1), e000514. https://doi.org/10.1136/bmjsem-2019-000514.

[109] McKenzie, R., 1981. The Lumbar Spine, Mechanical Diagnosis and Therapy. Spinal Publications, New Zealand.

[110] McKenzie, R., 1983. Treat Your Own Neck. Spinal Publications, New Zealand.

[111] McKenzie, R., 1985. Treat Your Own Back. Spinal Publications, New Zealand.

[112] McLean, S., Naish, R., Reed, L., et al., 2002. A pilot study of the manual force levels required to produce manipulation induced hypoalgesia. Clin. Biomech. (Bristol, Avon) 17, 304-308.

[113] McQuade, K. J., Shelley, I., Cvitkovic, J., 1999. Patterns of stiffness during clinical examination of the glenohumeral joint. Clin. Biomech. (Bristol, Avon) 14, 620-627.

[114] Melzack, R., Wall, P. D., 1965. Pain mechanisms: a new theory. Science 150, 971-979.

[115] Meyer, A. L., Amorim, M. A., Schubert, M., Schweinhardt, P., Leboeuf-Yde, C., 2019. Unravelling functional neurology: does spinal manipulation have an effect on the brain? - a systematic literature review. Chiropr. Man. Therap. 2 (27), 60.

[116] Michie, S., van Stralen, M., West, R., 2011. The behavioural change wheel: a new method for characterizing and designing behavior change interventions. Implement. Sci. 6, 42.

[117] Michlovitz, S., Harris, B. A., Watkins, M. P., 2004. Therapy interventions for improving joint range of motion: a systematic review. J. Hand Ther. 17, 118-131.

[118] Millan, M., Leboeuf-Yde, C., Budgell, B., et al., 2012a. The effects of spinal manipulative therapy on experimentally induced pain: a systematic literature review. Chiropr. Man. Therap. 20, 1-22.

[119] Millan, M., Leboeuf-Yde, C., Budgell, B., et al., 2012b. The effects of spinal manipulative therapy on spinal range of movement: a sys-

tematic literature review. Chiropr. Man. Therap. 20, 1－18.

[120] Millar, J., 1973. Joint afferent fibres responding to muscle stretch, vibration and contraction. Brain Res. 63, 380－383.

[121] Molina-Ortega, F., Lomas-Vega, R., Hita-Contreras, F., et al., 2014. Immediate effects of spinal manipulation on nitric oxide, substance P and pain perception. Man. Ther. 19, 411－417.

[122] Mourad, F., Dunning, J., Zingoni, A., et al., 2019. Unilateral and Multiple Cavitation Sounds During Lumbosacral Spinal Manipulation. J. Manipulative Physiol. Ther. 42 (1), 12－22.

[123] Nade, J. S., Newbold, P. J., 1983. Factors determining the level and changes in intra-articular pressure in the knee joint of the dog. J. Physiol. 338, 21－36.

[124] Nijs, J., Van Houdenhove, B., 2009. From acute musculoskeletal pain to chronic widespread pain and fibromyalgia: application of pain neurophysiology in manual therapy practice. Man. Ther. 14, 3－12.

[125] Nisha, K., Megha, N., Paresh, P., 2014. Efficacy of weight bearing distal tibiofibular joint mobilisation with movement (MWM) in improving pain, dorsiflexion range and function in patients with postacute lateral ankle sprain. Int. J. Physiother. 2, 542－548.

[126] Noten, S., Meeus, M., Stassijns, G., et al., 2016. Efficacy of different types of mobilization techniques in patients with primary adhesive capsulitis of the shoulder: a systematic review. Arch. Phys. Med. Rehabil. 97, 815－825.

[127] Noyes, F. R., DeLucas, J. L., Torvik, P. J., 1974. Biomechanics of anterior cruciate ligament failure: an analysis of strain-rate sensitivity and mechanisms of failure in primates. J. Bone Joint Surg. Am. 56A, 236－253.

[128] Palmlöf, L., Holm, L. W., Alfredsson, L., Skillgate, E., 2016. Expectations of recovery: a prognostic factor in patients with neck pain undergoing manual therapy treatment. Eur. J. Pain 20 (9), 1384－1391.

[129] Panjabi, M. M., White, A. A., 2001. Biomechanics in the Musculoskeletal System. Churchill Livingstone, New York.

[130] Parravicini, G., Bergna, A., 2017. Biological effects of direct and indirect manipulation of the fascial system. Narrative review. J. Bodyw Mov. Ther. 21 (2), 435－445.

[131] Pecos-Martín, D., de Melo Aroeira, A. E., Verás Silva, R. L., et al., 2017. Immediate effects of thoracic spinal mobilisation on erector spinae muscle activity and pain in patients with thoracic spine pain: a preliminary randomised controlled trial. Physiotherapy 103 (1), 90－97.

[132] Pentelka, L., Hebron, C., Shapleski, R., et al., 2012. The effect of increasing sets (within one treatment session) and different set durations (between treatment sessions) of lumbar spine posteroanterior mobilisations on pressure pain thresholds. Man. Ther. 17, 526－530.

[133] Pfluegler, G., Kasper, J., Luedtke, K., 2020. The immediate effects of passive joint mobilisation on local muscle function. A systematic review of the literature. Musculoskelet. Sci. Pract. 45, 102－106.

[134] Pickar, J. G., Bolton, P., 2012. Spinal manipulative therapy and somatosensory activation. J. Electromyogr. Kinesiol. 22, 785－794.

[135] Powers, C., Kulig, K., Harrison, J., et al., 2003. Segmental mobility of the lumbar spine during a posterior to anterior mobilization: assessment using dynamic MRI. Clin. Biomech. 18, 80－83.

[136] Reynolds, D., 1969. Surgery in the rat during electrical analgesia induced by focal brain stimulation. Science 164, 444－445.

[137] Runhaar, J., Luijsterburg, P., Dekker, J., et al., 2015. Identifying potential mechanisms behind the positive effects of exercise therapy on pain and function in osteoarthritis: a systematic review. Osteoarthritis Cartilage 23, 1071-1082.

[138] Ryder, D., Barnard, K., 2024. Petty's Musculoskeletal Examination and Assessment: A Handbook for Therapists, sixth ed. Elsevier, Oxford.

[139] Salom-Moreno, R., Ortega-Santiago, R., Cleland, J., et al., 2014. Immediate changes in neck pain intensity and widespread pressure pain sensitivity in patients with bilateral chronic mechanical neck pain: a randomized controlled trial of thoracic thrust manipulation vs non-thrust mobilization. J. Manipulative Physiol. Ther. 37, 312-319.

[140] Sarigiovannis, P., Hollins, B., 2005. Effectiveness of manual therapy in the treatment of non-specific neck pain: a review. Phys. Ther. Rev. 10, 35-50.

[141] Schuch, F., Vancampfort, D., Richards, J., et al., 2016. Exercise as a treatment for depression: a meta-analysis adjusting for publication bias. J. Psychiatr. Res. 77, 42-51.

[142] Setchell, J., Abaraogu, U., 2018. A critical perspective on stigma in physiotherapy: the example of weight stigma. In: Manipulating Practices: A Critical Physiotherapy Reader. Cappelen Damm, Norway.

[143] Sillevis, R., Cleland, J., 2011. Immediate effects of the audible pop from a thoracic spine thrust manipulation on the autonomic nervous system and pain: a secondary analysis of a randomized controlled trial. J. Manipulative Physiol. Ther. 34, 37-45.

[144] Snodgrass, S., Rivett, D., Robertson, V., et al., 2009. Cervical spine mobilisation forces applied by physiotherapy students. Physiotherapy 96, 120-129.

[145] Soames, R., 2003. Joint Motion: Clinical Measurement and Evaluation. Churchill Livingstone, Edinburgh.

[146] Sterling, M., Jull, G., Wright, A., 2001. Cervical mobilisation: concurrent effects on pain, sympathetic nervous system activity and motor activity. Man. Ther. 6, 72-81.

[147] Sutlive, T. G., Mabry, L. M., Easterling, E. J., et al., 2009. Comparison of short-term response to two spinal manipulation techniques for patients with low back pain in a military beneficiary population. Mil. Med. 174 (7), 750-756.

[148] Tang, N., Sanborn, A., 2014. Better quality sleep promotes daytime physical activity in patients with chronic pain? A multilevel analysis of the within-person relationship. PLoS One 9, e92158.

[149] Taunton, J., Robertson Lloyd-Smith, D., Fricker, P., 1998. The ankle. In: Harries, M., Williams, C., Stanish, W. (Eds.), Oxford Textbook of Sports Medicine, second ed. Oxford University Press, Oxford.

[150] Taylor, M., Suvinen, T., Reade, P., 1994. The effect of grade Ⅳ distraction mobilisation on patients with temporomandibular pain-dysfunction disorder. Physiother. Theory Pract. 10, 129-136.

[151] Teodorczyk-Injeyan, J., Injeyan, S., Ruegg, R., 2006. Spinal manipulative therapy reduces inflammatory cytokines but not substance P production in normal subjects. J. Manipulative Physiol. Ther. 29, 14-21.

[152] Teys, P., Bisset, L., Vicenzino, B., 2008. The initial effects of a Mulligan's mobilisation with movement technique on range of movement and pressure pain threshold in pain-limited shoulders. Man. Ther. 13, 37-42.

[153] Threlkeld, A. J., 1992. The effects of manual therapy on connective tissue. Phys. Ther. 72, 893-902.

[154] UK BEAM Trial, 2004. United Kingdom Back Pain Exercise and Manipulation (UK BEAM) randomised trial: effectiveness of physical treatments for back pain in primary care. Br. Med. J. https://doi.org/10.1136/bmj.38282.669225.AE.

[155] Unsworth, A., Dowson, D., Wright, V., 1971. Cracking joints: a bioengineering study of cavitation in the metacarpophalangeal joint. Ann. Rheum. Dis. 30, 348−358.

[156] van der Wees, P. J., Lenssen, A. F., Hendriks, E. J. M., et al., 2006. Effectiveness of exercise therapy and manual mobilisation in acute ankle sprain and functional instability: a systematic review. Aust. J. Physiother. 52, 27−37.

[157] van Griensven, H., 2005. Pain in practice: theory and treatment strategies for manual therapists. Butterworth Heinemann, Elsevier, London.

[158] Vermeulen, H., Rozing, P. M., Obermann, W. R., et al., 2006. Comparison of high-grade and low-grade mobilization techniques in the management of adhesive capsulitis of the shoulder: randomized controlled trial. Phys. Ther. 86, 355−368.

[159] Vicenzino, B., 1995. An investigation of the effects of spinal manual therapy on forequater pressure and thermal pain thresholds and sympathetic nervous system activity in asymptomatic subjects: a preliminary report. In: Shacklock, M. O. (Ed.), Moving in on pain. Butterworth-Heinemann, Australia, pp. 185−193.

[160] Vicenzino, B., Collins, D., Benson, H., et al., 1998. An investigation of the interrelationship between manipulative therapy-induced hypoalgesia and sympathyoexcitation. J. Manipulative Physiol. Ther. 21, 448−453.

[161] Vicenzino, B., Collins, D., Wright, A., 1996. The initial effects of a cervical spine manipulative physiotherapy treatment on the pain and dysfunction of lateral epicondylalgia. Pain 68, 69−74.

[162] Vicenzino, B., McLean, S., Naish, R., 2001. Preliminary evidence of a force threshold required to produce manipulation inducted hypoalgesia. In: Procceedings of the 12th Biennial Conference Musculoskeletal Physiotherapy Australia, November.

[163] Voogt, L., de Vries, J., Meeus, M., et al., 2015. Analgesic effects of manual therapy in patients with musculoskeletal pain: a systematic review. Man. Ther. 20, 250−256.

[164] Wertli, M., Rasmussen-Barr, E., Held, U., 2014. Fear-avoidance beliefs – a moderator of treatment efficacy in patients with low back pain: a systematic review. Spine J. 14, 2658−2678.

[165] Willett, E., Hebron, C., Krouwel, O., 2010. The initial effects of different rates of lumbar mobilisations on pressure pain thresholds in asymptomatic subjects. Man. Ther. 15, 173−178.

[166] Willett, M., Duda, J., Fenton, S., et al., 2019. Effectiveness of behaviour change techniques in physiotherapy interventions to promote physical activity adherence in lower limb osteoarthritis patients: a systematic review. PLoS One 14 (7), e0219482. https://doi.org/10.1371/journal.pone.0219482.

[167] Wright, A., 1995. Hypoalgesia post-manipulative therapy: a review of a potential neurophysiological mechanism. Man. Ther. 1, 11−16.

[168] Wyke, B. D., Polacek, P., 1975. Articular neurology: the present position. J. Joint Bone Surg. 57B, 401.

[169] Young, J. L., Walker, D., Snyder, S., et al., 2014. Thoracic manipulation versus mobilization in patients with mechanical neck pain: a systematic review. J. Man. Manip. Ther. 22, 141−153.

[170] Zusman, M., 1986. Spinal manipulative therapy: review of some proposed mechanisms, and a new hypothesis. Am. J. Physiother. 32, 89−99.

肌肉和肌腱的功能和失能

Paul Comfort 和 Lee Herrington

神经-肌肉-骨骼系统是否产生有效的运动,取决于神经、肌肉、肌腱和关节等各个组成部分的最佳功能(图4-1)。以膝关节为例,这种相互关系被描述为"一种复杂的系统性感觉-运动协同作用,包括韧带、拮抗肌组对(屈肌和伸肌)、骨骼和韧带、关节囊和相关肌肉中的机械感受器"(Solomonow 等,1987)。这种描述同样适用于整个神经-肌肉-骨骼系统。因此,虽然本章关注的是肌肉的功能,但必须强调的是,肌肉的功能并不是独立的,而是与关节和神经高度相互依存的,后者决定了肌肉的激活水平和速率。

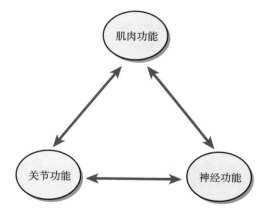

图4-1　肌肉,关节和神经功能在正常运动中的相互依赖性

(引自 Panjabi 1992。已获授权)

注:正常神经-肌肉-骨骼系统功能依赖正常肌肉、关节和神经功能

1. 骨骼肌功能

本文将从以下几方面来讨论肌肉功能：

- 肌肉的解剖学、生物力学和生理学。
- 肌肉的神经支配。
- 肌肉动作。
- 肌肉力量、爆发力、耐力、运动控制和肌肉长度。
- 肌肉的简单分类。

1.1　肌肉的解剖学、生物力学和生理学

肌肉约占人体总重量的 40%，这取决于个体的肌肉发育水平。肌肉（包括肌肉及其肌腱）可大致分为收缩组织和非收缩组织。

1.1.1　肌肉的收缩组织

肌肉的最小单位是肌原纤维，由细肌动蛋白和粗肌球蛋白丝组成，在显微镜下呈条纹状（图 4-2）。肌球蛋白丝产生暗 A 带，肌动蛋白丝产生亮 I 带。此外，弹性肌节蛋白丝位于肌球蛋白丝之间。肌节蛋白丝的作用就像一个弹

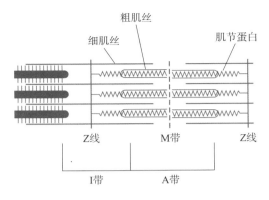

图 4-2　肌节
（引自 Herzog,1999。已获授权）
注：肌节是肌肉的基本收缩单位，由细的肌动蛋白丝和粗的肌球蛋白丝组成

簧，当肌节延长时，张力增加，使肌节在张力消除时恢复到其静止长度。这也被认为是在出现不对称拉力时保持肌球蛋白在肌节中心的原因（Horowits 等,1989）。Z 线是肌节的分界线，是肌肉的基本收缩单位。

单个肌纤维（或细胞）被一层称为肌膜的膜和一层称为肌内膜的结缔组织鞘所覆盖（图 4-3）。

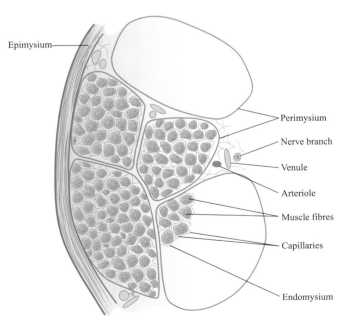

Fig. 4.3　Schematic illustration of the cross-sectional structure of muscle.
(From McComas, 1996, with permission.)
注：因第三方版权限制，图 4-3(Figure 4.3)仅保留英文使用。

单个的肌纤维被称为肌束膜的结缔组织鞘收集成束(或肌束)。大量的肌束构成了肌肉,并被称为肌外膜的结缔组织鞘和筋膜外层所包围。与位于肌纺锤体内的肌内纤维(稍后在神经支配部分讨论)相比,这些肌纤维被称为肌外纤维。

1.1.2　肌肉的非收缩组织

非收缩组织包括肌肉和肌腱内的结缔组织层。结缔组织是在肌肉和肌腱中层层形成的,由胶原纤维和一些弹性蛋白纤维组成。弹性蛋白纤维能使肌肉在缩短和拉长后恢复形状。结缔组织约占肌肉质量的 30%,对正常的肌肉功能至关重要。

结缔组织在每根肌纤维(肌内膜)、肌纤维束(肌束)和整个肌肉(肌外膜)周围形成鞘,如图 4-3 所示。结缔组织与神经和血管一起构成了肌腹的非收缩成分。结缔组织的外层可以识别特定的肌肉(例如大腿的半腱肌),并允许肌肉在邻近组织上滑动(例如股二头肌和坐骨神经上的半腱肌运动)。肌束周围的肌束膜为血管和神经提供了通道。肌内膜、肌周膜和肌外膜连接形成肌腱或腱膜,将肌肉与骨骼相连。

结缔组织也是筋膜的主要成分,筋膜分为浅筋膜和深筋膜。浅筋膜位于皮肤下方,允许皮肤运动;手掌跖侧较厚,手足背侧较薄。深筋膜起支持带、肌间隔膜、肌间腱膜和肌肉附着物的作用。在胸腔和腹腔中,深筋膜覆盖并支撑着内脏(如胸膜、心包和腹膜)。腕部和足部的屈肌和伸肌支持带都是深筋膜,呈横向增厚排列,以保留其深层的肌腱。肌间隔膜在肌群之间穿过,并附着在骨骼上。肌肉可以从肌间隔膜上附着,因此肌间隔膜更适合命名为肌间腱膜(如直肠鞘)。深筋膜可以是肌肉与骨以及肌肉与肌肉之间的连接点。例如,阔筋膜张肌和臀大肌连接髂胫束(筋膜),然后髂胫束向下延伸并连接胫骨。小腿的深筋膜连接腓骨长肌和股二头肌,上臂的深筋膜连接胸小肌和肱二头肌短头。

1.1.3　肌腱连接

肌腱连接是肌肉和肌腱之间的交界处。接触区域的特征是肌细胞形成手指状突起,肌腱的胶原纤维插入其中(图 4-4)。这种排列增加了接触区域的表面积,从而减少了施加在组织上的张力(Kvist 等,1991)。有趣的是,这反映在 I 型和 II 型肌纤维表面积的差异上。II 型纤

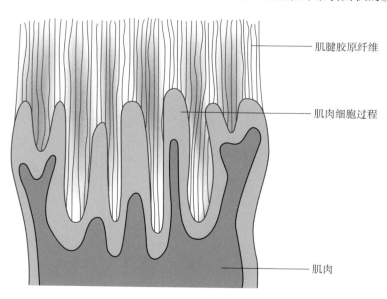

肌腱胶原纤维

肌肉细胞过程

肌肉

图 4-4　肌腱连接处示意图
(引自 Jozsa 和 Kannus。已获授权)

维的面积比 I 型纤维更大,参与更有力的自主运动,I 型纤维产生的力量较小,主要参与姿势控制(Kvist 等,1991)和长时间的低强度有氧运动。尽管如此,该区域是肌腱-肌肉单元最薄弱的部分,容易受到拉伤(Garrett,1990;Tidball,1991)。

1.1.4 骨腱连接

这是肌腱与骨骼连接的地方。肌腱通常直接附着在骨上,在那里有一个明显的附着区域,肌腱和骨的界限清晰;例如冈上肌,它附着在肱骨大结节的上关节面,内侧副韧带附着于股骨内侧髁(Woo 等,1988)。直接附着的肌腱具有与骨膜混合的浅表层和通过纤维软骨薄层直接插入骨的较大深层(Woo 等,1988)。有时肌腱间接附着,因此有附着区域较为渐进且不明显;在这种情况下,浅层是主要的附着层,通过锐纤维与骨膜和骨融合,而深层直接附着在骨上(Woo 等,1988)。

1.1.5 肌腱

肌腱的作用是将高张力从肌肉传递到骨骼。肌腱由大约 70% 的纵向排列的胶原组织和一些弹性蛋白组织组成(Hess 等,1989),并且相对不可拉伸,能够承受较大的拉力(Jozsa 和 Kannus,1997)。肌腱的血液供应稀少,这种无血管的特性降低了适应的速度,增加了康复的时间尺度。

肌腱有时含有籽骨,可增加肌肉的机械优势,减少相邻组织之间的摩擦。籽骨被透明软骨覆盖。例如尺侧腕屈肌腱内的梨状骨和股四头肌肌腱内的髌骨。籽骨的存在和形状因个体而异(McBryde 和 Anderson,1988)。

在肌肉运动时,肌腱在邻近组织上运动;滑囊和鞘可以将这种运动的摩擦阻力降到最低,滑囊和鞘可以分为纤维鞘、滑膜鞘和副腱鞘。

- 滑囊可位于肌腱附近,以帮助肌腱在邻近组织上的滑动运动。
- 纤维鞘可环绕肌腱,如脚踝周围的肌腱。骨槽和骨缺口包含一层纤维软骨,肌腱表面由支持带固定。
- 滑膜鞘可环绕肌腱,在这种情况下,肌腱与邻近组织之间的运动便利性至关重要,例如手部和足部的肌腱。滑膜鞘由外纤维鞘和内滑膜鞘组成。滑液薄膜富含透明质酸,填充在滑膜鞘之间的空间,起到润滑作用,减少摩擦阻力(Jozsa 和 Kannus,1997)。
- 腱旁鞘(或腱周膜)可环绕肌腱(如跟腱)。腱旁组织由胶原纤维、弹性纤维和滑膜细胞组成,起到弹性套筒的作用,促进肌腱及其周围组织之间的运动(Hess 等,1989;Jozsa & Kannus,1997)。腱鞘和腱旁组织有时被称为腱包膜。

肌腱组织具有可塑性,其组成和结构会根据对其施加的的物理要求而改变(Pearson & Hussain,2014)。例如,通过锻炼,肌腱厚度和抗拉强度会增加(Brumitt 和 Cuddeford,2015)。肌腱生长的刺激因素是施加的张力,因此与肌肉的力量相关(Muraoka 等,2005)。

肌腱具有黏弹性;肌腱的负荷-位移曲线如图 4-5 所示。趾部凹陷反映了图 4-6 所示的波浪状胶原纤维的拉直(Hirsch,1974)。在这一区域拉长肌腱所需的力量很小。该区域是肌腱吸收冲击能力的主要区域(Wood 等,1988)。随着持续拉长,波形变直,肌腱表现得像一根坚硬的弹簧;这发生在拉长约 3% 之后(Herzog & Gal,2007)。随着力的增加,肌腱的刚度增加,产生曲线的线性部分;这种情况发生在拉长约 4% 时(Wainwright 等,1982)。趾区和线状区域都是暂时的,力一旦消失,肌腱将恢复到其静止长度。在正常的日常活动中,肌腱的拉力被认为位于趾区和线状区域,并且被认为小于 4% 的应变(Fung,1993)。如果力持续增加超过这个范围,则会在曲线的屈服区域发生永久变形。破坏发生过程中肌腱的最大延伸率为 8% ~ 15%(Fung,1993)。在屈服区,相对较小的力的增加会产生相对较大的位移增加。肌腱的刚度在整个长度上并不相同(Kolz 等,2015)。肌腱在其长度的中间部分最硬,在其止点处硬度最

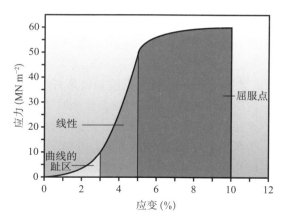

图 4-5　肌腱的负荷-位移（应力-应变）曲线
（引自 Herzog 和 Gal，2007。已获授权）

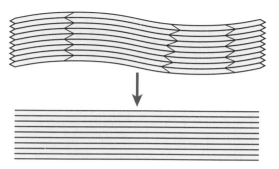

图 4-6　松弛状态下的波浪形肌腱在拉伸时变直
（引自 Jozsa 和 Kannus 出版社，1997。已获授权）

低，因此当肌腱被拉长时，止点处的位移最大（Woo 等，1988，Kolz 等，2015）。

肌腱血供。 肌腱的血液供应来自骨腱交界处的骨和骨膜内的血管。在肌腱交界处，肌腱从肌肉内的血管以及副腱鞘、中腱鞘和滑膜鞘内的周围血管获得血液供应。骨腱连接处的血液供应稀少，仅限于肌腱与骨的连接处（Jozsa 和 Kannus，1997）。

1.1.6　肌肉-肌腱单元的生物力学

　　将肌肉-肌腱单元作为一个整体来考虑生物力学行为是有用的。肌肉-肌腱单元相对于拉伸载荷的强度可通过力-位移曲线描述（图 4-7）；该曲线取自兔子的整个胫骨前肌-肌腱单元（Taylor 等，1990）。力与拉伸或变形的关系如图所示。曲线的斜率是弹性模量，单位为 Pa 或 N/m^2，是肌肉-肌腱单元"刚度"的量度（Pan-

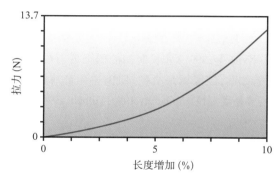

图 4-7　肌肉-肌腱单元的力-位移曲线
（引自 Taylor 等，1990。已获授权）

jabi & White，2001）。最初只需要很小的力就可以使肌肉-肌腱单元变形，这个区域被称为"趾"区域（Threlkeld，1992）或"中立区"（Panjabi 和 White，2001）。然后，刚度增加，因此需要更大的力量来使肌肉-肌腱单元变形，这个区域被称为弹性区。弹性区域内的力不会导致长度发生永久性变化，一旦力被释放，肌肉-肌腱单元就会恢复到负荷前的大小（Panjabi 和 White，2001）。中性区和弹性区属于肌肉-肌腱单元在日常活动中受力和变形的正常生理范围（Nordin 和 Frankel，1989）。表 4-1 将肌肉和肌腱的应力-应变特性与骨、软骨、韧带和神经的应力-应变特性进行对比。肌肉的抵抗拉长的能力随着年龄的增长而减弱（Panjabi 和 White，2001），这可能是活动量减少的结果，因此产生的力也会减少。

表 4-1	肌肉和肌腱与骨、软骨、韧带和神经的拉伸性能比较	
组织	破坏应力（MPa）	破坏应变（%）
肌肉（被动）	0.17	60
肌腱	55	9~10
皮质骨	100~200	1~3
松质骨	10	5~7
软骨	10~15	80~120
韧带	10~40	30~45
神经根	15	19

Panjabi 和 White，2001

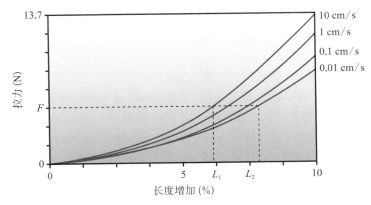

图 4-8　肌肉-肌腱单元和负荷速率
（引自 Taylor 等，1990。已获授权）

注：当拉力加载得快时，肌肉-肌腱单元会更硬，在断裂之前比加载得慢时承受更大的力。例如，一个给定的力，如果以 10 cm/s 的速度施加力，将产生 L_1 的位移，但如果施加力更慢，以 0.01 cm/s 的速度施加力，将产生更大的 L_2 位移。这些数据来自新西兰大白兔的胫骨前肌-肌腱单元

　　肌肉-肌腱单元会随着负荷而拉长；这取决于负荷的速率。胫骨前肌肌腱单元加载速度快时，会比加载速度慢时更硬，变形更小（图 4-8）。这与施加治疗力有关，因为较慢的速度将导致更少的阻力和更多的运动延伸。另一个影响是，加载速度越快，肌肉-肌腱单元的失效点越高。换句话说，当以更快的速度施加力时，肌肉-肌腱单元会更强，更不容易破裂。

　　肌肉-肌腱单元表现出滞后现象，即加载和卸载过程中的能量损失（图 4-9）（Taylor 等，1990）。卸载曲线低于加载曲线，反映了加载时的能量消耗大于卸载时的能量恢复。肌腹的硬度低于肌腱，因此当肌肉被动拉长时，大部分长度变化发生在肌腹，肌腱受到的影响很小（Jami，1992）。拉伸的主要结果是延长/拉长肌肉以增加关节的活动范围，而不是拉长肌腱。

　　在不同的跳跃任务中可以观察到肌肉和肌腱贡献的差异。例如，如果我们比较落地跳跃和深度跳跃，就会发现明显的差异。

- 落地跳跃是一项快速拉伸缩短周期（stretch shortening cycle，SSC）任务，其特点是较短的地面接触时间（<250 ms），需要有限的髋关节、膝关节和踝关节在地面接触时的角位移。这种"僵硬"策略导致肌肉的拉长和缩

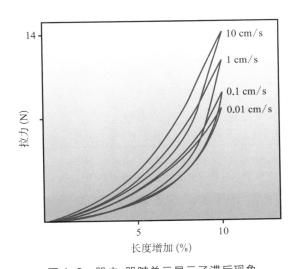

图 4-9　肌肉-肌腱单元显示了滞后现象
（引自 Taylor 等，1990。已获授权）

注：该图来自新西兰大白兔胫骨前肌-肌腱单元。加载速率分别为 0.01 cm/s、0.10 cm/s、1 cm/s 和 10 cm/s

短幅度极小，但跟腱和腓肠肌肌腱的拉长幅度却很大。因此，肌腱对跳跃推进阶段的贡献比肌肉更大，而且通过滞后损失的能量即使有也微乎其微。

- 深度跳跃是一项缓慢的 SSC 任务，其特点是与地面接触时间较长（通常为 500 ms），髋关节、膝关节和踝关节的角位移较大，导致相关肌肉组织的明显拉长和缩短，增加了肌肉的贡献，减少了肌腱的贡献。

1.1.7　肌纤维的种类

肌纤维可按不同方式分类（表 4-2）。最初，根据缩短速度来描述肌纤维，并通过染色肌红蛋白浓度来识别（肌红蛋白与氧结合），将肌分为慢肌（Ⅰ型）和快肌（Ⅱ型）。前者由于肌红蛋白浓度高而呈红色，有利于有氧能量代谢，后者由于肌红蛋白浓度低而呈白色，有利于无氧能量代谢（Pette 和 Staron, 1990）。快肌纤维（Ⅱ型）比慢肌纤维（Ⅰ型）收缩更快，产生更大的力，但更容易疲劳（表 4-3）。

另一种分类系统确定了Ⅰ型和Ⅱ型肌纤维肌动蛋白三磷酸腺苷（ATP），它们有不同的收缩特性（Pette 和 Staron, 1990）。当该分类与肌红蛋白分类相结合时，形成了基于代谢酶的分类（表 4-2）。这种分类包括三种类型的肌纤维：慢收缩氧化（SO, slow-twitch oxidative）、快收缩氧化（FOG, fast-twitch oxidative）和快收缩糖酵解（FG, fast-twitch glycolytic）（Pette 和 Staron, 1990；McComas, 1996）。介于慢收缩（Ⅰ型）和快收缩（Ⅱb 型）之间的纤维被称为中间纤维（Ⅱa 型）（Pette 等, 1999），但会根据活动的性质（通常是力量产生的大小和速

表 4-2　肌纤维分类

肌球蛋白 ATP 酶	肌球蛋白 ATP 酶水解率	肌球蛋白重链（MHC）	代谢酶的生化鉴定
Ⅰ	Ⅰ Ⅰ C Ⅱ C Ⅱ AC	MHC Ⅰ MHC Ⅰ 和 MHC Ⅱ a MHC Ⅰ 和 MHC Ⅱ a MHC Ⅰ 和 MHC Ⅱ a	慢收缩氧化
Ⅱ A	Ⅱ A Ⅱ AB	MHC Ⅱ a MHC Ⅱ a 和 MHC Ⅱ b	快速收缩氧化[a]?
Ⅱ B	Ⅱ B	MHC Ⅱ b	快速收缩糖酵解[a]?

[a]快速收缩氧化和快速收缩糖酵解旁边的问号表明Ⅱ A 和Ⅱ B 型肌纤维并不总是依赖于有氧/氧化和无氧/糖酵解代谢（McComas 1996）。Staron（1997）和 Scott 等（2001）

表 4-3　骨骼肌和运动神经元的特征

特征	Ⅰ 型	Ⅱ a 型	Ⅱ b 型
肌纤维类型	慢氧化型（SO）	快速氧化分解（FOG）	快速糖酵解（FG）
运动单位类型	慢速	快速抗疲劳性	快速易疲劳
运动单位大小	小	中等	大
运动神经元的传导率	慢速	快速	快速
单次收缩张力	低	适中	高
收缩速度	慢速	快速	快速
抗疲劳	高	高	低
线粒体酶活性	高	中等	低
肌红蛋白浓度	高	中等	低
毛细血管密度	高	中等	低

Newham 和 Ainscough-Potts（2001）

度),在活动中逐渐适应,变得更像 FG 或 SO 纤维。表 4-3 总结了这些类型的肌纤维的特性。

虽然将肌纤维分为 Ⅰ 型、Ⅱa 型和 Ⅱb 型三种很方便,但实际上这三型更像是快肌纤维和慢肌纤维之间的连续体。第三种快肌纤维已被称为 ⅡX(Pette 等,1999)。长时间有氧运动主要募集 SO 纤维,而接近最大努力(如力量/力量训练/短跑)主要募集 FG 纤维,从而导致这些特定纤维的适应。相比之下,常规的有氧或无氧训练可以导致 FOG 纤维的适应性改变,使其分别与 SO 或 FG 纤维相似。

对于任何一个运动单位,肌纤维类型的特征都反映在运动神经支配上(方框 4-1)。所有受同一运动神经元支配的肌纤维都属于同一类型。也就是说,支配快肌纤维的运动神经元的传导速率比支配慢肌纤维的运动神经元的传导速率快。运动神经元决定肌纤维的特性,并被称为相性或强直性运动神经元。大的、相位性的高阈值运动神经元放电频率为 30~60 Hz,而小的、紧张性的低阈值运动神经元放电频率为 10~20 Hz。神经对肌纤维类型的影响是如此之大,以至于如果通过实验调换快慢肌纤维的运动神经元,肌纤维类型也会随之改变(Lomo 等,1980)。

较小的运动单位往往由慢肌纤维组成,较大的运动单位由快肌纤维组成。慢收缩运动单位的运动神经元支配 12~180 个肌纤维,而快收缩运动单位的运动神经元支配 300~800 个肌纤维。由运动神经元提供的慢收缩肌纤维数量越少,就越可以更好地控制肌肉动作。任何一块肌肉都包含大小运动单位,它们既能对肌肉动作进行精细控制,也能提高肌肉动作的速度和力量,这一事实证明了肌肉功能的多样性,将单块肌肉定义为特定的 FG 或 SO 收缩是一种过度简化,因为单块肌肉将适应施加在它们身上的环境训练压力。

<table>
<tr><td colspan="2">方框 4-1　运动神经元与肌纤维类型的特征</td></tr>
<tr><td>神经</td><td>神经</td></tr>
<tr><td>大运动神经元</td><td>小运动神经元</td></tr>
<tr><td>相位性</td><td>张力性</td></tr>
<tr><td>高阈值</td><td>低阈值</td></tr>
<tr><td>高频</td><td>低频</td></tr>
<tr><td>肌纤维</td><td>肌纤维</td></tr>
<tr><td>快速收缩的</td><td>慢速收缩的</td></tr>
<tr><td>Ⅰa 型 快速氧化糖酵解型
Ⅱb 型 快速糖酵解型</td><td>Ⅰ型 慢缩氧化型</td></tr>
<tr><td>大型运动单元供应 300~800 个肌纤维</td><td>小型运动单元提供 12~180 个肌纤维</td></tr>
</table>

Newham 和 Ainscough-potts(2001)

1.2　肌肉的神经支配

肌肉-肌腱单位的感觉神经末梢包括肌梭、高尔基肌腱器和游离神经末梢。大直径有髓鞘的 Ⅰa 和 Ⅱ 型纤维支配肌梭,稍小的有髓鞘的 Ⅱb 纤维支配高尔基肌腱器,细的有髓鞘的 Aδ(或Ⅲ型)纤维和无髓鞘的 C(或Ⅳ型)纤维支配游离神经末梢。

1.2.1　肌梭

肌梭是监测肌肉长度(或张力)和长度变化率的拉伸感受器。长度变化率越大或长度变化幅度越大,通过拉伸反射产生的刺激就越大。

肌梭位于肌腹内,平行于肌外纤维,靠近肌腱连接处(Boyd,1976)。肌梭由肌内纤维组成,以区别于肌肉的其他部分,而肌肉的其他部分则由位于具有收缩末端的囊内的非收缩中心部分组成。当肌肉以恒定速度逐渐拉伸时,初级末端最初会有一阵活动,活动速率取决于拉伸的速度;速度的增加导致活动速率的增加(Hunt,1990)。因此,在拉伸过程中保持较低的拉伸速度,同时逐渐增加运动范围,会降低对肌梭的刺激,从而减少肌肉激活,导致运动范围增大,这是因为肌梭对拉伸产生的反射阻力减少了。如果被拉长的肌肉保持在新的长度,放电速率就会降低,肌肉的感知张力也会降低。当被拉长的肌肉保持在新的长度时,肌梭内的纤

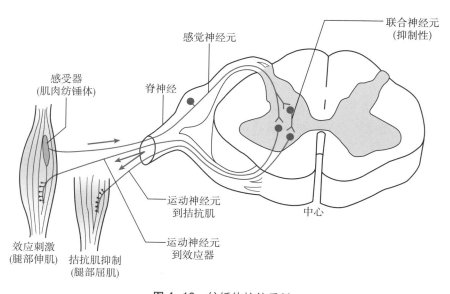

图4-10　纺锤体拉伸反射
（引自Crow & Haas出版社，2001。已获授权）
注：肌纺锤体的兴奋引起纺锤体所在肌肉的反射性收缩和拮抗肌的抑制

维表现出蠕变（即延长）（Boyd，1976）。次级Ⅱ型纤维的放电率随着位置的保持而增加，因此似乎可以作为位置探测器（Hunt，1990）。由于肌内纤维与肌外纤维平行，肌梭中感觉纤维的放电在肌肉变短时减少或停止，而在肌肉变长时增加（Hunt，1990）。

肌梭的刺激引起α运动神经元的兴奋，导致肌梭所在的肌外纤维收缩和拮抗肌抑制。这种现象被称为拉伸反射（图4-10）。肌梭可以保护和限制肌肉过度伸长。显然，这是调节运动和保持姿势的一种有效的保护机制（Hunt，1990）。

1.2.2　高尔基肌腱器

高尔基肌腱器位于肌肉肌腱连接处，在肌束和来自肌腱和腱膜的胶原束之间，很少出现在肌腱本身（Jami，1992）。高尔基肌腱器是含有胶原纤维的包膜小体，与15~20根肌纤维串联，仅受这些串联肌纤维的张力刺激（Shumway-Cook和Woollacott，1995）（图4-11）。高尔基肌腱器对肌肉肌腱连接处的张力变化和变化速率很敏感（Houk & Henneman，1967）。高尔基

肌腱器官可以通过被动延长肌肉肌腱单位来刺激，不过放电阈值非常高，很少因维持肌肉拉伸而持续存在（Jami，1992）。每根肌腱都由一根大的快速传导的Ⅰb传入纤维支配。高尔基肌腱器的放电速率与肌肉张力成正比（Crow & Haas，2001）。当肌纤维收缩时，高尔基肌腱器内的肌肉肌腱连接处和胶原纤维会被拉长，这会压迫神经末梢，导致Ⅰb传入纤维放电。

对高尔基肌腱器的刺激导致其所在肌肉的抑制（α和γ运动神经元的抑制），这种机制被称为自生抑制，并引起拮抗肌的兴奋（图4-12）（Chalmers，2002，2004）。因此，举例来说，当人从一个物体上跳下并着地时，其下肢肌肉进行离心动作使人减速。然而，如果物体过高，由此产生的冲击力过大，可能会损伤肌肉肌腱连接处，高尔基肌腱器就会受到刺激，产生主动肌抑制和拮抗肌刺激。这是一种避免肌肉肌腱连接处损伤的保护机制，尽管在上述例子中，着陆情况"不佳"。

1.2.3　游离神经末梢

游离神经末梢遍布整个肌肉、结缔组织、肌

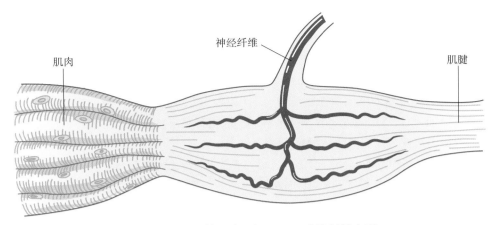

图 4-11　高尔基肌腱器与 15~20 个肌纤维串联
（引自 Shumway-Cook & Woollacott, 1995。已获授权）

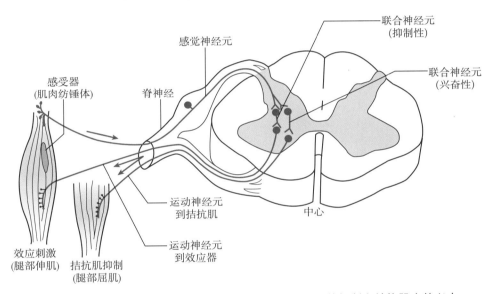

图 4-12　肌腱反射:刺激高尔基肌腱器引起其所在肌肉的抑制和拮抗肌肉的兴奋
（引自 Crow & Haas 出版社,2001。已获授权）

内肌外纤维之间、小动脉和小静脉中、肌梭和肌腱器的囊中、肌腱交界处的肌腱组织以及脂肪细胞中（Reinert 和 Mense,1992）。方框 4-2 对此进行了总结。游离神经末梢由有髓鞘的 Aδ（Ⅲ型）纤维和无髓鞘的 C（Ⅳ型）纤维供应。Ⅲ型传入纤维作为低阈值机械压力感受器、收缩敏感感受器和痛觉感受器（Mense 和 Meyer,1985）。大多数Ⅳ型传入纤维主要是痛觉感受器（对有害的机械和化学刺激），小部分是低阈值的机械压力感受器、收缩敏感感受器和热感受器（Mense 和 Meyer,1985）。

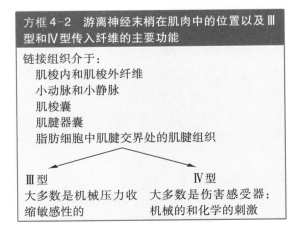

方框 4-2　游离神经末梢在肌肉中的位置以及Ⅲ型和Ⅳ型传入纤维的主要功能

链接组织介于:
　肌梭内和肌梭外纤维
　小动脉和小静脉
　肌梭囊
　肌腱器囊
　脂肪细胞中肌腱交界处的肌腱组织

Ⅲ型	Ⅳ型
大多数是机械压力收缩敏感性的	大多数是伤害感受器:机械的和化学的刺激

1.2.4　机械感受器

机械感受器对压力、主动肌肉缩短(向心运动)和肌肉拉长(离心运动)作出反应。大多数Ⅲ型纤维对局部压力刺激有反应(Kaufman 等,1984),而极少数Ⅳ型纤维对低阈值无害压力有反应(Franz 和 Mense,1975)。Ⅲ型和Ⅳ型纤维对肌肉收缩力或肌肉拉伸力呈线性激活(Mense 和 Stahnke,1983;Mense 和 Meyer,1985),力越大,反应越强烈。大约一半的传入神经对收缩和拉伸都有反应,一半的传入神经只对一种或另一种刺激有反应(Mense 和 Meyer,1985)。对主动收缩有反应的传入神经通常也是对缓激肽有反应的化学感受器(Mense 和 Meyer,1985),缓激肽是一种随炎症释放的化学物质。Ⅲ型传入神经似乎受收缩的机械效应刺激,而Ⅳ型传入神经似乎受肌肉运动产生的代谢产物刺激(Kaufman 等;1982,1983)。

1.2.5　化学感受器

一些游离神经末梢对肌组织 pH 值、细胞外钾和氯化钠的浓度以及氧气和二氧化碳的变化十分敏感。这一功能有助于在运动或活动期间调节心肺功能(Laughlin 和 Korthuis,1987)。肌肉的Ⅳ型传入神经被认为主要负责运动时心肺功能的反射变化(Kaufman 等,1982,1983)。炎症或化学物质引起的人体肌肉疼痛被认为是由于这些游离神经末梢被激活所致(Mense,1996)。

1.2.6　热感受器

一些Ⅳ型感受器对肌肉中微小的温度变化作出反应(Mense,1996)。还有一些已被确认对热刺激具有高阈值,因此是热痛觉感受器(Mense 和 Meyer,1985)。研究还发现,很大一部分热感受器对有害的机械压力也很敏感(Mense 和 Meyer,1985)。

1.2.7　痛觉感受器

肌肉痛觉感受器有较高的机械阈值,有些还具有较高的热阈值。也有人认为,Ⅲ型肌肉传入神经可能能够作为痛觉感受器,从而介导疼痛。研究发现,随炎症释放的一种化学物质——缓激肽能使肌肉和肌腱痛觉感受器敏感(Mense 和 Meyer,1985)。这种敏化作用降低了放电阈值,使得无害的机械刺激(例如运动或轻触)引起兴奋,这种现象被称为异位疼痛(Raja 等,1999)。

1.2.8　传出神经纤维

一般来说,肌肉的传出纤维由供应肌外纤维的有髓鞘的大型 α 运动神经元和供应肌梭内纤维的有髓鞘小型 γ 运动纤维组成。Ⅰ型肌纤维由小的、低阈值的、传导慢的运动神经支配,而Ⅱb 型肌纤维由大的、高阈值的、传导快的运动神经支配。

传出纤维进入肌腹中心周围的肌肉,这个区域被称为运动点。运动神经分成小分支,支配每根肌纤维;突触前末端在神经肌肉连接处与运动端板发生突触连接(图 4-13)。当动作

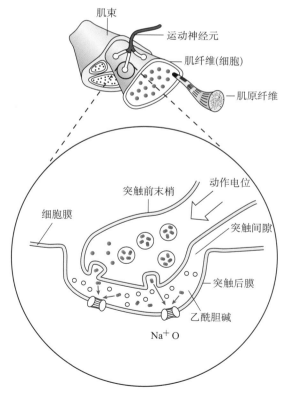

图 4-13　由运动神经和运动终板组成的神经肌肉连接点
(引自 Herzog,1999。已获授权)

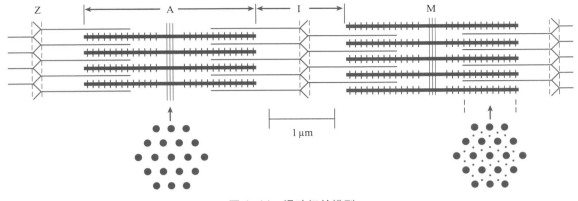

图 4-14　滑动细丝模型
（引自 Huxley，2000。已获授权）

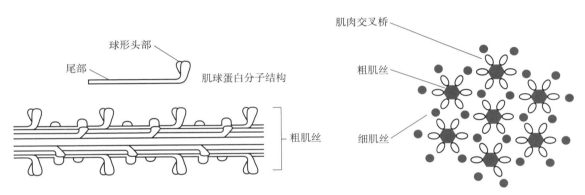

（A）尾部和头部向肌动蛋白丝突出的肌凝蛋白　　　（B）肌动蛋白和肌凝蛋白的横切面排列

图 4-15　肌动蛋白和肌凝蛋白

电位到达突触前末端时，一系列化学反应被启动，导致乙酰胆碱通过突触间隙扩散到突触后膜。这种化学物质会导致钠离子通透性增加，如果钠离子足够多，就会在肌纤维上产生动作电位。

　　每根肌纤维由一个运动神经元提供。运动神经元及其支配的肌纤维被称为运动单位，是肌肉的功能单位。运动神经元受刺激后启动并维持一系列复杂的活动，导致肌肉缩短（向心收缩）或主动延长（离心收缩），并产生肌肉张力。当运动神经的刺激停止时，肌肉收缩也随之停止。

　　肌肉活动时通过肌球蛋白丝和肌动蛋白丝的滑动而发生的，从而使肌节的长度缩短（在肌肉向心运动期间）；这被称为肌丝滑动理论（图4-14）。肌球蛋白含有以尾部和头部的形式向肌动蛋白丝延伸的蛋白质。头部包含肌动蛋白的结合位点（图4-15），形成肌球蛋白和肌动蛋白之间的交叉桥。关于肌丝滑动理论的更详细描述，读者可参阅生理学教科书。

1.3　肌力

　　肌肉动作的力量取决于以下因素。

1.3.1　所募集的运动单位的类型和数量

　　肌纤维的募集与运动神经元的大小直接相关（Milner-Brown 等，1973），最初募集小运动神经元，当需要更大的力时，再募集大运动神经元（Henneman 和 Olson，1965；Henneman 等，1965），称为 Henneman 尺寸原理。首先募集小型运动单位(Ⅰ型),如果初始力量不够,然后再募集大型运动单位(Ⅱ型)。

1.3.2　肌肉的初始长度影响其发力能力

最佳长度是肌动蛋白丝和肌球蛋白丝之间重叠最大的地方。当肌纤维长度小于或大于最佳长度时,肌动蛋白和肌球蛋白之间形成的交叉桥就会减少,张力也会减低。这种现象在肌肉中产生了一种长度-张力关系,可以用图表来描述(图4-16)。当单根肌纤维被拉长时,有一种不均匀的延长,使得肌纤维中央部分的拉长程度大于肌肉末端;虽然中央部分的交叉桥减少了,但末端仍然有交叉桥(Huxley,2000)。

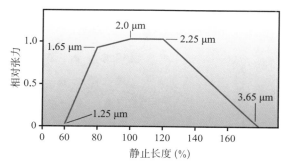

图4-16　骨骼肌的长度-张力关系
(引自 Powers 和 Howley,1997。已获授权)

1.3.3　神经刺激运动单位的性质

神经刺激的频率影响肌肉活动的力度。单次神经刺激就会引起肌肉抽搐。肌肉抽搐包括短暂的潜伏期、肌肉收缩期、放松期。这个过程所花费的总时间在 10~100 ms(Ghez,1991)。动作的力量和总时间取决于肌纤维的类型,快肌纤维比慢肌纤维收缩更快,力量更大。如果使用一系列神经刺激(间隔 1~3 ms)(Ghez,1991),肌肉还没有时间放松,所以每次抽搐的总和会导致肌肉张力增加。如果神经刺激的频率进一步增加,单个收缩会合并为一个持续收缩,称为融合性强直收缩(Ghez,1991),这种收缩将持续到神经刺激停止或肌肉疲劳为止。

1.3.4　肌肉结构

肌肉力量与肌肉的生理横截面积成正比,反映了平行肌节的数量(Aagaard 等,2001;Seitz 等,2016)。然而,骨骼肌的结构特性已经被证明会影响肌肉运动的力量和速度。由于收缩成分的长度增加,羽状角的减小或肌束长度的增加会导致肌束延长和缩短速度的可能性增加(Blazevich,2006;Earp 等,2010)。相反,在给定的横截面积内,增加羽状角会导致纤维数量的增加,从而提高发力能力(Blazevich,2006;Manal 等,2006;Earp 等,2010)

1.3.5　患者的年龄

研究发现,肌肉的横截面积随着年龄的增长而减小,尽管这通常与活性减少(负荷降低)有关,并且在适当的活动下具有一定的可逆性(Mayer 等,2011;Bouchonville 和 Villareal,2013)。有报道称,随着年龄的增长,等速运动(Gajdosik 等,1996)和等长运动力量会下降(Grimby,1995;Heyley 等,1998),这与活动量减少和肌肉萎缩有关(Pedrero-Chamizo 等,2015)。在 40~70 岁之间,等速股四头肌力量每 10 年下降约 14%似乎是"正常"(Hughes 等,2001;Piasecki 等,2016)。然而,这种力量产生的下降,通常与肌肉横截面积的减少有关,随着活动量的增加,特别是需要产生高力量的活动,这种下降很容易逆转(Mayer 等,2011;Bouchonville 和 Villareal,2013),因此抗阻训练对老年人维持独立性非常重要。

1.4　肌肉爆发力

肌肉爆发力(muscle power)是通过收缩力和缩短速度(力乘以速度)计算得出的,物理学上的功率是通过施加在被加速物体上的力乘以物体在每个特定时间点的速度计算得出的(也可通过做功除以时间计算)(Turner 等,2020)。肌肉爆发力受串联肌节的数量(肌肉长度)和肌纤维羽状角(与力的方向越平行,向心肌肉运动中肌束缩短速度越大）的影响（de Brito Fontana 等，2014；Hauraix 等，2015）。在给定的肌肉力量下，快肌纤维比例较高的肌肉的肌束缩短速度较大，因此外部运动速度也较大（图4-17）。对于快肌纤维和慢肌纤维，最大的力量发生在最低的肌束缩短速度，随着肌束缩短速度的增加，产生的力量逐渐下降（Kojima，1991；Blazevich，2006）。快肌纤维比慢肌纤维在更高的速度下产生更大的爆发力；因此，与以慢肌纤维为主的肌肉相比，以快肌纤维为主的肌肉可以产生更大的力量和更高的功率。值得注意的是，运动速度还与神经肌肉协调性有关（Kerr，1998），包括拮抗肌放松的协调性。肌肉力量会随着年龄的增长而减弱，这是肌肉萎缩和相关发力能力下降的产物（Gajdosik 等，1996），但随着活动量的增加和更具体的阻力训练，尤其是高强度的阻力训练，这种肌力下降很容易被逆转（Mayer 等，2011；Bouchonville 和 Villareal，2013）。

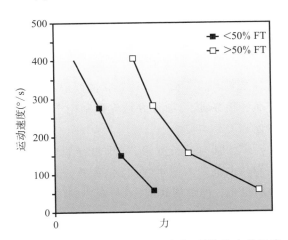

图4-17　以快肌纤维（fast-twitch, FT）为主的肌肉和以慢肌纤维为主的肌肉之间肌肉力量和运动速度的差异
（引自 Powers 和 Howley 出版社，1997。已获授权）

肌力与速度的关系如图4-18所示。在给定速度下，含有高比例快肌纤维的肌肉比含有高比例慢肌纤维的肌肉产生的峰值爆发力更大（Powers 和 Howley，1997）。当评估单个关节活动时，任何肌肉产生的峰值爆发力都会随着运动速度的增加而增加，运动速度最高可达200~400度/秒。在多关节活动中，根据运动类型和运动性质的不同，峰值爆发力会不同。例如，深蹲时的峰值爆发力出现在56%的单次最大负荷（repetition maximum，RM）时，而跳蹲时的峰值爆发力出现在0%的单次最大负荷下（Cormie 等，2007）。这可能是由于动作的性质造成的，深蹲的最后阶段（运动范围的后45%）是一个减速阶段，而在跳跃活动中加速几乎一直持续到跳起。力与力的关系比力与速度的关系更重要，因为力的产生直接影响运动的速度。如果在同一给定时间内施加在物体上的力增加，加速度也会增加（力=质量×加速度）；如果加速度增加，速度运动也必然增加。在这种情况下随着力和速度都增加，爆发力（功率）也会增加（功率=力×速度）。研究人员报告称，对于身体还不强壮的人来说，力量训练比爆发力训练更有益，可能是由于前述的力量增加同时提高了功率方程的两个组成部分（Cormie 等，2010，2011；Turner 等，2020）。这对于久坐不动的人和老年人来说是一个重要的考虑因素，在这些人中，力量训练可能比传统上用于发展爆发力的训练方式更有效地增强肌肉爆发力。

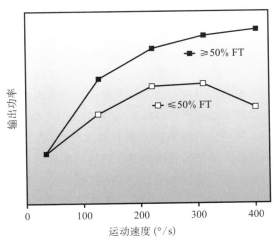

图4-18　以快肌纤维（FT）和慢肌纤维为主的肌肉力量和速度的差异
（引自 Powers 和 Howley，1997。已获授权）

体外肌肉研究表明,肌肉活动的类型会影响肌肉产生的力。最大的力是由离心肌肉动作产生的,最小的力是由向心肌肉动作产生的。等长肌肉运动介于两者之间。在单关节任务中,离心动作速度的增加会增加所产生的力,而向心动作速度的增加会减少所产生的力(图 4-19)。

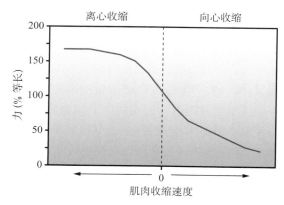

图 4-19　骨骼肌的力-速度关系
（引自 Newham,1993。已获授权）

1.5　肌肉耐力

肌肉耐力是指肌肉在一段时间内持续活动的能力。它包括所有类型的肌肉运动,因此可能包括重复运动(例如步行),也可能包括在一段时间内保持等长肌肉运动(例如在体操中使用吊环)。肌肉力量与肌肉耐力呈正相关。相对较弱的肌肉在功能性活动中需要产生力量时,其最大能力水平会相应高于相对较强的肌肉。影响肌肉耐力的其他因素包括肌肉内的能量储存和血液循环(De Vries 和 Housh,1994)。

测量肌肉耐力的方法有很多种,取决于所测试肌肉动作的具体类型。测量肌肉耐力包括测量由此产生的肌肉疲劳,或重复直到失败的次数(当无法产生足够的力量进行另一次重复时)。当以 60% 的最大随意收缩(maximum voluntary contraction,MVC)保持等长收缩时,肌肉内的压力会增加,以至于没有血液流入肌肉。此时能否继续保持收缩将取决于氢离子的积累以及氢离子抑制肌肉内酶功能的速度。

正常的运动控制是通过传入的位置和运动的感觉信息来实现的,并在神经系统的各个层面进行整合。自动和简单的反射运动发生在脊髓。姿势和平衡反应发生在脑干和基底神经节水平。更复杂的运动由运动/感觉皮质发起和控制,由小脑控制和协调运动(Crow 和 Haas,2001)(图 4-20)。有关本体感觉与运动控制的讨论见第十章。

1.6　肌肉功能分类

1.6.1　肌肉结构

肌肉结构包括肌束长度、肌束厚度和肌纤维的羽状角。这些方面都会影响肌肉的功能。每条肌纤维可缩短至其总长度的一半左右(Norkin 和 Levangie,1992)。因此,较长的肌肉比较短的肌束缩短的距离更大,从而可能产生更高的缩短速度,因此运动速度也更高。

肌纤维的方向(肌纤维的羽状角)因每种肌肉形状而异,因此会影响肌肉运动期间的力的方向,但这确实会随着训练而改变,尤其是在浅表肌肉中(Blazevich,2006)(图 4-21)。顾名思义,四边形肌肉是扁平方形的。肌纤维平行延伸至肌肉的全长。这种形状的肌肉,如旋前方肌和腰方肌,可以很好地支撑和稳定下面的骨骼和关节。

带状肌肉呈长方形,纤维贯穿肌肉全长。它们在大范围内产生运动(例如缝匠肌)。腹直肌也是一种带状肌肉,但与众不同的是该肌有三条纤维带贯穿其中。

梭形肌呈纺锤形,纤维几乎平行于拉力线。肌肉的两端汇聚成肌腱。肱二头肌由两块梭形肌肉组成,而肱三头肌则有三块梭形肌肉。

三角形肌肉的一端有肌腱,另一端的肌肉通过扁平肌腱或腱膜附着在骨骼上。肌肉的形状意味着一些肌纤维与肌腱的拉力线成斜角,从而降低了其潜在的收缩力。然而,三角肌的扁平附着处,拉力跨越了广阔的区域。下斜方肌就是三角形肌肉的一个例子。

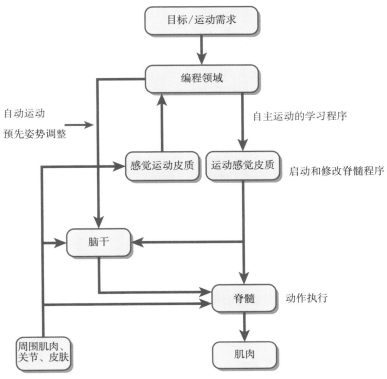

图 4-20 运动控制示意图
(在 Kidd 等之后,1992。已获授权)

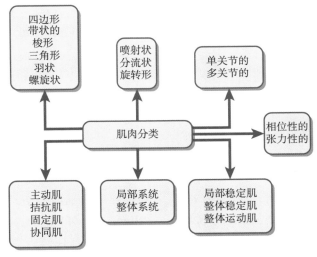

图 4-21 肌肉分类系统

羽状肌看起来像羽毛,可能是单羽状(纤维仅附着在肌腱的一侧)、双羽状(附着在肌腱的两侧)或多羽状(多个双羽状排列的纤维)。例如,拇长屈肌(单羽状)、股直肌(双羽状)和三角肌(多羽状)。肌纤维与拉力线的倾斜方向意味着肌纤维的力相对小于平行方向;只有力的一个分量(角度的余弦值)可用于移动骨骼。羽状肌的肌纤维比梭形肌更短,数量更多。更多的肌纤维使羽状肌(如三角肌和臀大肌)比梭形肌具有更大的力量。

螺旋肌自身扭转,并且经常在肌肉收缩时解除扭转,从而产生旋转力。例如,背阔肌在其长度上扭转180度使肱骨向内侧旋转(Lockwood,1998)。

这些结构安排为肌肉的功能提供了有价值的见解,并且已被证明对肌肉发力能力的影响比其纤维类型组成更大(Sacks 和 Roy,1982;Burkholder 等,1994)。

1.6.2 单关节和多关节

单关节肌肉只穿过一个关节,而多关节肌肉则穿过一个以上的关节。该分类系统描述了肌肉与关节的关系,因此可以深入了解肌肉将产生的运动。例如,股直肌是横跨髋关节和膝关节前方的多关节肌(双关节,因为该肌横跨两个关节),因此肌直肌向心收缩时引起髋关节屈曲和膝关节伸展。与仅跨越一个关节的肌肉相比,跨越多个关节的肌肉更长,产生的运动也更多。

1.6.3 原动肌、拮抗肌、固定肌和协同肌

该分类系统描述了肌肉相对于特定运动的功能方式(图4-22)。任何一块肌肉都可以充当原动肌(或主动肌)、拮抗肌、固定肌或协同肌。肌肉的作用方式取决于几个因素,包括起始位置、运动方向和速度、运动阶段和运动阻力。

1.6.4 原动肌和拮抗肌

肌肉在启动和维持运动时,就作为原动肌(主动肌)。与原动肌相对立的肌肉是拮抗肌。例如,在膝关节伸展运动中,股四头肌是原动肌(主动肌),而腘绳肌共同收缩以稳定膝关节(拮抗肌);在膝关节屈曲运动中,这种情况会逆转。

1.6.5 主动肌和拮抗肌的共同收缩

人们可能会认为,原动肌收缩时,拮抗肌处于静止状态,然而主动肌和拮抗肌共同收缩的例子不胜枚举。在膝关节最大自主伸展时,膝关节屈肌也在收缩,尽管程度较小(Baratta 等,1988)。在举重运动中保持躯干伸展时,躯干屈肌和伸肌共同收缩(Granata 和 Marras,1995),这些肌肉执行等长动作以保持脊柱对齐。在快速的自主运动中,会出现肌肉活动的三相模式,最初主动肌活动,然后是拮抗肌,最后是主动肌(Friedli 等,1984)。共同收缩的作用是增加刚度,从而增加关节的稳定性,这在紧张和复杂的运动中可能是必需的(图4-23)。因此,在主动运动期间,主动肌和拮抗肌都有活动。

有趣的是,共同收缩的量可以通过活动来改变。与同时锻炼股四头肌和腘绳肌的运动员相比,加强锻炼股四头肌而不是腘绳肌的运动员在主动伸膝时腘绳肌的共同收缩减少(Baratta 等,1988)。共同收缩量与运动控制有关;当运动技能较差时,共同收缩更大,而当运动技能提高时,共同收缩会减少(Osu 等,2002)。

步态期间腘绳肌和股四头肌共同收缩水平的增加似乎与膝骨关节炎(osteoarthritis,OA)严重程度的增加有关(Mills 等,2013),共同收缩水平的降低可减少膝关节 OA 症状(Al-Khaifat 等,2016),而在完成步态运动过程中背阔肌的共同收缩似乎可以在出现上盂唇韧带自前向后撕裂(superior labrum from anterior to posterior tear,SLAP)病变时稳定肩部(Horsley 等,2010)。

共同收缩的量随着年龄的增长而增加:与年轻女性相比,老年女性在下台阶运动前和运动过程中的腘绳肌活动量增加了100%以上(Hortobagyi 和 DeVita,2000);在股四头肌的最大等长收缩和1RM运动过程中,男性和女性股二头肌的共同收缩量都有所增加(Tracy 和 Enoka,2002)。这种共同收缩的增加会增加关节僵硬度,并被认为可以补偿与老年人相关的神经运动损伤(萎缩/肌肉减少症,力量和本体感觉减弱)(Hortobagyi 和 DeVita,2000)。

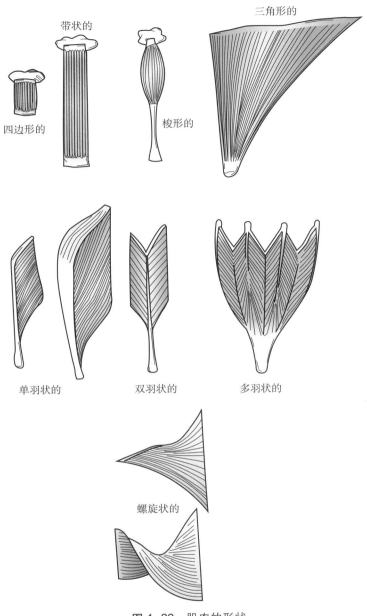

图 4-22　肌肉的形状
（引自 Williams 等, 1995）

1.6.7　固定肌

这是指肌肉收缩以固定骨骼。关节两侧的肌肉有时会一起收缩,以形成一个固定的基础,另一块肌肉可以在其上收缩。例如,当用力握拳时,手腕周围的肌肉会一起收缩以固定手腕。

1.6.8　协同肌

当一块肌肉作用于两个或多个关节,但所需的运动仅发生在一个关节时,其他肌肉会收缩以消除运动。当肌肉以这种方式起作用时,就被称为协同肌（源自 *syn*、together 和 *ergon*、work）。手指屈肌的收缩会导致手腕和手指的屈曲。腕伸肌收缩可消除力量握持时的手腕屈

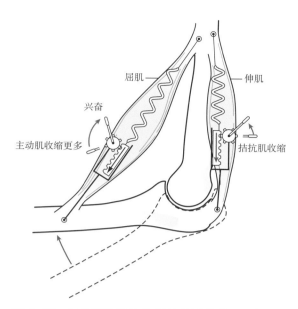

图 4-23　肘关节屈肌和伸肌的共同收缩，以增加关节的刚度和稳定性
（引自 Ghez，1991。已获授权）

曲，从而起到协同作用。同样，在前臂旋前屈肘时，肱二头肌的收缩会产生肘关节屈曲和旋后。当肩部周围的肌肉收缩以产生盂肱关节的运动时，颈椎、胸椎和肩胛骨周围的肌肉必须收缩以防止不必要的运动，因此起到协同作用。

　　任何试图分析运动过程中肌肉活动的临床医生都会立即意识到这样做的困难。视觉和触觉根本不足以感知特定肌肉是否活跃以及以何种方式活跃。

知识校验

1. 哪些因素会影响肌肉力量输出？
2. 如何定义肌肉耐力？
3. 根据肌梭和高尔基肌腱器的功能如何理解肌肉力量？

2. 肌肉功能障碍

　　正如肌肉的功能取决于关节和神经的功能一样，肌肉功能障碍也会导致关节和神经功能障碍。在正常和异常情况下，它们都是相互依

存的（图 4-24）。肌肉和关节功能障碍通常同时发生。例如，股四头肌离心肌力的异常可能是导致膝关节前部疼痛的一个因素（Bennett 和 Stauber，1986），外上髁炎与肘部外侧副韧带撕裂有关（Bredella 等，1999）。这些证据凸显了肌肉和关节功能障碍的密切关系。

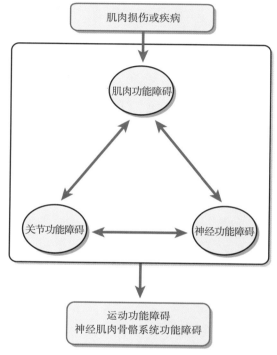

图 4-24　肌肉功能障碍可引起关节和/或神经功能障碍，并可导致运动功能障碍

　　大量证据表明，肌肉无力与关节病变和功能障碍有关。这已经在膝关节的多种病理情况下得到证实：类风湿关节炎和 OA（Hurley 和 Newham，1993），膝关节韧带损伤（DeVita 等，1997；Urbach 和 Awiszus，2002）和半月板切除术后（Hurley 等，1994；Suter 等，1998）以及盂肱关节前脱位（Keating 和 Crossan，1992）。对肌肉的抑制被认为是由于抑制性输入（Suter 和 Herzog，2000；Torry 等，2000）或来自关节传入的异常输入（Hurley 等，1991；Hurley 和 Newham，1993）。因此，关节病变会导致神经活动改变，从而改变肌肉活动。随着时间的推移，受到抑制的肌肉会萎缩和虚弱，这可能使关节容

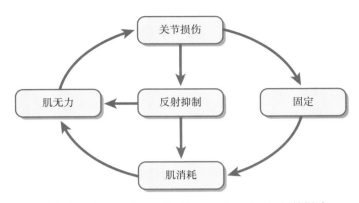

图 4-25 关节损伤和/或固定对肌肉和神经组织的影响

[转载已获授权,引自 M. Stokes,A. Young. 1984.临床科学.67:7-14.© 生化学会和医学研究学会(http://www. clinsci. org)]

易受到进一步的损伤(Stokes 和 Young,1984)。例如,人们认为肩袖后部肌肉的薄弱可能会使盂肱关节易发生复发性前脱位(Keating 和 Crossan,1992)(图 4-25)。

在韧带功能不全和关节不稳定的情况下,关节周围的肌肉活动会发生变化。在投掷过程中,肘部肌肉的肌电图(EMG)活动随着肘部韧带功能不全而改变(Glousman 等,1992)。同样,在投掷过程中,肩部区域周围的肌电图活动也会随着肩关节不稳定而改变(Glousman 等,1988)。在下肢,膝关节运动、步态和功能活动期间,前交叉韧带缺损会改变股四头肌和腘绳肌群的肌电图活动(Frank 等,2016)。图 4-26确定了初始韧带损伤后进行性膝关节不稳定事件的拟议周期(Kennedy 等,1982)。

肌肉活动直接受关节伤害性感受器活动的影响。膝关节周围的疼痛会引起伤害性屈肌退缩反应:髋关节和膝关节屈曲以及踝关节背屈。肌肉的运动神经元兴奋性增加从而产生这种运动,并对膝关节伸肌产生相互抑制作用。例如,对部分断裂的内侧副韧带施加压力或张力会导致缝匠肌和半膜肌(膝关节屈肌)的活动增加,而股内侧肌(伸肌)受到抑制,从而导致膝关节伸展时的外力减少。

痛觉感受器活动被认为通过运动神经元影响肌肉活动(Wyke 和 Polacek,1975)。痛觉感

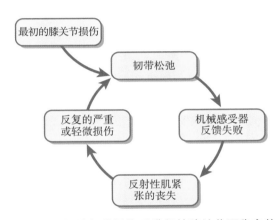

图 4-26 初始韧带损伤后进行性膝关节不稳定的拟议周期
(引自 Kennedy 等,1982。已获授权)

受器活性被认为对供应 I 型肌纤维的低阈值运动单位的抑制作用比供应 II 型肌纤维的高阈值运动单位更大(Gydikov,1976)。如果这种情况属实,那么可以推测,比目鱼肌和胫骨前肌等 I 型纤维比例相对较高的肌肉可能比 I 型和 II 型纤维比例相等的肌肉更容易受到痛觉感受器活动的影响。

肌肉的功能本质上是产生并允许运动发生。也就是说,肌肉收缩时会产生力量、动力和耐力,肌肉在运动时会拉长和缩短,在中枢神经系统(central nervous system,CNS)(运动控制)的控制下,肌肉会产生协调运动。肌肉功能障碍的体征和症状与这些功能有关。也就是说,

可能会出现以下一种或多种情况：肌力下降（同时伴有肌肉力量和肌肉耐力的降低），肌肉力量降低，肌肉耐力降低，运动控制改变，肌肉长度缩短或症状产生。方框4-3强调了肌肉功能和功能障碍的这些特征。

方框4-3　肌肉功能障碍的体征和症状

肌肉力量减少
肌肉爆发力减少
肌肉耐力减少
运动控制转变
肌肉长度减少
症状的产生

2.1　肌力降低

肌力下降的原因可能是不活动（Berg 等，1997）、固定（Vaughan，1989；Labarque 等，2002）、创伤（DeVita 等，1997；Urbach 和 Awiszus，2002）、失重（Fitts 等，2000，2001）和病理情况（Zhao 等，2000；Yoshihara 等，2001）。正如稍后将要看到的，肌肉力量的降低将导致肌肉爆发力降低（如果在特定时间内力产生减少了，加速度和运动速度也会降低；由于功率＝力×速度，力的产生能力的降低会直接影响肌肉力量）和耐力的下降。

肌肉萎缩会随着病理变化而发生。例如，在接受慢性腰椎间盘突出手术的患者中，多裂肌和最长肌都出现了萎缩（Sirca 和 Kostevc，1985）。在另一项类似的研究中，L4/5 和 L5/S1 水平的多裂肌进行活组织切片检查后也发现，椎间盘突出一侧的肌肉萎缩，Ⅰ型和Ⅱ型纤维变小（Zhao 等，2000）。L4/5 椎间盘突出和 L5 神经根受压（手术时发现）的患者发现多裂肌萎缩，在突出水平上Ⅰ型纤维横截面积减少了 6.4%，Ⅱ型纤维减少了 9.8%。有趣的是，L4 水平没有发现肌肉萎缩（Yoshihara 等，2001）。

值得注意的是，肌肉力量会随着年龄的增长而发生正常变化（Piasecki 等，2016）。从第四

个 10 年到第七个 10 年，等速股四头肌力量每 10 年下降 14%（Hughes 等，2001）。然而，这种下降与活动量减少有关，通过适当的渐进式训练可以减缓力量的下降。事实上，体质较弱的人经过适当的训练后，力量会显著增加。

2.1.1　固定

固定会影响肌肉的收缩部分、肌肉肌腱连接处和肌腱。固定导致的力量降低主要是由于肌肉萎缩和肌肉神经输入减少（Young 等，1982；Berg 等，1997），尽管训练有素的个体也可能发生结构变化。固定对肌肉的影响取决于固定时间的长短、固定时肌肉的位置以及肌肉内的主要的肌纤维类型。

固定的持续时间。 如果肌肉完全不收缩，肌肉力量每天会下降约 5%。然而，在适当的情况下进行低水平的等长运动已被证明可以降低这种下降速度。

肌肉的位置。 固定对肌肉的影响取决于肌肉所处的位置，是缩短还是拉长。方框 4-4 总结了在缩短位置固定对肌肉的影响。肌节数量的减少和每个肌节长度的增加确保肌肉在缩短的固定位置可以最大程度地收缩。结缔组织丢失的速率低于收缩组织丢失的速率，导致结缔组织相对增加；这种情况最早可在固定后 2 天发生（Williams 和 Goldspink，1984）。此外，结缔组织在固定过程中重塑，产生较厚的包膜和内膜。这些变化增加了被动拉伸的硬度。无论是年轻人还是老年人，肌腱硬度似乎都会以类似的速度因固定而降低（Couppe 等，2012）。有趣的是，急性运动后的胶原蛋白的新陈代谢不受固定期的影响（Moerch 等，2013）。

方框 4-5 总结了肌肉拉长位置固定的影响。串联的肌节数量增加，从而延长肌肉（Goldspink，1976；Williams 和 Goldspink，1978）；然而，单个肌节的长度减少（Williams 和 Goldspink，1978，1984）。从功能上讲，肌肉在较长时产生张力的能力更强，但这将被固定导致的萎缩所抵消。

方框4-4　肌肉在短缩位制动的影响

肌肉重量和纤维大小的减少	Williams 和 Goldspink, 1978 Witzmann, 1988
肌节数量的减少	Goldspink, 1976 Tabary 等, 1972
	Williams 和 Goldspink, 1973 Williams 和 Goldspink, 1978
肌节长度增加	Williams 和 Goldspink, 1978, 1984
肌束膜数量增加	Williams 和 Goldspink, 1984
胶原蛋白浓度比增加	Goldspink 和 Williams, 1979 Williams 和 Goldspink, 1984
结缔组织与肌纤维组织之比增加	Goldspink 和 Williams, 1979 Williams 和 Goldspink, 1984
肌纺锤体内纤维的横截面积减少	Jozsa 等, 1988
肌梭周围的囊层厚度增加	Jozsa 等, 1988

方框4-5　肌肉在拉伸位制动的影响

肌节数量连续地增长	Goldspink, 1976; Tabary 等, 1972
	Williams 和 Goldspink, 1973, 1976, 1978
肌节长度减少	Tabary 等, 1972 Williams 和 Goldspink, 1978, 1984
肌肉肥大随后可能出现萎缩	Williams 和 Goldspink, 1984

*肌肉内主要肌纤维类型。*有人认为,固定对肌肉的影响受其Ⅰ型和Ⅱ型肌纤维比例的影响。我们将豚鼠比目鱼肌(主要是Ⅰ型肌纤维)接近静止时的固定效果与腓肠肌(主要是Ⅱ型肌纤维)的固定效果进行了比较(Maier等,1976)。本章后面的"肌肉力量下降"一节将对此进行更详细的讨论。

2.1.2　固定对肌肉肌腱连接处和肌腱的影响

固定对肌肉肌腱连接处和肌腱有广泛影响(方框4-6)。由于肌腱会对通过肌肉动作施加到肌腱上的负荷做出适应性反应,因此肌腱或肌腱连接处负荷的减少会导致肌腱强度和刚度的降低。在肌腱连接处,将大鼠腓肠肌-比目鱼肌-肌腱单位在缩短位置固定3周后,肌肉和肌腱之间的接触面积减少了40%以上(Kannus 等,1992)。其他变化包括该区域瘢痕组织的增加,糖胺聚糖的减少和较弱的Ⅲ型胶原纤维的增加(Kannus 等,1992)。

方框4-6　肌腱和肌腱连接处制动的影响

肌腱连接处

肌肉和肌腱之间的接触面积减少	Kannus 等, 1992
黏多糖减少	Kannus 等, 1992
较弱的Ⅲ型胶原纤维增加	Kannus 等, 1992
抗拉强度降低	Almekinders 和 Gilbert, 1986 Kannus 等, 1992
刚度减少	Almekinders 和 Gilbert, 1986
血管减少	Kvist 等, 1995
高尔基肌腱器囊层厚度增加	Jozsa 等, 1988

肌腱

胶原纤维减少	Nakagawa 等, 1989
能量供应、耗氧量和酶活性降低	Jozsa 和 Kannus, 1997

总的来说,这些变化会降低肌腱连接处的抗拉强度。实验证明,肌肉拉伤和2天的固定会导致肌腱连接处的拉伸强度和刚度降低(Almekinders 和 Gilbert,1986)。此外,还观察到固定后肌腱连接处的血管减少了30%(Kvist等,1995),同时在固定一段时间后肌腱内的能量供应、耗氧量和酶活性也降低了(Jozsa 和 Kannus,1997)。

2.1.3　肌力的测量

徒手、主观地评估力量是不够的，也不应根据肌肉萎缩（周长测量）做出假设，因为这没有考虑到神经和结构变化。应使用手持式测力计等设备测量等长力量，使用等速测力计测量等张力量（离心/向心作用）（Watkins 等，1984）。在这两种情况下，仅能评估单个关节动作，因此只能评估单个肌肉群；尽管这很有用，但由于在此类任务中评估的力量并不能反映正常人群或运动员的功能表现，因此这种方法受到限制（Augustsson 等，1998；Blackburn 和 Morrissey，1998；Ostenberg 等，1998）。在测量等长力量时，肌肉长度会影响所产生的力量，因此在评估过程中使用的关节角度必须一致，以确保测量结果具有可比性；同样，在等速测试中，收缩速度会影响测量的力量，因此必须加以确定。此外，个人的动机和随后的努力也会影响力量的测量。

由于无症状受试者在不同测试日的最大自主收缩有所不同，肌力测试变得更加复杂（Allen 等，1995；Suter 和 Herzog，1997），但股四头肌和臀中肌等长测试的典型测量误差[标准测量误差（standard error of measurement，SEM）]小于 10%。然而，Mentiplay 等人（2015）认为，手持式测力计在临床环境中用于评估力和发力率（rate of force development，RFD）是非常可靠的。

多关节评估，例如等长大腿中部拉力，已被证明在不同训练之间高度可靠，峰值力和发力率的最小可检测差异分别为 1.3% 和 10.3%，表明训练之间存在有意义的差异（Comfort 等，2015）。等长大腿中部拉力期间的峰值力和发力率也被证明与运动任务的表现有关（Winchester 等，2010；Spiteri 等，2014；Thomas 等，2015），并且更常用于精英体育运动，作为力量和 RFD 回归标准的一部分。

其他有用的力量评估方法包括最大重复测试。据报道，在休闲训练的个体（Comfort 和 McMahon，2015），青少年（Faigenbaum 等，

2012）和老年女性（Amarante 和 Nascimento 等，2013）中，1 RM 测试具有很高的可靠性，而使用 8 RM 的可靠性同样很高（Taylor 和 Fletcher，2012）。对于不习惯力量训练或特定练习的人，建议先熟悉一段时间（Taylor 和 Fletcher，2012；Amarante 和 Nascimento 等，2013）。对于大多数人使用阻力机和不熟悉此类练习的人，通过最大重复测试来评估力量可能更容易。随着重复次数的增加（例如 6 ~ 12 RM），最大重复测试可能更安全、更有用。例如，6 RM 的表现可以直接用于为所评估的运动规定力量训练负荷，如果目标是增加力量，最好使用 6 RM 负荷进行三组 4 ~ 5 次重复。在某些练习中，也可以通过较高重复次数时的最大成绩来预测 1 RM 的表现（Julio 等，2012），不过可靠性往往会随着重复次数的增加而降低。

2.2　肌肉爆发力降低

肌肉爆发力（功率）是力量和速度的函数，如果其中任何一个减少，功率就会随之降低。根据定义，肌肉力量减小，肌肉爆发力也会随之下降。施加在质量上的力决定了其加速度（力 = 质量×加速度），因此也决定了其速度。已经发现，在缩短的位置固定会导致力量降低和长度减少；其中任何一方面变化都会导致肌肉力量的降低，因为肌束的长度也决定了肌束缩短速度，从而决定了运动速度和力量（Blazevich，2006；Earp 等，2010）。

肌肉收缩的速度在一定程度上取决于肌肉内纤维类型的比例：Ⅱ型纤维的比例越大，力量就越大。肌肉中Ⅱ型纤维的任何减少都会潜在地降低其力量。此外，摆动角度和肌束长度也与功率输出有关，并且已被证明会因训练减少、肌肉减少症、损伤和固定而发生不利变化（Narici 等，2016）。

研究人员研究了膝关节固定对股外侧肌中Ⅰ型和Ⅱ型纤维比例的影响（MacDougall 等，1980；Hortobagyi 等，2000）。3 周的膝关节固定

导致 I 型纤维减少 13%，II 型纤维减少 10%（Hortobagyi 等，2000）。下肢骨折和膝关节固定长达 7 周后，I 型纤维减少 46%，II 型纤维减少 37%（Sargeant 等，1977）。膝关节手术和膝关节固定 5 周后，仅 I 型纤维的横截面积减少，II 型纤维没有改变（Haggmark 等，1981）。这些研究结果表明，膝关节固定导致股外侧肌的 I 型纤维比 II 型纤维的萎缩更大，但更重要的是力量和爆发力都会降低。

2.3　肌肉耐力下降

肌肉耐力下降可能表现为重复肌肉动作的能力下降或长时间保持等长动作的能力降低。为避免测试/训练肌肉力量，建议阻力要足够小（通常为 1 RM 的 60% ~ 70%），以便重复 8 ~ 15 次。

2.4　运动控制改变

运动控制改变的方面包括：
- 肌抑制。
- 开始时间。
- 肌激活增加。
- 主动肌和拮抗肌激活的改变。

2.4.1　肌抑制

临床医生可以通过视觉和/或触诊线索来识别肌抑制。虽然这些方法在临床环境中显然是实用的，并且不需要特殊设备，但它们的可靠性可能值得怀疑。有些肌肉是浅表肌肉，可能相对容易识别（如胸锁乳突肌），但大多数肌肉与其他肌肉重叠或位于整块肌肉的深处，因此识别这些肌肉的活动减少非常困难，甚至不可能。因此，人们开发了一些仪器来帮助临床医生识别肌肉抑制。其中包括超声成像（Hides 等，1995）和肌电生物反馈（Richardson 等，1999）。在研究中，可以使用插值抽搐技术（interplated twitch technique，ITT）测量自主肌肉活动，并通过霍夫曼（Hoffman，H）反射的减弱来测量不自主肌肉活动。

尽管高频刺激组比单次抽搐更灵敏（Kent-Braun 和 Le Blanc，1996），但 ITT 涉及的是最大等长收缩期间对神经施加单次电抽搐，显示运动单位活动（Hales 和 Gandevia，1988；Gandevia 等，1998）。通过测力计测量主动收缩时的肌肉扭矩发现，如果运动单位活动充分，那么增加神经刺激不会产生任何扭矩增加。扭矩的任何增加（称为"插值抽搐扭矩"。Suter & Herzog，2000）都表明肌肉由于不完全激活而受到抑制。

在无症状受试者中，ITT 在 90 度屈曲时平均会产生 4% 的等长股四头肌扭矩增加（Suter 等，1996）。应该注意的是，ITT 测量的肌肉抑制程度取决于关节角度。膝关节屈曲 60 度时，肌肉抑制是膝关节伸展的三倍（Suter 和 Herzog，1997）。

不自主肌肉活动是通过 H 反射的减少来测量的，表明运动神经元池受到抑制。H 反射是肌肉（通过运动神经元）对混合神经的低强度刺激（通过刺激来自肌梭的 I a 型纤维）做出的小幅收缩反应。这种反射抑制在肌肉主动收缩期间持续存在（Iles 等，1990）。

研究发现，急性和慢性关节病变、积液、疼痛和固定都会导致上覆肌肉的抑制，这种反应有时被称为关节源性肌肉抑制（Stokes 和 Young，1984）。

除了对于肘关节类风湿关节炎的研究外，方框 4-7 中确定的所有研究都是针对膝关节进行的。主动自主收缩的肌肉抑制似乎与关节损伤的程度有关：损伤程度越严重，肌肉抑制越严重（Urbach 和 Awiszus，2002）。疼痛的存在会导致肌肉抑制（Arvidsson 等，1986；Rutherford 等，1986），尽管其机制尚不完全清楚。有人认为肌肉抑制可能是由于来自关节传入的抑制性输入（Suter 和 Herzog，2000；Torry 等，2000）或异常输入（Hurley 和 Newham，1993），从而降低作用于关节的肌肉的运动驱动力。

方框 4-7　关节源性肌肉抑制的可能原因

原因	参考文献
膝部类风湿关节炎	deAndrade 等，1965
肘部类风湿关节炎	Hurley 等，1991
骨关节炎（膝关节），无疼痛或积液	deAndrade 等，1965；Hurley 和 Newham，1993
关节软骨	Suter 等，1998a
髌骨或胫骨平台变性	Hurley 和 Newham，1993
股骨骨膜下肿瘤	Stener，1969
膝前痛	Suter 等，1998a，1998b
肌肉疼痛	Rutherford 等，1986
膝关节韧带损伤，无疼痛或积液	DeVita 等，1997；Hurley 等，1992；Newham 等，1989；Hurley 等，1994；Snyder-Mackler 等，1994；Urbach 和 Awiszus，2002
半月板切除术后（膝关节）	Hurley 等，1994；Shakespeare 等，1985；Stokes 和 Young，1984；Suter 等，1998a
疼痛的存在	Arvidsson 等，1986；Rutherford 等，1986
膝关节积液	deAndrade 等，1965；Fahrer 等，1988；Kennedy 等，1982；Jones 等，1987；Iles 等，1990；Spencer 等，1984；Stratford，1981；L. Wood 等，1988
前交叉韧带	Newham 等，1989；Hurley 等，1994
膝关节功能障碍	Snyder-Mackler 等，1994；Suter 等，1998a，1998b
制动	Vaughan，1989

积液的存在可引起肌肉抑制（Fahrer 等，1988；Torry 等，2000），尽管一项研究发现对股四头肌力量或爆发力没有影响（McNair 等，1994）。然而，膝关节积液和肌肉抑制确实对步态有显著影响（Torry 等，2000）。这种抑制被认为是由于关节内压力增加导致关节囊张力增加，从而刺激囊内感受器中的机械感受器，引起运动神经元池的反射性抑制（Torry 等，2000）。

在实验性渗出中，积液量与 H 反射振幅的降低之间存在线性关系（即渗出量越大，肌肉抑制越大）（Iles 等，1990）。在与关节炎相关的慢性渗出中，渗出程度与抑制量无关（Jones 等，1987）。在实验诱导的膝关节积液中，抽吸会减少肌肉抑制（Spencer 等，1984），而在慢性或复发性膝关节积液中，抽吸后的肌肉抑制保持不变（Jones 等，1987）。肌肉的抑制量与关节角度有关，膝关节伸展时比屈曲时受到的抑制更大（Stokes 和 Young，1984；Jones 等，1987）。这被认为是由于关节内压的差异，在完全伸展时比在屈曲几度时更大（Levick，1983）。

有趣的是，研究人员发现肌肉抑制不仅限于局部肌肉，还发生在对侧肢体（Suter 等，1998a，1998b；Urbach 和 Awiszus，2002）。临床医生在比较损伤侧和未受累侧的肌肉功能时需要意识到这一点，因为抑制程度可能被低估。未受影响侧肌肉功能变化的原因尚不清楚：有人认为这是由于运动模式的改变所致（Berchuck 等，1990；Frank 等，1994）。另一种解释可能是脊髓中神经通路的连接。

2.4.2　开始时间

患者的运动和功能活动中肌肉激活的开始时间已经确定。慢性腰痛患者在被要求进行快速手臂运动时，腹横肌、腹内斜肌、腹外斜肌和腹直肌的激活会出现延迟（Hodges 和 Richardson，1996），尽管这些差异的真正生物学意义最近受到了质疑，甚至连这些论文的作者也提出了质疑。值得注意的是，肌肉的激活会随着年龄的增长而发生正常变化。例如，随着年龄的增长，在做下台阶运动时，股四头肌和腘绳肌群的共同激活增加（Hortobagyi 和 DeVita，2000）。此外，研究发现，老年人在跌倒时为恢复平衡而迈步时，下肢的肌肉激活会出现延迟（Thelen 等，2000）。

2.4.3　肌激活增加

肌激活增加是由供应肌肉的 α 运动神经元池的激活增加引起的。作为运动控制的一部分，α 运动神经元池可以由中枢神经系统激活，也可以通过肌梭、皮肤、关节、神经和肌肉传入包括伤害感受器的外周输入激活。因此，其根本原因是多方面的，可能包括对疼痛的感知，以及关节、神经或肌肉功能障碍。

研究发现，与对照组相比，已知肘关节内侧副韧带功能不全的棒球运动员的桡侧腕长伸肌和腕短伸肌的肌电图活动增加，而肱三头肌、桡侧腕屈肌和旋前圆肌的肌电图活动减少（Glousman 等，1992）。桡侧腕屈肌和旋前圆肌被认为可能表现出活动增加以补偿韧带功能不全，但事实并非如此。此外，与对照组相比，已知肩关节前部不稳定的棒球运动员的胸大肌、肩胛下肌、背阔肌和前锯肌的肌电图活动减少，肱二头肌和冈上肌的活动增加（Glousman 等，1988）。作者推测，肌肉活动减少会加剧肩关节前部的不稳定性，而肱二头肌和冈上肌的活动增加则会补偿肩关节前部的不稳定性。同样，在肩关节 SLAP 病变的橄榄球运动员中（Horsley 等，2010）发现背阔肌活动增加，这似乎补偿了其他部位的活动不足以稳定肩部。

2.4.4　主动肌和拮抗肌的激活改变

这种主动肌和拮抗肌相对激活的改变可能是上述肌激活增加或减少的后果。除了这些功能障碍外，还有证据表明主动肌和拮抗肌激活模式发生了特异性改变。膝关节周围的疼痛会引起伤害性屈肌退缩反应：髋关节和膝关节屈曲以及踝关节背屈。为了产生这种运动，髋关节和膝关节屈肌以及踝背屈肌的运动神经元兴奋性增加（Stener 和 Peterson，1963），膝关节伸肌会受到相互抑制（Young 等，1987）。

研究发现，慢性前交叉韧带（anterior cruciate ligament，ACL）（16 个月至 21 岁）缺损患者在站立阶段股四头肌和腓肠肌活动减少，腘绳肌活动增加，步态摆动阶段腘绳肌活动增加

（Branch 等，1989）。然而，在另一项针对慢性 ACL 缺损（2～3 年）患者的研究中，平地行走未能显示股四头肌和腘绳肌的肌电图活动有任何差异，但在上坡行走时，腘绳肌比对照组更早被激活（Kalund 等，1990）。与对照组相比，膝关节 ACL 缺损患者在经过 6 个月康复治疗后，在功能运动中股外侧肌、股二头肌和胫骨前肌的肌电图活动继续增加（Ciccotti 等，1994）。这表明膝关节周围肌肉的募集策略发生了变化，随后可能出现废用性肌肉萎缩。

大量研究结果表明，慢性前交叉韧带缺损和重建会导致膝关节周围运动控制的改变（Ciccotti 等，1994；Beard 等，1996；DeVita 等，1997），患者会表现出所谓的股四头肌回避策略。研究发现，ACL 重建的患者步态模式改变，与对照组和未受伤的肢体相比，膝关节在脚跟触地和站立中期时处于更多的屈曲状态，并且在站立阶段出现更大范围的伸肌扭矩（DeVita 等，1997）。超过 6 个月未进行修复的慢性 ACL 缺损患者，在脚跟触地和站立中期时膝关节屈曲更多，这与腘绳肌活动持续时间增加相关（Beard 等，1996），尽管后来的研究对这些发现提出异议（Lepley 等，2016）。而在跑步、着地和切入过程中，他们表现出膝关节屈曲减少，而膝关节伸肌力矩经常被报道（Trigsted 等，2015）。

2.4.5　肌肉长度改变

当在关节固定后肌肉保持在缩短位置时，肌肉长度减少最明显。在这种情况下，肌肉将被缩短，并且对被动拉长的抵抗力会增加（Goldspink，1976；Goldspink 和 Williams，1979）。肌肉长度近似值可以通过完全拉长肌肉并使用动态关节角度计根据最终关节角度测量运动范围来获得；与先前的测量值相比，可以推断出肌腱长度的变化。为了测量肌肉长度（肌束长度）本身，需要进行诊断性超声检查。肌肉被动拉长阻力更难测量，甚至无法区分是被动还是主动拉长阻力，只有在麻醉状态下才能对患者进行真正的测试。

2.5　症状的产生

肌肉功能障碍的症状通常是疼痛或酸痛。肌肉在静止、拉长或收缩时，都可能出现症状。肌肉可能是疼痛的主要来源，有害的热刺激、机械刺激和化学刺激都会激活肌肉的游离神经末梢（Mense，1996）。后两者，即有害的机械和化学的刺激，是肌肉骨骼领域肌肉疼痛患者的可能原因。因此，肌肉疼痛可分为机械性或化学伤害性疼痛（Gifford，1998）。

当某些运动对受伤组织施加压力时，增加机械变形和激活伤害感受器时，就会产生机械性疼痛；而其他运动可能减少对受伤组织的压力，减少机械变形和伤害感受器的激活。因此，对于机械性疼痛，特定运动会加重和缓解疼痛，有时也被称为"开/关"痛。机械变形的程度可能与痛觉感受器活动的程度直接相关（Garell等，1996）。

肌肉缺血性痛觉疼痛尚不完全清楚（Mense，1996），可能与化学刺激、钾离子积累或代谢产物氧化不足有关。缺血性收缩引起伤害感受器活动的潜在机制似乎与肌肉痛觉感受器的化学敏化有关（Mense，1996），尽管实验诱导的肌肉缺血仅激活了 10% 的肌肉痛觉感受器。

缺血性疼痛的临床特征被认为是长时间或异常活动后产生的症状，改变姿势症状迅速缓解，一天结束时或活动量增加后出现症状，对抗炎药物反应不佳，有时没有创伤（Butler，2000）。

交感神经系统可引起疼痛。肌肉中肾上腺素（epinephrine）浓度的增加导致肌肉痛觉感受器的放电频率增加，这种反应会随着有害机械刺激的增加而增强（Kieschke 等，1988）。在组织损伤或炎症的情况下，交感神经系统活动可以维持对疼痛的感知或增强炎症组织的痛觉（Raja 等，1999）。交感神经维持的疼痛可能与复杂性区域疼痛综合征有关，也可能与慢性关节炎和软组织创伤有关（Raja 等，1999）。因此，交感神经系统似乎会引起肌肉疼痛。

研究发现，在实验中不断诱发的人体肌肉疼痛会导致放松肌肉的拉伸反射增加，这表明肌肉疼痛增加了肌梭对拉伸的敏感性（Matre等，1998）。在同一项研究中，肌肉疼痛并没有改变 H 反射，这表明肌肉疼痛不会直接改变运动神经元活动的敏感性，尽管肌肉疼痛可能通过减少对运动神经元活动的下行抑制而产生间接影响，从而导致拉伸反射的增加。诱发肌肉疼痛也会增加拮抗肌群的拉伸反射；胫骨前肌的疼痛会增加比目鱼肌的拉伸反射（Matre 等，1998）。

2.5.1　肌牵涉痛

在上肢和下肢，肌肉疼痛通常发生在肌肉运动的关节上，前提是关节具有与肌肉相同的节段神经支配。肌肉的节段分布如图 4-27 所示。各种肌肉的牵涉痛如图 4-28 所示。肌肉、肌腱和筋膜的疼痛质量存在差异。筋膜和肌腱往往会产生剧烈的局部疼痛，而肌肉常常会产生一些局部疼痛和弥漫性牵涉痛，伴有皮肤深处结构的压痛。肌肉疼痛似乎会转移到与其运动供应来源的脊柱节段相对应的区域。这在上肢比在下肢更明显。

肌肉疼痛在肌肉中的定位可能很差。腰竖脊肌引起的疼痛与臀部筋膜注射引起的疼痛一样。一些肌肉，如腹直肌和手部肌肉，比肱二头肌和臀肌更敏感，产生的疼痛也更剧烈。相比之下，代谢性肌肉疾病通常会引起疼痛，患者可以将其定位为"肌肉内"。这种疼痛不是含糊不清的，也不会引起牵涉痛（Petty，2003）。

牵涉痛的机制被认为是由于外周和脊神经背角传入的汇合（Torebjork 等，1984）。如图 4-29 所示。在脊髓近端周围，来自皮肤和肌肉的感觉神经元会聚（Wells 等，1994）。在脊神经背角中，皮肤传入神经以及 III 组和 IV 组肌肉传入神经汇聚到宽动态范围细胞（Foreman 等，1979）。例如，在这两种情况下，来自肌肉的痛觉感受器的激活会被大脑认为来自皮肤，因此大脑误解了这些信息。

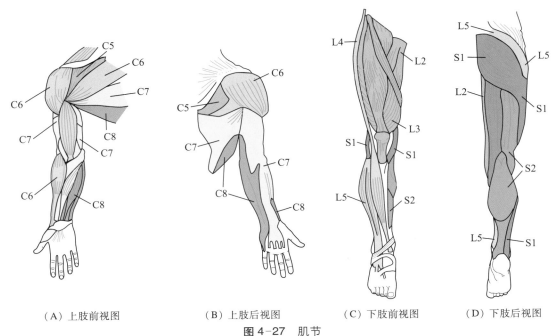

（A）上肢前视图　　　（B）上肢后视图　　　（C）下肢前视图　　　（D）下肢后视图

图 4-27　肌节

（已获授权转载。引自 Kellgren，J. H.，1938. 临床科学 3：175-190.ⓒ 生化学会和医学研究学会）

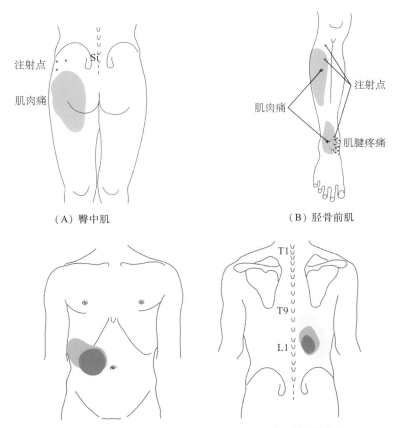

（A）臀中肌　　　　　　　　　　（B）胫骨前肌

（C）多裂肌的水平发散、肋间的垂直发散和腹直肌的点状分布

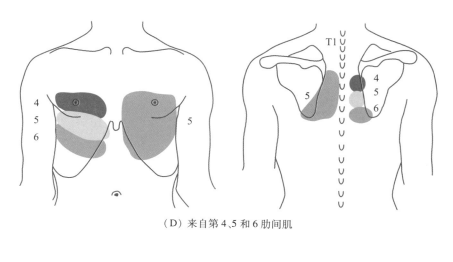

(D)来自第 4、5 和 6 肋间肌

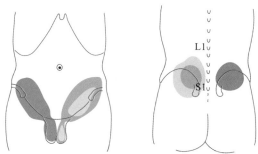

(E)睾丸垂直发散、腹部斜肌水平发散和多裂肌点状分布

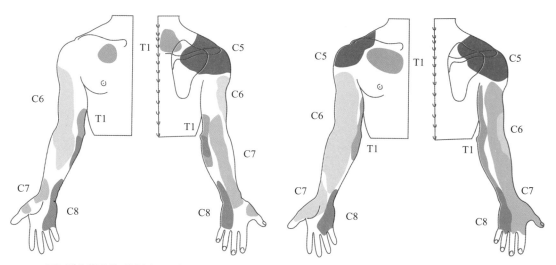

(F)覆盖菱形肌,桡侧腕屈肌斜向发散,拇长外展肌点状分布,第 3 背骨间垂直发散,第 1 肋间水平发散

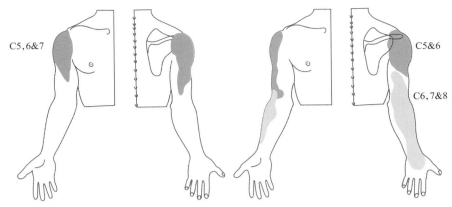

（G）前锯肌的垂直发散、冈下肌的斜向发散和背阔肌的点状分布

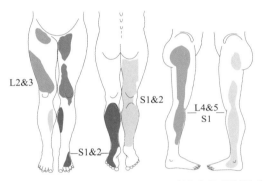

（H）左腿从长收肌斜向发散,右腿沿缝匠肌斜向发散,腓肠肌垂直发散,第1骨间水平发散,覆盖阔筋膜张肌,腓骨长肌点状分布

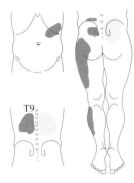

（I）在 T9 和 L5 对侧沿竖脊肌的垂直发散和多裂肌的水平发散

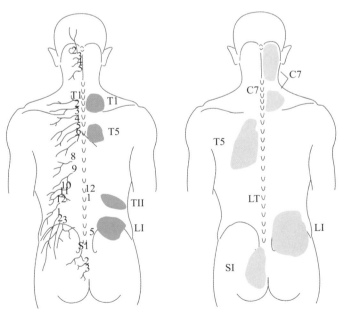

（J）左图为竖脊肌的前方,右图为竖脊肌后方

图 4-28 肌牵涉痛

［已获授权。引自 Kellgren(1938)© 生化学会和医学研究学会］

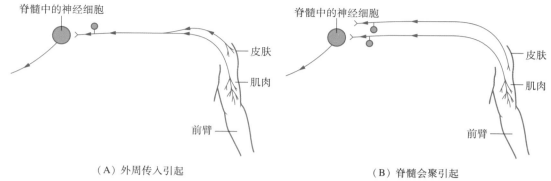

（A）外周传入引起　　　　　　　　　　（B）脊髓会聚引起

图 4-29　外周传入和脊髓会聚引起的牵涉痛
（在 Wells 等之后,1994。已获授权）

知识校验
1. 列出肌肉力量下降的潜在原因。
2. 总结测量肌肉力量的不同方法。

2.6　肌腱损伤和修复

　　肌腱的弹性特性(顺应性与刚度)与其所附着肌肉的产力特性有关(Muraoka 等,2005),因为它们会适应肌肉施加的压力和应变。

2.6.1　肌腱损伤

　　肌腱可能在中间区域撕裂,也可能因骨头撕脱而撕裂,更罕见的情况是在插入部位撕裂(Woo 等,1988)。肌腱的重复性劳损可产生肌腱的微创伤和大创伤。引起微创伤和大创伤所需的应变量如图 4-30 所示。重复性劳损可能会改变肌腱的胶原结构,导致炎症、水肿和疼痛(Jozsa 和 Kannus,1997)。当这种导致组织损伤的重复性拉伤大于自然修复和愈合过程时,就会发生过度使用性损伤,这可能导致肌腱部分或完全断裂(Archambault 等,1995;Jozsa 和 Kannus,1997)。研究人员认为,肌腱内几乎不存在炎症(Rees 等,2006;Woodley 等,2007)。这些过度使用性损伤通常见于需要重复运动手和前臂的上肢,以及运动相关的下肢(通常是跟腱和髌腱)。

　　运动相关下肢肌腱损伤的病因被认为包括

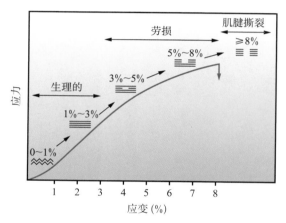

图 4-30　肌腱的应力-应变曲线
（引自 Jozsa 和 Kannus,1997）
注:本图描述了微创伤(3%～8%)和大创伤(<8%)所涉及的应力量

肌腱血管分布、错位、腿长差异、年龄和体重,以及运动类型、训练错误、环境条件、设备和无效规则等外在因素(Jozsa 和 Kannus,1997)。有趣的是,一项综述和荟萃分析得出结论,力量训练似乎是预防肌肉和肌腱运动相关损伤的最有效方法(Lauersen 等,2014)。

　　血管分布被认为是一个重要的致病因素,因为肌腱损伤通常发生在血液供应相对较差的地方(Archambault 等,1995)。例如,跟腱在其远端附着处有一个 2～6 cm 的无血管区域(Carr 和 Norris,1989),而最严重的肌腱变性和自发性断裂就发生在这一区域(Jozsa 和 Kannus,1997)。胫骨后肌腱在内踝的后方和远端有一个血管分布不良的区域,正是在这个区域经常发生断裂(Frey 等,1990)。冈上肌腱插入肱骨的地方血管分布较差(Chansky 和 Iannotti,1991),同样,肌腱断裂也发生在这个区域(Jozsa 和 Kannus,1997)。肌腱内与年龄相关的退行性变化可导致血管变窄或闭塞,进一步降低肌腱的血管分布(Kannus 和 Jozsa,1991)。

在与工作相关的上肢肌腱损伤中,施加在肌腱上的压力可能不会过大,但重复性的任务可能足以引起组织的变化。有一种观点认为,在最初的 5 天里,会出现缺血、代谢紊乱和细胞膜损伤,从而导致炎症(Jozs 和 Kannus,1997)。组织压力的增加进一步损害了血液循环并加剧了缺血性变化。

自发性肌腱断裂与退行性变化有关(Jozsa 等,1989b)。退行性肌腱中胶原纤维的直径减小,表明较弱的 Ⅲ 型胶原纤维增加(Jozsa 等,1989a)。在近 900 名患者的 97%断裂肌腱中发现了退行性变化,其中包括跟腱、肱二头肌和拇长伸肌,而对照组为 35%(Kannus 和 Jozsa,1991)。

2.6.2　肌腱修复

肌腱的愈合与其他软组织的愈合一样,由三个阶段组成:炎症期(1~7 天)、再生或增殖期(7~21 天)和重塑或成熟期(21 天至 1 年)(Jozsa 和 Kannus,1997)。最初,Ⅲ 型胶原蛋白沉积;在增殖后期和成熟期被 Ⅰ 型胶原组织所取代(Coombs 等,1980)。

2.7　肌损伤和修复
2.7.1　肌损伤

肌拉伤主要发生在离心运动中,导致迟发性肌肉酸痛。不习惯的离心运动后会感到疼痛、虚弱和肌肉僵硬。Z 带(主要是 Ⅱ 型纤维)中断,修复在 6 天内完成(Jones 等,1986)。离心动作后迟发性肌肉酸痛(delayed-onset muscle soreness,DOMS)的原因可能是因为离心动作比其他类型的肌肉动作产生更大的力量。需要注意的是,在个人熟悉了一种新的运动模式后,DOMS 在几次训练后就会减少,不应被视为"真正的"损伤。肌腱区域是肌腱-肌肉单元中最薄弱的部分,也是最容易受到真性劳损的区域(Garrett,1990;Tidball,1991)。

2.7.2　肌修复

肌损伤的修复遵循所有软组织的典型愈合过程:滞后期、再生和重塑。最初在损伤部位形成坏死区,相邻未损伤的肌原纤维缩回并开始修复过程,同时卫星细胞也会被激活(McComas,1996)。卫星细胞迁移到坏死区域并分化成肌管,肌管开始在缩回的未损伤肌原纤维之间起桥梁作用。

■复习问题

1. 描述肌肉的组成部分。
2. 定义肌肉的收缩成分。
3. 描述肌肉的三种主要动作。
4. 解释肌梭在拉伸缩短周期动作中的作用。
5. 解释高尔基肌腱器在拉伸过程中的作用。
6. 定义肌肉力量、肌肉耐力和肌肉爆发力,并解释它们之间的区别。
7. 讨论衰老、损伤和固定对肌肉和肌腱功能的影响。
8. 解释衰老、受伤和固定如何影响肌肉质量和力量产生能力。
9. 描述(ⅰ)肌腱修复和(ⅱ)肌肉修复的主要特征。

(李超　译,杨云、刘守国　校)

3. 参考文献

[1] Aagaard, P., Andersen, J. L., Dyhre-Poulsen, P., et al., 2001. A mechanism for increased contractile strength of human pennate muscle in response to strength training: changes in muscle architecture. J. Physiol. 534, 613−623.

[2] Al-Khaifat, L., Herrington, L., Hammond, A., et al., 2016. The effectiveness of an exercise programme on knee loading, muscle co-contraction, and pain in patients with medial knee osteoarthritis. The Knee 23, 63−69.

[3] Allen, G. M., Gandevia, S. C., McKenzie, D. K., 1995. Reliability of measurements of muscle strength and voluntary activation using twitch interpolation. Muscle Nerve 18, 593−600.

[4] Almekinders, L. C., Gilbert, J. A., 1986. Healing of experimental muscle strains and the effects of nonsteroidal antiinflammatory medication. Am. J. Sports Med. 14(4), 303−308.

[5] Amarante do Nascimento, M., Januario, R. S., Gerage, A. M., et al., 2013. Familiarization and reliability of one repetition maximum strength testing in older women. J. Strength Cond. Res. 27(6), 1636−1642.

[6] Archambault, J. M., Wiley, J. P., Bray, R. C., 1995. Exercise loading of tendons and the development of overuse injuries, a review of current literature. Sports Med. 20(2), 77−89.

[7] Arvidsson, I., Eriksson, E., Knutsson, E., et al., 1986. Reduction of pain inhibition on voluntary muscle activation by epidural analgesia. Orthopaedics 9(10), 1415−1419.

[8] Augustsson, J., Esko, A., Thomee, R., et al., 1998. Weight training of the thigh muscles using closed vs open kinetic chain exercises: a comparison of performance enhancement. J. Orthop. Sports Phys. Ther. 27, 3−8.

[9] Baratta, R., Solomonow, M., Zhou, B. H., et al., 1988. Muscular coactivation. The role of the antagonist musculature in maintaining knee stability. Am. J. Sports Med. 16(2), 113−122.

[10] Beard, D. J., Soundarapandian, R. S., O'Connor, J. J., et al., 1996. Gait and electromyographic analysis of anterior cruciate ligament deficient subjects. Gait Posture 4, 83−88.

[11] Bennett, J. G., Stauber, W. T., 1986. Evaluation and treatment of anterior knee pain using eccentric exercise. Med. Sci. Sports Exerc. 18 (5), 526−530.

[12] Berchuck, M., Andriacchi, T. P., Bach, B. R., et al., 1990. Gait adaptations by patients who have a deficient anterior cruciate ligament. J. Bone Joint Surg. 72A (6), 871−877.

[13] Berg, H. E., Larsson, L., Tesch, P. A., 1997. Lower limb skeletal muscle function after 6 wk of bed rest. J. Appl. Physiol. 82, 182−188.

[14] Blackburn, J. R., Morrissey, M. C., 1998. The relationship between open and closed kinetic chain strength of the lower limb and jumping performance. J. Orthop. Sports Phys. Ther. 27 (6), 430−435.

[15] Blazevich, A. J., 2006. Effects of physical training and detraining, immobilisation, growth and aging on human fascicle geometry. Sports Med. 36, 1003−1017.

[16] Bouchonville, M. F., Villareal, D. T., 2013. Sarcopenic obesity − How do we treat it? Curr. Opin. Endocrinol. Diabetes Obes. 20, 412 − 419.

[17] Boyd, I. A., 1976. The mechanical properties of dynamic nuclear bag fibres, static nuclear bag fibres and nuclear chain fibres in isolated cat muscle spindles. Prog. Brain Res. 44, 33−50.

[18] Branch, T. P., Hunter, R., Donath, M., 1989. Dynamic EMG analysis of anterior cruciate deficient legs with and without bracing during cutting. Am. J. Sports Med. 17(1), 35−41.

[19] Bredella, M. A., Tirman, P. F. J., Fritz, R. C., et al., 1999. MR imaging findings of lateral ulnar collateral ligament abnormalities in patients

with lateral epicondylitis. Am. J. Roentgenol. 173, 1379−1382.

[20] Brumitt, J., Cuddeford, T., 2015. Current concepts of muscle and tendon adaptation to strength and conditioning. Int. J. Sports Phys. Ther. 10, 748−759.

[21] Burkholder, T. J., Fingado, B., Baron, S., et al., 1994. Relationship between muscle fiber types and sizes and muscle architectural properties in the mouse hindlimb. J. Morphol. 221, 177−190.

[22] Butler, D. S., 2000. The Sensitive Nervous System. Noigroup, Adelaide.

[23] Carr, A. J., Norris, S. H., 1989. The blood supply of the calcaneal tendon. J. Bone Joint Surg. 71B (1), 100−101.

[24] Chalmers, G., 2002. Do golgi tendon organs really inhibit muscle activity at high force levels to save muscles from injury, and adapt with strength training. Sports Biomech. 1, 239.

[25] Chalmers, G., 2004. Re-examination of the possible role of Golgi tendon organ and muscle spindle reflexes in proprioceptive neuromuscular facilitation. Sports Biomech. 3, 159−183.

[26] Chansky, H. A., Iannottti, J. P., 1991. The vascularity of the rotator cuff. Clin. Sports Med. 10(4), 807−822.

[27] Ciccotti, M. G., Kerlan, R. K., Perry, J., et al., 1994. An electromyographic analysis of the knee during functional activities. Ⅱ. The anterior cruciate ligament-deficient and reconstructed profiles. Am. J. Sports Med. 22(5), 651−658.

[28] Comfort, P., Jones, P. A., McMahon, J. J., et al., 2015. Effect of knee and trunk angle on kinetic variables during the isometric midthigh pull: test-retest reliability. Int. J. Sports Physiol. Perform. 10, 58−63.

[29] Comfort, P., McMahon, J. J., 2015. Reliability of maximal back squat and power clean performances in inexperienced athletes. J. Strength

Cond. Res. 29, 3089−3096.

[30] Coombs, R. R. H., Klenerman, L., Narcisi, P., et al., 1980. Collagen typing in Achilles tendon rupture. J. Bone Joint Surg. 62B (2), 258.

[31] Cormie, P., McBride, J. M., McCaulley, G. O., 2007. Validation of power measurement techniques in dynamic lower body resistance exercises. J. Appl. Biomech. 23, 103−118.

[32] Cormie, P., McGuigan, M. R., Newton, R. U., 2010. Influence of strength on magnitude and mechanisms of adaptation to power training. Med. Sci. Sports Exerc. 42, 1566−1581.

[33] Cormie, P., McGuigan, M. R., Newton, R. U., 2011. Developing maximal neuromuscular power: part 2-training considerations for improving maximal power production. Sports Med. 41, 125−146.

[34] Couppe, C., Suetta, C., Kongsgaard, M., et al., 2012. The effects of immobilization on the mechanical properties of the patellar tendon in younger and older men. Clin. Biomech. (Bristol, Avon) 27(9), 949−954.

[35] Crow, J. L., Haas, B. M., 2001. The neural control of human movement. In: Trew, M., Everett, T. (Eds.), Human Movement: An Introductory Text, fourth ed. Churchill Livingstone, Edinburgh.

[36] deAndrade, J. R., Grant, C., DixonSt, A. J., 1965. Joint distension and reflex muscle inhibition in the knee. J. Bone Joint Surg. 47A (2), 313−322.

[37] de Brito Fontana, H., Roesler, H., Herzog, W., 2014. In vivo vastus lateralis force-velocity relationship at the fascicle and muscle tendon unit level. J. Electromyogr. Kinesiol. 24, 934−940.

[38] DeVita, P., Hortobagyi, T., Barrier, J., et al., 1997. Gait adaptations before and after anterior cruciate ligament reconstruction surgery. Med. Sci. Sports Exerc. 29(7), 853−859.

[39] De Vries, H. A., Housh, T. J., 1994. Physiolo-

gy of Exercise for Physical Education, Athletics and Sports Science, fifth ed. Brown & Benchmark, Madison, Wisconsin.

[40] Earp, J. E., Kraemer, W. J., Newton, R. U., et al., 2010. Lowerbody muscle structure and its role in jump performance during squat, countermovement, and depth drop jumps. J. Strength Cond. Res. 24, 722-729.

[41] Fahrer, H., Rentsch, H. U., Gerber, N. J., et al., 1988. Knee effusion and reflex inhibition of the quadriceps - a bar to effective retraining. J. Bone Joint Surg. 70B (4), 635-638.

[42] Faigenbaum, A. D., McFarland, J. E., Herman, R. E., et al., 2012. Reliability of the one-repetition-maximum power clean test in adolescent athletes. J. Strength Cond. Res. 26, 432-437.

[43] Fitts, R. H., Riley, D. R., Widrick, J. J., 2000. Microgravity and skeletal muscle. J. Appl. Physiol. 89, 823-839.

[44] Fitts, R. H., Riley, D. R., Widrick, J. J., 2001. Functional and structural adaptations of skeletal muscle to microgravity. J. Exp. Biol. 204, 3201-3208.

[45] Foreman, R. D., Schmidt, R. F., Willis, W. D., 1979. Effects of mechanical and chemical stimulation of fine muscle afferents upon primate spinothalamic tract cells. J. Physiol. (Lond.) 286, 215-231.

[46] Frank, C. B., Loitz, B., Bray, R., et al., 1994. Abnormality of the contralateral ligament after injuries of the medial collateral ligament - an experimental study in rabbits. J. Bone Joint Surg. 76A (3), 403-412.

[47] Frank, R. M., Lundberg, H., Wimmer, M. A., et al., 2016. Hamstring activity in the anterior cruciate ligament injured patient: injury implications and comparison with quadriceps activity. Arthroscopy 32(8), 1651-1659. E-pub ahead of print.

[48] Franz, M., Mense, S., 1975. Muscle receptors with group Ⅳ afferent fibres responding to application of bradykinin. Brain Res. 92, 369-383.

[49] Frey, C., Shereff, M., Greenidge, N., 1990. Vascularity of the posterior tibial tendon. J. Bone Joint Surg. 72A (6), 884-888.

[50] Friedli, W. G., Hallett, M., Simon, S. R., 1984. Postural adjustments associated with rapid voluntary arm movements. Electromyographic data. J. Neurol. Neurosurg. Psychiatry 47, 611-622.

[51] Fung, Y. C., 1993. Biomechanics, Biomechanical Properties of Living Tissues, second ed. Springer-Verlag, New York.

[52] Gajdosik, R. L., Linden, D. W. V., Williams, A. K., 1996. Influence of age on concentric isokinetic torque and passive extensibility variables of the calf muscles of women. Eur. J. Appl. Physiol. 74, 279-286.

[53] Gandevia, S. C., Herbert, R. D., Leeper, J. B., 1998. Voluntary activation of human elbow flexor muscles during maximal concentric contractions. J. Physiol. 512(2), 595-602.

[54] Garell, P. C., McGillis, S. L. B., Greenspan, J. D., 1996. Mechanical response properties of nociceptors innervating feline hairy skin. J. Neurophysiol. 75(3), 1177-1189.

[55] Garrett, W. E., 1990. Muscle strain injuries: clinical and basic aspects. Med. Sci. Sports Exerc. 22(4), 436-443.

[56] Ghez, C., 1991. Muscles: effectors of the motor systems. In: Kandel, E. R., Schwartz, J. H., Jessell, T. M. (Eds.), Principles of Neural Science, third ed. Elsevier, New York, pp. 548-563.

[57] Gifford, L., 1998. Pain. In: Pitt-Brooke, J., Reid, H., Lockwood, J., Kerr, K. (Eds.), Rehabilitation of Movement, Theoretical Basis of Clinical Practice. W B Saunders, London, pp. 196-232.

[58] Glousman, R., Jobe, F., Tibone, J., et al., 1988. Dynamic electromyographic analysis of

the throwing shoulder with glenohumeral instability. J. Bone Joint Surg. 70A (2), 220-226.

[59] Glousman, R. E., Barron, J., Jobe, F. W., et al., 1992. An electromyographic analysis of the elbow in normal and injured pitchers with medial collateral ligament insufficiency. Am. J. Sports Med. 20(3), 311-317.

[60] Goldspink, G., 1976. The adaptation of muscle to a new functional length. In: Anderson, D. J., Matthews, B. (Eds.), Mastication. Wright, Bristol, pp. 90-99.

[61] Goldspink, G., Williams, P. E., 1979. The nature of the increased passive resistance in muscle following immobilization of the mouse soleus muscle. J. Physiol. 289, 55. Proceedings of the Physiological Society (December 15/16th 1978).

[62] Granata, K. P., Marras, W. S., 1995. The influence of trunk muscle coactivity on dynamic spinal loads. Spine 20(8), 913-919.

[63] Grimby, G., 1995. Muscle performance and structure in the elderly as studied cross-sectionally and longitudinally. J. Gerontol. 50A, 17-22 (special issue).

[64] Gydikov, A. A., 1976. Pattern of discharge of different types of alpha motoneurones and motor units during voluntary and reflex activities under normal physiological conditions. In: Komi, P. V. (Ed.), Biomechanics V-A. University Park, Baltimore, pp. 45-57.

[65] Haggmark, T., Jansson, E., Eriksson, E., 1981. Fibre type area and metabolic potential of the thigh muscle in man after knee surgery and immobilization. Int. J. Sports Med. 2, 12-17.

[66] Hales, J. P., Gandevia, S. C., 1988. Assessment of maximal voluntary contraction with twitch interpolation: an instrument to measure twitch responses. J. Neurosci. Methods 25, 97-102.

[67] Hauraix, H., Nordez, A., Guilhem, G. I., Rabita, G., Dorel, S., 2015. In vivo maximal fascicle-shortening velocity during plantar flexion in humans. J. Appl. Physiol. 119(11), 1262-1271.

[68] Henneman, E., Olson, C. B., 1965. Relations between structure and function in the design of skeletal muscles. J. Neurophysiol. 28, 581-598.

[69] Henneman, E., Somjen, G., Carpenter, D. O., 1965. Functional significance of cell size in spinal motoneurons. J. Neurophysiol. 28, 560-580.

[70] Herzog, W., Gal, J., 1999. Tendon. In: Nigg, B. M., Herzog, W. (Eds.), Biomechanics of the Musculo-Skeletal System, second ed. John Wiley, Chichester, pp. 127-147.

[71] Herzog, W., Gal, J., 2007. Tendon. In: Nigg, B. M., Herzog, W. (Eds.), Biomechanics of the Musculo-Skeletal System, third ed. John Wiley, Chichester, pp. 127-147.

[72] Hess, G. P., Cappiello, W. L., Poole, R. M., et al., 1989. Prevention and treatment of overuse tendon injuries. Sports Med. 8(6), 371-384.

[73] Heyley, M. V., Rees, J., Newham, D. J., 1998. Quadriceps function, proprioceptive acuity and functional performance in healthy young, middle-aged and elderly subjects. Age Ageing 27 (1), 55-62.

[74] Hides, J., Richardson, C., Jull, G., et al., 1995. Ultrasound imaging in rehabilitation. Aust. J. Physiother. 41(3), 187-193.

[75] Hirsch, C., 1974. Tensile properties during tendon healing. A comparative study of intact and sutured rabbit peroneus brevis tendons. Acta Orthop. Scand. 153(Suppl.), 11.

[76] Horowits, R., Maruyama, K., Podolsky, R. J., 1989. Elastic behavior of connectin filaments during thick filament movement in activated skeletal muscle. J. Cell Biol. 109, 2169-2176.

[77] Horsley, I., Herrington, L. C., Rolf, C., 2010. Does SLAP lesion affect muscle recruitment as measured by EMG activity during a rugby tackle? J. Orthop. Surg. Res. 5(12), 67-71.

[78] Hortobagyi, T., Dempsey, L., Fraser, D., et al., 2000. Changes in muscle strength, muscle

fibre size and myofibrillar gene expression after immobilization and retraining in humans. J. Physiol. 524(1), 293-304.

[79] Hortobagyi, T., DeVita, P., 2000. Muscle pre- and coactivity during downward stepping are associated with leg stiffness in aging. J. Electromyogr. Kinesiol. 10, 117-126.

[80] Houk, J., Henneman, E., 1967. Responses of Golgi tendon organs to active contractions of the soleus muscle of the cat. J. Neurophysiol. 30, 466-481.

[81] Hughes, V. A., Frontera, W. R., Wood, M., et al., 2001. Longitudinal muscle strength changes in older adults: influence of muscle mass, physical activity, and health. J. Gerontol. 56A (5), B209B217.

[82] Hunt, C. C., 1990. Mammalian muscle spindle: peripheral mechanisms. Physiol. Rev. 70(3), 643-663.

[83] Hurley, M. V., Jones, D. W., Wilson, D., et al., 1992. Rehabilitation of quadriceps inhibited due to isolated rupture of the anterior cruciate ligament. J. Orthop. Rheumatol. 5, 145-154.

[84] Hurley, M. V., Jones, D. W., Newham, D. J., 1994. Arthrogenic quadriceps inhibition and rehabilitation of patients with extensive traumatic knee injuries. Clin. Sci. 86, 305-310.

[85] Hurley, M. V., Newham, D. J., 1993. The influence of arthrogenous muscle inhibition on quadriceps rehabilitation of patients with early, unilateral osteoarthritic knees. Br. J. Rheumatol. 32, 127-131.

[86] Hurley, M. V., O'Flanagan, S. J., Newham, D. J., 1991. Isokinetic and isometric muscle strength and inhibition after elbow arthroplasty. J. Orthop. Rheumatol. 4, 83-95.

[87] Huxley, A. F., 2000. Cross-bridge action: present views, prospects, and unknowns. In: Herzog, W. (Ed.), Skeletal Muscle Mechanics: From Mechanisms to Function. John Wiley, Chichester, pp. 7-31.

[88] Hodges, P. W., Richardson, C. A., 1996. Inefficient muscular stabilization of the lumbar spine associated with low back pain. A motor control evaluation of transverse abdominis. Spine 21 (22), 2640-2650.

[89] Iles, J. F., Stokes, M., Young, A., 1990. Reflex actions of knee joint afferents during contraction of the human quadriceps. Clin. Physiol. 10, 489-500.

[90] Jami, L., 1992. Golgi tendon organs in mammalian skeletal muscle: functional properties and central actions. Physiol. Rev. 72 (3), 623-666.

[91] Jones, D. A., Newham, D. J., Round, J. M., et al., 1986. Experimental human muscle damage: morphological changes in relation to other indices of damage. J. Physiol. 375, 435-448.

[92] Jones, D. W., Jones, D. A., Newham, D. J., 1987. Chronic knee effusion and aspiration: the effect on quadriceps inhibition. Br. J. Rheumatol. 26, 370-374.

[93] Jozsa, L., Kannus, P., 1997. Human tendons: anatomy, physiology and pathology. Human Kinetics, Champaign, Illinois.

[94] Jozsa, L., Kvist, M., Balint, B. J., et al., 1989b. The role of recreational sport activity in Achilles tendon rupture, a clinical, pathoanatomical, and sociological study of 292 cases. Am. J. Sports Med. 17(3), 338-343.

[95] Jozsa, L., Kvist, M., Kannus, P., et al., 1988. The effect of tenotomy and immobilization on muscle spindles and tendon organs of the rat calf muscles. Acta Neuropathol. (Berl.) 76, 465-470.

[96] Jozsa, L., Lehto, M., Kvist, M., et al., 1989a. Alterations in dry mass content of collagen fibers in degenerative tendinopathy and tendon-rupture. Matrix 9, 140-146.

[97] Julio, U. F., Panissa, V. L. G., Franchini, E., 2012. Prediction of one repetition maximum from the maximum number of repetitions with

submaximal loads in recreationally strength-trained men. Sci. Sports 27, e69−e76.

[98] Kalund, S., Sinkjaer, T., Arendt-Nielsen, L., et al., 1990. Altered timing of hamstring muscle action in anterior cruciate ligament deficient patients. Am. J. Sports Med. 18(3), 245−248.

[99] Kannus, P., Jozsa, L., 1991. Histopathological changes preceding spontaneous rupture of a tendon. J. Bone Joint Surg. 73A (10), 1507−1525.

[100] Kannus, P., Jozsa, L., Kvist, M., et al., 1992. The effect of immobilization on myotendinous junction: an ultrastructural, histochemical and immunohistochemical study. Acta Physiol. Scand. 144, 387−394.

[101] Kaufman, M. P., Iwamoto, G. A., Longhurst, J. C., et al., 1982. Effects of capsaicin and bradykinin on afferent fibers with endings in skeletal muscle. Circ. Res. 50, 133−139.

[102] Kaufman, M. P., Longhurst, J. C., Rybicki, K. J., et al., 1983. Effects of static muscular contraction on impulse activity of groups III and IV afferents in cats. J. Appl. Physiol. 55, 105−112.

[103] Kaufman, M. P., Waldrop, T. G., Rybicki, K. J., et al., 1984. Effects of static and rhythmic twitch contractions on the discharge of group III and IV muscle afferents. Cardiovasc. Res. 18, 663−668.

[104] Keating, J. F., Crossan, J. F., 1992. Evaluation of rotator cuff function following anterior dislocation of the shoulder. J. Orthop. Rheumatol. 5, 135−140.

[105] Kellgren, J. H., 1938. Observations on referred pain arising from muscle. Clin. Sci. 3, 175−190.

[106] Kennedy, J. C., Alexander, I. J., Hayes, K. C., 1982. Nerve supply of the human knee and its functional importance. Am. J. Sports Med. 10(6), 329−335.

[107] Kent-Braun, J. A., Le Blanc, R., 1996. Quan-tification of central activation failure during maximal voluntary contractions in humans. Muscle Nerve 19, 861−869.

[108] Kerr, K., 1998. Exercise in rehabilitation. In: Pitt-Brooke, J., Reid, H., Lockwood, J. (Eds.), Rehabilitation of Movement, Theoretical Basis of Clinical Practice. W B Saunders, London, pp. 423−457.

[109] Kidd, G., Lawes, N., Musa, I., 1992. Understanding Neuromuscular Plasticity a Basis for Clinical Rehabilitation. Edward Arnold, London.

[110] Kieschke, J., Mense, S., Prabhakar, N. R., 1988. Influence of adrenaline and hypoxia on rat muscle receptors in vitro. In: Hamann, W., Iggo, A. (Eds.), Progress in Brain Research. Elsevier, Amsterdam, pp. 91−97.

[111] Kojima, T., 1991. Force-velocity relationship of human elbow flexors in voluntary isotonic contraction under heavy loads. Int. J. Sports Med. 12, 208−213.

[112] Kolz, C. W., Suter, T., Henninger, H. B., 2015. Regional mechanical properties of the long head of the biceps tendon. Clin. Biomech. 30, 940−945.

[113] Kvist, M., Hurme, T., Kannus, P., et al., 1995. Vascular density at the myotendinous junction of the rat gastrocnemius muscle after immobilization and remobilization. Am. J. Sports Med. 23(3), 359−364.

[114] Kvist, M., Jozsa, L., Kannus, P., et al., 1991. Morphology and histochemistry of the myotendineal junction of the rat calf muscles. Histochemical, immunohistochemical and electronmicroscopic study. Acta Anat. (Basel) 141, 199−205.

[115] Labarque, V. L., EijndeOp't, B., Van Leemputte, M., 2002. Effect of immobilization and retraining on torque-velocity relationship of human knee flexor and extensor muscles. Eur. J. Appl. Physiol. 86, 251−257.

[116] Lauersen, J. B., Bertelsen, D. M., Andersen, L. B., 2014. The effectiveness of exercise interventions to prevent sports injuries: a systematic review and metaa-analysis of randomised controlled trials. Br. J. Sports Med. 48(11), 871-877.

[117] Laughlin, M. H., Korthuis, R. J., 1987. Control of muscle blood flow during sustained physiological exercise. Can. J. Sport Sci. 12(Suppl.), 77S, 83S.

[118] Lepley, A., Gribble, P., Thomas, A., et al., 2016. Longitudinal evaluation of stair walking in patients with ACL injury. Med. Sci. Sports Exerc. 48, 7-15.

[119] Levick, J. R., 1983. Joint pressure-volume studies: their importance, design and interpretation. J. Rheumatol. 10, 353-357.

[120] Lockwood, J., 1998. Musculoskeletal requirements for normal movement. In: Pitt-Brooke, J., Reid, H., Lockwood, J. (Eds.), Rehabilitation of Movement, Theoretical Basis of Clinical Practice. W B Saunders, London.

[121] Lomo, T., Westgaard, R. H., Engebretsen, L., 1980. Different stimulation patterns affect contractile properties of denervated rat soleus muscles. In: Pette, D. (Ed.), Plasticity of Muscle. Walter de Gruyter, Berlin.

[122] MacDougall, J. D., Elder, G. C. B., Sale, D. G., et al., 1980. Effects of strength training and immobilisation on human muscle fibres. Eur. J. Appl. Physiol. Occup. Physiol. 43, 25-34.

[123] Maier, A., Crockett, J. L., Simpson, D. R., et al., 1976. Properties of immobilized guinea pig hindlimb muscles. Am. J. Physiol. 231(5), 1520-1526.

[124] Manal, K., Roberts, D. P., Buchanan, T. S., 2006. Optimal pennation angle of the primary ankle plantar and dorsiflexors: variations with sex, contraction intensity, and limb. J. Appl. Biomech. 22, 255-263.

[125] Matre, D. A., Sinkjaer, T., Svensson, P., et al., 1998. Experimental muscle pain increases the human stretch reflex. Pain 75, 331-339.

[126] Mayer, F., Scharhag-Rosenberger, F., Carlsohn, A., et al., 2011. The Intensity and Effects of Strength Training in the Elderly. Dtsch. Arztebl. Int. 108, 359-364.

[127] McBryde, A. M., Anderson, R. B., 1988. Sesamoid foot problems in the athlete. Clin. Sports Med. 7(1), 51-60.

[128] McComas, A. J., 1996. Skeletal muscle: form and function. Human Kinetics, Champaign, Illinois.

[129] McNair, P. J., Marshall, R. N., Maguire, K., 1994. Knee effusion and quadriceps muscle strength. Clin. Biomech. 9(6), 331-334.

[130] Mense, S., 1996. Group III and IV receptors in skeletal muscle: are they specific or polymodal? In: Kumazawa, T., Kruger, L., Mizumura, K. (Eds.), Progress in Brain Research, 113. Elsevier Science, Amsterdam, pp. 83-100.

[131] Mense, S., Meyer, H., 1985. Different types of slowly conducting afferent units in cat skeletal muscle and tendon. J. Physiol. 363, 403-417.

[132] Mense, S., Stahnke, M., 1983. Responses in muscle afferent fibres of slow conduction velocity to contractions and ischaemia in the cat. J. Physiol. 342, 383-397.

[133] Mentiplay, B. F., Perraton, L. G., Bower, K. J., et al., 2015. Assessment of lower limb muscle strength and power using hand-held and fixed dynamometry: a reliability and validity study. PloS One 10(10), e0140822.

[134] Mills, K., Hunt, M., Leigh, R., et al., 2013. A systematic review and meta-analysis of lower limb neuromuscular alterations associated with knee osteoarthritis during level walking. Clin. Biomech. 28, 713-724.

[135] Milner-Brown, H. S., Stein, R. B., Yemm,

R., 1973. The orderly recruitment of human motor units during voluntary isometric contractions. J. Physiol. (Lond.) 230, 359-370.

[136] Moerch, L., Pingel, J., Boesen, M., et al., 2013. The effect of acute exercise on collagen turnover in human tendons: influence of prior immobilization period. Eur. J. Appl. Physiol. 113(2), 449-455.

[137] Muraoka, T., Muramatsu, T., Fukunaga, T., et al., 2005. Elastic properties of human Achilles tendon are correlated to muscle strength. J. Appl. Physiol. 99(2), 665-669.

[138] Nakagawa, Y., Totsuka, M., Sato, T., et al., 1989. Effect of disuse on the ultrastructure of the achilles tendon in rats. Eur. J. Appl. Physiol. 59, 239-242.

[139] Narici, M., Franchi, M., Maganaris, C., 2016. Muscle structural assembly and functional consequences. J. Exp. Biol. 219(2), 276-284.

[140] Newham, D. J., 1993. Eccentric muscle activity in theory and practice. In: Harms-Ringdahl, K. (Ed.), Muscle Strength. Churchill Livingstone, Edinburgh, p.63.

[141] Newham, D. J., Ainscough-Potts, A. M., 2001. Musculoskeletal basis for movement. In: Trew, M., Everett, T. (Eds.), Human Movement, fourth ed. Churchill Livingstone, Edinburgh, pp.105-128.

[142] Newham, D. J., Hurley, M. V., Jones, D. W., 1989. Ligamentous knee injuries and muscle inhibition. J. Orthop. Rheumatol. 2, 163-173.

[143] Nordin, M., Frankel, V. H., 1989. Basic Biomechanics of the Musculoskeletal System, second ed. Lea & Febiger, Philadelphia.

[144] Norkin, C. C., Levangie, P. K., 1992. Joint Structure and Function: A Comprehensive Analysis, second ed. F A Davis, Philadelphia, pp.101-115.

[145] Ostenberg, A., Roos, E., Ekdahl, C., et al., 1998. Isokinetic knee extensor strength and functional performance in healthy female soccer players. Scand. J. Med. Sci. Sports. 8, 275-264.

[146] Osu, R., Franklin, D. W., Kato, H., et al., 2002. Short- and long-term changes in joint co-contraction associated with motor learning as revealed from surface EMG. J. Neurophysiol. 88(8), 991-1004.

[147] Panjabi, M. M., 1992. The stabilizing system of the spine. Part 1. Function, dysfunction, adaptation, and enhancement. J. Spinal Disord. 5(4), 383-389.

[148] Panjabi, M. M., White, A. A., 2001. Biomechanics in the Musculoskeletal System. Churchill Livingstone, New York.

[149] Pearson, S. J., Hussain, S. R., 2014. Region-specific tendon properties and patellar tendinopathy: a wider understanding. Sports Med. 44(8), 1101-1112.

[150] Pedrero-Chamizo, R., Gomez-Cabello, A., Melendez, A., et al., 2015. Higher levels of physical fitness are associated with a reduced risk of suffering sarcopenic obesity and better perceived health among the elderly: the EXERNET multi-center study. J. Nutr. Health Aging 19, 211-217.

[151] Pette, D., Peuker, H., Staron, R. S., 1999. The impact of biochemical methods for single muscle fibre analysis. Acta Physiol. Scand. 166, 261-277.

[152] Pette, D., Staron, R. S., 1990. Cellular and molecular diversities of mammalian skeletal muscle fibres. Rev. Physiol. Biochem. Pharmacol. 116, 1-76.

[153] Petty, R., 2003. Evaluating muscle symptoms. J. Neurol. Neurosurg. Psychiatry 74 (Suppl. 11), ii38-ii42.

[154] Piasecki, M., Ireland, A., Jones, D. A., et al., 2016. Agedependent motor unit remodelling in human limb muscles. Biogerontology 17(3), 485-496.

[155] Powers, S. K., Howley, E. T., 1997. Exercise

Physiology：Theory and Application to Fitness and Performance, third ed. McGraw-Hill, Boston.

[156] Raja, S. N., Meyer, R. A., Ringkamp, M., et al., 1999. Peripheral neural mechanisms of nociception. In：Wall, P. D., Melzack, R. (Eds.), Textbook of Pain, fourth ed. Churchill Livingstone, Edinburgh.

[157] Rees, J. D., Wilson, A. M., Wolman, R. L., 2006. Current concepts in the management of tendon disorders. Rheumatology 45, 508-521.

[158] Reinert, A., Mense, S., 1992. Free nerve endings in the skeletal muscle of the rat exhibiting immunoreactivity to substance P and calcitonin gene-related peptide. Pflügers Arch. 420(Suppl. 1), R54.

[159] Richardson, C., Jull, G., Hodges, P., et al., 1999. Therapeutic Exercise for Spinal Segmental Stabilization in Low Back Pain, Scientific Basis and Clinical Approach. Churchill Livingstone, Edinburgh.

[160] Rutherford, O. M., Jones, D. A., Newham, D. J., 1986. Clinical and experimental application of the percutaneous twitch superimposition technique for the study of human muscle activation. J. Neurol. Neurosurg. Psychiatry 49, 1288-1291.

[161] Sacks, R. D., Roy, R. R., 1982. Architecture of the hind limb muscles of cats：functional significance. J. Morphol. 173, 185-195.

[162] Sargeant, A. J., Davies, C. T. M., Edwards, R. H. T., et al., 1977. Functional and structural changes after disuse of human muscle. Clin. Sci. Mol. Med. 52, 337-342.

[163] Scott, W., Stevens, J., Binder-Macleod, S. A., 2001. Human skeletal muscle fiber type classifications. Phys. Ther. 81 (11), 1810-1816.

[164] Seitz, L. B., Trajano, G. S., Haff, G. G., et al., 2016. Relationships between maximal strength, muscle size, and myosin heavy chain isoform composition and postactivation potentiation. Appl. Physiol. Nutr. Metab. 41 (5), 491-497. Epub ahead of print.

[165] Shakespeare, D. T., Stokes, M., Sherman, K. P., et al., 1985. Reflex inhibition of the quadriceps after meniscectomy：lack of association with pain. Clin. Physiol. 5, 137-144.

[166] Shumway-Cook, A., Woollacott, M. H., 1995. Motor Control, Theory and Practical Applications. Williams & Wilkins, Baltimore.

[167] Sirca, A., Kostevc, V., 1985. The fibre type composition of thoracic and lumbar paravertebral muscles in man. J. Anat. 141, 131-137.

[168] Snyder-Mackler, L., De Luca, P. F., Williams, P. R., et al., 1994. Reflex inhibition of the quadriceps femoris muscle after injury or reconstruction of the anterior cruciate ligament. J. Bone Joint Surg. 76-A (4), 555-560.

[169] Solomonow, M., Baratta, R., Zhou, B. H., et al., 1987. The synergistic action of the anterior cruciate ligament and thigh muscles in maintaining joint stability. Am. J. Sports Med. 15 (3), 207-213.

[170] Spencer, J. D., Hayes, K. C., Alexander, I. J., 1984. Knee joint effusion and quadriceps reflex inhibition in man. Arch. Phys. Med. Rehabil. 65, 171-177.

[171] Spiteri, T., Nimphius, S., Hart, N. H., et al., 2014. Contribution of strength characteristics to change of direction and agility performance in female basketball athletes. J. Strength. Cond. Res. 28, 2415-2423.

[172] Staron, R. S., 1997. Human skeletal muscle fiber types：delineation, development, and distribution. Can. J. Appl. Physiol. 22(4), 307-327.

[173] Stener, B., 1969. Reflex inhibition of the quadriceps elicited from a subperiosteal tumour of the femur. Acta Orthop. Scand. 40, 86-91.

[174] Stener, B., Petersen, I., 1963. Excitatory and inhibitory reflex motor effects from the partially

ruptured medial collateral ligament of the knee joint. Acta Orthop. Scand. 33, 359.

[175] Stokes, M., Young, A., 1984. The contribution of reflex inhibition to arthrogenous muscle weakness. Clin. Sci. 67, 7-14.

[176] Suter, E., Herzog, W., 1997. Extent of muscle inhibition as a function of knee angle. J. Electromyogr. Kinesiol. 7(2), 123-130.

[177] Suter, E., Herzog, W., 2000. Muscle inhibition and functional deficiencies associated with knee pathologies. In: Herzog, W. (Ed.), Skeletal Muscle Mechanics, From Mechanisms to Function. Wiley, Chichester, p. 365.

[178] Suter, E., Herzog, W., Bray, R. C., 1998a. Quadriceps inhibition following arthroscopy in patients with anterior knee pain. Clin. Biomech. 13, 314-319.

[179] Suter, E., Herzog, W., De Souza, K. D., et al., 1998b. Inhibition of the quadriceps muscles in patients with anterior knee pain. J. Appl. Biomech. 14, 360-373.

[180] Suter, E., Herzog, W., Huber, A., 1996. Extent of motor unit activation in the quadriceps muscles of healthy subjects. Muscle Nerve 19, 1046-1048.

[181] Tabary, J. C., Tabary, C., Tardieu, C., et al., 1972. Physiological and structural changes in the cat's soleus muscle due to immobilization at different lengths by plaster casts. J. Physiol. 224(1), 231-244.

[182] Taylor, D. C., Dalton, J. D., Seaber, A. V., et al., 1990. Viscoelastic properties of muscle-tendon units, the biomechanical effects of stretching. Am. J. Sports Med. 18(3), 300-309.

[183] Taylor, J. D., Fletcher, J. P., 2012. Reliability of the 8-repetition maximum test in men and women. J. Sports Sci. Med. 15, 69-73.

[184] Thelen, D. G., Muriuki, M., James, J., et al., 2000. Muscle activities used by young and old adults when stepping to regain balance during a forward fall. J. Electromyogr. Kinesiol. 10, 93-101.

[185] Thomas, C., Jones, P. A., Rothwell, J., et al., 2015. An investigation into the relationship between maximum isometric strength and vertical jump performance. J. Strength Cond. Res. 29, 2176-2185.

[186] Threlkeld, A. J., 1992. The effects of manual therapy on connective tissue. Phys. Ther. 72(12), 893-902.

[187] Tidball, J. G., 1991. Myotendinous junction injury in relation to junction structure and molecular composition. Exerc. Sport Sci. Rev. 19, 419-445.

[188] Torebjork, H. E., Ochoa, J. L., Schady, W., 1984. Referred pain from intraneural stimulation of muscle fascicles in the median nerve. Pain 18, 145-156.

[189] Torry, M. R., Decker, M. J., Viola, R. W., et al., 2000. Intra-articular knee joint effusion induces quadriceps avoidance gait patterns. Clin. Biomech. 15, 147-159.

[190] Tracy, B. L., Enoka, R. M., 2002. Older adults are less steady during submaximal isometric contractions with the knee extensor muscles. J. Appl. Physiol. 92, 1004-1012.

[191] Trigsted, S. M., Post, E. G., Bell, D. R., 2015. Landing mechanics during single hop for distance in females following anterior cruciate ligament reconstruction compared to healthy controls. Knee surgery, sports traumatology. Arthroscopy 25(5), 1395-1402.

[192] Turner, A. N., Comfort, P., McMahon, J., et al., 2020. Developing Powerful Athletes, Part 1: Mechanical Underpinnings. Strength Cond. J 42(3), 30-39.

[193] Urbach, D., Awiszus, F., 2002. Impaired ability of voluntary quadriceps activation bilaterally interferes with function testing after knee injuries. A twitch interpolation study. Int. J. Sports Med. 23(4), 231-236.

[194] Vaughan, V. G., 1989. Effects of upper limb

immobilization on isometric muscle strength, movement time, and triphasic electromyographic characteristics. Phys. Ther. 69(2), 36-46.

[195] Wainright, S. A., Biggs, W. D., Currey, J. D., et al., 1982. Mechanical design in organisms. Princeton University Press, Princeton, New Jersey.

[196] Watkins, M. P., Harris, B. A., Kozlowski, B. A., 1984. Isokinetic testing in patients with hemiparesis - a pilot study. Phys. Ther. 64 (2), 184-189.

[197] Wells, P. E., Frampton, V., Bowsher, D., 1994. Pain Management by Physiotherapy, second ed. Butterworth-Heinemann, Oxford.

[198] Williams, P. E., Goldspink, G., 1973. The effect of immobilization on the longitudinal growth of striated muscle fibres. J. Anat. 116 (1), 45-55.

[199] Williams, P. E., Goldspink, G., 1978. Changes in sarcomere length and physiological properties in immobilized muscle. J. Anat. 127 (3), 459-468.

[200] Williams, P. E., Goldspink, G., 1984. Connective tissue changes in immobilized muscle. J. Anat. 138(2), 343-350.

[201] Williams, P. L., Bannister, L. H., Berry, M. M., et al., 1995. Gray's Anatomy, thirty-eighth ed. Churchill Livingstone, New York.

[202] Winchester, J., McGuigan, M. R., Nelson, A. G., et al., 2010. The relationship between isometric and dynamic strength in college aged males. J. Strength Cond. Res. 24, 1.

[203] Witzmann, F. A., 1988. Soleus muscle atrophy in rats induced by cast immobilization: lack of effect by anabolic steroids. Arch. Phys. Med. Rehabil. 69(2), 81-85.

[204] Woo, S., Maynard, J., Butler, D., et al., 1988. Ligament, tendon, and joint capsule insertions to bone. In: Woo, S. L. Y., Buckwalter, J. (Eds.), Injury and Repair of the Musculoskeletal Soft Tissues. American Academy of Orthopaedic Surgeons, Park Ridge, Illinois, pp. 133-166.

[205] Wood, L., Ferrell, W. R., Baxendale, R. H., 1988a. Pressures in normal and acutely distended human knee joints and effects on quadriceps maximal voluntary contractions. Q. J. Exp. Physiol. 73, 305-314.

[206] Wood, T. O., Cooke, P. H., Goodship, A. E., 1988b. The effect of exercise and anabolic steroids on the mechanical properties and crimp morphology of the rat tendon. Am. J. Sports Med. 16(2), 153-158.

[207] Woodley, B. L., Newsham-West, R. J., Baxter, D., et al., 2007. Chronic tendinopathy: effectiveness of eccentric exercise. Br. J. Sports Med. 41, 188-198.

[208] Wyke, B. D., Polacek, P., 1975. Articular neurology: the present position. J. Bone Joint Surg. 57B (3), 401.

[209] Yoshihara, K., Shirai, Y., Nakayama, Y., et al., 2001. Histochemical changes in the multifidus muscle in patients with lumbar intervertebral disc herniation. Spine 26(6), 622-626.

[210] Young, A., Hughes, I., Round, J. M., et al., 1982. The effect of knee injury on the number of muscle fibres in the human quadriceps femoris. Clin. Sci. 62, 227-234.

[211] Young, A., Stokes, M., Iles, J. F., 1987. Effects of joint pathology on muscle. Clin. Orthop. Relat. Res. 219, 21-27.

[212] Zhao, W. P., Kawaguchi, Y., Matsui, H., et al., 2000. Histochemistry and morphology of the multifidus muscle in lumbar disc herniation comparative study between diseased and normal sides. Spine 25(17), 2191-2199.

第五章

肌肉和肌腱治疗的原则

Paul Comfort 和 Lee Herrington

学习目标

学习本章后,您应该能够:

- 了解训练的基本原则,包括渐进式超负荷。
- 了解如何适当地应用这些原则,以确保特定

肌肉质量的改善(例如,肌肉力量、肌肉爆发力、肌肉耐力、肌肉肥大)。

- 了解肌腱的损伤和修复。

章节目录

    肌肉组织无法被单独治疗;因为任何作用于肌肉的方法都会影响肌腱、关节和/或神经组织。在本文中,"肌肉治疗"被定义为"改变肌肉的治疗";也就是说,临床人员的目的是使肌肉结构和/或功能发生改变,因此它被描述为一种肌肉治疗。同样地,改变关节的技术被称为"关节治疗",改变神经的技术被称为"神经治疗"。因此,治疗是根据临床人员主要试图影响的组织来分类的。肌肉、关节和神经治疗之间的关系如图5-1所示。

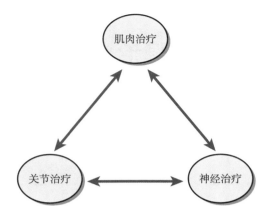

肌肉治疗也会影响关节和神经

图 5-1　肌肉、关节、神经治疗技术之间的关系

本文中有多种肌肉治疗,根据前一章中确定的功能障碍进行分类,即肌肉力量、爆发力和耐力下降,运动控制改变,长度缩短和症状产生（表 5-1）。因此,可以确定肌肉治疗的分类:增加肌肉力量、爆发力和耐力,改变运动控制（增加或减少肌肉激活,改变启动时间,改变主动肌和拮抗肌激活方式）,增加肌肉长度和减少肌肉相关症状。

1. 增加肌肉力量、爆发力和耐力的原则

有各种各样的锻炼方法被用来增加肌肉力量,爆发力和耐力,读者可以参考众多的运动生理学、力量和体能教科书来了解详情。

本文回顾了涉及增加肌肉力量、爆发力和耐力的原则。这些原则是超负荷、特异性、个体性、募集、学习、可逆性和收益递减（方框 5-1）。

方框 5-1　增加肌肉力量、爆发力和耐力的原则	
• 超负荷	• 学习
• 特异性	• 可逆性
• 个体性	• 收益递减
• 激励	

1.1　超负荷

为了使体内的所有系统都能适应,刺激必须足以产生超负荷（即组织暴露在比它当前所承受负荷更大的负荷中）。为了提高肌肉的力量、爆发力或耐力,必须逐步和适当地超负荷。

表 5-1　肌肉功能障碍、肌肉治疗的目的和治疗技术		
肌肉功能障碍	肌肉治疗的目的	治疗技术
肌肉力量、爆发力和耐力下降	增加肌肉力量、爆发力和耐力	训练计划包括使用自由重量,弹簧,滑轮,弹力带,测力计,PNF
运动控制改变	增加肌肉激活	主动助力运动,快速拉伸机械振动,PNF,触摸,溢液的作用,冰敷和贴扎
肌肉抑制延迟了启动时间	提早启动时间	具有挑战性的姿势和平衡训练,例如,SitFit 坐姿矫正垫,健身球
肌肉激活增加	减少肌肉激活	通过镜子、口头反馈、触摸、肌电图反馈发现异常的肌肉活动。摆位,PNF,扳机点,深度抑制性按摩和贴扎
长度缩短	增加肌肉长度	弹性或静态拉伸,临床人员辅助下的被动拉伸或患者使用 PNF 的主动拉伸
症状产生	减少症状	软组织松解术:推拿、结缔组织按摩、特异性软组织松解、扳机点、摩擦 关节松动术 贴扎 电疗法

PNF：proprioceptive neuromuscular facilitation,本体感觉神经肌肉促进技术

为了在强化肌肉时产生超负荷,阻力(负荷)必须大于肌肉在日常活动中所习惯的阻力,并且随着肌肉力量的增加,阻力也必须逐渐增加。在这种情况下,超负荷最初可以通过少量增加重复次数(2~6)或组数(3~6)来实现,但一旦在给定的阻力下达到了最大重复次数,则必须增加阻力(外部负荷)。进一步增加重复次数将会改变训练目的,从增加肌肉力量变成增加肌肉厚度或耐力。当增加肌肉耐力时,运动量必须逐渐增加,同样是通过增加重复次数(10~15)和组数(3~4),与力量训练一样,如果在给定的阻力下可以达到最大的重复次数,则阻力必须增加。正是这种渐进性确保了在整个康复/训练过程中的持续超负荷。值得注意的是,Schoenfeld 等(2021)提供了肌力、肌维度和耐力训练的最新负荷建议,表明30%最大单次重复(repetition maximum,RM)的低负荷训练可以提升这些特征。然而,清楚的是,尽管低负荷可以增加肌力,高负荷可以增加耐力,但较高的负荷会使力量更大地增加,较低的负荷会使肌肉耐力更大地增加。如果旨在优化特定适应性的重复次数,则任务的要求必须激发增强特定身体特征所需的最大适应,这主要是通过适当的负荷方式决定的。

1.2 特异性

这与肌肉强加的需求的特定适应有关(Di-Nubile,1991),被称为 SAID(specific adaptation to imposed demand)原则。对肌肉的影响取决于该运动的性质。

1. 高阻力和低重复(通常为 2~6 次)会导致肌肉力量的增加(Staron 等,1994;Hakkinen 等,1998)。值得注意的是,力量的增加也会增加肌肉耐力,因为随着力量的增加,进行多次最大负荷所需的相对努力会降低,这意味着可以进行额外的重复。如果在足够的负荷(通常为≥80% 1 RM)下进行锻炼,则不需要训练到肌肉的瞬时衰竭点(在一组内不能再进行重

复)(Izquierdo 等,2006)。

2. 中阻力(60%~75% 1 RM)和高重复(10~15 次)会增加肌肉耐力,只有少量的力量增加与肌肉耐力训练的肥厚反应有关,即肌肉横截面积增加。训练到肌肉的瞬时衰竭点则似乎是有利的(Izquierdo 等,2006)。

3. 低阻力(≤40% 1 RM)高速度的训练会增加肌肉爆发力(即肌束缩短速度的增加)。如果试图快速运动,即使阻力水平导致相对较低的运动速度,也可以通过更高的负荷(≥60% 1 RM)增加爆发力(Behm 和 Sale,1993)。此外,如果在同一时期可以产生更大的力,则增加力量也会增加爆发力输出,因为产生的力增加,加速度也更大(Cormie 等,2011;Haff 和 Nimphius,2012)。

特异性是指规定的训练不需要反映它旨在改善的功能活动的运动模式;也就是说,这种训练不需要在运动学上看起来像运动。活动需要针对适当的肌肉组织,并且运动的负荷和/或速度需要特定于目标。例如,股四头肌的力量训练应该是高阻力和低重复,但运动可以是深蹲、弓步或简单的膝盖伸展运动,尽管由坐到站的伸膝转移训练不如深蹲或弓步有效(Augustsson 等,1998;Blackburn 和 Morrissey,1998)。如果患者有肌肉萎缩要以肥大肌肉为目标,则应实施中等负荷,通常重复次数大于8。如果是特定肌肉发生了萎缩,那么单关节运动可能是最合适的,而如果是一组肌肉/整个肢体发生了萎缩,则多关节任务可能是最有益的。

1.3 个体性

个体对同一运动的反应将会不同;这种反应是由基因、细胞生长速率、新陈代谢以及神经和内分泌调节所决定的。例如,年龄超过 60 岁时,快肌纤维的数量会减少,因此 80 岁和 26 岁的人进行锻炼会产生不同的效果。中年和老年男性力量水平的差异部分可以解释为与衰老相关的合成代谢激素的减少(Izquierdo 等,2001),

尽管这些力量的下降通过适当的力量训练是可逆的（Suetta 等，2004）。基于力量水平的训练状态也决定了对后续训练的反应，由于收益递减定律，已经很强壮的个体进步速度会较慢（Cormie 等，2010；Suchomel 等，2016）。

1.4　积极性

只有那些有足够动力的人才会在身体和精神上付出努力。临床人员可以通过解释和热情来帮助患者提高积极性。在长时间和频繁的康复期间，需要多样性。通过宣教患者锻炼计划的相关性和重要性以及明确的目标设定，也有助于提高依从性。

1.5　学习

临床人员对患者所需要的锻炼进行宣教，以便锻炼能够有效地进行。动作不熟练者，在增加负荷前应先进行运动学习。运动学习也受益于频繁重复的任务，所以在早期阶段，进展可能只是更频繁地执行任务。然而，当需要增加负荷以着重力量的增加时，频率必须减少到大约 3 次/周。

1.6　收益递减

与那些身体状况良好的人相比，锻炼会对身体状况不佳的人产生更大的改善。然而，即使在运动员人群中，许多人可能也没有达到较高的水平，尤其是在力量方面，只有当运动员可以下蹲至屈膝 90 度且外部负荷大于 2 倍体重时，才有报告出现了收益递减（Cormie 等，2010；Suchomel 等，2016）。肌耐力和肥大训练需要更长的时间才能产生效果，但效果更持久，而爆发力可以更快地实现，但如果高速动作训练停止超过 2 周，爆发力往往会下降得更快。

1.7　可逆性

这一相当令人失望的原则表明，当特定的训练停止时，任何力量或耐力的适应都将逐渐

丧失（Bruton，2002），当肢体制动时，这可以清楚地被观察到。然而，"正常"人群可以通过有规律的身体活动来维持这种适应，运动员可以应用最小有效剂量来维持，如一周 2 次持续约 20 分钟的抗阻运动，每个肌肉群进行 2~3 组锻炼（Spiering 等，2021）。

1.8　增加肌肉力量

当试图增加肌肉力量时，需要应用上述原则。加强肌肉所需的肌肉收缩阻力可以通过重力、临床人员、患者、自由重量、滑轮、弹簧、弹力带和等速测力仪来提供。有趣的是，使用自由重量的等张运动训练已被发现在加强股四头肌方面与价格昂贵的测力仪一样有效（DeLateur 等，1972）。自由重量的益处之一是对日常生活活动和运动任务活动的适应性反应的多功能性和更大的传递性。此外，以可量化和有计划的方式实现渐进式超负荷训练能够轻松增加阻力，这可以包含在个人的目标设定中，这使得自由重量抗阻训练成为最容易实施的方法。

美国运动医学会（American College of Sports Medicine，ACSM）提倡对久坐不动的成年人进行强化训练，需要注意的是，建议进行的是强化训练（可以增加肌肉耐力、肌肉量和力量），而不是主要增加肌肉力量的力量训练。此类训练计划建议使用 10 RM 负荷对主要肌肉群进行每周至少 2 次的训练，共三组，每组 8~10 次重复。10 RM 是指在疲劳或动作变形发生之前可以举起 10 次的最大重量。自 20 世纪 40 年代 DeLorme 首次正式引入以来，该类型的训练已经由从业者实施并被广泛研究了 60 多年（Delorme，1945；Delorme 和 Watkins，1948；Delorme 等，1950；Todd 等，2012）。

日常可调渐进抗阻训练（daily adjustable progressive resistance exercise，DAPRE）系统是在近 30 年推出的，是一种简单的工具，可以消除靠猜测规定训练负荷和 1 RM 量。尽管在针对运动员的训练和周期化模型方面已经有了许

多进步,但 DAPRE 系统作为一种在强化新手举重训练和康复训练的有效方法也经受住了时间的考验(Knight,1985)。表 5-2 解释了应用的基本原理。

重复次数	第三组的调整	第二天的调整
0~2	减少 2.5~5 kg; 重复组数	减少 2.5~5 kg
3~4	减少 2.5~5 kg	保持相同的重量
5~7	保持相同的重量	增加 2.5~5 kg
8~12	增加 2.5~5 kg	增加 2.5~7.5 kg
13+	增加 2.5~7.5 kg	增加 7.5~10 kg

表 5-2　渐进抗阻训练(PRE)程序[a]

[a] 使用日常可调渐进抗阻训练(DAPRE)系统调整运动计划的重量。第 2 组的重复次用于调整第 3 组的重量。第 4 组的重复次数用于调整下一阶段的重量

许多研究人员对运动的最佳频率进行了研究,但结果各不相同。增强肌肉的最佳频率是每周 3 次(Leggett 等,1991;Pollock 等,1993;DeMichele 等,1997)。合理的频率参考是每周至少 2 次(Feigenbaum 和 Pollock,1999)。尽管运动强度较低且目标是运动学习,但正如之前所述,频繁的任务活动也会改善运动控制。

强化训练通常会从低强度的运动缓慢开始(ACSM,2013;Feigenbaum 和 Pollock,1999)。最初,应该使用三组 10 次重复的负荷,而不会达到瞬间的肌肉衰竭。一旦能完成 3 组 12 次重复的训练[感觉用力程度(RPE,a rating of perceived exertion)为 12 ~ 14 RPE(Borg,1982)],下一次训练可增加 5% 的负荷(图 5-2)。接近最大努力的运动(即接近 19 RPE)可产生最大的力量增加(ACSM,1998),重量每 1~2 周增加 1 次。然而,这种强度一开始往往会导致额外的迟发性肌肉酸痛(DOMS),这可能会阻止不习惯的人继续参与。因此,应该选用一种渐进的方法来增加负荷和强度。

对于老年人和有临床慢性病的患者,建议将强度降低至一组 10~15 RM,每 2~4 周增加 1

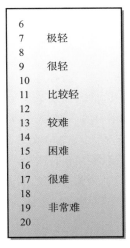

6	
7	极轻
8	
9	很轻
10	
11	比较轻
12	
13	较难
14	
15	困难
16	
17	很难
18	
19	非常难
20	

图 5-2　自觉用力程度,十五分制评分,主观疲劳量表(RPE)
(引自 Borg 1982。已获授权)

次重量(Feigenbaum 和 Pollock,1999;Nelson 等,2007)。使用 1RM 来评估有肌肉骨骼损伤和慢性病患者的力量可能会增加受伤风险,因此 10RM 是一个更适当的选择。虽然老年人的肌肉力量较小,但通过训练计划来增强肌肉的潜力与年轻人并没有太多差异(Grimby,1995;Hakkinen 等,1998;Newton 等,2002;Grgic 等,2020)。

根据特异性原则,运动方案中使用的肌肉收缩类型会影响肌肉力量的变化。离心收缩在增加肌肉力量方面更有效。研究发现,离心运动比向心运动或混合运动更能增加离心、等长和向心性的肌肉力量(Hortobagyi 等,2000)。持续 12 周,每周 3 次的离心运动,增加的力量是向心运动的 3.5 倍(Hortobagyi 等,1996)。然而,由于相关的肌肉损伤,在那些不习惯于离心肌肉负荷的人中,这种运动会有明显的迟发性肌肉酸痛(DOMS)(Hody,2019),这可能会减少依从性,从而减少预期的益处。如果使用离心运动,那么应在早期阶段采用偏保守方法,最初回合的离心运动为下一回合提供保护作用(称为重复回合效应),从而降低与后续运动相关的 DOMS 水平(Hody 等,2019)。

1.9　增加肌肉力量的潜在影响

使用低重复高阻力(>80% 1 RM)可以增加肌肉力量(Staron 等,1994;Hakkinen 等,1998)。潜在影响:首先,神经适应,包括增加运动单元的募集和同步,以及减少拮抗肌的激活,这是改善运动学习的一部分;其次,肌肉组织的变化,包括肌肉肥大,尽管在此之前是结构适应(如肌束长度和羽状角的改变)(Seynnes 等,2007)(图 5-3)。力量变化的刺激是由施加的负荷产生的肌肉作用力决定的,这反映在适应的本质上。

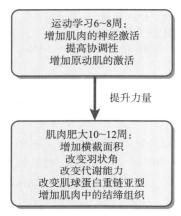

图 5-3　增加肌肉力量的潜在影响

1.9.1　运动学习

第一阶段持续 6~8 周(如果个体不熟悉任务训练),此时发生的是运动学习。运动表现有所提高,但力量仍保持不变。然而,虽然肌肉产生力的能力可能没有变化,但由于效率的提高和拮抗肌激活的下降,承受的负荷或运动速度可能会增加。这些变化包括:

- 增加肌肉的神经激活(Sale,1983;Komi,1986),这与肌肉力量的增加相似。
- 增加原动肌的激活(Sale,1988)。
- 提高协调性(Sale,1988)。
- 降低拮抗肌的激活。

这些神经变化本身就可以造成力的增加(Enoka,1988)。在一个为期 8 周的训练项目

中,神经变化几乎是所有老年受试者(~70 岁)力量增加的原因,而在年轻受试者(~22 岁)中,神经变化是前 4 周大部分力量增加和 4~6 周后肌肉肥大的原因(Moritani 和 DeVries,1979)。这些差异可能与活动水平以及初始肌力有关。

在有症状的个体中,神经激活的变化可能是在建议的 6~8 周之后力量和耐力增加的原因(Kaser 等,2001 年;Mannion 等,2001)。慢性腰痛患者遵循为期 3 个月的背部锻炼计划(Mannion 等,2001),尽管肌肉激活、力量和耐力有所改善,但这并没有伴随着肌肉纤维大小或肌肉纤维类型比例的任何变化(Kaser 等,2001)。由此看来,由于肌肉的神经抑制,神经激活应该一开始就受损了。

1.9.2　肌肉肥大

在最初的神经适应之后,随后的力量增加可归因于肌肉结构的改变和横截面积的增加(肥大)。这些改变包括以下情况:

1. 肌肉横截面积的增加(Housh 等,1992;Narici 等,1996)和经过几周的训练后肌肉纤维肉眼可见的变化(Melissa 等,1997;Andersen 和 Aagaard,2000)。肌肉横截面积的增加是由于肌肉纤维的肥大(见下文)和肌肉中的结缔组织的增加。此外,当力量训练涉及一组肌肉时,每块肌肉横截面积的增加并不相等(Housh 等,1992;Narici 等,1996)。例如,在股四头肌力量训练中,使用膝关节伸展,股直肌肥大最大,股中间肌肥大最小(Narici 等,1996)。相比之下,股直肌是唯一一块在 8 周的深蹲或下蹲跳跃训练后没有表现出变化的肌肉(Earp 等,2015)。这些发现表明了对特定练习的不同适应,强调了适当选择练习的重要性。

2. 肌肉纤维类型的改变。一些研究人员发现 I 型或 II 型纤维的比例没有变化(Terrados 等,1990;Labarque 等,2002),而其他研究人员则发现,在力量训练后,IIa 型纤维的比例增

加，Ⅱb型纤维的比例减少（Hortobagyi等，1996；Andersen和Aagaard，2000）。这些差异可能是由于运动过程中的负荷不同和增加了额外运动量。

3. 羽状角的改变（Kawakami等，1993、1995）。

4. 肌肉代谢能力的改变已被证实，这种效应似乎是由基因决定的（Simoneau等，1986）。

5. 肌球蛋白重链（MHC）亚型的改变（Gea，1997；Andersen和Aagaard，2000）。肌球蛋白头部在肌肉收缩过程中与肌动蛋白结合，包含MHC亚型（Scott等，2001）。

6. 肌肉结构中结缔组织的增加与肌肉肥大成正比。

1.10　增加肌肉爆发力

肌肉爆发力是肌力和运动速度的函数；其中任何一个或两个同时改善都将增加肌肉爆发力。此外，在速度上反复练习运动或运动的某一部分，被认为可以提高肌肉爆发力，这可能是由于运动效率的提高和拮抗肌激活的减少（deVries和Housh，1994）。

力的产生（力量）是爆发力的关键性因素，力产生的增加会使物体加速的能力增加（$F = M \times A$）。如果物体的加速度因力产生的增加而增加，则运动速度就会增加。因此，增加力和速度都会提升爆发力（$P = F \times v$）（Cormie等，2010；Suchomel等，2016；Turner等，2020a、2020b）。

有人建议，应在抵抗30%的最大自主等长收缩（maximal voluntary isometric contraction，MVIC）阻力下，尽可能快地进行运动，虽然在低负荷下进行训练可以提高低负荷下的爆发力，但是使用中等或重负荷的训练可以增加所有负荷下的爆发力（Kaneko等，1983；Toji和Kaneko，2004）。根据特异性原则，负荷和速度使这些负荷和速度下的爆发力提升到最大，但是较重的负荷训练可使全负荷的爆发力都得到提高（Kaneko等，1983；Toji等，1997；Toji和Kane-

ko，2004；Harris等，2008）。提高爆发力的关键因素似乎是快速产生力的能力，所以训练的重点最好是力量发展而不是爆发力，除非个体已经很强壮（Cormie等，2010；Turner等，2020a、2020b）。

1.11　增加肌肉耐力

肌肉耐力是指肌肉重复产生特定力或长时间维持等长动作的能力（Bruton，2002）。为了增加肌肉耐力，肌肉必须收缩达到其最大力量的50%~70%，重复8~20次，每次重复3~4组，理想情况是每周2~3次。值得注意的是，这种强度和范围的重复有助于增加肌肉的做功能力，但由于此类训练伴随有大量的运动，这很可能导致肥大反应和残余疲劳，持续长达48小时。此外，对于最初身体虚弱的个体，想使用增加力量来提高耐力仅仅是通过完成日常生活活动而不是使用接近最大强度的训练。

1.12　增加肌肉耐力的潜在影响

中等阻力、高重复的肌肉动作将通过影响肌肉的变化（增加横截面积，增多糖酵解酶和提高糖原储存）来增加肌肉的耐力。刺激物是肌肉的代谢需求和对肌肉的拉伸应力，这反映在这些变化的性质上（方框5-2），包括：

> **方框5-2　增加肌肉耐力的潜在影响**
> * Ⅰ型和Ⅱa型纤维数量增加，Ⅱb型纤维数量减少
> * Ⅰ型纤维的横截面积增加
> * 毛细血管数量增加
> * 肌红蛋白含量增加
> * 线粒体氧化能力和酶活性增加
> * 氧化酶增加
> * 肌糖原和脂肪的储存增加
> * 酶活性增加
> * 乳酸的阈值水平提高
> * 肌球蛋白重链亚型改变

* Ⅰ型和Ⅱa型纤维数量增加，Ⅱb型纤维数量减少（Ingjer，1979；Demirel等，1999）。

- Ⅰ型和Ⅱb 型纤维的横截面积增加（Ingjer，1979）。
- 各种肌纤维周围的毛细血管数量增加（In-gjer，1979）。
- 肌肉血流量增加（Vanderhoof 等，1961；Rohter 等，1963）。
- 肌红蛋白含量增加（Holloszy，1976）。

1.12.1　有氧耐力

其中，耐力训练包括一般的心肺锻炼活动，如步行、跑步、游泳和骑自行车，ACSM 为健康成年人提供的指南中建议中等强度的运动应为最大心率的 60%~90%，每周 5 次，每次 30 分钟，或者每周 3 次，每次 20 分钟的高强度训练（80%~90% 的最大心率）（Haskell 等，2007）。老年人和那些有显著慢性疾病的人群，建议相似，但心率应该控制在 50%~85%，按 10 分制的话 5~6 是中等强度（50%），7~8（80%）是高强度（或 Borg 评级的 10~12 和 14~16）（见图 5-2）。

1.13　爆发力和耐力训练的临床意义

运动处方的制定是治疗师的一项核心技能，它结合了对运动障碍的管理、运动方案的知识和临床推理的能力，以确保处方中的运动适合相应个体（Taylor 等，2007）。例如，高强度的证据表明，力量和有氧运动可以减轻疼痛和提高膝关节骨性关节炎人群的活动能力（Brosseau 等，2004；Hurley 等，2007）。执行抗阻运动对患有多种常见健康问题（例如癌症、代谢障碍和心血管疾病、失智、抑郁症）的人群也有明显的益处，除了减少与年龄相关的身体功能下降（Maestroni 等，2020）。膝关节骨关节炎患者可能有股四头肌无力和疼痛，可能无法进行一项功能性活动，如超过 10 分钟的坐立、爬楼梯和行走。因此，运动计划需要反映出上述的每一个要素。运动处方中需要有力量训练，使患者能够完成坐站转换，提高肌肉耐力完成爬楼梯的活动和提高心血管耐力使患者能够长时间行走。需要考虑到负荷、重复次数、休息时间和锻炼的顺序。与其他运动方案一样，最复杂和最疲劳的任务应该在训练的开始时进行，两组之间有足够的休息间歇（通常是 2~3 分钟），以确保后续的一组训练不会在肌肉仍然疲劳时开始。

1.14　改变运动控制

运动控制改变的迹象，如肌肉抑制、肌肉激活开始时间延迟、肌肉激活增加和主动肌和拮抗肌的相对激活改变，已经在前一章中讨论过。因此，在这种情况下，治疗的目的是增加肌肉激活（如果存在抑制），增加肌肉收缩的速度，减少肌肉激活（增加效率，这与力量提升共同发生）或改变主动肌和拮抗肌的相对激活（如果不会降低关节稳定性，则通过减少共同收缩增加运动效率）。这些目标的共同主题都是改变肌肉激活的模式，即改变运动控制。运动学习的各个方面将在本书的第十章中讨论。

1.15　增加肌肉激活

增加肌肉激活（即促进肌肉收缩）的方法包括主动辅助运动、快速牵拉、机械振动、本体感觉神经肌肉促进技术（PNF）、触摸、使用溢出技术、冰敷和贴扎（方框 5-3）。肌肉电刺激也是可行的，并已被证明是非常有效的，特别是与意志性肌肉收缩相结合。在肌肉的延长位进行肌肉收缩的同时快速牵拉肌肉；这会刺激肌梭，并促进梭外肌收缩。振动同样会刺激肌梭，如使用振动平台。PNF 也可能被证明有助于促进肌肉收缩。触摸可以用来促进肌肉收缩；皮肤的刺激已被证明可以增强深层肌肉中的 α 和 γ 运动神经元活动，并抑制更多的远端肌肉（Eldred 和 Hagbarth，1954）。贴扎被认为可以增加深层肌肉的激活（Gilleard 等，1998；Cowan 等，2002），如果应用正确的话。

方框5-3　增加肌肉激活的治疗

- 主动辅助运动
- 快速牵拉
- 本体感觉神经肌肉促进技术（PNF）
- 触摸
- 使用溢出技术
- 机械振动
- 冰敷
- 贴扎

高速等张收缩会消除对主动随意收缩的抑制（Newham 等，1989）。这可以用力和速度的关系来解释，即向心收缩速度的增加（肌肉缩短的速度的增加）减少了力的产生（Hill，1938）。

1.16　增加启动速度

按照运动学习的原则，似乎有理由认为，为了增加肌肉活动的启动速度，治疗需要使用正常的功能活动，从而产生对肌肉收缩的需要。腰痛患者伴随着腹横肌的延迟激活（Hodges 和 Richardson，1996），治疗将包括具有挑战姿势稳定性的功能姿势动作和运动，这需要持续重复进行。对于患有膝关节前部疼痛的患者，在6周的时间里，将特定的肌肉运动与生物反馈、肌肉牵伸、贴扎和髌股附属运动相结合，可以改善股内侧肌在上下楼梯时的启动时间（Gilleard 等，1998；Cowan 等，2002）。贴扎增加股内侧肌启动的机制尚不清楚。皮肤刺激已被证明可以改变运动单元的募集阈值和募集顺序（Garnett 和 Stephens，1981；Jenner 和 Stephens，1982）。

1.17　减少肌肉激活

当临床人员认为肌肉存在过度激活时，那就需要减少肌肉激活。例如，在运动学习的早期阶段，在进行运动时，主动肌和拮抗肌会共同收缩（Moore 和 Marteniuk，1986）。同样，当患者试图产生特定的肌肉收缩时，可能会出现不必要的肌肉活动（例如腰椎屈曲时，尝试分离腹横肌和腰多裂肌的收缩）。患者可能会因为疼痛而导致肌肉过度激活，这足以产生肌肉痉挛，

在这种情况下，临床人员可能需要减少肌肉活动。要做到这一点，患者可能需要通过一面镜子、言语反馈、触摸或肌电图（electromyography，EMG）反馈来意识到那些不必要的肌肉活动。其他减少肌肉活动的方法包括体位、PNF、按摩、放松技术和贴扎（方框5-4）。据推测，大腿后部的贴扎会抑制过度活跃的腘绳肌（Tobin 和 Robinson，2000；McConnell，2002）。当使用 H 反射测量时，发现无症状受试者斜方肌下部纤维上的贴扎可抑制高达 22% 肌肉活动（Alexander 等，2003）。其潜在的机制尚不清楚；据推测，这可能是由于肌肉长度的改变或皮肤传入的刺激，导致潜在肌肉的抑制或运动神经元池的下行驱动力下降（Allhandetal 等，2003）。

方框5-4　减少肌肉激活的治疗方法

- 视觉反馈
- 言语反馈
- 触摸
- 肌电图反馈
- 体位
- 本体感觉神经肌肉促进技术（PNF）
- 扳机点
- 深层抑制性按摩
- 贴扎

1.18　减少肌肉长度

一块肌肉被认为过长的原因，以及为什么治疗目的是减少其长度，很可能与肌肉张力降低或运动过度有关。当临床人员确认张力降低时，治疗将直接指向增加肌肉的力量，这已经在前面讨论过了。

1.19　增加肌肉长度

在考虑进行肌肉拉伸时，将肌肉分为肌腹内的主动收缩单元和肌腱内的非收缩性结缔组织可能会有所帮助。治疗可以根据临床人员试图对肌肉产生的影响进行分类。增加肌肉的长度可以通过被动地延长结缔组织来实现，这样长度就会永久增加，或者通过试图对肌腹的主

动收缩单元产生生理性放松,例如,PNF(自发性或交互抑制技术)。显然,收缩和非收缩因素之间是不可分割的,这里没有说明的是,延长结缔组织的治疗只影响结缔组织,而对收缩单元没有影响,反之亦然。治疗的分类仅仅用于帮助临床人员之间的沟通,而不是试图描述治疗的效果。肌肉可以被动拉伸治疗,产生永久延长的肌肉-肌腱单元。同样值得注意的是,离心运动已被证明会导致更长的肌束(Franchi 等,2014),这也可能增加整个肌肉的长度。

1.19.1 肌肉被动牵伸

当一个力将近端和远端肌肉附着点进一步分开时,就会产生有效的被动牵伸;通常,这涉及固定近端附着点,同时被动地移动远端附着点远离。体位通常可以帮助固定近端附着点。例如,仰卧位时一条腿屈曲至胸部固定骨盆,另一侧的髋关节后伸以延长并牵伸髂腰肌。

运动方向 没有单一的运动方向可以牵伸肌肉的所有部分,因为肌肉的动作线通常跨越多个运动平面;临床人员需要通过结合运动来充分探索和治疗肌肉长度的各个方面(Hunter,1998)。肌肉的附着点、肌纤维的方向、肌肉的位置以及肌肉与其他结构之间的关系,使临床人员决定如何将运动与肌肉相结合。例如,为了充分延长股二头肌,需要结合髋关节屈曲、内旋和内收以及膝关节伸展和胫骨内旋。同样,为了充分延长桡侧腕短伸肌,需要结合肘关节伸展和前臂旋前、腕关节屈曲、尺偏和单个手指屈曲(Hunter,1998)。

力的大小 当一块肌肉被牵伸时,这个力就会分布在整个肌肉的结缔组织框架中(Hill,1950)。每当达到永久延长时,最初就会有一定程度的机械弱化。有趣的是,肌肉弱化的程度取决于肌肉延长的方式以及延长的程度。长时间的小力比短时间的大力牵伸引起的弱化要小(Sapega 等,1981;Taylor 等,1990)。

运动速度 运动的速度可以被描述为慢速或快速,并且节奏应该是平稳的。肌肉中的结缔组织是黏弹性的,因此对所施加的力的速度很敏感。快速施加的力会产生较少的运动,引发更大的刚度,也就是说,阻力曲线的斜率会增加。相反,施加较慢的力会引起更多的运动,因为刚度相对较小。如果治疗的目的是通过延长结缔组织来最大限度地扩大活动范围,那么低速似乎更可取。

此外,当肌梭检测到与长度变化的幅度和速率时,将肢体快速移动到肌肉牵伸位会导致这种感觉感受器被提前刺激。这种刺激会导致肌肉的反射性刺激,导致肌束缩短而非延长,因此牵伸效果会降低,所以如果牵伸目的是增加肌肉长度,应强调以缓慢和可控的方式进行牵伸。

持续时间 治疗剂量与牵伸的持续时间、重复牵伸的次数和就诊的频率有关。研究发现,每天使用 30 秒的静态牵伸与每天重复 3 次的 1 分钟的静态牵伸一样,都能有效地延长腘绳肌(Bandy 等,1997)。每次重复后的再评估使临床人员能够确定治疗对患者体征和症状的影响。根据这种变化(变好、无变化或变差),临床人员可以改变治疗周期中重复的时间和次数。肌肉和肌腱结缔组织的永久性(塑性)延长和最小的组织弱化会被长时间的牵伸强化(Sapega 等,1981)。

温度 温度会影响结缔组织在拉伸负荷下的力学性能。当温度上升到 40 ~ 45 ℃时,刚度降低,延展性增加(Rigby,1964;Lehmann 等,1970)。大约 40 ℃时,胶原蛋白的微观结构发生了变化,这显著增强了其延展性和永久性(塑性)长度变化的潜力(Rigby,1964)。当肌肉温度升高到 43 ℃时,黏弹性可提高 170%,而较高的温度比较低的温度会引起更少的弱化(Sapega 等,1981)。研究发现,一旦热量被去除,在组织冷却期间保持张力会增强塑性形变(Lehmann 等,1970;Sapega 等,1981)。

症状反应 临床人员应决定在治疗期间诱发何种症状及何种程度。选择包括:

● 无诱发行为。

- 诱发到发作点或休息时症状增加。
- 部分再现。
- 完全再现。

决定在治疗过程中诱发症状至何种程度取决于症状的严重性和激惹性以及疾病的性质。如果症状很严重（即患者无法忍受所产生的症状），临床人员会选择不诱发这些症状。如果症状易激惹，临床人员也会选择不激发。也就是说，一旦症状被诱发，则需要一段时间来缓解。然而，如果症状不严重，也不易激惹，那么临床人员就能够在治疗期间重现患者的症状，而症状再现的程度则取决于患者的耐受度。病症的性质可能会限制症状的产生程度，如近期外伤。通过改变治疗剂量的适当部分，使治疗得到进阶或降级：患者的位置、运动、力的方向、力的大小、振荡的幅度、速度、节律、时间或症状反应。表5-3强调了治疗剂量各方面的进阶和降级的方式。

表5-3　治疗剂量的进阶和降级

治疗剂量	进阶	降级
位置	肌肉接近活动范围的末端	肌肉接近活动范围的初始端
力的方向	诱发更多	诱发更少
力的大小	增加	降低
振荡的幅度	降低	增加
节律	断断续续	流畅
时间	更长	更短
速度	更慢或更快	更慢
症状反应	允许诱发更多的症状	允许诱发更少的症状

表5-4提供了一个延长斜方肌上部纤维的治疗剂量如何进阶和降级的例子。时间从30秒增加到1分钟提供了治疗剂量的进阶，降级则是减少症状的数量。治疗剂量的其他方面则是每次重复的时长和次数。这些一起提供了时间剂量，所以每个时间都可以同时改变。

表5-4　增加斜方肌上部纤维被动长度的治疗剂量如何进阶和降级

降级	剂量	进阶
在颈椎完全屈曲和1/2范围的对侧屈曲中，静态保持30秒，以部分再现颈部疼痛	在颈椎完全屈曲和1/2范围的对侧屈曲中，静态保持30秒，以完全再现颈部疼痛	在颈椎完全屈曲和1/2范围的对侧屈曲中，静态保持1分钟，以完全再现颈部疼痛

在运动医学中，提倡两种类型的牵伸：弹性牵伸和静态牵伸。弹性牵伸是指肢体上下、有节奏的末端晃动。虽然这种牵伸可能在热身运动中有益，由于延长的速度，肌梭受到刺激，导致牵伸的效果降低。静态牵伸是指在活动末端简单的保持。关于每种类型的牵伸在增加肌肉长度方面的有效性仍存在争议，然而，基于肌肉的基础生理学（包括肌梭和相关的牵张反射），以可控的方式进行静态拉伸，每次重复保持大约30秒是最有效的。

1.19.2　通过肌肉的收缩单元来增加长度

这种治疗方法的目的是引起肌肉收缩单元的放松，以增加肌肉的长度。肌肉能量技术和位置释放技术也可用于引起肌肉放松（Chaitow，2013，2015）。PNF也被提倡用来实现这种肌肉放松。这些是通过全方位的旋转运动模式，保持-放松、收缩-放松和主动肌-收缩。

1.19.3　保持-放松

肌肉被固定在牵伸位，无论是主动的或被动的。临床人员进行徒手抗阻使肌肉产生强烈等长收缩。临床人员需要仔细地控制肌肉的收缩。可以对患者说，"不要被我推动"或"保持"，并缓慢和平稳地增加徒手阻力至最大的收缩。收缩后，让患者开始放松，临床人员逐渐减少阻力，使肌肉放松下来。随后，临床人员进一步被动增加范围，以提高肌肉的长度。然后重复收缩和放松的过程,直到肌肉长度不能进一步增加。

1.19.4　收缩–放松

这与保持–放松是一样的,除了在等长收缩后,患者主动收缩以进一步延长拮抗肌,而不是临床人员被动地延长肌肉。例如,为了延长股四头肌,患者可以在60度屈曲位等长收缩股四头肌3~6秒。然后要求患者放松并积极主动收缩腘绳肌,以增加膝关节屈曲和拉伸股四头肌群。就像在保持–放松中一样,在新的运动范围内重复这个过程,直到肌肉长度不再进一步增加。

1.19.5　主动肌–收缩

肌肉被固定在牵伸位,主动肌–收缩尝试增加活动范围,从而拉伸肌肉。临床人员通过小心地施加一种被动的力来促进这种运动。例如,为了延长股四头肌,膝关节处于屈曲60度位。患者主动收缩腘绳肌,以增加膝关节屈曲和牵伸股四头肌群。临床人员则对小腿施力来加强这种运动。

1.20　减轻症状

临床人员分析患者症状的时候,一个有用的前提是,无论患者如何描述,只要说了就表示它存在。这最初是用于治疗疼痛的,但可以扩大到患者感受的其他症状。

本文中的假设是,肌肉疼痛的原因是肌肉或肌腱的某种损伤。在这种情况下,疼痛是机械或化学刺激肌肉伤害性感受器的结果。患者的主观信息,特别是症状的表现和损伤机制,能使临床人员确定疼痛的是肌肉的收缩单元还是结缔组织。例如,过度牵伸造成的损伤可能会影响肌肉的收缩组织(因为这比相对坚硬的非收缩组织延长得更多),这需要治疗以提高肌肉的收缩能力,从而控制延长度并减少疼痛。

多种手法治疗技术可用于减少由肌肉引起

的症状,包括按摩,结缔组织按摩扳机点和摩擦。关节松动术、贴扎和电疗也可以使用。使用这些手法技术缓解疼痛的机制仍不清楚。大直径Ⅲ型传入纤维分布在整个肌肉组织中,并受到压力和由肌肉延长或肌肉收缩引起的机械力的刺激(Mense和Meyer,1985)。根据疼痛闸门控制理论(Melzack和Wall,1965),前面描述的手法技术可能是对于Ⅲ型传入纤维的刺激引起了Ⅳ型肌肉痛觉感受器的反射抑制。比较清楚的是,皮肤和关节中的大直径传入神经纤维也可能有助于抑制这种疼痛。疼痛也可以通过下行抑制系统来减轻,在第七章神经的治疗中会进一步扩展这些内容。

1.21　疼痛的下行抑制

中脑导水管周围灰质(periaqueductal grey,PAG)区域已被发现在伤害感受控制中起重要作用。PAG投射到脊髓后角,并对伤害性感受有下行控制。PAG还向上投射到内侧丘脑和眶额皮质,因此可能会有对伤害性感受的上行控制(Heinriche和Fields,2013)。PAG有两个不同的区域,即背外侧PAG(dorsolateral PAG,dPAG)和腹外侧PAG(ventrolateral PAG,vPAG)。

1.21.1　背外侧导水管周围灰质(dPAG)

有害刺激可导致下行控制系统的激活(Yaksh和Elde,1981;Heinricher和Fields,2013),这可能会减少伤害性感受的传递。研究发现,有害刺激会导致脊髓上和脊髓水平的脑啡肽的释放(Yaksh和Elde,1981)。还发现,来自对侧脚、手、面部或躯干的伤害性输入可以抑制同侧脚传递至脊髓丘脑束的伤害性刺激,(Gerhart等,1981)。这可以解释为什么针灸可以缓解疼痛,以及疼痛时"咬嘴唇"等行为(Melzack,1975)。肌肉的疼痛治疗也可能激活下行控制系统。

1.22 解决生物-心理-社会层面的症状

伤害,或对伤害的感知,会产生焦虑和恐惧(Craig,1999)。谁曾经伤害过自己,无论多么轻微,却没有经历过情绪反应呢?我们都会对伤害有一种认知和情感反应,因为伤害会打扰我们的生活。因此,我们似乎有理由认为,所有患有神经-肌肉-骨骼-功能障碍的患者都会对自己的问题有一些想法和感觉,如果不询问这些问题,这将是临床人员的疏忽。这个询问涉及临床人员对患者想法和感受的了解。这不是一件容易的事,要做好它,就需要高水平的积极倾听技巧。积极的倾听需要我们把自己的想法、信念和感受放在一边,先聆听患者的叙述。通过患者的视角来理解他们和他们的世界,避免那些我们觉得这是很简单的错误。需要临床人员怀有同情和耐心去倾听,不加评判。临床人员需要谨慎和有目的地使用词语,并用开放式问题来搜索信息,直到完全理解。搜集这方面的信息包括敏感的口头和非口头交流,鼓励安全和开放的交流。在询问患者的想法和感受后,建议进入下面两个步骤:宣教和暴露(Vlaeyen 和 Crombez,1999)。宣教指临床人员小心地促进患者理解他们的问题。如何对患者实施这些操作将根据几个因素而有所不同,包括他们先前的知识、想法和信念,以及他们对问题的看法。前面讨论过的所有倾听技巧在这个过程中都是必不可少的。临床人员要表现得很真诚,这是很重要的。临床人员需要小心地向患者解释这个问题。"你的背部疼痛来自椎间盘"和"我认为你背部疼痛可能来自椎间盘"这两种解释之间是有区别的。前一种解释表明,你知道疼痛来自椎间盘,但尽管有压倒性的证据,也不可以这样说。据估计,只有大约15%的病例可以作出明确的病理诊断(Waddell,2004)。此外,还有一个长期的问题,因为患者将来可能会复发同样的疼痛,到时会去看另一个临床人员,而他可能会说"你背部的疼痛来自你的骶髂关节"。患者知道这是一个重复的发

作,所以他会开始怀疑这两位临床人员的能力。对于经验丰富的临床人员来说,这是一个再熟悉不过的情况了,他们会遇到那些对同一个问题可能得到过 3 次、4 次甚至更多次"确诊"的患者,他们会对你感到沮丧、怀疑和对医疗行业失望。

最后一个是暴露,这涉及小心谨慎地和分级地暴露引起疼痛的动作或姿势(Vlaeyen 和 Crombez,1999)。虽然这是为那些因为恐惧而学会避免动作和姿势的慢性疼痛患者而设计的(Waddell 和 Main,2004),这也是治疗急性组织损伤的一个重要组成部分。用一种谨慎、可控和分级的方式使用动作和姿势有助于避免长期的运动功能障碍。第十章进一步探讨了分级暴露和再负重的原理。

1.23 肌肉损伤和修复

肌肉可因直接的伤害而损伤,如撕裂或挫伤,或间接由突然的剧烈收缩而导致肌肉或肌腱撕裂。损伤也可能是由于长期过度使用而损伤(Kellett,1986)。无论损伤的机制如何,其对肌肉组织的影响都是相似的(Hurme 等,1991),可大致分为三个阶段:炎症或迟滞期,再生期和重塑期(Jarvinen 和 Lehto,1993)。

炎症期或迟滞期的特征是血肿形成、组织坏死和炎症反应。肌肉组织的坏死发生在坏死区两侧的肌肉纤维收缩时。普遍认为,肌肉损伤的前48~72小时的治疗可应用 RICE 原则:休息(rest)、冰敷(ice)、加压(compression)和抬高(elevation)(Evans,1980;Kellett,1986)。但最近被修改为 POLICE 原则(Bleacleyetal,2012):保护(protection)、适当负重(optimal loading)、冰敷(ice)、加压(compression)和抬高(elevation),现在的重点是更多地以可控的方式恢复负重(详见第十章)。

在再生期,会吞噬受损组织,生成瘢痕结缔组织。毛细血管生长卫星细胞迁移到坏死区域。肌纤维通过分化成成肌细胞,然后再形成

肌管，肌管连接着坏死区域两侧的两个残端。肌肉内的结缔组织也受损，并经历愈合，随后形成瘢痕（Jarvinen 和 Lehto，1993）。经过短时间的制动后——大鼠超过 3~5 天（Jarvinen 和 Lehto，1993）——在不引起症状的范围内，肌肉活动被认为是有益的。早期活动可以改善抗拉强度、再生肌纤维的走向、瘢痕结缔组织的吸收和受损区域的血流以及避免制动引起的肌肉萎缩（Jarvinen 和 Lehto，1993）。研究发现，初次修复后，每天重复 60 次徒手腕关节和手指的屈伸运动，可以增加肌腱的抗拉强度（Takai 等，1991）。

重塑期的特征是再生肌肉的成熟（Jarvinen 和 Lehto，1993）。瘢痕组织的收缩和重组，以及肌肉功能的逐渐恢复。

在每个阶段管理肌肉损伤的关键是将其暴露在合适的负荷水平下（足以激发适应，同时不引起症状）。在炎症阶段，首先可以在活动范围中段进行短时程、低强度等长运动，其次进阶为延长位的等长收缩，然后是活动范围中段和活动范围外的动态收缩（向心和离心），最后增加收缩的强度和速度。

除了肌肉和结缔组织的损伤外，神经组织也可能受损。值得一提的是，有典型腘绳肌撕裂症状的患者，实际上神经动力学（神经）部分可能也有问题。在澳式足球中，腘绳肌撕裂的球员 Slump 测试呈阳性，在治疗中解决该问题，比传统的肌肉治疗技术效果更好（Kornberg 和 Lew，1989）。这突出了对患者进行全面检查的必要性。

1.24　迟发性肌肉酸痛

肌肉拉伤通常发生于离心运动，会产生迟发性肌肉酸痛（delayed-onset muscle soreness，DOMS）（Friden 等，1983；Jones 等，1986）。在不习惯的离心运动后会感到疼痛、无力和肌肉僵硬（Hody 等，2019）。这主要是由于胶原蛋白分解（Brown 等，1997）和 Z 线的断裂，尤其是在 Ⅱ 型纤维中，修复基本在 6 天内完成（Friden 等，

1983；Jones 等，1986）。离心收缩后 DOMS 产生的原因可能是离心动作在肌肉内产生的力比其他肌肉动作更大，导致更大的损伤和炎症（Kanda 等，2013）。值得注意的是，单次离心运动，即使是低容量运动，也能为后续被称为重复回合效应的运动提供保护效果（Hody 等，2019）。因此，在最初的训练中应采用保守的离心训练方法，以避免过度的 DOMS，这可提高依从性，并在随后的渐进离心训练中表现出重复回合效应。

1.25　肌腱损伤和修复

肌腱通常在中间区域撕裂，比较罕见的是由于撕脱性骨折，在附着点撕裂。肌肉与肌腱的连接区域是肌腱最薄弱的部分——肌肉单元，是最容易受到拉伤的区域（Garrett 等，1989；Garrett，1990；Tidball，1991）。肌腱的愈合与其他软组织一样，包括三个阶段：迟滞或炎症期（1~7 天）、再生或增殖期（7~21 天）和重塑或成熟期（21 天至 1 年）（Jozsa 和 Kannus，1997）。

重复性拉力可能会改变肌腱的胶原结构，从而导致炎症、水肿和疼痛（Jozsa 和 Kannus，1997）。当这种导致组织损伤的重复性拉力大于自然修复和愈合过程时，就会发生过度使用性损伤（Archambault 等，1995；Jozsa 和 Kannus，1997）。包括肌腱炎在内的疾病如果进一步的拉伤，可能导致肌腱部分或完全断裂。离心运动已被提倡用于治疗慢性跟腱炎（Alfredson 等，1998）；但是，高负荷和长时间的拉伸是很重要的（即肌肉活动的持续时间），因为肌腱不能区分肌肉活动的类型。

在与工作相关的上肢肌腱损伤中，任务的重复性足以引起组织的变化。有人提出，最初 5 天，缺血、代谢紊乱和细胞膜损伤导致了炎症（Jozsa 和 Kannus，1997）。组织压力的增加进一步损害了血液循环，增强了缺血性变化。在增殖阶段（5~21 天），存在纤维蛋白凝块，成纤维细胞、滑膜细胞和毛细血管的增殖，在成熟期（<21 天），发生肌腱腱鞘和腱旁组织的粘连和增厚

（Kvist 和 Kvist，1980；Jozsa 和 Kannus，1997）。

肌腱损伤的治疗包括软组织松解、摩擦、可控的运动、牵伸、贴扎和电刺激。读者可以直接阅读相关的文本以获取进一步的信息。

1.26 肌肉治疗的选择

治疗方法的选择取决于对患者的评估，患者是否有肌肉功能障碍，如果有，是什么类型。治疗可能是增加肌肉力量、爆发力和/或耐力，增加肌肉长度或改变运动控制（增加肌肉激活，减少肌肉激活，增加启动时间），这取决于诱发症状的力的性质。治疗的总体目标是消除功能障碍（即根除异常的体征和症状）。

1.27 治疗的改良、进阶和降级

对患者主观和身体状态的持续监测指导着患者的整个治疗和管理方案。临床人员判断治疗后的变化程度，将其与预后和正常生理反应的预期变化联系起来，并决定是否需要以某种方式改变治疗方法。这种改变可以是以某种方式改良相应的技术，也可以是以进阶或降级治疗。无论发生了哪种改变，临床人员都需要尽一切努力确定这种改变对患者的主观和身体状况的影响。为了做到这一点，临床人员每改变一次治疗，都需要立即重新评估，以确定改变的价值。

1.28 治疗的改良

临床人员可以通过改变现有的治疗、增加新治疗或停止一些治疗来改良患者的治疗方法。任何时候，治疗都应该针对患者的功能目标。改变现有的治疗包括改变治疗剂量的某些方面（如前所述）。通过对患者的主观和身体状况的重新评估，判断这种改变的即时性和长期性影响（图5-4）。然后，临床人员评估患者总体上是变好，无变化还是变差，以此判断预后。例如，如果预期会有快速的改善，但实际只有些许改善，临床人员可能需要进阶治疗。如果患者在治疗后病情恶化，剂量可能需要以某

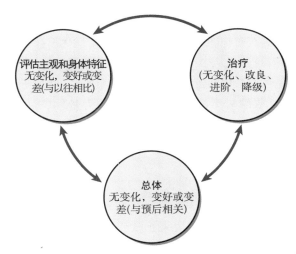

图5-4 治疗的改良、进阶和降级

种方式降级。如果治疗后没有任何变化，那么需要进行更实质性的修改。在放弃一种治疗方法之前，应确保它得到了充分地利用，因为也许更强或更弱的治疗剂量是有效的。

1.29 治疗的进阶和降级

通过改变治疗剂量的适当方面，对相应组织增加治疗或减少治疗，从而实现治疗的进阶或降级。

图5-5 显示了肌肉损伤的典型负荷进阶。

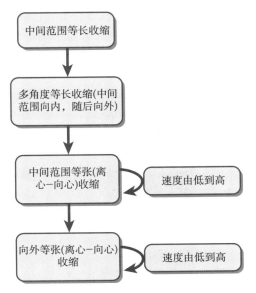

图5-5 肌肉损伤的负荷进阶范例

从中间范围等长收缩开始[收缩时无症状且具有对称的力量(10%以内)],进阶为多角度等长收缩(从中间范围向内,再向外运动)。开始可以在中间范围进行离心向心收缩,然后进阶[收缩时无症状且具有对称的力量(10%以内)]到向外离心和向心收缩。进行离心和向心收缩时,需要考虑和进阶应用随着外力变化的收缩速度。

2. 总结

本章概述了肌肉治疗的原则。治疗只是患者整体管理的一部分,因此我们建议读者现在就阅读第十章,那里详细讨论了管理的原则。

复习问题

1. 描述渐进式负荷和训练的关键变量。
2. 解释特异性的原则。
3. 描述制定运动处方所涉及的原则:
   A. 力量
   B. 爆发力
   C. 耐力
   D. 肌肉量
4. 解释 Alfredson 方法治疗跟腱炎的关键部分。

(周杰　译,瞿子琳、刘守国　校)

3. 参考文献

[1] Alexander, C. M., Stynes, S., Thomas, A., et al., 2003. Does tape facilitate or inhibit the lower fibres of trapezius? Man. Ther. 8 (1), 37–41.

[2] Alfredson, H., Pietila, T., Jonsson, P., et al., 1998. Heavy load eccentric calf muscle training for the treatment of chronic Achilles tendinosis. Am. J. Sports Med. 26, 360–366.

[3] American College of Sports Medicine (ACSM), 2013. Resource Manual for Guidelines for Exercise Testing and Prescription, seventh ed. Williams & Wilkins, Baltimore.

[4] Andersen, J. L., Aagaard, P., 2000. Myosin heavy chain ⅡX overshoot in human skeletal muscle. Muscle Nerve 23 (7), 1095–1104.

[5] Archambault, J. M., Wiley, J. P., Bray, R. C., 1995. Exercise loading of tendons and the development of overuse injuries. A review of current literature. Sports Med. 20 (2), 77–89.

[6] Augustsson, J., Esko, A., Thomee, R., et al., 1998. Weight training of the thigh muscles using closed vs open kinetic chain exercises: a comparison of performance enhancement. J. Orthop. Sports Phys. Ther. 27, 3–8.

[7] Bandy, W. D., Irion, J. M., Briggler, M., 1997. The effect of time and frequency of static stretching on flexibility of the hamstring muscles. Phys. Ther. 77 (10), 1090–1096.

[8] Behm, D. G., Sale, D. G., 1993. Intended rather than actual movement velocity determines velocity-specific training response. J. Appl. Physiol. 74, 359–368.

[9] Blackburn, J. R., Morrissey, M. C., 1998. The relationship between open and closed kinetic chain strength of the lower limb and jumping performance. J. Orthop. Sports Phys. Ther. 27 (6), 430–435.

[10] Bleakley, C., Glasgow, P., MacAuley, D., 2012. Price needs updating should we call the police? BJSM. 46, 220–221.

[11] Borg, G. A. V., 1982. Psychophysical bases of perceived exertion. Med. Sci. Sports Exerc. 14 (5), 377–381.

[12] Brosseau, L., Pelland, L., Wells, G., et al., 2004. Efficacy of aerobic exercises for osteoarthritis (part Ⅱ): a meta-analysis. Phys. Ther. Rev. 9, 125-145.

[13] Brown, S. J., Child, R. B., Day, S. H., et al., 1997. Indices of skeletal muscle damage and connective tissue breakdown following eccentric muscle contractions. Eur. J. Appl. Physiol. 75, 369-374.

[14] Chaitow, L., 2013. Muscle Energy Techniques, fourth ed. Churchill Livingstone, Edinburgh.

[15] Chaitow, L., 2015. Positional Release Techniques, fourth ed. Churchill Livingstone, Edinburgh.

[16] Cormie, P., McGuigan, M. R., Newton, R. U., 2010. Influence of strength on magnitude and mechanisms of adaptation to power training. Med. Sci. Sports Exerc. 42, 1566-1581.

[17] Cormie, P., McGuigan, M. R., Newton, R. U., 2011. Developing maximal neuromuscular power: part 2-training considerations for improving maximal power production. Sports Med. 41, 125-146.

[18] Cowan, S. M., Bennell, K. L., Crossley, K. M., et al., 2002. Physical therapy alters recruitment of the vasti in patellofemoral pain syndrome. Med. Sci. Sports Exerc. 34 (12),1879-1885.

[19] Craig, K. D., 1999. Emotions and psychobiology. In: Wall, P. D.,Melzack, R. (Eds.), Textbook of Pain, fourth ed. Churchill Livingstone, Edinburgh, pp. 331-343.

[20] DeLateur, B., Lehmann, J. F., Warren, C. G., et al., 1972. Comparison of effectiveness of isokinetic and isotonic exercise in quadriceps strengthening. Arch. Phys. Med. Rehabil. 53, 60-64.

[21] Delorme, T. L., 1945. Restoration of muscle power by heavyresistance exercises. JBJS 27 (4), 645-667.

[22] Delorme, T. L., Watkins, A. L., 1948. Technics of progressive resistance exercise. Arch. Phys. Med. Rehabil. 29 (5), 263-273.

[23] Delorme, T. L., West, F. E., Shriber, W. J., 1950. Influence of progressive-resistance exercises on knee function following femoral fractures. JBJS 32 (4), 910-924.

[24] DeMichele, P. L., Pollock, M. L., Graves, J. E., et al., 1997. Isometric torso rotation strength: effect of training frequency on its development. Arch. Phys. Med. Rehabil. 78, 64-69.

[25] Demirel, H. A., Powers, S. K., Naito, H., et al., 1999. Exercise-induced alterations in skeletal muscle myosin heavy chain phenotype: dose-response relationship. J. Appl. Physiol. 86, 1002-1008.

[26] deVries, H. A., Housh, T. J., 1994. In: Physiology of Exercise for Physical Education, Athletics and Exercise Science, fifth ed. Brown & Benchmark, Madison, Wisconsin.

[27] DiNubile, N. A., 1991. Strength training. Clin. Sports Med. 10(1), 33-62.

[28] Earp, J. E., Newton, R. U., Cormie, P., et al., 2015. Inhomogeneous quadriceps femoris hypertrophy in response to strength and power training. Med. Sci. Sports Exerc. 47, 2389-2397.

[29] Eldred, E., Hagbarth, K. E., 1954. Facilitation and inhibition of gamma efferents by stimulation of certain skin areas. J. Neurophysiol. 17, 59-65.

[30] Enoka, R. M., 1988. Muscle strength and its development: new perspectives. Sports Med. 6, 146-168.

[31] Evans, P., 1980. The healing process at cellular level: a review. Physiotherapy 66 (8), 256-259.

[32] Feigenbaum, M. S., Pollock, M. L., 1999. Prescription of resistance training for health and disease. Med. Sci. Sports Exerc. 31 (1), 38-45.

[33] Franchi, M. V., et al., 2014. Architectural, functional and molecular responses to concentric and eccentric loading in human skeletal muscle.

Acta Physiol. 210（3），642-654.

[34] Friden, J., Sjostrom, M., Ekblom, B., 1983. Myofibrillar damage following intense eccentric exercise in man. Int. J. Sports Med. 4, 170-176.

[35] Garnett, R., Stephens, J. A., 1981. Changes in the recruitment threshold of motor units produced by cutaneous stimulation in man. J. Physiol. （Lond）311, 463-473.

[36] Garrett, W. E., 1990. Muscle strain injuries: clinical and basic aspects. Med. Sci. Sports Exerc. 22（4），436-443.

[37] Garrett, W. E., Rich, F. R., Nikolaou, P. K., et al., 1989. Computed tomography of hamstring muscle strains. Med. Sci. Sports Exerc. 21（5），506-514.

[38] Gea, J. G., 1997. Myosin gene expression in the respiratory muscles. Eur. Respir. J. 10, 2404-2410.

[39] Gerhart, K. D., Yezierski, R. P., Giesler, G. J., et al., 1981. Inhibitory receptive fields of primate spinothalamic tract cells. J. Neurophysiol. 46（6），1309-1325.

[40] Gilleard, W., McConnell, J., Parsons, D., 1998. The effect of patellar taping on the onset of vastus medialis obliquus and vastus lateralis muscle activity in persons with patellofemoral pain. Phys. Ther. 78（1），25-32.

[41] Grimby, G., 1995. Muscle performance and structure in the elderly as studied cross-sectionally and longitudinally. J. Gerontol. 50A, 17-22 （special issue）.

[42] Grgic, J., Garofolini, A., Orazem, J., et al., 2020. Effects of resistance training on muscle size and strength in very elderly adults: a systematic review and meta-analysis of randomized controlled trials. Sports Med. 50（11），1983-1999.

[43] Haff, G. G., Nimphius, S., 2012. Training principles for power. Strength Cond. J. 34, 2-12.

[44] Hakkinen, K., Newton, R. U., Gordon, S. E., et al., 1998. Changes in muscle morphology, electromyographic activity, and force production characteristics during progressive strength training in young and older men. J. Gerontol. 53A（6），B415-B423.

[45] Harris, N. K., Cronin, J. B., Hopkins, W. G., et al., 2008. Squat jump training at maximal power loads vs. heavy loads: effect on sprint ability. J. Strength Cond. Res. 22,1742-1749.

[46] Haskell, W. L., Lee, I. M., Pate, R. R., et al., 2007. Physical activity and public health: updated recommendation for adults from the American College of Sports Medicine and the American Heart Association. Med. Sci. Sports Exerc. 39（8），1423-1434.

[47] Heinricher, M. M., Fields, H. L., 2013. Central nervous system mechanisms of pain modulation. In: Wall, P. D.,Melzack, R. （Eds.）, Textbook of Pain, sixth ed. Churchill Livingstone, Edinburgh, pp. 129-142.

[48] Hill, A. V., 1938. The heat of shortening and the dynamic constants of muscle. Proc. R. Soc. Lond. （Biology）126,136-195.

[49] Hill, A. V., 1950. The series elastic component of muscle. Proc. R. Soc. B137, 273-280.

[50] Hodges, P. W., Richardson, C. A., 1996. Inefficient muscular stabilization of the lumbar spine associated with low back pain. A motor control evaluation of transversus abdominis. Spine 21（22），2640-2650.

[51] Hody, S., Croisier, J. L., Bury, T., et al., 2019. Eccentric muscle contractions: risks and benefits. Front. Physiol. 10, 536.

[52] Holloszy, J. O., 1976. Adaptations of muscular tissue to training. Prog. Cardiovasc. Dis. 18（6），445-458.

[53] Hortobagyi, T., Dempsey, L., Fraser, D., et al., 2000. Changes in muscle strength, muscle fibre size and myofibrillar gene expression after immobilization and retraining in humans. J. Physiol. 524（1），293-304.

[54] Hortobagyi, T., Hill, J. P., Houmard, J. A., et al., 1996. Adaptive responses to muscle lengthening and shortening in humans. J. Appl. Physiol. 80 (3), 765−772.

[55] Housh, D. J., Housh, T. J., Johnson, G. O., et al., 1992. Hypertrophic response to unilateral concentric isokinetic resistance training. J. Appl. Physiol. 73, 65−70.

[56] Hunter, G., 1998. Specific soft tissue mobilization in the management of soft tissue dysfunction. Man. Ther. 3 (1), 2−11.

[57] Hurme, T., Kalimo, H., Lehto, M., et al., 1991. Healing of skeletal muscle injury: an ultrastructural and immuno-histochemical study. Med. Sci. Sports Exerc. 23 (7), 801−810.

[58] Ingjer, F., 1979. Capillary supply and mitochondrial content of different skeletal muscle fiber types in untrained and endurance-trained men. A histochemical and ultrastructural study. Eur. J. Appl. Physiol. Occup. Physiol. 40, 197−209.

[59] Izquierdo, M., Hakkinen, K., Anton, A., et al., 2001. Maximal strength and power, endurance performance, and serum hormones in middle-aged and elderly men. Med. Sci. Sports Exerc. 33, 1577−1587.

[60] Izquierdo, M., Ibanez, J., Gonzalez-Badillo, J. J., et al., 2006. Differential effects of strength training leading to failure versus not to failure on hormonal responses, strength, and muscle power gains. J. Appl. Physiol. 100, 1647−1656.

[61] Jarvinen, M. J., Lehto, M. U. K., 1993. The effects of early mobilisation and immobilisation on the healing process following muscle injuries. Sports Med. 15 (2), 78−89.

[62] Jenner, J. R., Stephens, J. A., 1982. Cutaneous reflex responses and their central nervous system pathways studied in man. J. Physiol. (Lond.) 333, 405−419.

[63] Jones, D. A., Newham, D. J., Round, J. M., et al., 1986. Experimental human muscle damage: morphological changes in relation to other indices of damage. J. Physiol. 375, 435−448.

[64] Jozsa, L., Kannus, P., 1997. Human Tendons: Anatomy, Physiology and Pathology. Human Kinetics, Champaign, IL.

[65] Kanda, K., Sugama, K., Hayashida, H., et al., 2013. Eccentric exercise-induced delayed-onset muscle soreness and changes in markers of muscle damage and inflammation. Exerc. Immunol. Rev. 19, 72−85.

[66] Kaneko, M., Fuchimoto, T., Toji, H., et al., 1983. Training effect of different loads on the force-velocity relationship and mechanical power output in human muscle. Scand. J. Med. Sci. Sports 5, 50−55.

[67] Kaser, L., Mannion, A. F., Rhyner, A., et al., 2001. Active therapy for chronic low back pain part 2. Effects on paraspinal muscle cross-sectional area, fiber type size, and distribution. Spine 26 (8), 909−919.

[68] Kawakami, Y., Abe, T., Fukunaga, T., 1993. Muscle-fiber pennation angles are greater in hypertrophied than in normal muscles. J. Appl. Physiol. 74 (6), 2740−2744.

[69] Kawakami, Y., Abe, T., Kuno, S. -Y., et al., 1995. Training-induced changes in muscle architecture and specific tension. Eur. J. Appl. Physiol. 72, 37−43.

[70] Kellett, J., 1986. Acute soft tissue injuries − a review of the literature. Med. Sci. Sports Exerc. 18 (5), 489−500.

[71] Knight, K. L., 1985. Guidelines for rehabilitation of sports injuries. Clin. Sports Med. 4 (3), 405−416.

[72] Komi, P. V., 1986. Training of muscle strength and power: interaction of neuromotoric, hypertrophic, and mechanical factors. Int. J. Sports Med. 7 (Suppl), 10−15.

[73] Kornberg, C., Lew, P., 1989. The effect of stretching neural structures on grade one hamstring injuries. J. Orthop. Sports Phys. Ther.

6，481-487.

[74] Kvist, H., Kvist, M., 1980. The operative treatment of chronic calcaneal paratenonitis. J. Bone Joint Surg. 62B (3),353-357.

[75] Labarque, V. L., Eijnde, B., Van Leemputte, M., 2002. Effect of immobilization and retraining on torque - velocity relationship of human knee flexor and extensor muscles. Eur. J. Appl. Physiol. 86, 251-257.

[76] Leggett, S. H., Graves, J. E., Pollock, M. L., et al., 1991. Quantitative assessment and training of isometric cervical extension strength. Am. J. Sports Med. 19 (6), 653-659.

[77] Lehmann, J. F., Masock, A. J., Warren, C. G., et al., 1970. Effect of therapeutic temperature on tendon extensibility. Arch. Phys. Med. Rehabil. 51 (8), 481-487.

[78] Maestroni, L., Read, P., Bishop, C., et al., 2020. The benefits of strength training on musculoskeletal system health：practical applications for interdisciplinary care. Sports Med. 50(8), 1431-1450.

[79] Mannion, A. F., Taimela, S., Muntener, M., et al., 2001. Active therapy for chronic low back pain. Part I. Effects on back muscle activation, fatigability, and strength. Spine 26 (8),897-908.

[80] McConnell, J., 2002. Recalcitrant chronic low back and leg pain-a new theory and different approach to management. Man. Ther. 7 (4), 183-192.

[81] Melissa, L., MacDougall, J. D., Tarnopolsky, M. A., et al., 1997. Skeletal muscle adaptations to training under normobaric hypoxic versus normoxic conditions. Med. Sci. Sports Exerc. 29 (2), 238-243.

[82] Melzack, R., 1975. Prolonged relief of pain by brief, intense transcutaneous somatic stimulation. Pain 1, 357-373.

[83] Melzack, R., Wall, P. D., 1965. Pain mechanisms：a new theory. Science 150, 971-979.

[84] Mense, S., Meyer, H., 1985. Different types of slowly conducting afferent units in cat skeletal muscle and tendon. J. Physiol. 363, 403-417.

[85] Moore, S. P., Marteniuk, R. G., 1986. Kinematic and electromyographic changes that occur as a function of learning a time-constrained aiming task. J. Mot. Behav. 18 (4), 397-426.

[86] Moritani, T., DeVries, H. A., 1979. Neural factors versus hypertrophy in the time course of muscle strength gain. Am. J. Phys. Med. 58 (3), 115-130.

[87] Narici, M. V., Hoppeler, H., Kayser, B., et al., 1996. Human quadriceps cross-sectional area, torque and neural activation during 6 months strength training. Acta. Physiol. Scand. 157, 175-186.

[88] Nelson, M. E., Rejeski, W. J., Blair, S. N., et al., 2007. Physical activity and public health in older adults：recommendation from the American College of Sports Medicine and the American Heart Association. Med. Sci. Sports Exerc. 39(8), 1435-1445.

[89] Newham, D. J., Hurley, M. V., Jones, D. W., 1989. Ligamentous knee injuries and muscle inhibition. J. Orthop. Rheumatol. 2, 163-173.

[90] Newton, R. U., Hakkinen, K., Hakkinen, A., et al., 2002. Mixed-methods resistance training increases power and strength of young and older men. Med. Sci. Sports Exerc. 34 (8), 1367-1375.

[91] Pollock, M. L., Graves, J. E., Bamman, M. M., et al., 1993. Frequency and volume of resistance training：effect on cervical extension strength. Arch. Phys. Med. Rehabil. 74, 1080-1086.

[92] Rigby, B. J., 1964. The effect of mechanical extension upon the thermal stability of collagen. Biochim. Biophys. Acta. 79(SC 43008), 634-636.

[93] Rohter, F. D., Rochelle, R. H., Hyman, C.,

1963. Exercise blood flow changes in the human forearm during physical training. J. Appl. Physiol. 18 (4), 789-793.

[94] Sale, D. G., 1988. Neural adaptation to resistance training. Med. Sci. Sports Exerc. 20 (5), S135-S145.

[95] Sale, D. G., MacDougall, J. D., Upton, A. R. M., et al., 1983. Effect of strength training upon motor neurone excitability in man. Med. Sci. Sports Exerc. 15 (1), 57-62.

[96] Sapega, A. A., Quedenfield, T. C., Moyer, R. A., et al., 1981. Biophysical factors in range-of-motion exercise. Phys. Sportsmed. 9 (12), 57-65.

[97] Schoenfeld, B. J., Grgic, J., Every, D. W. V., Plotkin, D. L., et al., 2021. Loading recommendations for muscle strength, hypertrophy, and local endurance: a re-examination of the repetition continuum. Sports 9 (2), 32.

[98] Scott, W., Stevens, J., Binder-Macleod, S. A., 2001. Human skeletal muscle fiber type classifications. Phys. Ther. 81(11), 1810-1816.

[99] Seynnes, O. R., de Boer, M., Narici, M. V., 2007. Early skeletal muscle hypertrophy and architectural changes in response to high-intensity resistance training. J. Appl. Physiol. 102, 368-373.

[100] Simoneau, J. A., Lortie, G., Boulay, M. R., et al., 1986. Inheritance of human skeletal muscle and anaerobic capacity adaptation to high-intensity intermittent training. Int. J. Sports Med. 7, 167-171.

[101] Spiering, B. A., Mujika, I., Sharp, M. A., et al., 2021. Maintaining physical performance: the minimal dose of exercise needed to preserve endurance and strength over time. J. Strength Cond. Res. 35 (5), 1449-1458.

[102] Staron, R. S., Karapondo, D. L., Kraemer, W. J., et al., 1994. Skeletal muscle adaptations during early phase of heavy-resistance training in men and women. J. Appl. Physiol.

76, 1247-1255.

[103] Suchomel, T. J., Nimphius, S., Stone, M. H., et al., 2016. The importance of muscular strength in athletic performance. Sports Med 46 (10), 1419-1449.

[104] Suetta, C., Aagaard, P., Rosted, A., et al., 2004. Training-induced changes in muscle CSA, muscle strength, EMG, and rate of force development in elderly subjects after long-term unilateral disuse. J. Appl. Physiol. (1985) 97, 1954-1961.

[105] Takai, S., Woo, S. L. -Y., Horibe, S., et al., 1991. The effects of frequency and duration of controlled passive mobilization on tendon healing. J. Orthop. Res. 9, 705-713.

[106] Taylor, D. C., Dalton, J. D., Seaber, A. V., et al., 1990. Viscoelastic properties of muscle-tendon units the biomechanical effects of stretching. Am. J. Sports Med. 18 (3),300-309.

[107] Taylor, N. F., Dodd, K. J., Shields, N., et al., 2007. Therapeutic exercise in physiotherapy practice is beneficial: a summary of systematic reviews 2002-2005. Aust. J. Physiother. 53,7-16.

[108] Terrados, N., Jansson, E., Sylven, C., et al., 1990. Is hypoxia a stimulus for synthesis of oxidative enzymes and myoglobin? J. Appl. Physiol. 68, 2369-2372.

[109] Tidball, J. G., 1991. Myotendinous junction injury in relation to junction structure and molecular composition. Exerc. Sport Sci. Rev. 19, 419-445.

[110] Tobin, S., Robinson, G., 2000. The effect of McConnell's vastus lateralis inhibition taping technique on vastus lateralis and vastus medialis obliquus activity. Physiotherapy 86 (4), 173-183.

[111] Todd, J. S., Shurley, J. P., Todd, T. C., 2012. Thomas L. DeLorme and the science of progressive resistance exercise. J. Strength Cond. Res. 26, 2913-2923.

[112] Toji, H., Kaneko, M., 2004. Effect of multiple-load training on the force-velocity relationship. J. Strength Cond. Res. 18,792-795.

[113] Toji, H., Suei, K., Kaneko, M., 1997. Effects of combined training loads on relations among force, velocity, and power development. Can. J. Appl. Physiol. 22, 328-336.

[114] Turner, A. N., Comfort, P., McMahon, J. J., et al., 2020a. Developing powerful athletes, part 1: mechanical underpinnings. Strength Cond. J. 42 (3), 30-39.

[115] Turner, A. N., Comfort, P., McMahon, J. J., et al., 2020b. Developing powerful athletes part 2: practical applications. Strength Cond. J. 43 (1), 23-31.

[116] Vanderhoof, E. R., Imig, C. J., Hines, H. M., 1961. Effect of muscle strength and endurance development on blood flow. J. Appl. Physiol. 16 (5), 873-877.

[117] Vlaeyen, J. W. S., Crombez, G., 1999. Fear of movement/(re) injury, avoidance and pain disability in chronic low back pain patients. Man. Ther. 4 (4), 187-195.

[118] Waddell, G., 2004. Diagnostic triage. In: Waddell, G. (Ed.), The Back Pain Revolution, second ed. Churchill Living stone, Edinburgh, p. 9.

[119] Waddell, G., Main, C. J., 2004. Beliefs about back pain. In: Waddell, G. (Ed.), The Back Pain Revolution, second ed. Churchill Livingstone, Edinburgh, pp. 187-202.

[120] Yaksh, T. L., Elde, R. P., 1981. Factors governing release of methionine enkephalin-like immunoreactivity from mesencephalon and spinal cord of the cat in vivo. J. Neurophysiol. 46 (5), 1056-1075.

第六章

神经相关肌肉骨骼疼痛的分类和病理生理

Colette Ridehalgh 和 *Jennifer Ward*

学习目标

学习本章后,您应该能够:

- 描述周围和中枢神经系统的整体结构。
- 了解参与维持正常、健康的神经环境的生理机制。
- 解释神经系统是如何相互连接的。
- 描述神经系统的结构如何行使正常功能和保护神经系统。
- 进一步了解神经动力学测试的原理。

- 描述导致神经相关肌肉骨骼疼痛的病理生理机制。
- 解释神经相关肌肉骨骼疼痛的不同机制。
- 描述神经病理性疼痛的体征、症状和分类。
- 了解不同的筛选工具。
- 了解如何完成床边临床检查。
- 讨论发生神经病理性疼痛的危险因素。

章节目录

神经相关肌肉骨骼功能障碍的患者在临床表现和病理类型方面存在显著差异,既有中枢神经系统损伤所导致的中枢神经系统神经病理学表现,又有神经根和周围神经损伤的病理学

表现(伴有或不伴有周围神经功能丧失)。细心的临床医生必须通过临床分析来区分这些临床表现的差异,并相应地制订合适的治疗方案。例如,出现马尾综合征(Cauda equina syndrome,

CES）、脊髓病变或急性迟缓性足下垂等症状和
体征的患者，需要作为紧急情况进行相应的转
诊（见第十一章）。而那些在常见的区域内，如
皮节或周围神经分布区域有感觉改变的患者，则
需要密切监测其神经状态，并仔细评估他们对治
疗的反应。为了更好地管理患者，医生必须对神
经系统的正常结构和功能以及与神经相关的肌
肉骨骼状况的病理生理学有深入的理解。

1. 神经系统的结构和功能

　　神经系统大致可分为中枢神经系统（脑和
脊髓）、自主神经系统和周围神经系统（脑神经
和脊神经及其分支）。

1.1　脊髓的解剖与生理

　　人类的脊髓从枕骨大孔延伸至第一腰椎
水平面附近的脊髓圆锥。从脊髓圆锥开始，
马尾的神经根向下延伸（图 6-1）。脑膜是由
硬脑膜、蛛网膜和软脑膜三层结缔组织组成
的结构，它们围绕并保护着脆弱的大脑和脊
髓（图 6-2）。脑膜的主要功能是保护大脑和
脊髓。

　　脊髓的血液供应来自主动脉和其他相邻动
脉，包括椎动脉、颈动脉、肋间动脉、腰动脉和骶
动脉，这些动脉分段供应。每个分段动脉穿过
椎间孔，并分为背侧（后部）和腹侧（前部）根动
脉。腹侧根动脉供应脊髓前动脉，该动脉沿脊
髓前部中线向下运行。前动脉提供了脊髓血
管系统 75% 的血管分布。背侧根动脉则为两
条脊髓后动脉供血，这两条动脉负责供应脊髓
的其余部分（图 6-3）。与动脉系统从前、后包
绕脊髓一样，静脉引流系统通过广泛的静脉丛
进行。

　　脊髓的神经根丝从脊髓的背部和腹部延伸
出去。这些根丝汇合形成背根和腹根。背根含
有感觉纤维，而腹根包含运动纤维（图 6-4）。
腹侧神经轴突的细胞体位于脊髓前角的灰质

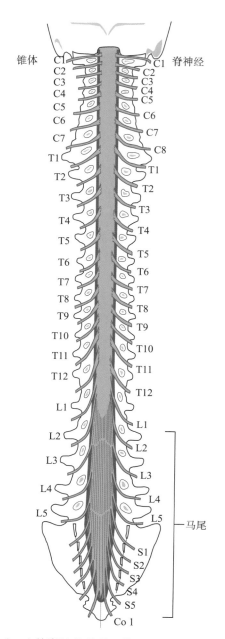

图 6-1　人的脊髓从枕骨延伸至脊髓圆锥，马尾根
　　　　从这里向下延伸
　　　（引自 Palastanga 和 Soames，2012。已获授权）

中，而背侧神经轴突的细胞体位于脊髓外的背
根神经节（dorsal root ganglion，DRG）中。背根
和腹根被硬脑膜的延伸部分所包裹，称为硬膜
鞘。背根和腹根很快汇聚形成脊神经的根，这些
根包含负责支配身体感觉和运动的神经纤维。
硬膜鞘形成了神经外膜（图 6-5）。

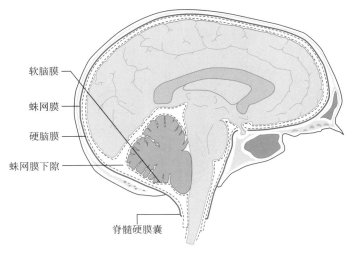

（A）纵切面，显示大脑脑膜覆盖

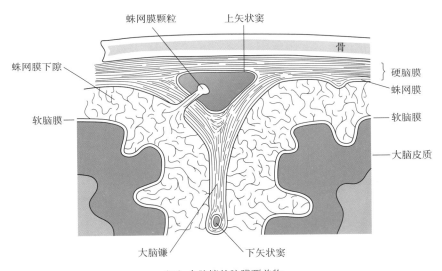

（B）大脑镰的脑膜覆盖物

图 6-2　脑膜分布图

（引自 Palastanga 和 Soames，2012。已获授权）

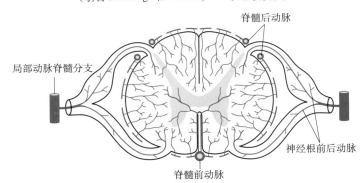

图 6-3　脊髓动脉血供

（引自 Middleditch 和 Oliver，2005。已获授权）

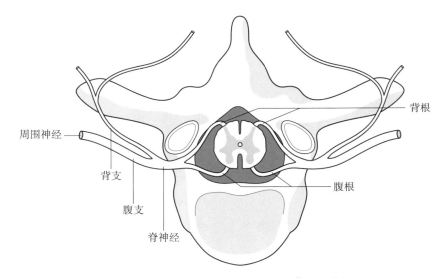

图 6-4　脊髓水平横切面显示脊髓的背根和腹根

(引自 Palastanga 和 Soames，2012。已获授权)

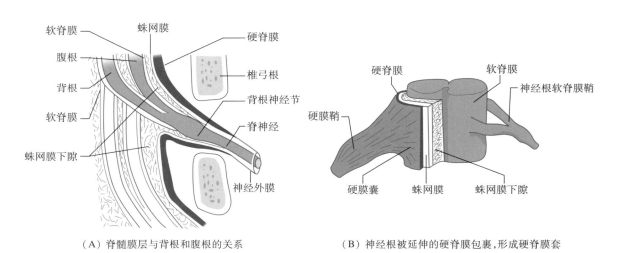

(A) 脊髓膜层与背根和腹根的关系　　　　(B) 神经根被延伸的硬脊膜包裹，形成硬脊膜套

图 6-5　脊髓膜与神经根

(引自 Palastanga 和 Soames，2012。已获授权)

　　如图 6-1 所示，脊神经根在脊髓管内以不同的程度下降，然后通过椎间孔延伸出去。神经根是根据所在的脊椎水平进行命名的。有 8 对颈神经根(其中第一对出现在 C1 水平之上)，12 对胸神经根，5 对腰神经根，5 对骶神经根和 1 对尾神经根。由于有 8 对颈神经根，这意味着 C1~C7 神经根在各自的椎骨水平上方延伸出去，而 C8 在 C7 下方，从胸椎开始到尾端脊椎，神经根在对应的椎骨水平下方延伸出去。每个神经根内的感觉神经纤维供应一个特定的皮肤区域，称为皮节。同样，每个神经根内的运动纤维供应一个特定的肌肉，称为肌节(图 4-27)。尽管皮节和肌节的神经支配并不完全精确，因为皮节区域存在一些交叉，而且肌肉通常由多个神经根支配，但在临床上，这种排列方式在确定病变部位时非常有用。对于皮肤感觉更准确的也许是使用特征区域或特殊区域(Nitta 等，1993)，这些区域在确定神经根水平

方面被发现更为一致。这些区域(图6-6)显示,在进行选择性神经根阻滞85%以上的腰骶椎间盘突出症患者都被证明是准确的。

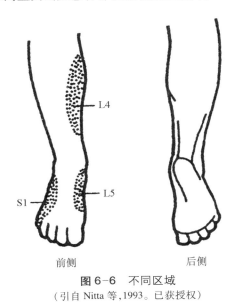

图6-6　不同区域
(引自Nitta等,1993。已获授权)

由于神经根与周围神经的解剖差异,神经根可能更容易受到机械损伤。如图6-5A所示,神经鞘相对较薄。神经束膜,是保护脆弱的神经内膜环境(Peltonen等,2013)的重要扩散屏障,并有助于维持静息张力,但发育不全。与周围神经相比,神经外膜也不发达,其在经过骨突起时往往增厚以提供保护。因此,硬脑膜和蛛网膜以及脑脊液几乎完全负责保护出椎间孔的神经根。关于周围神经的结缔组织覆盖将在本章后面讨论。

脊神经出椎间孔后分为背支和腹支。背支支配关节突关节、肌肉和覆盖头部、颈部和脊柱的皮肤。脊神经腹支支配前、外侧躯干和上、下肢。腹支延伸成为周围神经,在颈椎连接形成颈丛和臂丛,在腰椎和骶椎连接形成腰丛、腰骶丛和骶丛(图6-7)。腹支的一个分支与灰色交通支的一个自主神经分支一起形成进入椎间孔的窦椎神经。进入椎管后,窦椎神经分支形成一个复杂的神经网络,支配后纵韧带、硬脑膜和椎间盘纤维环的外1/3,也支配上一节段的椎间盘(Adams等,2006;Baron等,2015)(图6-8)。

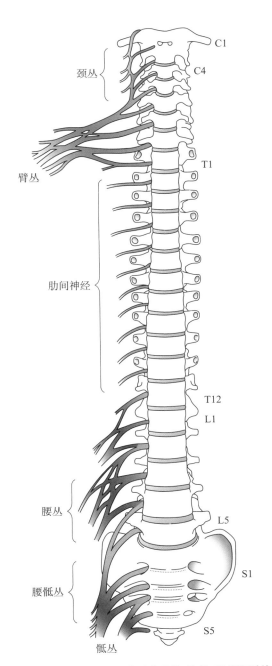

图6-7　脊神经出椎间孔形成颈丛、臂丛、腰丛和骶丛
(引自Palastanga和Soames,2012。已获授权)

1.2　脊髓束

信息沿着脊髓白质内一系列条理清晰的神经束不断地往返于脊髓周围。然而,一个上行神经信号必须首先进入脊髓。这通过一个特定

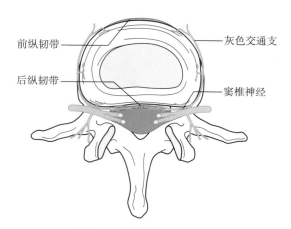

图 6-8　椎间盘的神经供应
（引自 Baron 等,2015。已获授权）

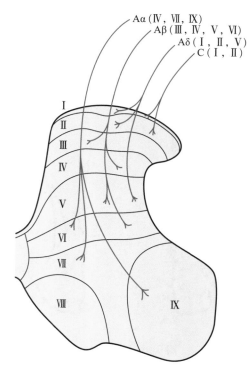

图 6-9　Rexed 的椎板和传入纤维的终止
（Todd 和 Koerber,2006 之后）

的轴进入背角并终止于灰质中。在横截面上，灰质符合一种称为雷克塞德层（Rexed's laminae）的层状模式（图 6-9）。因此，上行神经信号必须穿过一个或多个突触，才能进入白质内相应的上行纤维束。图 6-10 表示了传递上行和下行信息的不同纤维束。神经信号在到达皮质的途中可能会多次经过突触，并且在其进程的不同阶段可能会进入白质内的不同纤维束。上行信号最终到达丘脑，最后投射到皮质。对于下行神经信号，情况正好相反。信号在突触前沿白质内的下行纤维束进行传递，进入灰质，

并通过腹角离开脊髓。

　　详细描述脊髓的上升束和下降束超出了本书的范围。欲了解更多细节，请参考 Crossman 和 Neary（2015）以及 Mtui 等人（2015）的著作。

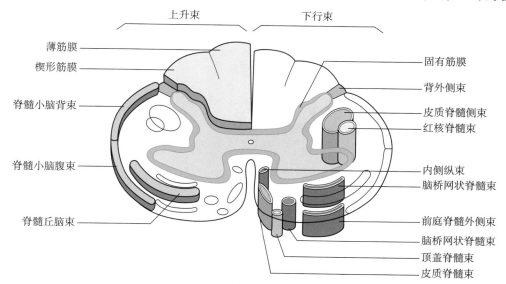

图 6-10　脊髓的横截面,显示上行束和下行束
（引自 Crossman 和 Neary,2015。已获授权）

1.3　周围神经的解剖与生理

1.3.1　感觉和运动神经纤维

　　周围神经通常由结缔组织包围的感觉和运动神经纤维组成。典型的感觉神经纤维由远端树突（外周轴突）、位于椎间孔背根神经节中的细胞体和位于脊髓背角的中央轴突组成（图6-11A）。典型的运动神经纤维由树突、脊髓前角的细胞体和轴突组成（图6-11B）。每一个感觉

或运动神经纤维是一个单一细长的细胞，可以从脊髓延伸到脚趾或手指。

　　神经束（神经束膜内的神经纤维；参见本章后面的内容）没有沿着神经直线前行；相反，它们反复连接和分裂，形成一个复杂的神经丛（图6-12）。神经横切面上的神经束数量在神经穿过关节处增加，从而增加其抗张强度（Sunderland，1990）。

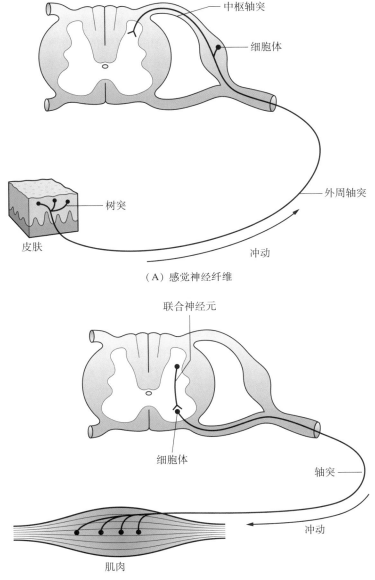

（A）感觉神经纤维

（B）运动神经纤维

图6-11　典型的感觉和运动纤维

（引自 Marieb，1995。版权所有 Benjamin/Cummings 出版公司，经 Pearson Education 股份有限公司许可转载）

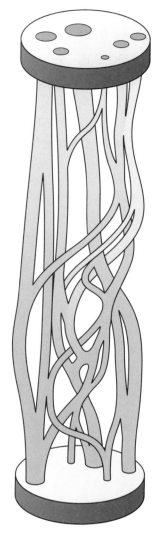

图 6-12　神经内的筋膜丛
（引自 Sunderland，1990。已获授权）

轴突可以是有髓鞘的（即被髓鞘包围），也可以无髓鞘。髓鞘（由蛋白质和脂质组成的绝缘层）由施万细胞在轴突的一部分周围包裹多次形成（图 6-13A）。由此，它们创造了特定的区域：结区（郎飞结区）、结侧区、近结侧区和结间区（Thaxton 和 Bhat，2009）。郎飞结区含有大量的钠离子通道，而钾离子通道位于近结侧区。脉冲沿着神经传递，并从一个郎飞结"跳跃"到下一个，这一过程被称为跳跃传导。跳跃传导增加了神经传导的速度（Schmid，2015）。无髓鞘神经纤维也被施万细胞覆盖，但没有髓

鞘（图 6-13B）。脉冲沿无髓神经纤维连续传播，没有"跳跃"，从而降低了传导的速度。神经纤维不仅在髓鞘形成方面不同，而且在大小和功能上也不同。表 6-1 显示了哺乳动物不同的神经纤维及其传导速度和功能。

感觉神经末梢位于身体几乎所有组织中的各种类型的受体中。关节和肌肉中的感觉受体已在关节和肌肉的相关章节中进行了介绍。皮肤感觉受体如图 6-14 所示。

对有害的机械和热刺激做出反应的游离神经末梢由有髓鞘的快传导 Aδ 纤维和无髓鞘的慢传导 C 纤维提供。所有其他皮肤受体都由快速传导的有髓鞘 Aβ 纤维提供（Palastanga 等，2002）。

1.3.2　动作电位和离子通道

动作电位的产生源于感受器对于刺激的反应。如果组织内有游离的神经末梢，感受器产生的动作电位可能是直接的，或者是对化学刺激、热刺激或机械刺激的二次反应。简而言之，感受器必须将输入信号转换或"转导"为电脉冲。伤害性感受器通常是电静息的，因此当受到刺激时，不传递动作电位或传递全部的动作电位（Dubin 和 Patapoutian，2010）。一些伤害性感受器被称为沉默性伤害感受器，因为这种感受器只有在首次被炎症介质致敏后才被激活。详细描述动作电位的产生超出了本章的范围，但可以参见图 6-15 对该过程的描述。负责刺激传导的离子通道及其所产生的动作电位对于深入了解神经病理性疼痛的发展是有帮助的。特殊的离子通道，如感受器电位（transient receptor potential，TRP）通道，似乎在多种有害刺激的传导中起重要作用。一旦传导发生，电压门控钠通道打开，放大 TRP 通道，导致动作电位的产生（Finnerup 等，2021）。离子通道有多种不同的类型，但钠离子通道和 TRP 通道的基因突变已被证明与神经病理性疼痛有关（Finnerup 等，2021）。这些通道已经成为一些神经病理性疼痛药物的治疗靶点，例如卡马西平，是一种钠通道阻滞剂（见第七章）。

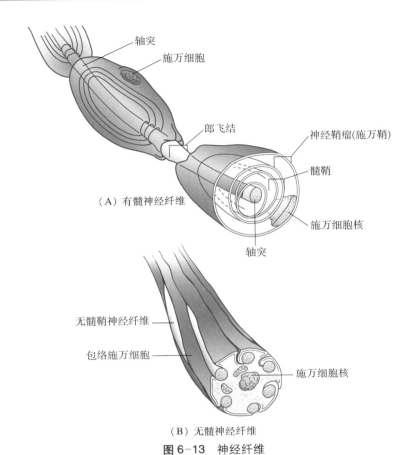

图 6-13　神经纤维

（引自 Marieb1995。版权所有 1995，Benjamin／Cummings 出版公司，经 Pearson Education 股份有限公司许可转载）

表 6-1 周围神经纤维分类					
髓鞘类型纤维特征	有髓鞘			无髓鞘	
纤维直径	22 μm			1.5 μm	2.0~0.1 μm
传导速度(m/s)	120	60	50	30	4　0.5
1. Erlanger 和 Gasser 分类法：所有纤维	A			B	C
● 传出纤维	Aα 骨骼运动	Aβ A 纤维肌梭运动神经侧支	Aγ 肌梭运动神经	B 神经节后自主神经	C 神经节后自主神经
● 传入纤维	Aα 和更小的肌肉、肌腱和皮肤			Aβ 皮肤，肌肉，内脏等	C 皮肤，肌肉，内脏等
2. Lloyd 分类法：传入纤维-骨骼肌和关节	I (a) 初级梭形末梢 (b) 肌腱末端	II 二次主轴端部		III 游离末端(伤害感受器等)，帕西尼氏小体末端?	IV 游离末端(伤害感受器等)

注：需要注意的是，传导速度的尺度不是数学意义上的

　　Williams，P. L.，Warwick，R.，1980. Gray's Anatomy，thirty-sixth ed. Churchill Livingstone，Edinburgh.

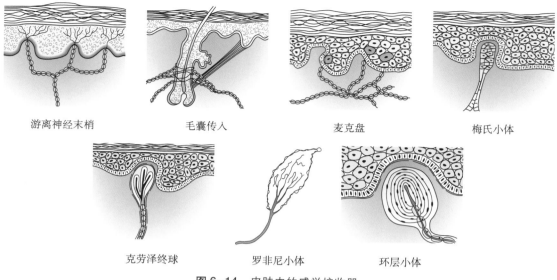

图 6-14　皮肤内的感觉接收器
（引自 Palastanga 和 Soames，2012。已获授权）

游离神经末梢　毛囊传入　麦克盘　梅氏小体

克劳泽终球　罗非尼小体　环层小体

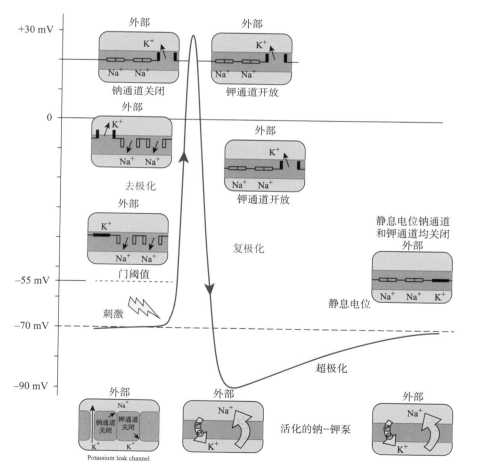

图 6-15　动作电位
（引自 http://hyperphysics.phy-astr.gsu.edu/hbase/Biology/actpot.html#c3。已获授权）

1.3.3　轴突运输

神经细胞含有轴浆(与细胞质同义),与所有细胞一样,轴浆在神经细胞的功能中起着至关重要的作用。神经细胞(细胞体和轴突)可以是非常长的结构,例如,从腰椎到脚趾或从颈椎到手指。由于这些结构很长,需要一种特殊的方法将物质从细胞体运输到轴突末端并返回(Crossman 和 Neary,2015;Mtui 等,2015;Schmid,2015)。这个过程是主动的,需要利用分子"马达"沿着轴突中的空心微管驱动内容物。轴突转运有三种方式:快速顺行(向前移动到轴突末端及外周)、缓慢顺行和快速逆行(向后移动到细胞体)(Mtui 等,2015)。

1.　快速顺行轴突运输:是将突触囊泡、递质物质和线粒体运送到神经末梢。轴突转运的速率为 300 ~ 400 mm/d(Dahlin 和 Lundborg,1990;Mtui 等,2015)。

2.　缓慢顺行轴突运输:是大多数轴浆运输的方式。纤维蛋白可溶性蛋白质和酶以 5 ~ 10 mm/d 的速度沿着轴突缓慢运输(Mtui 等,2015)。

3.　快速逆行轴突运输:是将物质从轴突末端运送到细胞体。这些物质可以被降解或回收,或将发生于轴突末端的信号传达给细胞体(Bisby,1982;Dahlin 和 Lundborg,1990)。例如,神经生长因子在被释放以刺激神经元的生长时,会被运送回以传达给细胞体(Schwartz,1991),输送速率为 150 ~ 200 mm/d(Mtui 等,2015)。

1.3.4　免疫细胞

神经束膜提供了血液-神经扩散屏障,可以保护脆弱的神经内膜环境(Peltonen 等,2013)。由于该屏障的存在,免疫细胞无法自由进入轴突来抵抗感染性病原体的攻击,因此,淋巴细胞、巨噬细胞和肥大细胞少量免疫细胞存在于神经内膜内,以产生免疫反应(Schmid,2015)。这些免疫细胞一旦被激活就会产生炎症作用,释放炎症介质,例如细胞因子等。此外,其他细胞,如周围神经系统中的施万细胞和背角内的胶质细胞(小胶质细胞和星形胶质细胞)能够释放细胞因子和趋化因子,致敏伤害性感受器。特别是,某些离子通道可能对某些细胞因子敏感。例如,已证明 IL-1β 能使 TRPV1 敏感,TRPV1 是对热和化学物质敏感的 TRP 离子通道家族中的一个(Kiguchi 等,2012)(你一定知道该通道,因为 TRPV1 对辣椒中发现的一种叫作辣椒素的化学物质敏感,当你在切辣椒后不小心揉眼睛时会感到疼痛,就与此通道有关)。这些细胞在神经损伤后产生如此强烈的炎症级联反应的能力被认为是神经病理性疼痛的一大原因(Kiguchi 等,2012)。

1.3.5　覆盖于周围神经的结缔组织

神经纤维构成神经束,并嵌入一层由胶原蛋白和成纤维细胞组成的结缔组织中,这种结缔组织被称为神经内膜。每个神经束被另一层结缔组织包围,称为神经束膜。神经束膜是相邻组织之间的扩散屏障(Rydevik 和 Lundborg,1977;Sunderland,1990),并且主要负责为神经提供抗拉强度和弹性(Sunderland,1990)。周围神经结缔组织的最外层称为神经外膜,由松散的结缔组织组成,有助于在运动过程中保护神经(图 6-16)。

1.3.6　周围神经的血液供应

周围神经的血管化良好(图 6-17)。沿神经走行的血管将局部区域供血血管输送至神经外膜,并在此进一步分离至神经外膜、神经束膜和神经内膜的深层和浅层(Lundborg 等,1987)。血管是蜷曲的,这样可以在不影响血流的情况下实现一定程度的延长(图 6-18)。血管斜位于神经束膜,因此神经内压增加会关闭血管(Lundborg,1975)。事实证明,神经内压的小幅增加即会导致神经内膜内血流减少(Lundborg 等,1983)。临床上常见的疾病如腕管综合征(carpal tunnel syndrome,CTS)或伴有炎症和水肿的颈椎或腰骶神经根病,可引起神经内膜

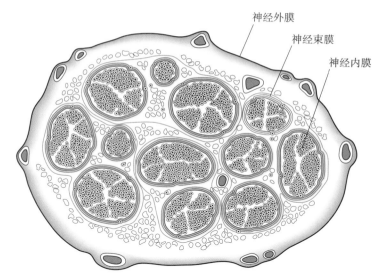

图 6-16   神经纤维周围的结缔组织层
（Lundborg 等,1987 年后。已获授权）

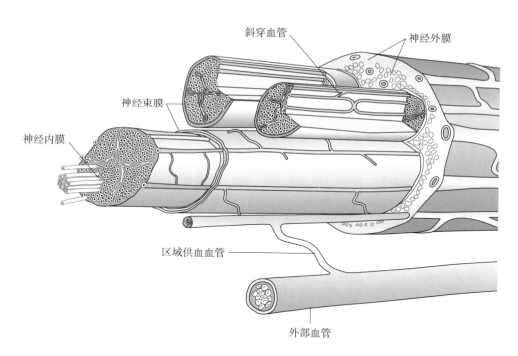

图 6-17   神经内微循环
（Lundborg 等,1987。已获授权）

压力升高从而导致缺血（Rydevik 和 Lundborg，1977；Rydevik 等,1981）。

1.3.7   周围神经的神经供应

周围神经周围的结缔组织神经鞘受神经鞘神经支配（图 6-19）（Hromada，1963；Bove 和 Light，1995）。神经外膜、神经束膜和神经内膜包含游离神经末梢和神经末梢小体，传入纤维主要是由无髓鞘的 C 纤维（Hromada，1963）和一些髓鞘较细纤维构成。神经供应源自鞘内的

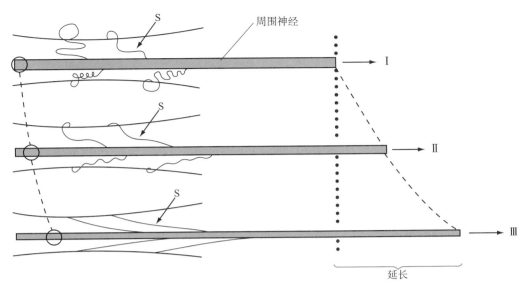

图 6-18 伸展运动对兔胫神经血供的影响
（引自 Rydevik 等,1989。已获授权）
注:Ⅰ期是指盘绕的节段血管(S)不受神经延长的影响
Ⅱ期是神经进一步延长开始扩张血管并损害血流的阶段
Ⅲ期是指神经横截面积(圈出)减少,从而进一步损害血液流动

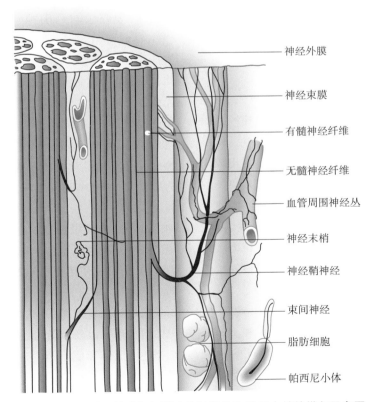

图 6-19 周围神经结缔组织鞘内的神经丛和神经末梢的纵向示意图
（Hromada 1963。已获授权,S. Karger AG, Basel. ）

轴突和供应神经的血管（Hromada，1963；Bahns 等，1986；Bove 和 Light，1995）。神经末梢对高阈值机械刺激、化学刺激（辣椒素、缓激肽、高渗氯化钠或氯化钾）和热刺激均有反应，因此被认为具有伤害性感受的功能（Bahns 等，1986；Bove 和 Light，1995）。因此，神经结缔组织可以通过机械变形或炎症反应释放的化学物质成为疼痛的直接来源。这样，对于神经结缔组织成分的伤害性刺激可以导致局部炎症反应而不影响到轴突。尽管神经参与其中，但这可能是一种更具伤害性的疼痛机制（Schmid 和 Tampin，2018）。

覆盖腹侧和背侧神经根的神经外膜也受神经支配，脊髓神经节和交感神经节也受神经支配（Hromada，1963）。

1.4　周围神经的生物力学

由于周围神经位于关节的两侧，它们必须随着关节运动而缩短和延长。神经周围的结缔组织含有弹性蛋白，因此，神经在被拉长以后可以回到缩短的位置。例如，肘关节屈曲时，正中神经可以缩短约 15%（Zoech 等，1991）。

关节运动主要有三个机械事件发生，从而使神经床拉长。首先，在神经床上的神经开始延展，接着是神经偏移（滑动），随着神经床继续延长，神经张力逐渐增加（与长度变化成正比）。神经运动的方向与关节运动的方向一致（Boyd 等，2005；Ridehalgh 等，2014）。当神经被拉长时，张力（纵向）沿着神经的长度传递。神经有相当大的抗拉强度来承受这种拉力。与骨、软骨、韧带、肌肉和肌腱相比，神经根的拉伸性能见表 6-2（Panjabi 和 White，2001）。

神经的拉长会导致神经横截面积减少，从而导致神经束内的压力增加（Topp 和 Boyd，2006）。这种压迫可能导致神经微循环的改变（Sunderland，1990）。因此，在神经已经受到压迫的临床情况下，如腕管综合征（CTS）等情况，拉长神经的运动可能会对神经施加进一步的压

力，导致更严重的缺血改变。

表 6-2　神经根与骨、软骨、韧带、肌肉和肌腱的抗张性能

组织	断裂时的应力（MPa）	断裂时的拉力（%）
神经根	15	19
皮质骨	100~200	1~3
松质骨	10	5~7
软骨	10~15	80~120
韧带	10~40	30~45
肌肉（被动）	0.17	60
肌腱	55	9~10

Panjabi, M. M., White, A. A., 2001. Biomechanics in the Musculoskeletal System. Churchill Livingstone, New York.

1.5　神经系统运动

脊髓蛛网膜和软脑膜与周围神经的神经束膜相连，硬脑膜与周围神经的神经外膜相连（Williams 等，1995）。脑膜、脊髓膜、周围神经的神经外膜和神经束膜是一个连续的结构，因此，在正常的功能运动中，神经系统是作为一个连续体来运动的。如前所述，在肢体和躯干运动过程中，神经系统经历了一系列生物力学变化，了解了这一点，临床医生就能够考虑神经系统是否已经变得对机械敏感。例如，一名腰痛的患者，在颈椎屈曲位时弯曲腰椎要比在颈椎伸展位时更加疼痛，可能是由于颈椎屈曲位增加了神经的机械敏感性。此外，临床医生在掌握了那些运动可以增加神经系统运动范围和张力之后，便可以使用特定的测试（通常称为神经动力学测试）来有针对性地评估神经相关性肌肉骨骼疼痛患者神经系统的机械敏感性。许多尸体解剖研究以及最新的超声成像研究均已详细描述了肢体和躯干运动时，神经系统生物力学变化的特征。

早期的尸体解剖研究指出，头部和颈部的运动会导致颈椎硬脊膜的偏移与应变（长度变

化百分比），在胸椎和腰椎区域也是如此（Breig
和 Marions，1963；Tencer 等，1985）。然而，与 T1
（6.8 mm，Reid，1960）相比，T12 脊髓（0～
2 mm，Reid，1960）和马尾（1～2 mm，Breig 和
Marions，1963）在颈椎屈曲时的活动最小。在
直腿抬高（straight leg raise，SLR）试验中，由于
胸髓和马尾下部区域的运动有限，将颈椎屈曲
作为结构分化操作可能会产生影响（图 6-20），
因为在该试验中躯干没有屈曲。增加躯干和颈
椎屈曲（如在坍塌试验中，图 6-21）可以在 T12
引起更大的脊髓偏移（2～5 mm）（Reid，1960），
躯干屈曲似乎通过腰骶神经根诱导拉伸负荷
（Breig，1960；Breig 和 Marions，1963）。

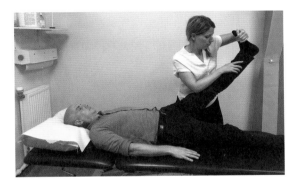

图 6-20　直腿抬高试验

　　超声成像和尸体解剖研究也被用于检查颈
椎运动。在一项研究中，颈椎对侧屈曲和对侧
滑动会导致上肢正中神经近端运动，其中对侧
滑动引起的神经偏移量略大于侧屈运动（平均
1 mm，$P=0.005$）（Brochwicz 等，2013）。这对
于在坍塌试验或上肢的神经动力学测试中，以
及使用神经滑动技术进行治疗管理时，通过头
颈部的运动来诱发症状，可能会有影响。

　　在 SLR 试验中，腰骶神经根的偏移表现出很
大的差异性，在老年人尸体中 L5 偏移 0.48 mm
（Gilbert 等，2007），而在年轻人尸体中偏移可达
5 mm（Goddard 和 Reid，1965）。应变值也表现
出很大的差异性，从 3%左右（Goddard 和 Reid，
1965）到可以忽略不计的应变（Gilbert 等，
2007）。这种差异可能源于方法学的不同，包括

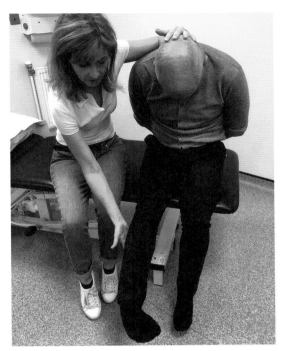

图 6-21　坍塌试验（坐位硬脑脊膜牵拉试验）

使用较年轻的尸体（35～75 岁，Goddard 和
Reid，1965）而不是较年长的尸体（>75 岁，Gil-
bert 等，2007）。需要注意的关键问题是，SLR
试验会引起神经根的偏移，并伴有一些张力。
此外，SLR 试验还会引起坐骨神经和胫神经的
偏移和应变（Boyd 等，2013；Coppieters 等，
2006；Goddard 和 Reid，1965），这在体内超声成
像研究中也得到了证实（Ellis 等，2012；Coppiet-
ers 等，2015；Ridehalgh 等，2012，2014）。由于不
同研究之间的方法学差异很大，因此这些数值
并没有参考意义，因为它们不能合理地进行比
较。然而，不同研究之间的运动和应变模式是
一致的，并表明最大的偏移和应变发生在最靠
近运动的关节（图 6-22）。

　　上肢运动在上肢神经生物力学中也表现出
类似的趋势。即使是手指的单独运动也会引起
前臂正中神经相当大的偏移，从示指完全屈曲
到指间关节 30°伸展，会引起正中神经纵向移动
1.6～4.5 mm（Dmilley 等，2001）。可能仅这一
运动就足以引起 CTS 患者的疼痛和症状，而不
需要进行完整的上肢神经动力学测试。增加手

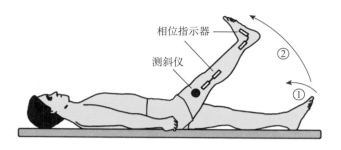

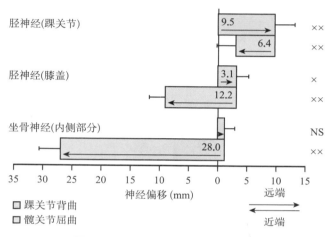

图 6-22　SLR 试验时的神经运动
(引自 Coppieters 等,2006。已获授权)

腕运动不仅会导致额外的纵向偏移(Hough 等,2000),还会导致尺侧方向的移动(Greening 等,2001)。

　　尸体解剖观察和体内超声成像技术也被用于上肢神经动力学测试研究。Manvell 等人(2015a 和 2015b)在相关的上肢神经动力学测试中检测了桡神经和尺神经的张力。在传统的 ULNT2b(upper limb neurodynamic test 2b,上肢神经动力学测试 2b)(图 6-23)过程中发现神经张力显著增加,并在腕关节尺偏和拇指屈曲时变化最大(平均张力 11.32N;95% CI = 10.25,12.29,P<0.01),这表明这些运动可能在神经动力测试中具有特殊价值。然而,加入内旋后,尺神经张力最高(11.86 N;95% CI = 9.96,13.77),而不是在 ULNT 3(尺神经偏移)中传统的外旋(Manvell 等,2015b)(图 6-24)。

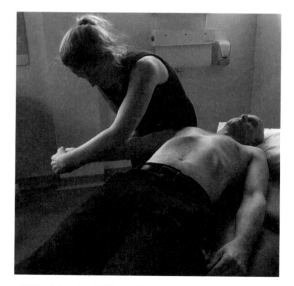

图 6-23　上肢神经动力学测试 2b(桡神经偏移)

因此,对于有症状提示尺神经疾病的人,使用这两种姿势可能会有所帮助。

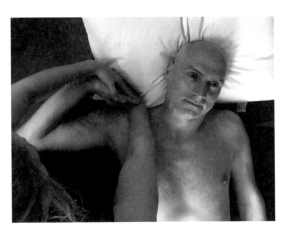

图 6-24　上肢神经动力学测试 3（尺神经偏移）
（Manvell 等，2015b）

最近，随着剪切波弹性成像超声技术的发展，生物力学神经相关研究迎来了新纪元，该技术可以量化肢体运动过程中神经的僵硬程度（Andrade 等，2016；Greening 和 Dilley，2016；Kantarci 等，2014）。所有的研究都表明，随着关节运动的增加和组合，神经的运动路径也会随之增加，继而产生更大的剪切波速度（僵硬度的一个指标）。例如，从位置 1（肩部外展至 30°，肘关节屈曲至 90°，手腕最大屈曲（50°~60°）到位置 4（完全 ULNT1），在前臂测量的剪切波速度增加了 236%（Greening 和 Dilley，2016）。检测技术的进展是有价值的，因为常规的超声成像只能测量出神经偏移的数值。

关于神经动力学测试的生物力学方面的最后一个考虑因素是上肢（Coppieters 和 Butler，2008；Coppieters 等，2009）与下肢（Coppieters 等，2015）肢体运动的滑动技术与张力技术的组合。主要前提是，在神经动力学测试中，神经的一端放置在导致被测神经长度增加的位置，而另一端放置在导致被测神经长度减少的位置（滑动），与张力技术相比，总体偏移量增加，张力降低。这方面的一个例子是，在坍塌试验中，脚踝背屈，颈椎伸展。在张力技术中，在踝关节背屈的同时，颈椎屈曲，这样神经就会发生最大程度的延长（应变）（图 6-25）。在第七章中将会详细讨论如何选择这些管理技术。

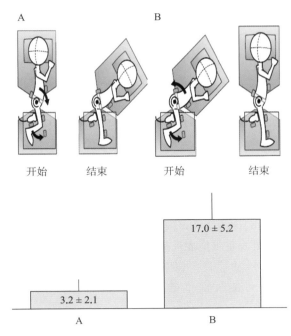

（A）张力技术显示坐骨神经偏移减少
（B）滑动技术显示更大的坐骨神经偏移
图 6-25　SLR 试验时的滑动技术和张力技术
（修改自 Coppieters 等，2015。已获授权）

知识检查
1. 为什么炎症可能与神经相关的肌肉骨骼疼痛有关？
2. 为什么脚的运动会导致神经机械敏感度高的人腰部症状增加？

1.6　小结

中枢神经和周围神经作为一个整体系统，在解剖学、生物力学和生理学上是紧密相连的。神经系统不仅可以保证正常运动的实现，而且使神经功能在日复一日的运动中承受相当大的作用力时仍能保持正常。神经系统的连续性意味着，可以利用简单的肢体运动来评估神经对运动的高度反应，这些测试被称为神经动力学测试。

2. 神经相关的肌肉骨骼疼痛

由神经系统引起的疼痛是一种常见的肌肉

骨骼病因，在这类疼痛中神经更容易受到直接压力或血流受阻的影响。例如神经根性腿痛、CTS 和肘管综合征，前者的潜在机制之一是椎间盘突出激惹到神经根受损（Caridi 等，2011），而后两者则是由于神经通过受限的解剖通道时可能会受到压力变化而进一步限制（Lee 和 Lin，2019）。

　　神经相关的肌肉骨骼疼痛是复杂的，不是一种可以用简单的病理生理机制来解释的疾病。患者可能表现为严重的易激惹症状，伴有显著的神经功能丧失以及对疼痛和触觉的高度敏感性，也可能表现为非严重的非易激惹症状，无神经功能丧失，但仍伴有神经疼痛的症状。这很可能反映了导致疼痛的不同病理生理机制。

2.1　神经相关肌肉骨骼疼痛的病理生理机制

　　虽然我们对这些潜在机制的理解仍在不断进步，但导致神经病理性疼痛和神经机械敏感性升高的局部机制已得到公认。

　　本节将讨论导致这种情况的局部病理生理

机制，包括压迫、炎症和免疫变化。

2.1.1　压迫

　　神经容易受到压迫，主要原因是神经的表层排列与其他结构（如骨骼）的位置接近，以及它们经过狭窄的隧道（如腕管）（Sunderland，1978；Rempel 等，1999）。这种压迫的影响取决于压迫的程度和持续时间（Rydevik 和 Lundborg，1977；Dahlin 和 McLean，1986），并在某种程度上取决于神经的构成。例如，具有较少、较大神经束的神经，比具有较多神经束的神经更容易受到压迫，因为后者嵌入的结缔组织更多（图 6-26）（Sunderland，1978；Lundborg，2004）。此外，同一神经的部分节段可能比其他节段更容易受到压迫，这主要取决于它们的位置；位于神经干外围的神经纤维比位于神经干中间的神经纤维更容易受到压迫（Lundborg，2004）。

　　压迫对血流和水肿的影响　　神经外膜内的血管是最容易受到压迫损伤的部位（Rydevik 和 Lundborg，1977；Lundborg 等，1983）。低至 20～30 mmHg 的压力即可减少神经外膜的血流（Rydevik 等，1981）。由于神经对能量需求很

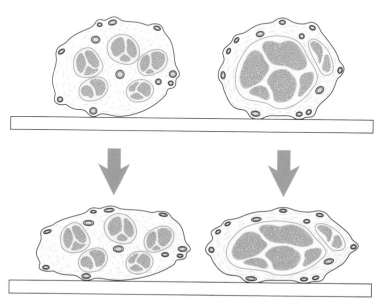

图 6-26　具有较多神经外膜的大神经束比较少神经外膜的小神经束更容易受到压迫的影响
（引自 Lundborg，2004。已获授权）

高,因此需要大量的氧气,这种血液循环损失可能对神经细胞的功能和生命产生破坏性影响。

血管的压缩导致血管壁的通透性增加,会导致蛋白质随着液体进入神经外膜间隙(Rydevik 和 Lundborg,1977)。神经束膜是防止水肿的重要屏障,其可以保护神经内膜空间,从而保护神经纤维本身。然而,更严重的压迫可导致神经内膜血管通透性增加,最终导致神经内膜水肿(Rydevik 和 Lundborg,1977;Rydevik 等,1981)。更高的压力(200 mmHg 以上)是神经内膜水肿存在的必要条件(Rydevik 和 Lundborg,1977),与 50 mmHg 即可导致神经外膜水肿相比,这可能与神经内膜血管渗漏有关,而不是神经束膜屏障失效。

轴突运输机制　如前所述,神经需要额外的能量来确保细胞内物质的充分运动和清除废物,这是维持神经内稳态所需要的(Lundborg 等,1983;Dahlin 和 McLean,1986;Lund-borg,2004;Powell 和 Myers,1986)。30 mmHg 左右的压力持续 8 小时,缓慢和快速的轴突运输机制都会降低(Dahlin 和 McLean,1986)。此外,在低至 20 mmHg 的压力下,逆行轴突运输受到抑制(Lundborg 和 Dahlin,1992),这导致了暂停向细胞体提供特定神经营养因子。细胞体中这些因子的耗竭可以激活神经细胞中的细胞死亡程序(Kandel 等,2000)。

脱髓鞘作用　对神经的直接压迫可能会破坏施万细胞的功能,导致压迫区域远端的脱髓鞘(Lundborg 等,1983;Dahlin 和 McLean,1986;Powell 和 Myers,1986;Schmid,2015)。现已证明,保持 50 mmHg 压力 2 分钟(Dyck 等,1990),30 mmHg 持续 2 小时(Powell 和 Myers,1986)和 80 mmHg 持续 4 小时(Lundborg 等,1983)均会引起神经纤维脱髓鞘和轴突损伤。在压迫性损伤后,可以观察到神经外膜和邻近肌肉之间的纤维化(Powell 和 Myers,1986),这种纤维化可能会破坏神经在组织界面间的正常运动。

体内压缩效应的测试与分析　对正常受试者的神经进行实验性压迫,为临床神经学测试中神经压迫的影响提供了有价值的信息。例如,插入腕管的导管可以控制并准确地将腕管压力增加到 30 mmHg、40 mmHg、50 mmHg、60 mmHg、70 mmHg 、90 mmHg(Lundborg 等,1982;Gelberman 等,1983;Szabo 等,1983)。在这项测试中,神经损伤的最早迹象是受试者主观报告了正中神经分布区域的麻木、刺痛或感觉异常(Gelberman 等,1983;Szabo 等,1983)。在 40~50 mmHg 时,感觉完全阻断(Gelberman 等,1983),在神经小动脉压较高的高血压患者中,感觉阻滞发生在 60~70 mmHg(Szabo 等,1983)。这表明血压升高或降低的患者对一定量的神经压迫有不同的反应(Szabo 等,1983)。在另一项研究中(Lundborg 等,1982),90 mmHg 的压力在 20 分钟后导致手部感觉异常,在 30~50 分钟后导致完全感觉阻滞,在继续增加 10~30 分钟后导致完全运动阻滞。在 CTS 患者中,手腕的位置会改变腕管内的压力。手腕在中立位时,压力约 30 mmHg,手腕在伸展位时,压力增加到 110 mmHg(Gelberman 等,1981)。

将这些压力与实践联系起来也很重要,这样才能体现这些数值的意义。在接受椎间盘切除术的腰椎间盘突出症患者中,发现椎间盘切除术前神经根的压力从 7~256 mmHg 不等(平均 53.2±49.1 mmHg)(Takahashi 等,1999)。有趣的是,也许并不令人惊讶,那些压力大于 50 mmHg 的人也有神经功能缺陷。

总之,超过 20 mmHg 的神经压迫可对神经造成广泛的机械和缺血性变化。这些变化可能包括神经内水肿、血-神经屏障受损、传导性中断和轴突运输受损,这反过来又可能阻碍神经的正常修复过程。虽然压迫可能是在实践中看到的许多神经相关 MSK 病症(musculoskeletal disorder)中的重要因素,但也清楚的是,发生神经病理性疼痛并不需要压迫。在本章的下一部分,我们将研究导致神经病理性疼痛发生的炎症和免疫细胞机制的离子通道变化和遗传影响。

2.1.2　炎症和免疫学变化

　　在神经损伤后，免疫细胞如肥大细胞、中性粒细胞、巨噬细胞和 T 细胞等被募集到外周神经损伤区域并释放炎性介质如促炎性细胞因子，这些炎症介质通过降低伤害性感受神经元的阈值和产生异位冲动从而产生神经病理性疼痛（Dilley 等，2005；Thacker 等，2007；Grossmann 等，2009；Schmid 等，2013）。此外，上述过程也可以激活平常处于沉默状态的疼痛感受器（Michaelis 等，1996）。有趣的是，炎症的存在会破坏轴突运输系统，动物研究表明，这种破坏可以导致轴突即使在没有压迫的状态下其机械敏感性也会增加（Dilley 和 Bove，2008）（图 6-27）。

　　背角中的神经胶质细胞、背根神经节（DRG）中的卫星胶质细胞和外周中的施万细胞通过机械或化学手段使扩散屏障退化并发挥免疫调节作用，可以进一步向炎症区域募集免疫细胞，从而加速免疫应答（Schmid 等，2013）（图 6-28）。胶质细胞的这种激活不仅局限于损伤部位，而且在动物模型中还被发现发生在神经的近端，如坐骨神经损伤的 DRG（Schmid 等，2013），在神经根损伤后的背角（Takahata 等，2011），对侧背角（Hatashita 等，2008）甚至远至坐骨神经结扎术后的丘脑和中脑（Giardini 等，2017）。这种广泛的变化可能可以解释一些"非典型"的神经病理性疼痛症状，如 CTS。事实上，Nora 等人（2005）发现，经电生理学研究证实的 CTS 患者的症状很少局限于正中神经的皮肤分布区域，通常出现在第四或第五手指，或腕关节近端。因此，从临床的角度出发，在临床假设中，不能因为患者的症状与相应的皮肤分布区域不符合，从而忽视神经病理性疼痛的表现，这一点是非常重要的。

　　在科学界公认的一点是，神经病理性疼痛与多种不同类型的免疫细胞有关，这发生在周

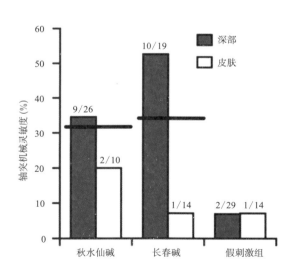

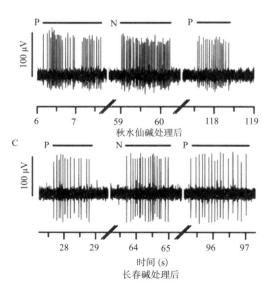

粗水平线表示具有皮肤和深部神经支配神经元的机械敏感性的轴突的组合百分比。图中展示了每组采样的神经元总数和对机械刺激的反应数

（A）秋水仙碱处理、长春碱处理和假手术动物中 C 纤维轴突中轴突机械敏感性的比例

轨迹上方的短水平线表示机械刺激的持续时间。对于每个神经元，最初机械刺激外周感受野（P），随后对测试部位的神经进行机械刺激（N）（Dilley 等，2008）

（B）秋水仙碱处理和长春碱处理后对具有深感受野的神经元轴突的机械刺激的代表性反应

图 6-27　炎症后轴突机械敏感性

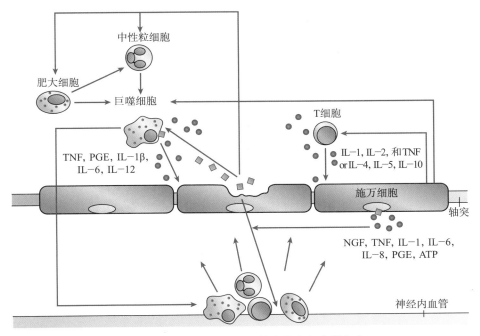

图 6-28　周围神经损伤后的炎症和免疫学变化
（Schmid 等人，2013）
注：驻留的免疫细胞和那些被募集到该区域的免疫细胞释放炎症介质。施万细胞还具有免疫调节作用
ATP：三磷酸腺苷；IL：白细胞介素；PGE：前列腺素 E；TNF：肿瘤坏死因子

围神经细胞自身内部或附近区域（Finnerup 等，2021；Sommer 等，2018）。T 细胞、自然杀伤细胞和巨噬细胞似乎在神经病理性疼痛的发展中具有相当重要的作用。评估这些细胞的作用的一种方法是通过对动物进行遗传操作，使它们缺乏某些细胞。例如，在实验诱导神经病理性疼痛的小鼠中，没有 T 细胞的小鼠不会继续发生神经病理性机械异位疼痛，而那些有正常 T 细胞的小鼠则会（Vicuna 等，2015）。

> **知识校验**
> 　　患者表现为双侧腕管综合征，腕管松解后双侧均可缓解，这是为什么？

2.2　离子通道的参与

　　离子通道的改变可以通过多种方式导致神经病理性疼痛。离子通道可能被上调，沿着轴突更密集地排列，其功能得到了增加（Finnerup 等，2021）。电压门控钠通道以及 TRP（transient

receptor potential，瞬间受体电位）通道尤其值得关注。在动物模型中，TRPV1 和 TRPA1 通道的阻断可以改善神经病理性疼痛。Nav. 1. 7 通道的基因突变与许多疾病有关，包括红斑性肢痛症和糖尿病神经病变（Finnerup 等，2021），离子通道功能的遗传性丧失会导致感觉不到疼痛（Cox 等，2006）。然而，一些针对该通道的药理学研究已经停止，原因是未能显示出对包括疼痛性神经根病在内的许多疾病的影响（Kingwell，2019）。这可能是由于难以提供足够剂量的药物来完全阻断通道。可以明确的是，未来对这些渠道的探索将继续，这是制药公司的目标，也是神经病理性疼痛领域的研究重点。

2.2.1　皮质下和皮质变化

　　除了神经功能障碍的局部机械和免疫炎症作用，以及 DRG 和背角的改变外，还可能有皮质下和皮质水平的变化。这些机制很复杂，但与许多因素有关。在许多动物研究中发现的一种机制是从下行抑制通路到下行促进通路的转换，其作用是增强进入背角的伤害性信息（Finnerup 等，2021）。通过条件性疼痛调节是评估下行通路改变的一种方法。其前提是，当在远离原始测试部位的区域施加另一个疼痛刺激时，通常施加在原始部位的疼痛刺激变得不那么疼痛（Yarnitsky 等，2010）。据推测，有些人的 CPM（continuous passive motion，持续被动运动）反应比其他人更强，而那些反应降低的人可能更容易发生持续性疼痛，然而在对脊髓损伤后有和不伴有神经病理性疼痛患者的 CPM 研究中（Gagné 等，2020），与不伴有神经病理性疼痛的人相比，伴有神经病理性疼痛的患者最初的 CPM 增强。然而，随后那些神经病理性疼痛症状加重的人显示 CPM 减少，表明神经病理性疼痛可能导致 CPM 减少。虽然与健康对照组相比，CTS 超过 2 个月的患者的 CPM 会减少（Soon 等，2017），尚不清楚是这种情况导致 CPM 降低，还是低效的 CPM 导致更严重的神经病理性疼痛。

在患有神经相关 MSK 疾病，如 CTS 等（Maeda 等，2014）和腰骶神经根病（Luchtmann 等，2014）的人群中发现了皮质重组及灰质和白质的结构变化，这可能会导致内源性疼痛反应的改变，与疼痛体验相关的情绪，以及精细运动控制和感觉辨别能力的改变。由于临床检查结果在注射或手术等治疗成功后可能会迅速改变，这可能表明这些皮质变化需要一个外周驱动因素来维持（Schmid 等，2020）。

2.3 结缔组织损伤

神经周围结缔组织的修复过程与体内其他黏弹性组织（如韧带）的修复过程相似。神经损伤后，神经束膜和神经内膜内的胶原组织增加，表明瘢痕形成（Starkweather 等，1978；Salonen 等，1985）。此外，在大鼠坐骨神经的研究证明，神经损伤后 3 周，神经长度减少 28%（Clark 等，1992）。在常见的神经相关的 MSK

疾病中（如 CTS 和脊柱源性腿部牵涉痛），神经运动的这种改变是否会在体内发生一直存在争议（Erel 等，2003；Ridehalgh 等，2015）。然而，最近的一项系统性综述（Ellis 等，2017）得出结论，CTS 患者的正中神经偏移可能减少，10 项研究中有 7 项显示与对照组相比正中神经偏移减少。此外，利用剪切波弹性成像技术研究发现，与对照组相比，神经相关 MSK 疼痛患者的外周神经僵硬程度更高（Kantarci 等，2014；Neto 等，2020；Paluch 等，2018）。

常见的肌肉骨骼损伤也可能有部分神经功能障碍的因素。踝关节扭伤通常不仅影响韧带结构，还影响腓总神经或腓肠神经（Nitz 等，1985；Johnston 和 Howell，1999）。这可能是由于直接内翻扭伤导致神经长度突然增加或继发于靠近神经的结构的愈合和瘢痕组织形成。Sunderland（1978）将这些情况称之为摩擦性纤维化。在这种情况下，可能是神经失去在组织界面间滑动和滑行的能力（Butler，2000）。限制界面运动的另一个例子是腰神经根和椎间孔之间的粘连形成，从而降低神经运动的能力（Goddard 和 Reid，1965；Kobayashi 等，2003）。这可能是由局部病理改变引起的，也可能是正常年龄相关变化的结果（Goddard 和 Reid，1965）。

图 6-29 概括了中心和局部的变化。

2.4 神经再生与修复

上述病理生理学机制倾向于解释轻微的神经损伤，至少在损伤初期神经结构完整性没有受到影响。在更加严重的神经损伤之后，神经的远端部分经历沃勒（Wallerian）变性。在损伤部位的远端，施万细胞增殖，髓鞘和轴浆分解并被活性巨噬细胞重吸收。在损伤部位的近端，轴突生长出大量的芽，其以大约 1 mm/d 的速度朝向远端生长。如果施万细胞柱保持完整，则发芽的轴突将被引导以重新支配靶器官。如果施万细胞柱被损伤破坏，则发芽的轴突可能生长并支配不适当的区域，从而产生较差的临

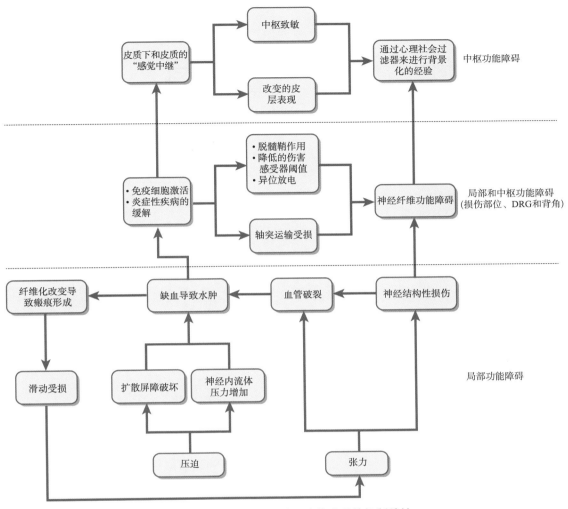

图 6-29　中枢和局部神经功能障碍的机制总结

床结果。

已有研究观察了肌皮皮瓣移植术后的神经再支配和感觉恢复,并强调神经再生的临床结果。研究发现,一些轴突长入施万细胞柱,而一些轴突是无髓鞘的,并与血管相连(Turkof 等,1993;Terenghi,1995)。感觉恢复的程度因人而异,有些皮瓣完全麻木,而另一些则有中度感觉(Turkof 等,1993)。在 CTS 患者中,在严重的压迫解除之后,恢复是可变的,且可能取决于个体的轴突再生潜力。解除压迫后的最大程度恢复可能需要几个月的时间,并且可能确实无法完全恢复(Chammas 等,2014)。

从这项研究来看,感觉神经的功能再生似乎有很大的差异,有些患者恢复得非常差,而有些则得到中等程度的恢复。

在中枢,神经损伤后 2 周内背角(Doubell 和 Woolf,1997)会发生神经再生。在背角第 II 层形成突触的 C 纤维会发生萎缩并留下突触间隙(图 6-30)。较大的、有髓鞘的 A 纤维发芽进入这些空间,改变了从 A 纤维输入的机械感受器的处理进程(Woolf 等,1992;Doubell 和 Woolf,1997)。

2.5　神经相关肌肉骨骼疼痛的机制

神经相关肌肉骨骼疼痛患者可能存在不同的潜在疼痛机制,患者既可以表现出躯体疼痛

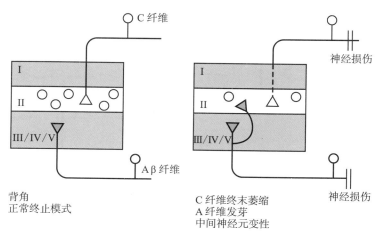

图 6-30　A 纤维在背角 Ⅱ 层发芽,取代萎缩的 C 纤维
（引自 Doubell 等,1999。已获授权）

或伤害性疼痛（由皮肤和深部肌肉骨骼组织,如皮肤、肌肉和结缔组织中的伤害感受器激活引起）,也可以表现出神经病理性疼痛,又或是两者的组合。伤害性疼痛和神经病理性疼痛都可以局限于伤害感受的部位,也可以从其源头扩散（Freynhagen 和 Bennett,2009）。

　　患者也可能表现出神经机械敏感性增高（Yilmaz 等,2018）,有或不伴有神经功能的改变（例如感觉丧失、反射减弱或肌肉无力）,反之亦然（Rainville 等,2017）。这些不同的疼痛机制和特征导致了肌肉骨骼疼痛的不同病因,下文将进行详细叙述。

2.6　神经病理性疼痛

　　对于临床医生来说,区分神经病理性疼痛与其他疼痛的机制是很重要的,因为神经病理性疼痛的存在通常会影响患者的治疗和预后（见第七章）。具有伤害性和神经病理性疼痛特征的混合性疼痛在神经相关肌肉骨骼疾病中也很常见,因此针对两种潜在的疼痛过程需要识别并定制个性化治疗方案。

　　神经病理性疼痛可分为外周神经病理性疼痛和中枢神经病理性疼痛。国际疼痛研究协会（International Association for the Study of Pain,IASP,2017）将外周神经病理性疼痛定义为"由

外周躯体感觉神经系统病变或疾病引起的疼痛"。疼痛性神经根病、周围神经损伤和疼痛性多发性神经病（如糖尿病神经病变）是肌肉骨骼病变中最常见的神经病理性疼痛。

2.7　体征和症状

　　神经病理性疼痛以特定的疼痛症状为特征。疼痛可以是持续性的,也可以是自发性的。疼痛突然出现,有时没有诱因。疼痛也可以由特定的刺激引起,比如施加在疼痛部位或周围组织上的轻触摸、冷空气或热量。对刺激诱发的疼痛反应可称为痛觉超敏或痛觉过敏。痛觉超敏是对正常情况下无痛刺激（如触摸）的疼痛反应,而痛觉过敏是对正常情况下疼痛刺激的过度疼痛反应（如被针刺时疼痛加剧）（Jensen 和 Finnerup,2014）。痛觉过度是对反复刺激的一种异常的、极端的疼痛反应（Hopkins & Rudge,1973）。其他不寻常的感觉也可能存在,可能是令人不愉快的（感觉障碍）,也可能是愉快的（感觉异常）（Finnerup 等,2001）。这些不同症状的组合可能经常出现,例如患者可能有持续的疼痛,并伴有额外的自发疼痛和感觉异常。诱发性疼痛和自发性疼痛的症状通常是间歇性的,因此定量感觉测试（quantitative sensory test, QST）（客观评估功能的丧失或获得）并不

总是与患者报告的症状相匹配,因为在测试期间可能不存在这些症状(Finnerup 等,2021)。

与神经病理性疼痛相关的特定感觉术语包括灼烧痛、刺痛、针刺痛、阵痛和麻木(Freynhagen 和 Bennett,2009)。尽管目前尚没有证据支持这些感觉术语的有效性,但这些感觉术语已在许多神经病理性疼痛问卷中使用(见下面的筛选工具)。一项关于识别神经病理性腰痛患者的感觉术语的系统综述(Heraughty 和 Ridehalgh,2020)发现,只有自我报告的触摸痛和麻木才能区分躯体性和神经病理性腰痛,而感觉迟钝可能引起怀疑。然而,该综述仅纳入了8项研究,因此缺乏高质量的文献来支持腰痛患者对疼痛描述的准确性。此外,没有数据报道感觉术语在识别神经病理性腰痛中的敏感性或特异性。总的来说,目前没有足够的证据支持或反驳这些感觉术语在临床实践中的使用。

> 知识校验
> 1. 描述神经病理性疼痛的特征以及其与躯体疼痛的区别。
> 2. 描述痛觉超敏、痛觉过敏和痛觉过度的区别。

2.8 分类系统

目前还没有能诊断出任何病因或肌肉骨骼疾病神经病理性疼痛的"金标准"。神经病理性疼痛特别兴趣小组(The Neuropathic Pain Special Interest Group, NeuPSIG)(IASP 的一个小组)开发了一个全球分级系统来确定患者有疑似、高度疑似的和确诊的神经病理性疼痛的置信水平(Treede 等,2008),并于 2016 年对其进行了修订,以反映其临床实践(图 6-31)(Finnerup 等,2016)。对于疑似神经病理性疼痛的患者,可以根据神经病理性疼痛的典型症状进行确诊,如灼烧痛、电击感和感觉异常以及轻触、冷热刺激痛等。病史应提示有相关的神经系统疾病,疼痛的分布应与神经解剖学相符。高度疑似的神经病理性疼痛患者,可以通过客观的感觉检查来确诊,包括轻触觉、振动觉(评

估大纤维功能)、针刺觉以及冷热觉(评估小纤维功能)检查。确诊的神经病理性疼痛患者可以通过诊断检查(如影像学检查)明确神经系统病变或疾病。

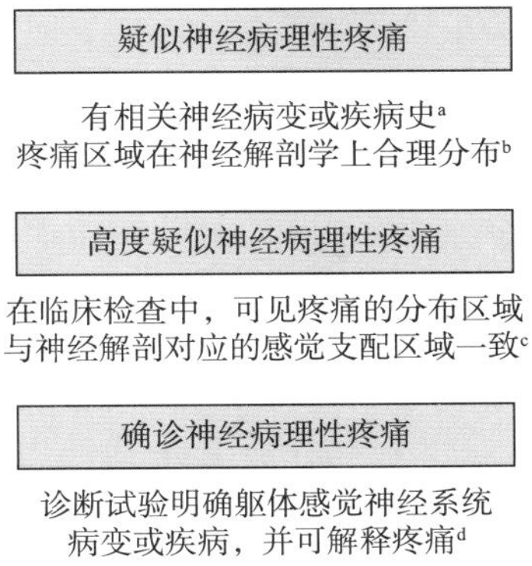

图 6-31　神经病理性疼痛分级系统
(Finnerup 等,2016。已获授权)

然而,在肌肉骨骼疾病中使用 NeuPSIG 分级系统有一定的局限性。对"神经解剖学上合理"的疼痛或感觉变化模式的要求是一个模糊的概念。众所周知,典型的特定神经纤维或皮节的症状牵涉痛模式通常是不精确的,并且是基于小型病例对照研究的旧数据(Murphy 等,2009)。最近对神经相关肌肉骨骼疾病(如CTS)的症状分布的研究也驳斥了传统的牵涉痛模式,反而支持更广泛的弥漫性症状(Schmid 等,2018)。

分级系统中通过诊断测试来确认"确诊"的神经病理性疼痛的要求也充满了复杂性。在许多肌肉骨骼疾病中,例如与腰背部相关的腿部疼痛,MRI 结果并不总是与症状表现相关(Boden,1990)。因此,应谨慎使用诊断测试来确认肌肉骨骼疾病中神经病理性疼痛的存在。

物理治疗师通常将肌肉力量作为神经学评估的一部分来进行检查,以评估运动神经传导或反射。这种评估在 NeuPSIG 评分标准中没有体现,因为这些变化可能发生在没有神经病理性疼痛的情况下,反之亦然。然而在临床实践中,临床医生认为肌力减弱和反射变化等阳性神经体征是重要的临床发现,可以提高神经病

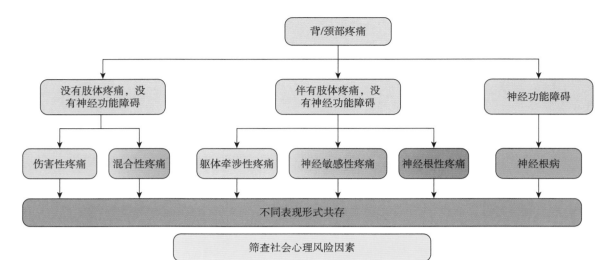

图 6-32　脊柱源性下肢牵涉痛的分类
（引自 Schmid 和 Tampin，2018。已获授权）

理性疼痛的疑似指数（Mistry 等，2020a）。

在缺乏诊断肌肉骨骼疾病神经病理性疼痛"金标准"的情况下，临床医生通常会依赖于患者病史、体格检查和筛查工具的组合（Mistry 等，2020b）对是否存在神经病理性疼痛做出实用的判断。主观检查后的体格检查，如绘制疼痛或感觉变化的分布与牵涉区域、肌力变化和疼痛/症状激惹，并进行神经机械敏感性增强测试，如 SLR 和神经触诊。然而，许多测试在诊断准确性方面存在很高的偏倚风险，因为这些测试是基于临床医生的意见或 MRI 结果的参考标准，这两种方法在诊断神经病理性疼痛方面的有效性都很低（Mistry 等，2020b）。

神经相关肌肉骨骼疼痛的体征和症状通常会随着时间的推移而不断发展变化。例如在 CTS 患者的疾病初期主要表现为间歇性的感觉异常和感觉改变，在夜间尤为明显，这可能是由于神经内循环发生了变化，一般水肿在夜间积聚，白天消失（Lundborg 等，1983；Chammas 等，2014）。随着神经压迫的进展，出现麻木和感觉异常加重、灵活性受损和肌肉无力。这些症状可在白天和夜间出现，可能与循环改变以及神经外水肿和筋膜内水肿有关（Fuchs 等，1991；Chammas 等，2014）。压迫和由此产生的水肿

变化可能破坏扩散屏障，损害轴突运输并引起脱髓鞘，导致电导率中断和异位放电（Schmid 等，2013）。轻微的机械刺激可导致放射性疼痛（Smyth 和 Wright，1958；MacNab，1972；Howe 等，1977；Rydevik 等，1984）。最后，鱼际肌肉萎缩和永久性感觉改变可能是由于运动和感觉神经纤维脱髓鞘和轴突变性（Lundborg 和 Dahlin，1996）所致。

2.9　分类方法

对于神经相关的肌肉骨骼疼痛，建立最相关的疼痛机制可能具有挑战性。对于临床医生来说，最令人困惑的是如何确定脊柱源性下肢牵涉痛的疼痛机制。Schmid 和 Tampin（2018）开发了一种方法（图 6-32）以帮助临床医生了解患者腿部疼痛的各种复杂机制，包括伤害性表现（躯体性疼痛）以及更严重的神经功能丧失（神经根病）。该方法证明了疼痛的分布、描述疼痛的感觉术语和神经完整性变化的重要性，以及这些因素是如何共存的。

> **知识校验**
> 　　描述腰部相关的腿痛患者中神经根性疼痛与神经根病之间的区别。

2.10　筛查工具

虽然目前尚无诊断神经病理性疼痛的金标准,但研究人员已经开发出了一些筛查工具用于神经病理性疼痛的诊断。大部分筛查工具是基于患者对疼痛的口头描述,而有些筛查工具则包含了部分客观检查(表6-3)。

表6-3　神经病理性疼痛筛查工具总结	疼痛检测	LANSS	S-LANSS	DN4	NPQ	ID疼痛	StEP
感觉术语							
持续性的疼痛	×						×
灼烧感	×	×	×	×	×	×	×
刺痛、针刺感	×	×	×	×		×	
由轻触引起的疼痛	×	×	×		×	×	
电击痛或闪痛	×	×		×			
热/冷刺激引起的疼痛	×						×
寒冷或冰冻引起的疼痛				×	×		
麻木	×						
压力引起的疼痛	×						×
痒				×			
自主的变化		×	×				×
放射痛	×						
暂时性疼痛	×						
身体图示	×		×				
临床检查							
刷刺激痛觉超敏		×		×			×
对刷动的反应降低							×
触摸痛觉过敏				×			
针刺感觉减退		×					×
针刺感觉过敏		×					×
对钝器压力的反应降低							×
对低温的反应减弱							×
冷刺激诱发的疼痛							×
时间总和							×
直腿抬高试验疼痛							×

DN4:Douleur Neuropathique en 4 questions,神经病理性疼痛4个问题;LANSS:Leeds Assessment of Neuropathic Symptoms and Signs,利兹神经病理性疼痛症状和体征评估;NPQ:Neuropathic Pain Questionnaire,神经病理性疼痛问卷;StEP:Standardized Evaluation of Pain,疼痛标准化评估;S-LANSS:Self-administered Leeds Assessment of Neuropathic Symptoms and Signs,自我管理的利兹神经病理性疼痛症状和体征评估

资料来源:Schmid and Tampin, 2018, *Lumbar Spine Textbook*. Section 10:*Non-operative Spine Care*, Chapter 10:Spinally Referred Back and Leg Pain. https://www.wheelessonline.com/issls/section-10-chapter-10-spinally-referred-back-and-leg-pain/

这些筛查工具的敏感性和特异性差异很大，诊断准确性的偏倚风险仍然很高。许多筛查工具已被开发用于非肌肉骨骼神经病理性疼痛状况，如全身慢性疼痛（Bennett，2001）、神经系统损伤或躯体病变（Bouhassira 等，2005）。疼痛 DETECT 问卷是唯一专门为慢性腰痛患者开发的筛查工具（Freynhagen 等，2006）。其在最初测试中显示出较高的敏感性和特异性（分别为 85% 和 80%）。然而，当该问卷用于荷兰的神经根病患者中时，仅表现出中度敏感性，为 75%（95% *CI*：61.6~85.0），以及较差的特异性，为 51%（95% *CI*：42.0~60.4）（Epping 等，2017），这反映了问卷调查在语言翻译过程中的固有问题。由于该问卷的最初版本是德文的，英文版的准确性也尚未验证，因此在使用英文版时应谨慎。同样，DN4（Bouhassira 等，2005）的初始版本是法文版的，英文版的 DN4 的准确性也没有得到验证。

StEP 工具主要用于肌肉骨骼疾病，如腰痛或神经根痛，以及更多的系统性神经病理性疼痛，如糖尿病多发性神经病和带状疱疹后神经痛（Scholz 等，2009）。在一项系统评价中（Mistry 等，2020b）发现该工具具有低偏倚风险。然而，判断神经病理性疼痛是否存在的参考标准是临床医生的判断，而这并不是评估的"金标准"，这样也就削弱了该工具的有效性。

2.11 床边临床检查

神经系统的临床检查可以帮助诊断神经相关的肌肉骨骼疼痛，并有助于鉴别诊断神经根性疼痛、神经根病、伤害性疼痛或神经病理性疼痛，因此是患者评估的重要组成部分。

评估与症状分布相关的感觉有助于评估感觉神经纤维的完整性。从皮肤到中枢神经系统的感觉信息通过不同的感觉神经纤维传递，包括大的有髓鞘的 Aβ 纤维传递无痛的机械信息（如轻触觉和振动觉），以及较小的薄髓鞘（Aδ）和无髓鞘（C）神经纤维传递疼痛的机械刺激（针刺觉）以及热变化（Aδ 纤维：冷感觉，热痛；C 纤维：热感觉，冷痛）（Millan，1999；Baron 等，2012；Von Hehn 等，2012）。

传统上，神经相关肌肉骨骼疼痛患者的感觉测试主要集中在大直径纤维功能上（Ridehalgh 等，2018）。虽然在研究环境中，振动敏感性是测试大直径神经损伤最敏感的方法（Gelberman 等，1983；Szabo 等，1983），但这可以通过床边检查触觉灵敏度进行广泛评估，包括使用 256 Hz 的音叉（Dellon，1980，1981）或振动计（Goldberg 和 Lindblom，1979；Martina 等，1998）测试，或者使用 von Frey 单丝纤维（Levin 等，1978）进行机械阈值测试（Gelberman 等，1983；Szabo 等，1983）。

仅基于大纤维功能的感觉丧失评估必须谨慎考虑，因为尽管患者有主观感觉症状的报告，但大纤维测试可能为阴性。CTS 就是一个例子，在神经传导研究中，高达 25% 的患者远端感觉潜伏期结果为假阴性（Demino 和 Fowler，2021）。

在神经相关的肌肉骨骼疾病中，小纤维神经功能也会恶化，这可能发生在大直径纤维变性之前，而且程度更严重（Schmid 等，2014；Tamburin 等，2011）。小纤维功能的测试包括针刺感、热检测阈值和冷检测阈值。Ridehalgh 等人（2018）在 85 名 CTS 患者与 22 名健康对照组相比中探讨了针刺和冷/热检测评估小直径纤维神经功能的有效性。皮肤活检是客观确定表皮内神经纤维密度（表皮内小纤维密度的测量）的金标准，并将其与针刺和 QST 冷热检测阈值的结果进行比较。结果表明，针刺觉减退对于诊断小纤维变性是高度特异性的（0.88：95% *CI*：0.72，0.95），而正常的冷热感觉对排除小纤维变性具有高度敏感（0.98：95% *CI* 0.85：0.99）。因此，建议进行一系列测试时应当首先使用针刺，然后进行冷热感觉测试来判断针刺是否正常。

小神经纤维和大神经纤维的功能可以使用 QST 进行正式评估，该量表包含一系列心理-物理测试,以评估个体对分级刺激的反应,如静态机械刺激(校准针)、静态热刺激、动态机械刺激(标准化刷)和振动感觉刺激。患者需要通过按下按钮(即在确定热阈值时)或以口头方式判断是否感觉到刺激或者疼痛来参与测试。不同的测试可以大致评估感觉神经功能的丧失或获得(Backonja 等,2009)。QST 通常在进行研究时使用,并需要专业设备和培训,而且操作耗时。因此,在临床环境中可以使用更简单的床边检查来评估躯体感觉功能(Zhu 等,2019)。床边检查技术可包括使用棉签进行静态和动态轻触刺激,使用音叉进行振动刺激以及针刺和冷热感觉刺激(例如使用冷热硬币)等。患者可能报告感觉丧失,或出现包括痛觉过敏(对疼痛的敏感性增加)在内的阳性症状。感觉异常(非疼痛的异常感觉),痛觉超敏(对正常非疼痛刺激的疼痛)和对冷热感觉的改变。表 6-4 概括了床边感觉评估的要点。

表 6-4　床边感觉检查

刺激类型	神经纤维类型	工具	工具	感觉	丧失与增加
静态轻触觉刺激	Aβ	棉签、棉球		✓	✓
振动觉	Aβ	音叉		✓	
动态机械刺激	Aβ	刷子、棉絮、棉签		✓	✓
针刺觉	Aβ 和 C	牙签		✓	✓
温度觉	Aβ 和 C	硬币、温滚轮、尖端温度计		✓	

参考文献:Schmid,A. B.,Fundaun,J.,Tampin,B.,2020. Entrapment neuropathies:a contemporary approach to pathophysiology,clinical assessment,and management. Pain Rep. 5(4),e829.

Zhu 等人（2019）通过比较床边感觉测试的有效性与金标准 QST 来探讨两种模式之间的一致性。该研究招募了三类患者，分别是 CTS，非特异性颈部和手臂疼痛患者以及腰椎神经根痛/神经根病患者。然后进行了 13 项床边检查测试，包括热感觉（用硬币、冰块和热试管）、机械感觉（音叉、牙签、棉绒、冯-弗雷毛、拇指和橡皮擦的压力）和疼痛检测阈值。床边检测包括冷、热、机械检测阈值以及冷痛和压痛阈值与 QST 显著相关，大部分一致性都超过了 60%，差异主要来源于病因（Zhu 等，2019）。

通过身体图示记录小纤维和大纤维功能的改变可以映射出感觉的变化，可以将患者主观报告的变化百分比作为测量结果记录。虽然传统的皮肤分布图在不同的感觉投影之间存在不一致和重叠的区域，但与皮节分布相关的感觉丧失可能提示神经根受累（神经根病）（Foer-ster，1933；Keegan，1947）。因此，感觉变化需要结合全面的临床检查（包括肌节和反射），如果肌节和反射发生改变也可能提示神经根病或周围神经病变。

临床医生还必须考虑上述临床检查的潜在偏倚。感觉测试可能受到患者动机、注意力和认知障碍的影响。在诊断准确性的研究中，体格检查结果往往由于缺乏规范的参考标准（通常基于临床医生的意见或 MRI 结果）、研究对象不具有代表性和盲法不佳、临床就诊患者较多和评估耗时过长等因素而存在很高的偏倚风险，所有这些因素均限制了这些测试的临床应用（Mistry 等，2020b）。

2.12　患病率

由于准确诊断神经病理性疼痛具有一定挑战性，调查肌肉骨骼疼痛人群的患病率也同样复杂。Harrisson 等人对初级保健中神经病理性疼痛患者的患病率、特征和预后进行了系统分析（2020），检查了不同方法诊断神经病理性疼痛的准确性（在同一队列中）。仅根据症状描述诊断的患病率最高，为 74%，根据症状和 MRI 阳性结果诊断的患病率为 46%，使用筛查工具（S-LANSS）诊断的患病率为 49%。有趣的是，从 S-LANSS 中被分类为神经病理性疼痛的患者似乎有明显不同的特征，包括较低的疼痛自我效能感和较高的药物使用率。与单独的临床诊断相比，可能存在不同神经病理性疼痛特征的亚组人群（harrison 等，2020）。

以传统的伤害性疼痛为症状的患者，也可能出现神经病理性疼痛的症状。在最近对膝关节或髋关节骨性关节炎患者的系统回顾和荟萃分析中，发现 23% 的患者具有神经病理性疼痛的特征（French 等，2017）。然而，综述多主要基于观察性研究，其中 OA（osteoarthritis，骨关节炎）的诊断通常是根据症状描述或 X 线表现而不是体格检查。在大多数研究中，所使用的神经病理性疼痛筛查工具未被验证用于测量外周疼痛状况。由于样本量不足和缺乏对神经病理性疼痛的其他潜在原因的控制，导致研究之间也存在显著的异质性（$I2 = 97.9\%$，$P < 0.001$），使得对结果的解释存在一定的局限性。

神经病理性疼痛可能在多种不同的肌肉骨骼疾病中发生，而不受特定诊断或病因的限制。最近的一项荟萃分析表明慢性腰痛中神经病理性疼痛的患病率高达 54.4%，而软组织综合征如纤维肌痛、肌腱病、慢性广泛性疼痛和肌筋膜疼痛综合征的患病率高达 43.3%。然而，在纳入的研究中，用于诊断神经病理性疼痛的方法缺乏一致性的标准，导致了研究之间存在患病率的显著差异（Fishbain 等，2014）。

2.13　发生发展的危险因素

非肌肉骨骼系统疾病中神经病理性疼痛的

危险因素已经被广泛研究。虽然这些风险因素并不一定针对物理治疗诊所中见到的疾病，但是其中一些风险因素可能与所有患者的自身情况相关。

- 临床因素：糖尿病、外周动脉疾病、高密度脂蛋白胆固醇和既往疼痛等（Van Acker 等，2009；Ziegler 等，2009）。
- 心理社会因素：抑郁、焦虑（Calvo 等，2019）、睡眠障碍（Stocks 等，2018）、体力活动少、疼痛灾难化、嗜酒、吸烟和高 BMI（body mass index）（Bouhassira 等，2013）。
- 遗传因素：可能影响神经传递、离子通道、铁代谢和免疫反应（Momi 等，2015）。
- 人口统计学因素：高龄（Van Acker 等，2009）、女性、贫困和体力职业（Van Acker 等，2009）。
- 环境因素：可能在神经病理性疼痛的发展中发挥作用。例如，电脑键盘的使用率不断增加是腕管综合征发病率增加的原因（Keir 等，1999）。但是最近有一项系统综述发现：没有足够的流行病学证据来证实电脑使用导致腕管综合征（Thomsen 等，2008），且另一项针对1551名工人的大型队列研究发现腕管综合征的新病例与电脑使用之间没有关联，事实上，在从事与计算机无关工作的人群中，这种情况更为常见（Mediouni 等，2015）。不过，有证据表明，需要"重复和用力"的任务（证据强度——强）和接触振动工具（证据强度——中）可能会增加患 CTS 的风险（Kozak 等，2015）。经常接触手持振动工具的腕管综合征患者已被发现存在腕部背侧骨间神经脱髓鞘和不完全再生（Stromberg 等，1997）。

这些因素中的每一个都可能导致神经根病、腕管综合征和肘管综合征等疾病中神经病理性疼痛的发展和持续，因此临床有必要加强以人为本的整体治疗和管理神经相关肌肉骨骼疼痛。

> **知识校验**
>
> 列出发生神经病理性疼痛的五个潜在危险因素。

3. 神经相关肌肉骨骼疼痛临床案例

3.1 一位患有腰腿疼痛的女士

45 岁的护理助理，因腰椎右侧、大腿右外侧及小腿疼痛 6 个月就诊。足外侧疼痛最严重，成灼烧样疼痛并伴有刺痛。左腿没有疼痛或感觉改变。在把烤箱放进汽车后备箱后，她感到背部突然砰的一声并立刻感到疼痛。坐车或开车超过 15 分钟、站立时弯腰均会加剧疼痛。出现疼痛时，虽然她还能继续开车，但经常选择下车缓慢步行几分钟来缓解疼痛。否则，VAS（visual analogue scale，视觉模拟评分）疼痛评分会增加到 8 分或 9 分（满分 10 分）。总体而言，她的身体状况为健康，但有焦虑和抑郁的病史，这与照顾患有自闭症和夜惊的儿子有关。她晚上也会因疼痛而醒来。她曾尝试服用非处方的对乙酰氨基酚和布洛芬，但疗效甚微，目前未服用任何药物。她以前很喜欢运动，但后来因背部和腿部疼痛而停止。膀胱或肠道功能没有变化，鞍区感觉没有变化，步态没有功能异常。

根据患者的病史，她的疼痛不是易激惹性的，但是当疼痛加剧时，可能会变得非常严重。因此，临床检查仅在症状初次出现时进行，体位保持时间不宜过长，并且在每次评估之间给患者提供恢复时间。

检查时，患者反射和肌力正常，但足外侧轻触觉和针刺觉减退。腰椎屈曲时，出现背部和腿部疼痛及足部的神经源性疼痛和麻木。坍塌试验如下：

患者在中立位坐姿✓/胸腰椎屈曲✓/颈椎屈曲✓/右足跖屈✓/右足内翻✓/膝关节伸展——立即疼痛/右足 45° 跖屈位时——疼痛/颈椎伸展时疼痛减轻。

当患者在俯卧位进行 L5/S1 水平单侧后前滑动时，足部的疼痛再次出现。

根据主观检查和体格检查，患者为右侧 S1 神经根病（轻触觉和针刺觉感觉丧失），伴有神经病理性疼痛（灼烧痛及麻木），神经机械敏感性增高（坍塌试验阳性）。

3.2　MRI 表现

众所周知，MRI 的结果与临床症状并不一定相关。在无症状受试者的 MRI 检查结果中，椎间盘异常的发生率很高，包括椎间盘退变和椎间盘突出（Jensen 等，1994；Boden，1990）。在腰痛患者中，MRI 结果似乎与疼痛的发生率无关，也无法帮助患者的预后判断（McNee 等，2011）。然而，有部分证据支持了 MRI 在检查腿部疼痛或神经根性病变患者中的作用：在较大椎管中存在较小椎间盘突出（Carragee 和 Kim，1997）、纤维环破裂、神经根受压（Vroomen 等，2002）或椎间盘突出（Takada 等，2001）时预后较好，而神经出口受压（Vroomen 等，2002）的预后较差（图 6-33）。因此，如果患者症状持续或保守治疗效果不佳，MRI 可以帮助探索潜在的严重病理状况，评价保守治疗的效果，指导进一步的治疗决策。

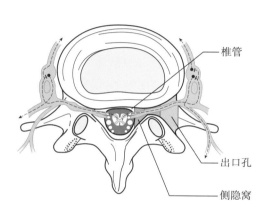

（A）椎管横断面解剖

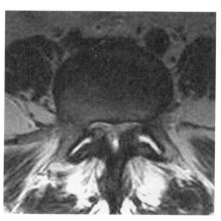

（B）椎管狭窄

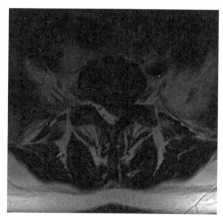

（C）侧隐窝狭窄

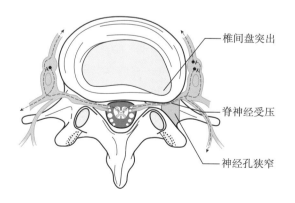

（D）神经根出口狭窄

图 6-33　腰椎椎间盘突出的三种类型

（A 和 D 改编自 Palastanga 和 Soames，2012；B 改编自 Resnick 和 Kransdorf，2005；C 改编自 McNair 和 Breakwell，2010。已获授权）

该患者进行了腰椎 MRI 检查,基于对既往治疗的不良反应,结果显示:

在 L5/S1 椎间盘水平,椎间盘纤维环突出、黄韧带肥厚和小关节增生共同导致右侧 S1 神经根在侧隐窝处受到压迫。

3.3 椎管、外侧隐窝和椎间孔狭窄

侧隐窝狭窄是椎间盘向后外侧突出的常见表现(图 6-33C)。侧隐窝狭窄可能导致下行神经根单独受压或与出口处神经根一起受到压迫。在 L5~S1 水平,L5 神经根位于椎间孔中,而 S1 神经根位于侧隐窝中,在 S1 水平沿尾端离开椎管。因此,L5~S1 侧隐窝狭窄的患者可能会出现 L5 和 S1 水平或两者兼有的体征和症状。然而,椎间盘向侧方突出会导致椎间孔出口狭窄,但是这时神经已经离开了脊髓管。在 L5~S1 水平,这种情况下患者可能只表现出 L5 神经根的症状,因为只有 L5 神经根位于出口神经孔中,可能会受到机械性压迫的影响。

这位女士的具体临床管理可见第七章。

4. 总结

本章展示了神经相关肌肉骨骼疼痛的复杂性,其中患者可以预先表现出各种不同的体征和症状,以及大量不同的病理生理机制。正确识别和理解神经相关肌肉骨骼疼痛及其神经机制对于制定有效的患者管理计划至关重要。但是用于分类疼痛机制的工具和方法在准确性方面仍存在挑战。全面检查,包括详细询问病史、床边神经系统检查和测试神经机械敏感性是否增强是很有必要的。筛查工具和诊断测试也有助于确定主要疼痛机制,但最终需要临床医生的判断来做出实际决策。和患者讨论与神经相关和神经病理性疼痛相关的风险因素也很重要。这有助于患者理解他们的健康状况,实施健康指导和共同决策的原则,支持他们采取行为改变来减少可改变的风险因素。

复习问题

1. 神经周围屏障意味着免疫细胞不能自由地进入轴突以对抗病原体的攻击。请问:神经系统是如何应对这种情况的?
2. 解释神经的结缔组织是如何成为疼痛的直接来源的。
3. 伴随着关节运动所发生的三个主要力学事件是_____,_____和_____。
4. 列举神经受压的三种后果。
5. 为什么解剖范围以外的症状(例如皮区)仍然属于神经病理性疼痛?
6. 下列哪项代表痛觉超敏?
   A. 对正常疼痛的刺激有明显的疼痛反应
   B. 对正常的非疼痛刺激产生的疼痛反应
   C. 对重复的刺激产生异常或者极端的疼痛反应
   D. 一种不寻常的不愉快的感觉
7. Aβ 纤维传递_____,Aδ 纤维传递_____感觉和_____疼痛,无髓鞘的(C)神经纤维传递_____感觉和_____疼痛。

(鲁俊 译,梁成盼、刘守国 校)

5. 参考文献

[1] Adams, M. A., Burton, K., Dolan, P., et al., 2006. The Biomechanics of Back Pain, second

ed. Churchill Livingstone, Edinburgh.

[2] Andrade, R. J. Nordez, A., Hug, F., Ates, F., Coppieters, M. W., Pezarat-Correia, P., et al. 2016. Non-invasive assessment of sciatic nerve

stiffness during human ankle motion using ultrasound shear wave elastography. J. Biomech. 49 (3), 326-331.

[3] Backonja, M. M., Walk, D., Edwards, R. R., Sehgal, N., Moeller-Bertram, T., et al., 2009. Quantitative sensory testing in measurement of neuropathic pain phenomena and other sensory abnormalities. Clin. J. Pain 25(7), 641-647.

[4] Bahns, E., Ernsberger, U., Janig, W., et al., 1986. Discharge properties of mechanosensitive afferents supplying the retroperitoneal space. Pflügers Arch. 407, 519-525.

[5] Baron, R., Förster, M., Binder, A., 2012. Subgrouping of patients with neuropathic pain according to pain-related sensory abnormalities: a first step to a stratified treatment approach. Lancet Neurol. 11(11), 999-1005.

[6] Baron, E. M., Tunstall, R., Standring, S., 2015. Gray's Anatomy: The Anatomical Basis of Clinical Practice. Elsevier Health Sciences, Edinburgh.

[7] Bennett, M., 2001. The LANSS Pain Scale: the Leeds assessment of neuropathic symptoms and signs. Pain 92(1-2), 147-157.

[8] Bisby, M. A., 1982. Functions of retrograde axonal transport. Fed. Proc. 41, 2307-2311.

[9] Boden, S. D., 1990. The incidence of abnormal lumbar spine: MRI scans in asymptomatic patients: A prospective and blinded investigation. Orthop. Trans. 14, 66.

[10] Bouhassira, D., Attal, N., Alchaar H., Boureau, F., Brochet, B., Bruxelle, J. et al., 2005. Comparison of pain syndromes associated with nervous or somatic lesions and development of a new neuropathic pain diagnostic questionnaire (DN4). Pain 114(1-2), 29-36.

[11] Bouhassira, D., Letanoux, M., Hartemann, A., 2013. Chronic pain with neuropathic characteristics in diabetic patients: a French cross-sectional study. PLoS One 8(9) e74195.

[12] Bove, G. M., Light, A. R., 1995. Unmyelinated nociceptors of rat paraspinal tissues. J. Neurophysiol. 73, 1752-1762.

[13] Boyd, B. S., Puttlitz, C., Jerylin, G., et al., 2005. Strain and excursion in the rat sciatic nerve during a modified straight leg raise are altered after traumatic nerve injury. J. Orthop. Res. 23, 764-770.

[14] Boyd, B. S., Topp, K. S., Coppieters, M. W. 2013. Impact of movement sequencing on sciatic and tibial nerve strain and excursion during the straight leg raise test in embalmed cadavers. J. Orthop. Sports Phys. Ther. 43, 398-403.

[15] Breig, A., 1960. Biomechanics of the Central Nervous System: Some Basic Normal and Pathologic Phenomena. Almqvist & Wiksell, Stockholm.

[16] Breig, A., Marions, O., 1963. Biomechanics of the lumbosacral nerve roots. Acta Radiol. 1, 1141-1160.

[17] Brochwicz, P., von Piekartz, H., Zalpour, C., 2013. Sonography assessment of the median nerve during cervical lateral glide and lateral flexion. Is there a difference in neurodynamics of asymptomatic people? Man. Ther. 18(3), 216 - 219. https://doi. org/10. 1016/j. math. 2012. 10. 001.

[18] Butler, D. S., 2000. The Sensitive Nervous System. Noigroup, Adelaide.

[19] Calvo, M., Davies, A. J., Hébert, H. L., Weir, G. A., Chesler, E. J., Finnerup, N. B., et al., 2019. The genetics of neuropathic pain from model organisms to clinical application. Neuron. 104(4), 637-653.

[20] Caridi, J. M., Pumberger, M., Hughes, A. P., 2011. Cervical radiculopathy: a review. HSS J. 7(3), 265-272.

[21] Carragee, E. J., Kim, D. H., 1997. A prospective analysis of magnetic resonance imaging findings in patients with sciatica and lumbar disc herniation: correlation of outcomes with disc fragment and canal morphology. Spine 22 (14),

1650-1660.

[22] Chammas, M., Boretto, J., Burmann, L. M., et al., 2014. Carpal tunnel syndrome - part I (anatomy, physiology, etiology and diagnosis). Rev. Bras. Ortop. 49, 429-436.

[23] Clark, W. L., Trumble, T. E., Swiontkowski, M. F., et al., 1992. Nerve tension and blood flow in a rat model of immediate and delayed repairs. J. Hand Surg. Am. 17A, 677-687.

[24] Coppieters, M. W., Alshami A. M., Babri, A. S., et al., 2006. Strain and excursion of the sciatic, tibial, and plantar nerves during a modified straight leg raising test. J. Orthop. Res. 24, 1883-1889.

[25] Coppieters, M. W., Butler, D. S., 2008. Do 'sliders' slide and 'tensioners' tension? An analysis of neurodynamic techniques and considerations regarding their application. Man. Ther. 13(3), 213-221. https://doi. org/10. 1016/j. math. 2006. 12. 008.

[26] Coppieters, M. W., Hough, A. D., Dilley, A., 2009. Different nerve-gliding exercises induce different magnitudes of median nerve longitudinal excursion: an in vivo study using dynamic ultrasound imaging. J. Orthop. Sports Phys. Ther. 39, 164-171.

[27] Coppieters, M. W., Crooke, J. L., Lawrenson, P. R., et al., 2015. A modified straight leg raise test to differentiate between sural nerve pathology and Achilles tendinopathy. A crosssectional cadaver study. Man. Ther. 20, 587-591.

[28] Cox, J. J., Reimann, F., Nicholas, A. K., et al., 2006. An SCN9A channelopathy causes congenital inability to experience pain. Nature 444, 894 - 898. https://doi. org/10. 1038/nature05413.

[29] Crossman, A., Neary, D., 2015. Neuroanatomy: An Illustrated Colour Text, fifth ed. Elsevier Health Sciences, London.

[30] Dahlin, L. B., Lundborg, G., 1990. The neurone and its response to peripheral nerve compression. J. Hand Surg. Am. 15B, 5-10.

[31] Dahlin, L. B., McLean, W. G., 1986. Effects of graded experimental compression on slow and fast axonal transport in rabbit vagus nerve. J. Neurol. Sci. 72, 19-30.

[32] Dellon, A. L., 1980. Clinical use of vibratory stimuli to evaluate peripheral nerve injury and compression neuropathy. Plast. Reconstr. Surg. 65, 466-476.

[33] Dellon, A. L., 1981. Evaluation of Sensibility and Re-Education of Sensation in the Hand. Williams and Wilkins, Baltimore.

[34] Demino, C., Fowler, J. R., 2021. The sensitivity and specificity of nerve conduction studies for diagnosis of carpal tunnel syndrome: a systematic review. Hand 16(2), 174-178.

[35] Dilley, A., Greening, J., Lynn, B., et al., 2001. The use of crosscorrelation analysis between high-frequency ultrasound images to measure longitudinal median nerve movement. Ultrasound Med. Biol. 27, 1211-1218.

[36] Dilley, A., Lynn, B., Pang, S. J., 2005. Pressure and stretch mechanosensitivity of peripheral nerve fibres following local inflammation of the nerve trunk. Pain 117, 462-472.

[37] Dilley, A., Bove, G. M., 2008. Disruption of axoplasmic transport induces mechanical sensitivity in intact rat C-fibre nociceptor axons. J. Physiol. 586(2), 593 - 604. https://doi. org/10. 1113/jphysiol. 2007. 144105.

[38] Doubell, T. P., Woolf, C. J., 1997. Growth-associated protein 43 immunoreactivity in the superficial dorsal horn of the rat spinal cord is localized in atrophic C-fiber, and not in sprouted A-fiber, central terminals after peripheral nerve injury. J. Comp. Neurol. 386, 111-118.

[39] Doubell, T. P., Mannion, R. J., Woolf, C. J., 1999. The dorsal horn: state-dependent sensory processing, plasticity and the generation of pain. In: Wall, P. D., Melzack, R. (Eds.), Textbook of Pain, fourth ed. Churchill Livingstone,

Edinburgh, pp. 165-181.

[40] Dubin, A. E., Patapoutian, A., 2010. Nociceptors: the sensors of the pain pathway. J. Clin. Invest. 120(11), 3760-3772.

[41] Dyck, P. J. Lais A. C., Giannini, C., et al., 1990. Structural alterations of nerve during cuff compression. Proc. Natl. Acad. Sci. USA 87, 9828-9832.

[42] Ellis, R. F., Hing, W. A., McNair, P. J., 2012. Comparison of longitudinal sciatic nerve movement with different mobilization exercises: an in vivo study utilizing ultrasound imaging. J. Orthop. Sports Phys. Ther. 42, 667-675.

[43] Ellis, R., Blyth, R., Arnold, N., Miner-Williams, W., 2017. Is there a relationship between impaired median nerve excursion and carpal tunnel syndrome? A systematic review. J. Hand Ther. 30(1), 3-12. https://doi.org/10.1016/j.jht.2016.09.002.

[44] Epping, R., Verhagen, A. P., Hoebink, E. A., Rooker, S., Scholten-Peeters, G. G. M., 2017. The diagnostic accuracy and test-retest reliability of the Dutch PainDETECT and the DN4 screening tools for neuropathic pain in patients with suspected cervical or lumbar radiculopathy. Musculoskelet. Sci. Pract. 30, 72-79. https://doi.org/10.1016/j.msksp.2017.05.010.

[45] Erel, E., Dilley, A., Greening, J., et al., 2003. Longitudinal sliding of the median nerve in patients with carpal tunnel syndrome. J. Hand Surg. Br. 28, 439-443.

[46] Finnerup, N. B., Johannesen, I. L., Sindrup, S. H., Bach, F. W., Jensen, T. S., 2001. Pain and dysesthesia in patients with spinal cord injury: a postal survey. Spinal Cord 39(5), 256-262.

[47] Finnerup, N. B., Haroutounian, S., Kamerman, P., Baron, R., Bennett, D. L., Bouhassira, D., et al., 2016. Neuropathic pain: an updated grading system for research and clinical practice. Pain 157(8), 1599.

[48] Finnerup, N. B., Kuner, R., Jensen, T. S., 2021. Neuropathic pain: from mechanisms to treatment. Physiol. Rev. 101(1), 259-301. https://doi.org/10.1152/physrev.00045.2019.

[49] Fishbain, D. A., Cole, B., Lewis, J. E., Gao, J., 2014. What is the evidence that neuropathic pain is present in chronic low back pain and soft tissue syndromes? An evidence-based structured review. Pain Med. 15(1), 4-15. https://doi.org/10.1111/pme.12229.

[50] Foerster, O., 1933. The dermatomes in man. Brain 56(1), 1-39.

[51] French, H. P., Smart, K. M., Doyle, F., 2017. Prevalence of neuropathic pain in knee or hip osteoarthritis: a systematic review and meta-analysis. Semin. Arthritis Rheum. 47(1), 1-8. https://doi.org/10.1016/j.semarthrit.2017.02.008.

[52] Freynhagen, R., Baron, R., Gockel, U., Tölle, T. R., 2006. painDETECT: a new screening questionnaire to identify neuropathic components in patients with back pain. Curr. Med. Res. Opin. 22(10), 1911-1920. https://doi.org/10.1185/030079906X132488.

[53] Freynhagen, R., Bennett, M. I., 2009. Diagnosis and management of neuropathic pain. BMJ 339, b3002.

[54] Fuchs, P. C., Nathan, P. A., Myers, L. D., 1991. Synovial histology in carpal tunnel syndrome. J. Hand Surg. Am. 16A, 753-758.

[55] Gagné, M., Côté, I., Boulet, M., Jutzeler, C. R., Kramer, J. L. K., Mercier, C., 2020. Conditioned pain modulation decreases over time in patients with neuropathic pain following a spinal cord injury. Neurorehabil. Neural. Repair 34(11), 997-1008. https://doi.org/10.1177/1545968320962497.

[56] Gelberman, R. H., Hergenroeder, P. T., Hargens, A. R., et al., 1981. The carpal tunnel syndrome. A study of carpal canal pressures. J. Bone Joint Surg. Am. 63, 380-383.

[57] Gelberman, R. H., Szabo, R. M., Williamson, R. V., et al., 1983. Sensibility testing in peripheral-nerve compression syndromes, an experimental study in humans. J. Bone Joint Surg. Am. 65A, 632-638.

[58] Giardini, A. C., Dos Santos, F. M., da Silva, J. T., de Oliveira, M. E., Martins, D. O., Chacur, M., 2017. Neural mobilization treatment decreases glial cells and brain-derived neurotrophic factor expression in the central nervous system in rats with neuropathic pain induced by CCI in rats. Pain Res. Manag. 2017, 7429761. https://doi. org/10. 1155/2017/7429761.

[59] Gilbert, K. K., Brismée, J. M., Collins, D. L., et al., 2007. 2006 Young Investigator Award winner: lumbosacral nerve root displacement and strain: part 2. A comparison of 2 straight leg raise conditions in unembalmed cadavers. Spine 32, 1521-1525.

[60] Goddard, M. D., Reid, J. D., 1965. Movements induced by straight leg raising in the lumbo-sacral roots, nerves and plexus, and in the intrapelvic section of the sciatic nerve. J. Neurol. Neurosurg. Psychiatry 28, 12-18.

[61] Goldberg, J. M., Lindblom, U., 1979. Standardised method of determining vibratory perception thresholds for diagnosis and screening in neurological investigation. J. Neurol. Neurosurg. Psychiatry 42, 793-803.

[62] Greening, J., Lynn, B., Leary, R., et al., 2001. The use of ultrasound imaging to demonstrate reduced movement of the median nerve during wrist flexion in patients with non-specific arm pain. J. Hand Surg. Am. 26B, 401-406.

[63] Greening, J., Dilley, A., 2017. Posture-induced changes in peripheral nerve stiffness measured by ultrasound shearwave elastography. Muscle Nerve 55 (2), 213-222. https://doi. org/10. 1002/mus. 25245.

[64] Grossmann, L., Gorodetskaya, N., Baron, R., et al., 2009. Enhancement of ectopic discharge in regenerating A-and C-fibers by inflammatory mediators. J. Neurophysiol. 101, 2762-2774.

[65] Harrisson, S. A., Ogollah, R., Dunn, K. M., Foster, N. E., Konstantinou, K., 2020. Prevalence, characteristics, and clinical course of neuropathic pain in primary care patients consulting with low back-related leg pain. Clin. J. Pain 36 (11), 813-824.

[66] Hatashita, S., Sekiguchi, M., Kobayashi, H., Konno, S., Kikuchi, S. -I., 2008. Contralateral neuropathic pain and neuropathology in dorsal root ganglion and spinal cord following hemilateral nerve injury in rats. Spine 33(12), 1344-1351. https://doi. org/10. 1097/BRS. 0b013e31 81733188.

[67] Heraughty, M., Ridehalgh, C., 2020. Sensory descriptors which identify neuropathic pain mechanisms in low back pain: a systematic review. Curr. Med. Res. Opin. 36(10), 1695-1706.

[68] Hopkins, A., Rudge, P., 1973. Hyperpathia in the central cervical cord syndrome. J. Neurol. Neurosurg. Psychiatry 36(4), 637-642.

[69] Hough, A. D., Moore, A. P., Jones, M. P., 2000. Peripheral nerve motion measurement with spectral Doppler sonography: a reliability study. J. Hand Surg. Am. 25B, 585-589.

[70] Howe, J. F., Loeser, J. D., Calvin, W. H., 1977. Mechanosensitivity of dorsal root ganglia and chronically injured axons: a physiological basis for the radicular pain of nerve root compression. Pain 3, 25-41.

[71] Hromada, J., 1963. On the nerve supply of the connective tissue of some peripheral nervous system components. Acta Anat. (Basel) 55, 343-351.

[72] International Association for the Study of Pain. IASP Taxonomy. Pain terms. Neuropathic pain. Updated 2017 Dec 14. www. iasp-pain. org/Taxonomy#Neuropathicpain.

[73] International Association for the Study of Pain

2014 IASP taxonomy. Available online at：http：//www. iasp-pain. org/Taxonomy # Peripheralneuropathicpain. （ Accessed 4 December 2016）.

[74] Jensen, M. C., Brant-Zawadzki, M. N., Obuchowski, N., Modic, M. T., Malkasian, D., Ross, J. S., 1994. Magnetic resonance imaging of the lumbar spine in people without back pain. N. Engl. J. Med. 331(2), 69-73.

[75] Jensen, T. S., Finnerup, N. B., 2014. Allodynia and hyperalgesia in neuropathic pain：clinical manifestations and mechanisms. Lancet Neurol. 13(9), 924-935.

[76] Johnston, E. C., Howell, S. J., 1999. Tension neuropathy of the superficial peroneal nerve：associated conditions and results of release. Foot Ankle Int. 20, 576-582.

[77] Kandel, E. R., Schwarz, J. H., Jessel, T. M., 2000. Principles of Neural Science, fourth ed. McGraw-Hill, New York.

[78] Kantarci, F., Ustabasioglu, F. E., Delil, S., Olgun, D. C., Korkmazer, B., Dikici, A. S., et al., 2014. Median nerve stiffness measurement by shear wave elastography：a potential sonographic method in the diagnosis of carpal tunnel syndrome. Eur. Radiol. 24(2), 434-440.

[79] Keir, P. J., Bach, J. M., Rempel, D., 1999. Effects of computer mouse design and task on carpal tunnel pressure. Ergonomics 42, 1350-1360.

[80] Keegan, J. J., 1947. Relations of nerve roots to abnormalities of lumbar and cervical portions of the spine. Arch. Surg. 55(3), 246-270.

[81] Kiguchi, N., Kobayashi, Y., Kishioka, S., 2012. Chemokines and cytokines in neuroinflammation leading to neuropathic pain. Curr. Opin. Pharmacol. 12, 55-61.

[82] Kingwell, K., 2019. Nav1. 7 withholds its pain potential. Nat. Rev. Drug Discov. 18, 321-323.

[83] Kobayashi, S., Shizu, N., Suzuki, Y., et al., 2003. Changes in nerve root motion and intraradicular blood flow during an intraoperative straight leg raise test. Spine 28, 1427-1434.

[84] Kozak, A., Schedlbauer, G., Wirth, T., et al., 2015. Association between work-related biomechanical risk factors and the occurrence of carpal tunnel syndrome：an overview of systematic reviews and a meta-analysis of current research. BMC Musculoskelet. Disord. 16, 231.

[85] Lee, E. Y., Lim, A. Y., 2019. Nerve compression in the upper limb. Clin. Plastic Surg. 46 (3), 285-293.

[86] Levin, S., Pearsell, G., Ruderman, R. J., 1978. Von Frey's method of measuring pressure sensibility in the hand：an engineering analysis of the Weinstein-Semmes pressure aesthesiometer. J. Hand Surg. Am. 3, 211-216.

[87] Luchtmann, M., Steinecke, Y., Baecke, S., Lützkendorf, R., Bernarding, J., Kohl, J., et al., 2014. Structural brain alterations in patients with lumbar disc herniation：a preliminary study. PLoS ONE 9(3), e90816. https：//doi. org/10. 1371/journal. pone. 0090816.

[88] Lundborg, G., 1975. Structure and function of the intraneural microvessels as related to trauma, edema formation, and nerve function. J. Bone Joint Surg. Am. 57A, 938-948.

[89] Lundborg, G., 2004. Nerve injury and repair. In：Regeneration, Reconstruction and Cortical Remodelling, second ed. Churchill Livingstone, Edinburgh.

[90] Lundborg, G., Dahlin, L. B., 1992. The pathophysiology of nerve compression. Hand Clin. 8, 215-227.

[91] Lundborg, G., Dahlin, L. B., 1996. Anatomy, function, and pathophysiology of peripheral nerves and nerve compression. Hand Clin. 12, 185-193.

[92] Lundborg, G., Gelbermann, R. H., Minteer-Convery, M., et al., 1982. Median nerve compression in the carpal tunnel：functional response

to experimentally induced controlled pressure. J. Hand Surg. Am. 7, 252-259.

[93] Lundborg, G., Myers, R., Powell, H., 1983. Nerve compression injury and increased endoneurial fluid pressure: a miniature compartment syndrome. J. Neurol. Neurosurg. Psychiatry 46, 1119 - 1124.

[94] Lundborg, G., Rydevik, B., Manthorpe, M., et al., 1987. Peripheral nerve: the physiology of injury and repair. In: Woo, S. L.-Y., Buckwalter, J. A. (Eds.), Injury and Repair of the Musculoskeletal Soft Tissues. American Academy of Orthopaedic Surgeons, Park Ridge, IL, pp. 295-352.

[95] MacNab, I., 1972. The mechanism of spondylogenic pain. In: Hirsch, C., Zotterman, Y. (Eds.), Cervical Pain. Pergamon Press, Oxford, pp. 89-95.

[96] Maeda, Y., Kettner, N., Holden, J., et al., 2014. Functional deficits in carpal tunnel syndrome reflect reorganization of primary somatosensory cortex. Brain 137, 1741-1752.

[97] Manvell, J. J., Manvell, N., Snodgrass, S. J., Reid, S. A., 2015a. Improving the radial nerve neurodynamic test: an observation of tension of the radial, median and ulnar nerves during upper limb positioning. Man. Ther. 20 (6), 790 - 796. https://doi.org/10.1016/j.math.2015.03.007.

[98] Manvell, N., Manvell, J. J., Snodgrass, S. J., Reid, S. A., 2015b. Tension of the ulnar, median, and radial nerves during ulnar nerve neurodynamic testing: observational cadaveric study. Phys. Ther. 95 (6), 891 - 900. https://doi.org/10.2522/ptj.20130536.

[99] Marieb, E. N., 1995. Human Anatomy and Physiology, third ed. Benjamin/Cummings, San Francisco, CA.

[100] Martina, I. S. J., van Koningsveld, R., Schmitz, P. I. M., et al., 1998. Measuring vibration threshold with a graduated tuning fork in normal aging and in patients with polyneuropathy. J. Neurol. Neurosurg. Psychiatry 65, 743-747.

[101] McNair, C., Breakwell, L. M., 2010. Disc degeneration and prolapse. Orthop. Trauma 24, 430-434.

[102] McNee, P., Shambrook, J., Harris, E. C., Kim, M., Sampson, M., Palmer, K. T., Coggon, D., 2011. Predictors of long-term pain and disability in patients with low back pain investigated by magnetic resonance imaging: a longitudinal study. BMC Musculoskelet. Disord. 12(1), 1-12.

[103] Mediouni, Z., Bodin, J., Dale, A. M., et al., 2015. Carpal tunnel syndrome and computer exposure at work in two large complementary cohorts. BMJ Open 5, e008156. https://doi.org/10.1136/bmjopen-2015-008156.

[104] Michaelis, M., Häbler, H. J., Jäenig, W., 1996. Silent afferents: a separate class of primary afferents? Clin. Exp. Pharmacol. Physiol. 23 (2), 99 - 105. https://doi.org/10.1111/j.1440-1681.1996.

[105] Middleditch, A., Oliver, J., 2005. Functional Anatomy of the Spine, second ed. Butterworth Heinemann, Edinburgh.

[106] Millan, M. J., 1999. The induction of pain: an integrative review. Prog. Neurobiol. 57(1), IASP1-164.

[107] Mistry, J., Falla, D., Noblet, T., Heneghan, N. R., Rushton, A. B., 2020a. Clinical indicators to identify neuropathic pain in low back-related leg pain: protocol for a modified Delphi study. BMJ Open 10(2), e033547.

[108] Mistry, J., Heneghan, N. R., Noblet, T., Falla, D., Rushton, A., 2020b. Diagnostic utility of patient history, clinical examination and screening tool data to identify neuropathic pain in low back related leg pain: a systematic review and narrative synthesis. BMC Musculoskelet. Disord. 21(1), 1-18.

[109] Momi, S. K., Fabiane, S. M., Lachance, G.,

Livshits, G., Williams, F. M., 2015. Neuropathic pain as part of chronic widespread pain: environmental and genetic influences. Pain 156 (10), 2100.

[110] Mtui, E., Gruener, G., Dockery, P., et al., 2015. Fitzgerald's Clinical Neuroanatomy and Neuroscience. Elsevier Health Sciences, Philadelphia.

[111] Murphy, D. R., Hurwitz, E. L., Gerrard, J. K., Clary, R., 2009. Pain patterns and descriptions in patients with radicular pain: Does the pain necessarily follow a specific dermatome? Chiropr. Osteopat. 17(1), 1-9.

[112] Neto, T., Freitas, S. R., Andrade, R. J., Vaz, J. R., Mendes, B., Firmino, T., et al., 2020. Shear wave elastographic investigation of the immediate effects of slump neurodynamics in people with sciatica. J. Ultrasound Med. 39, 675-681. https://doi.org/10.1002/jum.15144.

[113] Nitz, A. J., Dobner, J. J., Kersey, D., 1985. Nerve injury and grades II and III ankle sprains. Am. J. Sports Med. 13, 177-182.

[114] Nora, D. B., Becker, J., Ehlers, J. A., et al., 2005. What symptoms are truly caused by median nerve compression in carpal tunnel syndrome? Clin. Neurophysiol. 116, 275-283.

[115] Nitta, H., Tajima, T., Sugiyama, H., Moriyama, A., 1993. Study on dermatomes by means of selective lumbar spinal nerve block. Spine (Phila Pa 1976) 18(13), 1782-1786. https://doi.org/10.1097/00007632-199310000-00011. PMID: 8235861.

[116] Palastanga, N., Soames, R., 2012. Anatomy and Human Movement, Structure and Function, sixth ed. Churchill Livingstone, Edinburgh.

[117] Palastanga, N., Field, D., Soames, R., 2002. Anatomy and Human Movement: Structure and Function, fourth ed. Butterworth-Heinemann, Oxford.

[118] Paluch, L., Noszczyk, B. H., Walecki, J.,

Osiak, K., Kiciński, M., Pietruski, P., 2018. Shear-wave elastography in the diagnosis of ulnar tunnel syndrome. J. Plast. Reconstr. Aesthet. Surg. 71(11), 1593-1599. https://doi.org/10.1016/j.bjps.2018.08.018. ISSN 1748-6815.

[119] Panjabi, M. M., White, A. A., 2001. Biomechanics in the Musculoskeletal System. Churchill Livingstone, New York.

[120] Peltonen, S., Alanne, M., Peltonen, J., 2013. Barriers of the peripheral nerve. Tissue Barriers 1, e24956.

[121] Powell, H. C., Myers, R. R., 1986. Pathology of experimental nerve compression. Lab. Invest. 55, 91-100.

[122] Rainville, J., Joyce, A. A., Laxer, E., Pena, E., Kim, D., Milam, R. A., et al., 2017. Comparison of symptoms from C6 and C7 radiculopathy. Spine 42(20), 1545-1551.

[123] Reid, J. D., 1960. Effects of flexion-extension movements of the head and spine upon the spinal cord and nerve roots. J. Neurol. Neurosurg. Psychiatry 23(3), 214-221. https://doi.org/10.1136/jnnp.23.3.214.

[124] Rempel, D., Dahlin, L., Lundborg, G., 1999. Pathophysiology of nerve compression syndromes: response of peripheral nerves to loading. J. Bone Joint Surg. Am. 81A, 1600-1610.

[125] Resnick, D., Kransdorf, M. J., 2005. Degenerative disease of the spine. In: Bone and Joint Imaging. Elsevier, Richmond, VA (Chapter 30).

[126] Ridehalgh, C., Moore, A., Hough, A., 2012. Repeatability of measuring sciatic nerve excursion during a modified passive straight leg raise test with ultrasound imaging. Man. Ther. 17, 572-576.

[127] Ridehalgh, C., Moore, A., Hough, A., 2014. Normative sciatic nerve excursion during a modified straight leg raise test. Man. Ther. 19,

59-64.

［128］ Ridehalgh, C., Moore, A., Hough, A., 2015. Sciatic nerve excursion during a modified passive straight leg raise test in asymptomatic participants and participants with spinally referred leg pain. Man. Ther. 20, 564-569.

［129］ Ridehalgh, C., Sandy-Hindmarch, O. P., Schmid, A. B., 2018. Validity of clinical small-fiber sensory testing to detect small-nerve fiber degeneration. J. Orthop. Sports Phys. Ther. 48(10), 767-774.

［130］ Rydevik, B., Lundborg, G., 1977. Permeability of intraneural microvessels and perineurium following acute, graded experimental nerve compression. Scand. J. Plast. Reconstr. Surg. 11, 179-187.

［131］ Rydevik, B., Lundborg, G., Bagge, U., 1981. Effects of graded compression on intraneural blood flow. An in vivo study on rabbit tibial nerve. J. Hand Surg. Am. 6, 3-12.

［132］ Rydevik, B., Brown, M. D., Lundborg, G., 1984. Pathoanatomy and pathophysiology of nerve root compression. Spine 9, 7-15.

［133］ Rydevik, B., Lundborg, G., Skalak, R., 1989. Biomechanics of peripheral nerves. In: Nordin, M., Frankel, V. H. (Eds.), Basic Biomechanics of the Musculoskeletal System, second ed. Lea & Febiger, Philadelphia, pp. 75-87.

［134］ Salonen, V., Lehto, M., Vaheri, A., et al., 1985. Endoneurial fibrosis following nerve transection. Acta Neuropathol. (Berlin) 67, 315-321.

［135］ Schmid, A. B., Bland, J. D., Bhat, M. A., Bennett, D. L., 2014. The relationship of nerve fibre pathology to sensory function in entrapment neuropathy. Brain 137(12), 3186-3199.

［136］ Schmid, A. B., Fundaun, J., Tampin, B., 2020. Entrapment neuropathies: a contemporary approach to pathophysiology, clinical assessment, and management. Pain Rep. 5 (4), e829. https://doi.org/10.1097/PR9.0000000

000000829. Published 2020 Jul 22.

［137］ Schmid, A. B., Tampin, B., 2018. Spinally referred back and leg pain. In: Lumbar Spine Online Textbook. ISftSotL Spine. Available at: http://www.wheelessonline.com/ISSLS/section-10-chapter-10-spinally-referredback-and-leg-pain/.

［138］ Schmid, A., 2015. The peripheral nervous system and its compromise in entrapment neuropathies. In: Jull, G., Moore, A. P., Falla, D., et al. (Eds.), Grieve's Modern Musculoskeletal Physiotherapy. Churchill Livingstone, Edinburgh.

［139］ Schmid, A. B., Nee, R. J., Coppieters, M. W., 2013. Reappraising entrapment neuropathies-mechanisms, diagnosis and management. Man. Ther. 18, 449-457.

［140］ Schmid, A. B., Hailey, L., Tampin, B., 2018. Entrapment neuropathies: challenging common beliefs with novel evidence. J. Orthop. Sports Phys. Ther. 48(2), 58-62.

［141］ Scholz, J., Mannion, R. J., Hord, D. E., Griffin, R. S., Rawal, B., Zheng, H., et al., 2009. A novel tool for the assessment of pain: validation in low back pain. PLoS Med. 6(4), e1000047.

［142］ Scholz, J., Finnerup, N. B., Attal, N., Aziz, Q., Baron, R., Bennett, M. I., et al., 2019. Classification Committee of the Neuropathic Pain Special Interest Group (NeuPSIG). The IASP classification of chronic pain for ICD-11: chronic neuropathic pain. Pain 160(1), 53-59. https://doi.org/10.1097/j.pain.000000 0000001365.

［143］ Schwartz, J. H., 1991. Synthesis and trafficking of neuronal proteins. In: Kandel, E. R., Schwartz, J. H., Jessell, T. M. (Eds.), Principles of Neural Science, third ed. Elsevier, New York, pp. 49-65.

［144］ Smith, B. H., Torrance, N., 2012. Epidemiology of neuropathic pain and its impact on quality of life. Curr. Pain Headache Reports 16 (3), 191-198.

[145] Smyth, M. J., Wright, V., 1958. Sciatica and the intervertebral disc, an experimental study. J. Bone Joint Surg. Am. 40A, 1401-1418.

[146] Sommer, C., Leinders, M., Üçeyler, N., 2018. Inflammation in the pathophysiology of neuropathic pain. Pain 159(3), 595-602. https://doi. org/10. 1097/j. pain. 00000000000 01122.

[147] Soon, B., Vicenzino, B., Schmid, A. B., Coppieters, M. W., 2017. Facilitatory and inhibitory pain mechanisms are altered in patients with carpal tunnel syndrome. PLoS ONE 12 (8), e0183252. https://doi. org/10. 1371/ journal. pone. 0183252.

[148] Starkweather, R. J., Neviaser, R. J., Adams, J. P., et al., 1978. The effect of devascularization on the regeneration of lacerated peripheral nerves: an experimental study. J. Hand Surg. Am. 3, 163-167.

[149] Stocks, J., Tang, N. K., Walsh, D. A., Warner, S. C., Harvey, H. L., Jenkins, W., et al., 2018. Bidirectional association between disturbed sleep and neuropathic pain symptoms: a prospective cohort study in post-total joint replacement participants. J. Pain Res. 11, 1087.

[150] Stromberg, T., Dahlin, L. B., Brun, A., et al., 1997. Structural nerve changes at wrist level in workers exposed to vibration. Occup. Environ. Med. 54, 307-311.

[151] Sunderland, S., 1978. Nerves and Nerve Injuries, second ed. Churchill Livingstone, Edinburgh, pp. 39-680.

[152] Sunderland, S., 1990. The anatomy and physiology of nerve injury. Muscle Nerve 13, 771-784.

[153] Szabo, R. M., Gelberman, R. H., Williamson, R. V., et al., 1983. Effects of increased systemic blood pressure on the tissue fluid pressure threshold of peripheral nerve. J. Orthop.

Res. 1, 172-178.

[154] Takada, E., Takahashi, M., Shimada, K., 2001. Natural history of lumbar disc hernia with radicular leg pain: spontaneous MRI changes of the herniated mass and correlation with clinical outcome. J. Orthop. Surg. 9(1), 1-7.

[155] Takahata, S., Takebayashi, T., Terasima, Y., Tanimoto, K., Wada, T., Yamashita, T., Sohma, H., Kokai, Y., 2011. Activation of glial cells in the spinal cord of a model of lumbar radiculopathy. J. Orthop. Sci. 16(3), 313-320. https://doi. org/10. 1007/s00776-011-0052-4. ISSN 0949-2658.

[156] Tamburin, S., Cacciatori, C., Praitano, M. L., et al., 2011. Median nerve small- and large-fiber damage in carpal tunnel syndrome: a quantitative sensory testing study. J. Pain 12, 205-212.

[157] Takahashi, K., Shima, I., Porter, R., 1999. Nerve root pressure in lumbar disc herniation. Spine 24(19), 2003.

[158] Tencer, A. F., Allen, B. L., Ferguson, R. L., 1985. A biomechanical study of thoracolumbar spine fractures with bone in the canal, part Ⅲ, mechanical properties of the dura and its tethering ligaments. Spine 10, 741-747.

[159] Terenghi, G., 1995. Peripheral nerve injury and regeneration. Histol. Histopathol. 10, 709-718.

[160] Thacker, M. A., Clark, A. K., Marchand, F., et al., 2007. Pathophysiology of peripheral neuropathic pain: immune cells and molecules. Anesth. Analg. 105, 838-847.

[161] Thaxton, C., Bhat, M. A., 2009. Myelination and regional domain differentiation of the axon. Results Probl Cell Differ 48, 1-28. https://doi. org/10. 1007/400_2009_3.

[162] Thomsen, J. F., Gerr, F., Atroshi, I., 2008. Carpal tunnel syndrome and the use of computer mouse and keyboard: a systematic review. BMC Musculoskelet. Disord. 9, 134.

［163］Todd, A. J., Koerber, R., 2006. Neuroan-
atomical substrates of spinal nociception. Wall
and Melzack's Textbook of Pain, fifth ed.
Churchill Livingstone, Edinburgh.

［164］Topp, K. S., Boyd, B. S., 2006. Structure and
biomechanics of peripheral nerves: nerve re-
sponses to physical stresses and implications for
physical therapist practice. Phys. Ther. 86,
92−109.

［165］Turkof, E., Jurecka, W., Sikos, G., et al.,
1993. Sensory recovery in myocutaneous, non-
innervated free flaps: a morphologic, immuno-
histochemical, and electron microscopic study.
Plast. Reconstr. Surg. 92, 238−247.

［166］Treede, R. D., Jensen, T. S., Campbell, J. N.,
Cruccu, G., Dostrovsky, J. O., Griffin, J. W.,
et al., 2008. Neuropathic pain: redefinition and
a grading system for clinical and research pur-
poses. Neurology 70(18), 1630−1635.

［167］Van Acker, K., Bouhassira, D., De Bacquer,
D., Weiss, S., Matthys, K., Raemen, H., et
al., 2009. Prevalence and impact on quality of
life of peripheral neuropathy with or without
neuropathic pain in type 1 and type 2 diabetic
patients attending hospital outpatients clinics.
Diabetes Metab. 35(3), 206−213.

［168］Vicuna, L., Strochlic, D. E., Latremoliere, A.,
Bali, K. K., Simonetti, M., Husainie, D., et
al., 2015. The serine protease inhibitor Serpi-
nA3N attenuates neuropathic pain by inhibiting
T cell-derived leukocyte elastase. Nat. Med.
21, 518−523. https://doi. org/10. 1038/nm.
3852.

［169］Von Hehn, C. A., Baron, R., Woolf, C. J.,
2012. Deconstructing the neuropathic pain phe-
notype to reveal neural mechanisms. Neuron.
73(4), 638−652.

［170］Vroomen, P. C. A. J., Wilmink, J., de Krom,
M. C. T. F., 2002. Prognostic value of MRI

findings in sciatica. Neuroradiology 44 (1),
59−63.

［171］Williams, P. L., Warwick, R., 1980. Gray's
Anatomy, thirtysixth ed. Churchill Living-
stone, Edinburgh.

［172］Williams, P. L., Bannister, L. H., Berry, M.
M., et al., 1995. Gray's Anatomy, thirty-
eighth ed. Churchill Livingstone, New York.

［173］Woolf, C. J., Shortland, P., Coggeshall, R.
E., 1992. Peripheral nerve injury triggers cen-
tral sprouting of myelinated afferents. Nature
355, 75−77.

［174］Yarnitsky, D., 2010. Conditioned pain modu-
lation (the diffuse noxious inhibitory control-
like effect): its relevance for acute and chronic
pain states. Curr. Opin. Anaesthesiol. 23(5),
611 − 615. https://doi. org/10. 1097/ACO.
0b013e32833c348b.

［175］Yılmaz, S., Taş, S., Yılmaz, Ö. T., 2018.
Comparison of median nerve mechanosensitivity
and pressure pain threshold in patients with non-
specific neck pain and asymptomatic individu-
als. J. Manipulative Physiol. Ther. 41 (3),
227−233.

［176］Zhu, G. C., Böttger, K., Slater, H., Cook,
C., Farrell, S. F., Hailey, L., et al., 2019.
Concurrent validity of a low-cost and time-effi-
cient clinical sensory test battery to evaluate so-
matosensory dysfunction. Eur. J. Pain 23
(10), 1826−1838.

［177］Ziegler, D., Rathmann, W., Dickhaus, T.,
Meisinger, C., Mielck, A., 2009. Neuropathic
pain in diabetes, prediabetes and normal glu-
cose tolerance: the MONICA/KORA Augsburg
Surveys S2 and S3. Pain Med. 10(2), 393−
400.

［178］Zoech, G., Reihsner, R., Beer, R., et al.,
1991. Stress and strain in peripheral
nerves. Neuro-orthopaedics 10, 73−82.

第七章

神经相关肌肉骨骼疼痛的管理

Colette Ridehalgh 和 *Jennifer Ward*

学习目标

学习本章后,您应该能够:

- 了解并解释神经管理策略如何影响一系列神经生理机制,包括水肿、免疫细胞、下行疼痛抑制机制、血流与轴突转运机制。
- 解释损伤如何导致神经组织的生物力学特性发生变化。
- 了解滑动和张力的概念和相关文献。
- 了解现有文献基础,以支持或反驳在治疗与神经相关的肌肉骨骼疼痛患者中使用的神经滑动技术。
- 描述运动在治疗与神经相关的肌骨疼痛患者中的重要性。
- 了解哪些药物可用于治疗与神经相关的肌骨疼痛患者。
- 了解该实践领域研究的局限性。
- 讨论对神经相关疼痛患者进行亚型分析的好处。

章节目录

神经相关的肌骨疼痛患者的管理包括多模式方法,利用各种旨在增强功能、减轻疼痛和优化身心健康的技术。没有一种技术可以带来所有这些改变,相反,只有对患者进行细致的检查、缜密的临床推理过程、共同的管理计划和目标设定,才能制定出详细、全面,最重要的是个性化的管理计划。本章的重点是神经相关的肌肉骨骼疼痛患者管理的基本原则,以及临床医生可用的特定技术,但要在整体管理策略的背景下,确保以人为本的治疗,以达到最佳效果。

治疗的主要重点是使神经功能恢复正常(包括降低神经机械敏感性,以及在可能和可行的情况下恢复神经传导),增强正常的活动范围,恢复正常健康的神经环境(减少水肿和炎症介质)。表7-1概述了神经治疗技术的目的和类型,图7-1~图7-5举例说明了一些具体技术。

表7-1　神经相关肌肉骨骼疼痛的治疗目标

神经治疗技术	治疗目标	治疗实例
直接滑动或张力松动	<ul><li>恢复正常运动</li><li>改善血液循环</li><li>改善轴突转运</li><li>减轻水肿</li><li>减轻疼痛</li><li>减轻对运动的恐惧</li><li>减少免疫细胞的激活</li></ul>	<ul><li>直腿抬高</li><li>坍塌试验（Slump test）</li><li>股神经松动（侧卧 slump test）</li><li>ULNT1 正中神经</li><li>ULNT2a 正中神经或 2b 桡神经</li><li>ULNT3 尺神经</li></ul>
间接界面	<ul><li>减轻疼痛</li><li>改善血液循环</li><li>恢复神经-神经界面的正常生物力学</li><li>减轻水肿</li></ul>	<ul><li>腓总神经的腓骨头松动</li><li>后侧骨间神经的旋后肌软组织松动</li><li>坐骨神经的梨状肌保持/放松</li><li>正中神经的腕骨松动</li></ul>
运动	<ul><li>减少疼痛</li><li>改善血液循环</li><li>改善轴突转运</li><li>减少水肿</li><li>减少对运动的恐惧</li><li>减少免疫细胞的激活</li></ul>	<ul><li>游泳</li><li>散步</li><li>跑步</li></ul>

ULNT：Upper-limb neurodynamic test，上肢神经动力学测试

读者可参阅随附的检查手册，以获得神经动力学测试的完整描述（Ryder 和 Barnard，2024）。

1. 神经治疗类型概述

管理神经相关肌肉骨骼疼痛患者的方法有很多种，最主要的是应始终坚持以人为本的治疗。以人为本的治疗旨在根据个人的"偏好、需求和价值观来指导临床决策，并提供尊重和满足他们需求的治疗"（英国国家医疗服务体系健康教育）。因此，管理策略将包括共同决策，决定是否使用被认为适合潜在病症的特定技术，并确保这些技术符合患者的理解和信仰。

建议往往是任何管理策略中最重要的部分。例如，一个人在打字1小时后感到手刺痛，可能需要考虑在症状进一步加重前减少打字的次数。这可以促进血液循环，防止腕管水肿。适当解释为什么这样做是有帮助的，确保理解和有适当的时间回答问题，对于支持任何行为改变都是至关重要的。

有几种特定的神经治疗技术。两种常用的技术包括直接影响神经（通过组织移动神经，通常称为滑动或张力松动）或影响神经通过或附近的结构（界面技术）。正如第六章所详述的，将延长神经运动路径的关节运动结合起来，可用于测试神经机械敏感性的提高，称为神经动力学测试（图7-1~图7-4）。这些运动可转化为治疗技术，通过反复摆动一个关节来达到整体神经活动的目的。

技术的选择与病情的严重程度、易激惹性和性质以及潜在的症状来源和诱发因素有关（Ryder 和 Barnard，2024）。在患者症状严重且易激惹的情况下，必须注意不要再现其症状。在怀疑有明显界面的情况下，可以考虑先对该结构进行治疗，以恢复神经与界面组织之间的正常关系。本章稍后将讨论此类治疗的假定效果。举例来说，这种技术可以通过活动腓骨头来影响腓总神经，或者通过旋后肌软组织技术来影响桡神经。还可以考虑将界面治疗与直接神经松动技术相结合，以针对受影

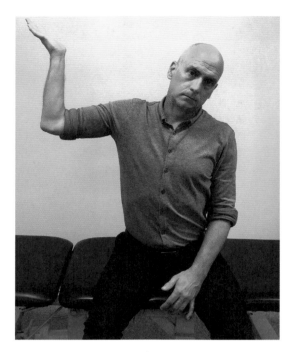

A

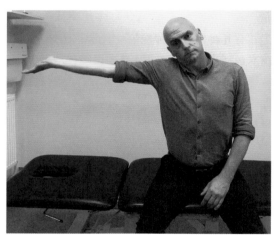

B

图 7-1　上肢神经动力学测试 1（ULNT1）滑动技术

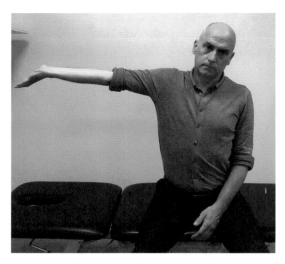

图 7-2　上肢神经动力学测试 1（ULNT1）张力技术

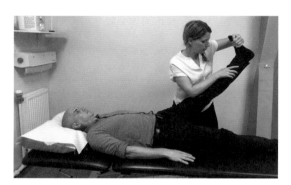

图 7-3　直腿抬高张力技术

2. 神经管理策略的机制

2.1　神经生理机制

　　传统上，神经滑动技术侧重于生物力学效应（Butler，1991），但越来越多的证据表明，在这些治疗后会发生一些重要的神经生理变化。可以说，这些效应可能比生物力学效应对恢复健康的神经环境有更大的影响。

　　许多评估神经滑动技术相关机制的研究都是利用动物模型进行的，尽管一些尸体和人体研究也证明了一些潜在的理想效果。动物模型也被用于评估与运动相关的机制，这些研究也将在下面的章节中进行回顾。

响 的 组 织。例 如，在 腿 部 处 于 直 腿 抬 高（straight-leg raise，SLR）姿势时活动腓骨头。

　　另外，更多的一般性运动也可能是一种有益的管理策略，既能直接影响神经的机械负荷，又能改善宏观和微观循环（Dobson 等，2014），还能增强神经生理机制。在受伤后 6~8 周内，建议患者保持运动可能非常重要（Ostelo，2020）。

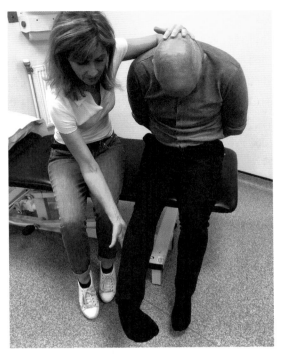

图 7-4　Slump 张力技术

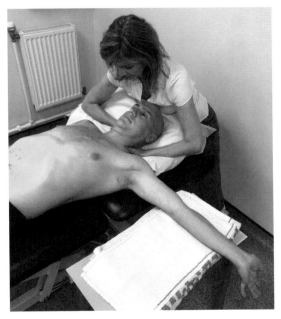

图 7-5　上肢神经动力学测试 1（ULNT1）体位侧方
　　　滑动技术

2.2　水肿

　　神经适应损伤或疾病的一种方式是炎症反应，由此产生的水肿会导致进一步的压迫负荷，

并提供酸性环境，增强周围神经的敏感性（Steen 等，1996）。因此，减轻水肿对周围神经病理性疼痛患者尤其有益。

　　据推测，滑动和张力技术都能消散水肿，这是由于振荡技术产生的挤压或泵送效应（Coppieters 和 Butler，2008）。尸体解剖研究证实，在周围神经（Brown 等，2011；Boudier-Reveret 等，2017）和神经根（Gilbert 等，2007）进行神经松动技术后，注入神经内的染料会沿着神经扩散。虽然尸体解剖研究的局限性在一定程度上减少了其成果在临床实践中的推广，但一项体内研究（Schmid 等，2012）显示，腕管综合征（carpal tunnel syndrome，CTS）患者 T2 加权磁共振成像上的信号强度降低，表明腕管近端水肿减轻。虽然这与一组只佩戴夜间休息夹板的参与者没有明显差异，但这表明两者的使用可能都有利于确保个体睡眠时不会无意中增加压力，以及利用运动疗法不仅可以增强神经生理机制，还可以减少运动恐惧或恐惧回避等心理因素。

2.3　免疫细胞的变化

　　炎症是一些神经相关肌骨疾病的特征之一（Kobayashi 等，2004；Rothman 和 Winkelstein，2007；Hubbard 和 Winkelstein，2008；Schmid 等，2013）。炎症介质会降低放电阈值，因此可能导致自发性疼痛。在应用基于运动的治疗方法时，这种传入神经放电阈值降低的情况值得注意，尤其是像张力松动这样的技术，神经的拉长可能会引起进一步的放电（Dilley 等，2005）。神经病理性疼痛时，神经胶质细胞会被激活，这些细胞合成促炎细胞因子、谷氨酸和一氧化二氮（DeLeo 和 Yezierski，2001），并促进神经生长因子的产生。因此，神经胶质细胞的增加可能导致神经敏感性增强（Herzberg 等，1997；DeLeo 和 Yezierski，2001）。

　　神经胶质细胞和神经生长因子的正常化已被证明出现在实验诱导神经炎大鼠的神经松动后（Martins 等，2011；Santos 等，2012），以及暴露于游泳（Almeida 等，2015）和跑步机行走（Sumizono 等，2018）等运动疗法的动物中。这些变化表明，神经松动和心血管运动可能会导致周围神经损伤后的免疫反应减弱。这些变化与神经松动（Martins 等，2011；Santos 等，2012）和运动（Shen 等，2013；Tian 等，2018）后机械性痛觉过敏以及热痛觉过敏（Santos 等，2012 neural mobilization，Shen 等，2013 exercise）的降低有关。

2.4 下行抑制性疼痛通路

脊髓上行疼痛抑制机制已被认为是神经动力学松动可能带来益处的一种方式。动物研究表明，对神经损伤的大鼠进行神经松动后，与疼痛相关的行为有所改善（Bertolini 等，2009；Martins 等，2011；Santos 等，2012）。

神经动力学松动和运动后，下行抑制疼痛机制得到了更有力的证明。在大鼠坐骨神经慢性压迫损伤（chronic constriction injury，CCI）后，周围导水管灰质中阿片受体水平下降，每隔一天进行 10 次神经动力学张力松动治疗后，这一水平恢复正常（Santos 等，2014）。同样，与不游泳的 CCI 大鼠相比，每周游泳 3 天或 5 天、持续 5 周的 CCI 大鼠中脑/周围导水管灰质中的内源性阿片类物质表达增加（Sumizono 等，2018）。结合疼痛行为的变化，这表明神经松动和运动后产生有益变化的机制之一是内源性疼痛抑制机制。

2.5 血流与轴突转运系统

松动和运动后血流与轴突转运系统的改善是针对身体周围许多组织提出的理论之一。这些系统的改善可能有利于加强正常的愈合过程，并为神经提供必要的营养和氧气供应，而这些营养和氧气供应可能因压迫的有害影响而受到限制（Rydevik 和 Lundborg，1977；Rydevik 等，1981；Ogata 和 Naito，1986）。由于研究方法的复杂性，证明这些系统发生变化，尤其是轴

突转运系统发生变化的研究十分有限。压迫神经可导致轴突转运系统受损；在动物实验中，低至 20 mmHg 的压力（远低于压迫性神经病变患者的压力）已被证明会对转运系统产生不利影响（Dahlin 等，1986）。此外，在轴突转运中断后，大鼠的神经干敏感性提高（Dilley 和 Bove，2008），因此，如果这些技术可以改善这些转运系统，那么这些变化可能会带来实质性的益处。

在血流方面，Driscoll 等人（2002）发现，将家兔坐骨神经拉伸超过其静止长度的 8%，持续 1 小时会导致血流减少，但松开后，血流会增加约基线的 151%。虽然与神经松动技术（Coppieters 等，2006；Boyd 等，2013）中的拉伸量相似，但拉伸持续时间显然远远超出了这些技术的范围，因此尚不清楚这是否适用于临床实践。然而，这一研究确实表明，应用一种延长并释放神经及其伴随的循环系统的技术可能会影响血液循环。

知识校验

1. 神经松动技术如何减少水肿，为什么这对患者的恢复有帮助？
2. 大鼠在运动和神经松动后，哪些免疫细胞会减少？
3. 神经松动过程中减轻疼痛的机制是什么？

---

3. 神经治疗的生物力学效应

神经病理性疼痛中出现的水肿如果不消散，可能会导致神经内外纤维化（Sunderland，1989；Mackinnon，2002），从而限制神经在界面结构中的滑动能力以及神经结缔组织层的滑动能力。神经滑动的这种限制可能是通过蠕变和迟滞影响神经结缔组织特性的概念（见第二章）是一个有吸引力的命题。然而，神经组织在受伤后是否会受到限制，目前尚不清楚。一些研究表明，患有和未患有疼痛性神经病的患者在神经偏移方面没有差异（Erel 等，2003；Dilley 等，2008；Ridehalgh 等，2015），但另一些研究则表明，患者的神经偏移有所减少（Hough 等，

2007；Korstanje 等，2012）。在一项通过超声成像测量 CTS 患者正中神经偏移的系统综述中，7/10 的研究发现与健康对照组相比，正中神经偏移有所减少（Ellis 等，2017）。

张力松动和滑动松动被认为是在关节运动过程中对神经产生不同生物力学影响的技术。滑动是一系列关节运动的组合，在拉长神经床一端的同时缩短另一端。例如，在上肢神经动力学测试 1（upper-limb neurodynamic test 1，ULNT1）中，颈椎向对侧屈曲，同时手腕屈曲。张力松动被描述为一种同时拉长系统两端的技术，例如，在 ULNT1 中，颈椎向对侧屈曲，同时手腕伸展。Coppieters 和 Butler（2008）在两具防腐尸体上研究了正中神经和尺神经在张力和滑动运动时的应变和偏移（Coppieters 和 Butler，2008）。通过伸展肘关节和腕关节使正中神经张力增加，而滑动动作包括伸展肘关节和屈曲腕关节（图 7-6）。伸腕、屈肘和外展肩关节使尺神经张力增加，滑动动作包括伸肘和外展肩关节。虽然在统计学上没有证实所发现的趋势，但滑动技术产生的偏移量（腕部 12.6 mm）大于张力技术（6.1 mm），同时产生较小的应变（腕关节滑动技术为 0.8%，张力技术为 6.8%）。除了样本量小和缺乏统计证实外，尸体研究的一个主要局限是不知道这些发现在多大程度上可以推断到活人身上。

随后，利用超声成像技术进行的研究进一步支持了这两种技术的生物力学变化（Coppieters 等，2009，2015；Ellis 等，2012）。虽然这项技术还不能准确估计应变，但对偏移的测量已被证明是可靠（Ellis 等，2008；Ridehalgh 等，2012）和有效的（Dilley 等，2001；Ridehalgh，2014）。Coppieters 等人（2009）发现，在张力技术中，肘关节近端测量到的正中神经偏移为 3.6 mm，而在滑动技术中测量到的正中神经偏移为 10.2 mm。在改良的 SLR（straight leg raise）试验中（Coppieters 等，2015）（图 7-7），大腿后侧坐骨神经在张力技术中的偏移量为 3.2 mm，在滑动技术中为 17 mm。

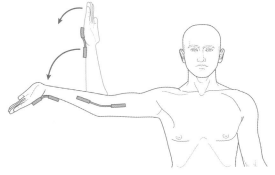

（A）张力松动

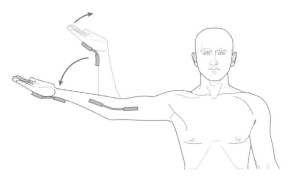

（B）滑动松动

图 7-6　上肢神经动力学测试 1（ULNT1）松动技术
（摘自 Coppieters 和 Butler，2008，已授权）

综上所述，这些研究表明，滑动技术可以在较少的神经应变下产生更多的整体神经偏移。这可能表明，当患者有严重的激惹性症状时，对神经施加较少压力的运动可能是必要的。然而，如果症状不严重和无激惹性，为了确保神经能够承受正常日常活动中的生物力学负荷，则可能需要使用张力松动。最终，治疗后的密切监测和重新评估将决定该技术的有效性。

除了应变和偏移之外，现在还可以利用超声成像和一种名为剪切波弹性成像的新技术来测量体内组织刚度。当高强度声脉冲机械刺激下层组织时，会产生垂直于输入脉冲的剪切波。测量返回剪切波的速度被认为是神经僵硬度的指标。上肢神经动力学测试 1（正中神经偏倚）和 SLR 测试中已经证明剪切波速度（神经僵硬度）增加（Greening 和 Dilley，2017）。

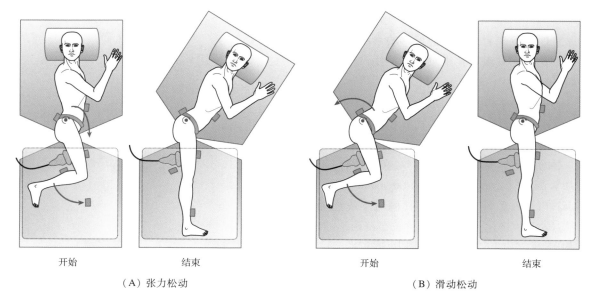

开始	结束	开始	结束
（A）张力松动		（B）滑动松动	

图 7-7 改良的滑动和张力直腿抬高松动技术
（引自 Coppieters 等，2015）

通过剪切波弹性成像测量神经僵硬度的变化，在无症状参与者中的静态神经动力学技术（SLR 和长时间坐位 Slump）中得到证实，但没有在肌肉张力松动技术中得到证实（Andrade 等，2020）。研究还发现，有脊柱牵涉性腿部疼痛的患者在 Slump 治疗后，僵硬度有所降低（效应量 = 0.65；P = 0.019），但无症状参与者的僵硬度没有降低（效应量 = 0.05；P = 0.75）（Neto 等，2020）。然而，两组中都只有 8 名参与者，因此还需要进一步的研究来证实这些结果。

> 知识校验
> 1. 在神经松动过程中发生了什么生物力学效应？
> 2. 描述对 ULNT 2b 阳性（桡神经偏移）患者使用的一种滑动和张力技术。

3.1　神经界面治疗

神经界面是神经穿过或围绕骨骼肌肉或筋膜的特定位置。涉及神经界面的例子包括通过腕部屈肌支持带下方的正中神经、环绕腓腓上关节的腓总神经以及通过跗管进入足部的胫神经。如果病理生理机制涉及某个界面，治疗的目的可能是移动该界面与神经的相对位置。例如，关节突关节松动或进行对侧屈曲运动可能会影响涉及的神经根。治疗界面以减轻神经结构的负担可能是改善神经根环境的首要任务，如减轻水肿、改善血液循环、减轻压迫和通过下行抑制性疼痛通路改善疼痛。

软组织技术也可以作为一种合适的界面技术。常见的软组织界面包括与后侧骨间神经连接的旋后肌或与坐骨神经连接的梨状肌。

如果症状不严重且不易激惹，临床医生不妨模拟一个与加重因素相对应的神经动力学测试体位，并在该体位上应用界面技术。如果症状严重和/或易激惹，则可在远离疼痛位置处实施界面技术。研究发现，SLR 测试中出现症状的范围临界点与腰骶部椎间盘突出症邻近神经根的最大限制点相吻合，而腰骶部椎间盘突出症在手术切除椎间盘后症状会减轻（Kobayashi 等，2003）。因此，在神经动力学测试过程中，如果将神经定位在疼痛初发的位置，可能会对神经产生更大的影响。例如，如果患者主诉步行中足跟触地时感到疼痛，则可在 SLR 体位进行单侧腰椎后前运动；如果患者主诉在坐姿或屈曲时感到疼痛，则可在 slump 体位进行操作。

选择,应在任何预先设定的居家训练中保持。

4. 神经管理策略的疗效

3.2 治疗剂量:与神经治疗有关的考虑因素

3.2.1 神经滑动技术的时间和重复次数

　　在使用神经动力学技术时,支持特定治疗剂量的证据有限。事实上,许多研究都使用了不同的治疗剂量(表 7-2)。在四组脊柱关节松动后产生了统计学意义上的显著镇痛效果,但在 30~60 秒没有发现差异(Pentelka 等,2012)。不过,这项研究的参与者都没有症状,目前尚不清楚有症状的参与者是否会出现同样的趋势,也不清楚同样的时间框架是否与神经活动相关。需要对有症状的参与者进行更多研究,以确定是否会出现同样的趋势。

　　临床医生根据患者的症状进行严格评估,以此来指导个体患者的最佳治疗时间。此外,已被证明在治疗室有效果的时间和重复次数的

4.1 神经动力学治疗

　　在过去的 20 年里,对神经治疗有效性的研究不断涌现。总的来说,这些研究倾向于支持神经治疗(Cleland 等,2006;Adel,2011;Nagrale 等,2012;Nee 等,2012),而另一些研究则显示与单纯的标准治疗相比没有区别(Scrimshaw 和 Maher,2001;Akalin 等,2002;Heebner 和 Roddey,2008;Bardak 等,2009)。研究发现,对于脊柱牵涉性腿部疼痛患者,除标准治疗外,张力松动也优于单纯的标准治疗(Cleland 等,2006;Adel,2011;Nagrale 等,2012),但这些研究设计存在局限性。这些局限性包括使用多重 T 检验(Cleland 等,2006;Adel,2011),这可能会导致 I 类错误(错误接受备择假设的风险),以及标准治疗加神经治疗组的参与者所接受的时间/关注度不同,这可能是该组研究结果

表 7-2　神经动力学治疗有效性研究中使用的治疗剂量实例

作者	神经动力学治疗	剂量
Adel(2011)	直腿抬高张力松动	5 组,持续 30 秒
Bialosky 等人(2009)	ULNT1 张力松动	第 1~3 节为 5 组,每组 10 次,第 4~6 节为 7 组,每组 10 次
Cleland 等人(2006)	Slump 张力松动	5 组,持续 30 秒
Lewis 等人(2020)	ULNT1 滑动松动	每项运动重复 5~10 次,每天 5 次
Nagrale 等人(2012)	Slump 张力松动	5 组,持续 30 秒。居家训练计划,每天 2 组,保持 30 秒
Nee 等人(2012)	ULNT1 滑动和张力松动	10~15 次,每天 3 次,作为居家训练计划
Ridehalgh 等人(2016)	SLR 张力松动	3 组振荡,持续 60 秒
Schäfer 等人(2011)	侧卧 SLR 滑动松动	5 组振荡,持续 30 秒
Schmid 等人(2012)	ULNT1 滑动松动	重复 10 次
Tal-Akabi 和 Rushton(2000)	ULNT1 松动	未指定剂量

Cx:cervical,颈椎;HER:home exercise regime,居家训练计划;SLR:straight-leg raise,直腿抬高;ULNT:upper-limb neurodynamic test,上肢神经动力学测试

更有利的部分原因。Schäfer 等人（2011）和 Ri-
dehalgh 等人（2016）研究了神经治疗的有效性
是否因患有脊柱牵涉性腿部疼痛的参与者被分
配到的亚组而有所不同。Schäfer 等人（2011）
发现，神经机械敏感性增高组（无神经功能缺
失）的一系列结果（包括全球感知变化量表和
功能性残疾）均比其他亚组有显著改善；然而，
该组参与者人数较少（$n=9$），使得这些结果的
外推不那么令人信服。Ridehalgh 等人（2016）
研究了单次使用 SLR 张力松动后，疼痛、振动
阈值和坐骨神经偏移的即时变化，发现亚组（躯
体牵涉痛、根性痛和根性病变）之间或治疗后的
结果均没有显著差异。然而，较短的治疗时间
（3×1 分钟）可能不足以显示疼痛的变化，并且
仅在治疗后立即进行测量可能会错过任何长期
的影响。事实上，De-la-Llave-Rincon 等人
（2012）发现神经治疗 1 周后压痛阈值发生了显
著变化，但没有即时变化。

对 CTS 治疗方法的调查研究得出了一些
模棱两可的结果。在一项探讨神经滑动技术疗
效的系统综述中，结论是没有证据支持使用神
经滑动技术治疗疼痛或残疾（Basson 等，2017）。
相反，在最近的一项系统综述中，Núñez de Are-
nas-Arroyo 等人（2021）发现，神经松动术后疼痛
和功能的短期改善具有统计学意义，但根据
GRADE 衡量证据等级被认定为"非常低的确定
性"。物理治疗组合（包括神经滑动技术）显示出
了一些有希望的结果。在一项随机对照试验中，
一个疗程的教育、神经滑动、肌腱滑动和夜间夹
板治疗与未接受治疗者相比，在统计学上显著减
少了手术次数（Lewis 等，2020）。在一项针对女
性 CTS 患者的随机临床试验中发现，在 6 个月和
12 个月后，包括神经滑动在内的保守治疗策略与
手术相比，对疼痛和残疾的改善效果相当
（Fernández-de-Las Peñas 等，2015）。

对颈椎根性疼痛的研究取得了一些积极的
中期结果（Deepti 等，2008；Nee 等，2012；
Thoomes 等，2021）。Nee 等人（2012）发现，与
对照组相比，在疼痛、全球变化量表评分和残疾

等多项指标上，除颈椎松动外，需要治疗的数量
分析更倾向于使用滑动和张力松动进行神经动
力学治疗。Deepti 等人（2008）发现，与接受颈
椎侧向滑动治疗的参与者相比，神经动力学张
力松动组在疼痛和残疾方面有显著改善。

在对颈椎根性疼痛患者进行 3 个月的保守
物理治疗后，包括神经滑动和颈椎对侧滑动技
术，发现神经偏移量有所增加（腕部正中偏移量
从基线 0.5 mm 增加到治疗后的 1.96 mm，肘部
正中偏移量从基线 1.21 mm 增加到治疗后的
2.63 mm，$P<0.01$）（Thoomes 等，2021）。重要
的是，肘部神经运动的增加与疼痛的改善（$P<
0.001$）、整体感知效果评分（$P<0.001$）和患者
特异性功能量表（$P<0.010$）显著相关。然而，
该研究是一项病例对照研究，因此无法断定这
些变化是否会单独通过自然恢复而发生。尽管
如此，这项研究表明，神经偏移的变化可能与疼
痛和功能的改善有关。

尽管有人断言神经动力学张力技术可能会
产生有害影响，但支持这种观点的文献却很少。
Ridehalgh 等人（2016）发现，在使用 SLR 张力松
动后，有和无神经功能缺失的参与者的振动阈
值没有统计学差异，这表明即使有神经功能缺
失的患者，其神经功能也不会受到有害影
响。Nee 等人（2012）发现，在接受神经动力学
治疗后出现不良症状的颈椎根性疼痛患者恢复
很快，与未出现不良反应的患者相比，他们的病
情并没有恶化。

4.2　运动

与许多疾病一样，针对神经相关的肌肉骨
骼疼痛的运动类型在文献中也不尽相同，有时
甚至是非特异性的。与全科医生的建议相比，
接受物理治疗处方运动的急性腰骶神经根性疼
痛患者的整体感知效果有长期（1 年）的改善
（Luijsterburg 等，2008）。然而，包括疼痛和残
疾在内的次要结果在短期、中期或长期均未达
到统计学意义，这表明自我报告的疼痛改善情

况并不总是与其他结果测量相关联。此外,这些研究方法没有详细说明训练的类型,也没有说明训练的坚持情况,这限制了对结果的解释。

与假干预组或对照组相比,主动运动和运动控制训练都显示出有益的效果,但干预之间并无优劣之分。患有根性腿痛的参与者被分为两组,一组接受心血管运动(假干预组),另一组同时接受麦肯基运动(Mckenzie exercises)和腰骶部稳定性运动(Albert 和 Manniche,2012)。经过 8 周的治疗后,在 8 周和 1 年的总体结果上,麦肯基组比假干预组都有显著改善(P<0.008,麦肯基组的改善率为 90%,假干预组的改善率为 60%),但在疼痛或残疾方面,两组之间没有显著差异。与基线相比,两个干预组在两个时间点均显示出显著的统计学和临床差异。不过,假干预组可以选择是否进行运动,这意味着无法确定两种干预方法的总体疗效。同样,Akkan 和 Gelececk(2018)对患有颈椎根性疼痛的参与者进行了稳定性训练与电疗、拉伸和等长运动组合的比较。两组患者在治疗后即刻和 3 个月后的一系列指标上都有统计学意义上的明显改善,包括残疾、疼痛和手部握力,但组间无明显差异。此外,缺乏对照组意味着这些改善可能归因于自然恢复。

4.3　神经病理性疼痛的药物治疗

针对特定疼痛机制的药物被认为比治疗疾病的药物更有效(通常基于广泛的诊断标准)。这方面的一个例子是炎症性关节炎,其疼痛机制已经明确,并针对特定的潜在病理生理学进行药物治疗(Cohen 和 Mao,2014)。目前已开发出治疗神经病理性疼痛的特效药物,NICE(National Institute for Health and Clinical Excellence,UK)神经病理性疼痛管理药理学指南(2013)建议选择不同的药物进行试验(表 7-3)。表 7-4 总结了常见神经病理性疼痛药物的主要作用机制、副作用及注意事项。

然而,在临床实践中,确定导致神经病理性

症状的疼痛机制可能很困难,此外,患者可能表现出混合性疼痛机制,包括神经病理性疼痛和伤害感受性疼痛。这就导致药理学研究往往无法确定参与者的神经病理性疼痛特征或其潜在机制。最近的一项系统综述(Enke 等,2018)就是一个例子,该综述显示,有中等到高质量的证据表明,抗惊厥药物对治疗腰痛或腰椎根性疼痛无效。然而,在纳入的研究中,识别神经病理性疼痛的尝试很有限,在某些情况下,有神经病理性症状[如感觉异常(McCleane,2001)或神经功能缺失(Muehlbacher 等,2006)]的患者被排除在研究之外。因此,纳入研究的参与者可能表现出更多的伤害感受性疼痛特征,对神经病理性疼痛药物的反应可能较差。此类研究中发现的神经病理性疼痛药物疗效不佳已影响到国家指南的制定,如 NICE 坐骨神经痛指南(2020)建议临床医生避免开具某些神经病理性疼痛药物,如抗惊厥药。

表7-3　神经病理性疼痛药物
可选择阿米替林、度洛西汀、加巴喷丁或普瑞巴林作为初始治疗(三叉神经痛除外)
如果初始治疗无效或不能耐受,则提供其余三种药物中的一种,如果尝试的第二种和第三种药物也无效或不能耐受,则考虑再次更换
只有在需要急性抢救治疗时才考虑使用曲马多
对于希望避免或不能耐受口服治疗的局部神经病理性疼痛患者,可考虑使用辣椒素软膏

神经病理性疼痛的药物治疗:NICE 临床指南 173(2013 年 11 月)

> **知识校验**
>
> 哪些药物被建议作为神经病理性疼痛的一线治疗?

4.4　神经相关疼痛亚型

由于大型随机对照试验的一个主要局限是研究对象的异质性,因此一种解决方案是确定神经相关疼痛患者是否存在特定的亚型。有证据表明,神经病理性疼痛患者可能会根据感觉

表7-4　神经病理性疼痛药物治疗的循证建议

药物	主要作用机制	常见不良反应	用法注意	除神经病理性疼痛外的其他益处
三环类抗抑郁药（如阿米替林、去甲替林、丙咪嗪）	抑制神经递质去甲肾上腺素和血清素的再摄取，从而增加它们的生物利用度。它还能阻断乙酰胆碱的作用	主要是由于乙酰胆碱的阻断作用，包括嗜睡、震颤、头晕、头痛、困倦、言语障碍（构音障碍）、站立时低血压、情绪变化、心悸、口干便秘、恶心	心脏病、青光眼、前列腺腺瘤、癫痫发作，同时使用曲马多	改善抑郁（尽管仅在更高剂量时使用）和睡眠（阿米替林）
加巴喷丁类（即加巴喷丁和瑞加巴林）	与中枢神经系统中电压依赖性钙通道的α2δ-1亚基结合，并调节兴奋性神经递质的释放和钙电流通道的释放 α2δ-1亚基也通过与血栓反应蛋白相互作用在新突触形成中发挥作用。因此，加巴喷丁与该亚基结合，能够阻断新突触的形成（Eroglu等，2009）	镇静，头晕，外周水肿，体重增加	减少肾功能不全患者的剂量	不与其他药物相互作用，可改善广泛性焦虑和睡眠
局部利多卡因贴	阻断钠通道	局部红斑瘙痒性皮疹	瘙痒性皮疹	无全身不良反应
局部辣椒素	TRPV1激动剂	疼痛、红斑、瘙痒。罕见的高血压病例（初期疼痛增加）	反复应用后感觉评估无整体损害，进行性神经病变慎用	无全身不良反应

改编自 Attal, N., Bouhassira, D., 2015. Pharmacotherapy of neuropathic pain：which drugs, which treatment algorithms? Pain. 156（Suppl）, S104eS114.

缺失或增强（即痛觉过敏、痛觉超敏等）归入特定的亚型，而且这些亚型的出现与潜在的病因无关（Baron等，2017）。重要的是，有新证据表明，与其他亚型中的患者相比，处于特定亚型中的患者可能会从特定治疗中获益更多。

定量感觉检查（quantitative sensory testing，QST）是一种用于识别外周神经病理性疼痛患者亚型的方法（Baron等，2017）。如第六章所述，QST是一种心理物理测试，用于评估个体对一系列应用分级刺激的反应。在最近一项针对周围神经病理性疼痛患者（包括一些根性病变

患者）的大型队列研究中，Baron等人（2017）使用QST发现了三个亚型。

- 亚型1：感觉缺失组（42%）——冷热感觉和机械感觉缺失，热痛觉和机械性痛觉敏感性缺失。
- 亚型2：热痛觉过敏组（33%）——感觉功能正常，但有冷热痛觉过敏和轻度动态机械性痛觉超敏。
- 亚型3：机械性痛觉过敏组（24%）——机械性痛觉感知能力增强，包括针刺痛觉过敏和动态机械性痛觉超敏，以及温度觉和热痛觉

敏感性降低。

这些感觉特征的出现与潜在的病因无关,这表明诊断神经病理性疼痛的潜在病理的价值可能不如识别个人的感觉亚型重要。

在最近的一项试验中,使用神经病理性疼痛症状量表筛查工具对接受肉毒毒素注射治疗周围神经病理性疼痛的患者进行分型,也发现了类似的亚型(Bouhassira 等,2021)。该研究确定了三组感觉特征:

亚型 1——定位疼痛:感觉异常/感觉障碍高于平均水平,诱发疼痛低于平均水平。

亚型 2——诱发疼痛:刷擦、寒冷或按压时的疼痛高于平均水平,但深部疼痛、感觉异常/感觉障碍低于平均水平。

亚型 3——深部疼痛:按压和挤压疼痛高于平均水平,而感觉异常/感觉障碍低于平均水平。

事后分析发现,亚型 2 和亚型 3 的肉毒毒素治疗效果在统计学上有显著改善,而亚型 1 则没有。需要进行更多的亚型研究,以进一步探讨神经病理性疼痛患者对药物治疗的反应,并确认筛查工具是否有助于对参与者进行分组。

个人的心理和社会因素也可能影响他们对止痛药物的反应,并允许对参与者进行亚型区分。在最近一项针对 609 名腰痛或坐骨神经痛患者的大型前瞻性队列研究中(Konstantinou 等,2018),负面预后因素包括患者认为问题会持续很长时间[比值比(OR)0.70,置信区间(CI)0.13~0.57],较长的腿部疼痛持续时间(OR 0.41,CI 0.19~0.90)以及更加坚定认为特定症状(如疲劳、失眠)与潜在病症相关(称为认同评分)(OR 0.70,CI 0.53~0.93)。Harrisson 等人(2020)在对同一队列患者进行的二次亚组分析中发现,较高的神经病理性疼痛筛查工具得分与较高的抑郁、焦虑水平和使用两种或两种以上药物有关。对神经病理性肌骨疼痛患者有关研究的回顾性综述表明,疼痛敏感化是预测局部镇痛药(Mankovsky 等,2012)、可

的松(Makarawung 等,2013)、口服对乙酰氨基酚和曲马多联合用药(Schiphorst Preuper 等,2014)疗效的最重要的预处理变量之一。

> **知识校验**
>
> 　为什么对神经病理性疼痛患者进行亚型区分有助于确定最佳治疗效果?

5. 个案研究

X 女士,一名 45 岁的护理助理,有 6 个月的腰痛和腿痛病史(检查结果见第六章)。

治疗　症状严重,症状描述(伴有相关的感觉异常)显示有神经病理性疼痛成分。他们讨论了神经病理性疼痛药物治疗的开始时间(表 7-3),患者在医生指导下选择夜间服用低剂量阿米替林。

他们还探讨了焦虑和抑郁对她的影响,患者意识到情绪低落与症状恶化之间存在联系。然后讨论了控制情绪的策略,患者制定了重新开始冥想的计划,过去她曾发现冥想对控制抑郁很有帮助。

随访 1

开始服用阿米替林后,X 女士对药物的耐受性良好,症状明显改善,最大疼痛评分降至 4/10。她可以忍受长达 30 分钟的坐位,久坐后只需步行几分钟即可缓解疼痛。她还表示有兴趣尝试一些手法治疗,因为过去的治疗曾暂时缓解了她的症状。

对客观指标进行了重新评估,腰椎屈曲时再次出现背部和腿部疼痛。Slump 测试仍呈阳性,但膝关节伸展度改善了 10 度。神经系统完整性保持不变,右足外侧轻触觉和针刺觉减弱。

由于病情已不再严重,也不易激惹,选择 Slump 体位开始手法治疗。在该体位下,膝关节伸直到刚好发生疼痛的位置,对 L5 横突进行 4×1 分钟的右侧单侧 PA 松动治疗(Ⅲ级)。重新评估时,腰椎屈曲无疼痛,但增加左侧屈曲会

导致她的足部出现疼痛和麻木（pain and numbness，P & N）。Slump 体位下膝关节几乎完全伸直，轻触觉和针刺觉保持不变。由于治疗反应良好，患者被问及是否可以通过坐在硬靠背椅上，采取 Slump 体位（将脚放在小凳子上），将网球放在她脊柱的同一部位，然后轻轻弹压向网球，施加与手法治疗相同的振荡压力，持续 4×1 分钟，来复制手法治疗技术。考虑到她还有照顾儿子的任务，患者认为她可以每天进行一两次这种剂量的居家训练。

会议还讨论了她如何抽出时间进行冥想，冥想的效果如何，以及她拥有哪些他人的援助来帮助照顾儿子。

随访 2

X 女士的主观疼痛评分有所改善；她说自己可以开车 45 分钟，晚上看电视时没有疼痛感，而且可以更舒适地弯腰穿鞋。她夜间醒来的次数也减少了，夜醒的主要原因是足部 P & N。体格检查显示，腰椎屈曲的改善得以维持，只有在左侧屈曲时才会出现腿部疼痛（但没有足部 P & N）。Slump 测试没有变化，足外侧轻触和针刺觉仍然减弱。

治疗方法是让患者处于膝关节伸直的 Slump 体位，使其完全再现疼痛，并对右侧 L5 横突进行同样的Ⅲ级后前（PA）松动，持续 4×1 分钟。在重新评估时，腰椎屈曲同时侧屈已无疼痛；然而，Slump 测试和感觉标记仍然相同，因此临床医生采用了额外的治疗方法来解决神经机械敏感性问题。再次将 X 女士置于 Slump 体位，膝关节屈曲 90 度，右踝关节跖屈并内翻，

然后要求她做 Slump 滑动，在缓慢伸展膝关节的同时伸展颈椎，持续 4×30 秒。X 女士认为，她可以将这种 Slump 滑动纳入她的居家训练计划中，每天一两次。

随访 3

X 女士的主观疼痛评分有所改善；她坐着的时间不再受限制，整晚都能入睡，没有疼痛或 P & N 症状。她只是偶尔在开车超过 30 分钟时才感到疼痛，并开始每隔一天服用一次阿米替林，以减少药物使用。体格检查显示腰椎活动范围完整且无疼痛，包括联合体位，轻触和针刺觉正常，只有在 Slump 测试中膝关节几乎完全伸直时足部有轻微不适。

鉴于情况显著改善，我们又进行了张力 Slump 技术，在伸膝过程中保持颈椎屈曲 3×30 秒（图 7-8）。重新评估时，Slump 测试完全无痛，双侧 Slump 也无异常。建议患者继续按照全科医生的建议停用阿米替林，并为其安排了公开预约，同时建议其继续进行居家训练，直到症状完全缓解为止。

总之，本病例研究展示了个性化止痛药处方如何作为治疗的辅助手段，特别是对于症状严重或易激惹的患者，否则这些症状可能会成为有效治疗和自我管理技术的障碍。神经界面和滑动技术可以单独使用，也可以相互结合使用，但必须在整个治疗过程中监测患者的症状，以决定如何以及何时改进治疗技术，确保症状不会过度加重。此外，还演示了如何将这些治疗方法转化为符合生活习惯的量身定制的居家训练计划，以支持患者实施自我管理计划。

▌复习问题

1. 已发现神经滑动技术具有以下效果（请在所有适用的选项上打钩）：

A. 神经长度增加

B. 水肿消散

C. 疼痛加剧

D. 免疫细胞激活减少

2. 滑动是（在所有正确的选项上打钩）：

A. 神经滑动术

B. 对神经造成的压力最大

C. 在更加易激惹的情况下可能有用

D. 只有结合关节活动才有可能

3. 运动对神经相关的肌骨疼痛患者有何益处？

4. 对患有脊柱牵涉性腿部疼痛的患者进行 RCT 的挑战之一是什么？

5. 以下哪些药物可能对神经病理性疼痛患者有用？

A. 阿片类药物

B. 对乙酰氨基酚（扑热息痛）

C. 抗惊厥药（如加巴喷丁）

D. 三环类抗抑郁药（如阿米替林）

（杨云 译，杨金宇、鲁俊 校）

5. 参考文献

［1］Adel, S. M., 2011. Efficacy of neural mobilization in treatment of low back pain dysfunctions. J. Am. Sci. 7, 566-573.

［2］Akalin, E., El, O., Peker, O., et al., 2002. Treatment of carpal tunnel syndrome with nerve and tendon gliding exercises. Am. J. Phys. Med. Rehabil. 81, 108-113.

［3］Akkan, H., Gelecek, N., 2018. The effect of stabilization exercise training on pain and functional status in patients with cervical radiculopathy. J. Back Musculoskelet. Rehabil. 31, 247-252.

［4］Albert, H. B., Manniche, C., 2012. The efficacy of systematic active conservative treatment for patients with severe sciatica: a single-blind, randomized, clinical, controlled trial. Spine 37, 531-542.

［5］Almeida, C., DeMaman, A., Kusuda, R., et al., 2015. Exercise therapy normalizes BDNF upregulation and glial hyperactivity in a mouse model of neuropathic pain. Pain 156 (3), 504-513. https://doi. org/10. 1097/01. j. pain. 0000460339. 23976. 12.

［6］Andrade, R. J., Freitas, S. R., Hug, F., et al., 2020. Chronic effects of muscle and nerve-directed stretching on tissue mechanics. J. Appl. Physiol. 129 (5), 1011-1023.

［7］Bardak, A. N., Alp, M., Erhan, B., et al., 2009. Evaluation of the clinical efficacy of conservative treatment in the management of carpal tunnel syndrome. Adv. Ther. 26, 107-116.

［8］Baron, R., Maier, C., Attal, N., et al., 2017. German Neuropathic Pain Research Network (DFNS), and the EUROPAIN, and NEUROPAIN consortia. Peripheral neuropathic pain: a mechanism-related organizing principle based on sensory profiles. Pain 158 (2), 261-272. https://doi. org/10. 1097/j. pain. 0000000000000753.

［9］Basson, A., Olivier, B., Ellis, R., et al., 2017. The effectiveness of neural mobilization for neuromusculoskeletal conditions: a systematic review and meta-analysis. J. Orthop. Sports Phys. Ther. 47 (9), 593-615. https://doi. org/10. 2519/jospt. 2017. 7117.

［10］Bertolini, G. T. F., Silva, T. S., Trindade, D. L., et al., 2009. Neural mobilization and static stretching in an experimental sciatica model-an experimental study. Braz. J. Phys. Ther. 13, 493-498.

［11］Bialosky, J. E., Bishop, M. D., Price, D. D., et al., 2009. A randomised sham-controlled trial of a neurodynamic technique in the treatment of carpal tunnel syndrome. J. Orthop. Sports Phys. Ther. 39, 709-723.

［12］Boudier-Revéret, M., Gilbert, K. K., Allégue, D. R., et al., 2017. Effect of neurodynamic mobilization on fluid dispersion in median nerve at the level of the carpal tunnel: a cadaveric study. Musculoskelet. Sci. Pract. 31, 45-51. https://doi. org/10. 1016/j. msksp. 2017. 07. 004.

[13] Bouhassira, D., Branders, S., Attal, N., et al., 2021. Stratification of patients based on the Neuropathic Pain Symptom Inventory: development and validation of a new algorithm. Pain 162 (4), 1038-1046. https://doi. org/10. 1097/j. pain. 0000000000002130.

[14] Boyd, B. S., Topp, K. S., Coppieters, M. W., 2013. Impact of movement sequencing on sciatic and tibial nerve strain and excursion during the straight leg raise test in embalmed cadavers. J. Orthop. Sports Phys. Ther. 43, 398-403.

[15] Brown, C. L., Gilbert, K. K., Brismee, J. -M., et al., 2011. The effects of neurodynamic mobilization on fluid dispersion within the tibial nerve at the ankle: an unembalmed cadaveric study. J. Man. Manip. Ther. 19, 26-34.

[16] Butler, D. S., 1991. Mobilisation of the nervous system. Churchill Livingstone, Melbourne.

[17] Cleland, J. A., Childs, J. D., Palmer, J. A., et al., 2006. Slump stretching in the management of non-radicular low back pain: a pilot clinical trial. Man. Ther. 11, 279-286.

[18] Cohen, S. P., Mao, J., 2014. Neuropathic pain: mechanisms and their clinical implications. BMJ 5, 348.

[19] Coppieters, M. W., Alshami, A. M., Babri, A. S., et al., 2006. Strain and excursion of the sciatic, tibial, and plantar nerves during a modified straight leg raising test. J. Orthop. Res. 24, 1883-1889.

[20] Coppieters, M. W., Andersen, L. S., Johansen, R., et al., 2015. Excursion of the sciatic nerve during nerve mobilization exercises: an in vivo cross-sectional study using dynamic ultrasound imaging. J. Orthop. Sports Phys. Ther. 45, 731-737.

[21] Coppieters, M. W., Butler, D. S., 2008. Do 'sliders' slide and 'tensioners' tension? An analysis of neurodynamic techniques and considerations regarding their application. Man. Ther. 13, 213-221.

[22] Coppieters, M. W., Hough, A. D., Dilley, A., 2009. Different nerve gliding exercises induce different magnitudes of median nerve longitudinal excursion: an in vivo study using dynamic ultrasound imaging. J. Orthop. Sports Phys. Ther. 39, 164-171.

[23] Dahlin, L., Danielsen, N., Ehira, T., et al., 1986. Mechanical effects of compression of peripheral nerves. J. Biomech. Eng. 108, 120-122.

[24] Deepti, C., Kavitha, R., Ganesh, B., et al., 2008. Effectiveness of neural tissue mobilization over cervical lateral glide in cervico-brachial pain syndrome-a randomized clinical trial. Indian J. Physiother. Occup. Ther. 2, 47-52.

[25] De-La-Llave-Rincon, A. I., Ortega-Santiago, R., Ambite-Quesada, S., et al., 2012. Response of pain intensity to soft tissue mobilization and neurodynamic technique: a series of 18 patients with chronic carpal tunnel syndrome. J. Manipulative Physiol. Ther. 35, 420-427.

[26] DeLeo, J. A., Yezierski, R. P., 2001. The role of neuroinflammation and neuroimmune activation in persistent pain. Pain 90, 1-6.

[27] Dilley, A., Bove, G. M., 2008. Disruption of axoplasmic transport induces mechanical sensitivity in intact rat C-fibre nociceptor axons. J. Physiol. 586 (2), 593-604. https://doi. org/ 10. 1113/jphysiol. 2007. 144105.

[28] Dilley, A., Greening, J., Lynn, B., et al., 2001. The use of crosscorrelation analysis between high-frequency ultrasound images to measure longitudinal median nerve movement. Ultrasound Med. Biol. 27, 1211-1218.

[29] Dilley, A., Lynn, B., Pang, S., 2005. Pressure and stretch mechanosensitivity of peripheral nerve fibres following local inflammation of the nerve trunk. Pain 117, 462-472.

[30] Dilley, A., Odeyinde, S., Greening, J., et al., 2008. Longitudinal sliding of the median nerve in patients with non-specific arm pain. Man.

Ther. 13, 536-543.

[31] Dobson, J. L., McMillan, J., Li, L., 2014. Benefits of exercise intervention in reducing neuropathic pain. Front. Cell. Neurosci. 8, 102. https://doi. org/10. 3389/fncel. 2014. 00102.

[32] Driscoll, P. J., Glasby, M. A., Lawson, G. M., 2002. An in vivo study of peripheral nerves in continuity: biomechanical and physiological responses to elongation. J. Orthop. Res. 20, 370-375.

[33] Ellis, R., Blyth, R., Arnold, N., et al., 2017. Is there a relationship between impaired median nerve excursion and carpal tunnel syndrome? A systematic review. J. Hand Ther. 30 (1), 3-12. https://doi. org/10. 1016/j. jht. 2016. 09. 002.

[34] Ellis, R., Hing, W., Dilley, A., et al., 2008. Reliability of measuring sciatic and tibial nerve movement with diagnostic ultrasound during a neural mobilisation technique. Ultrasound Med. Biol. 34, 1209-1216.

[35] Ellis, R., Hing, W., McNair, P., 2012. Comparison of longitudinal sciatic nerve movement with different mobilization exercises: an in vivo study utilizing ultrasound imaging. J. Orthop. Sports Phys. Ther. 42, 667-675.

[36] Enke, O., New, H. A., New, C. H., et al., 2018. Anticonvulsants in the treatment of low back pain and lumbar radicular pain: a systematic review and meta-analysis. CMAJ 190 (26), E786-E793.

[37] Erel, E., Dilley, A., Greening, J., et al., 2003. Longitudinal sliding of the median nerve in patients with carpal tunnel syndrome. J. Hand Surg. Br. 28B, 439-443.

[38] Eroglu, C., Allen, N. J., Susman, M. W., et al., 2009. Gabapentin receptor $\alpha 2\delta - 1$ is a neuronal thrombospondin receptor responsible for excitatory CNS synaptogenesis. Cell 139 (2), 380 - 392. https://doi. org/10. 1016/j. cell. 2009. 09. 025.

[39] Fernández-de-Las Peñas, C., Ortega-Santiago, R., de la Llave-Rincón, A. I., et al., 2015. Manual physical therapy versus surgery for carpal tunnel syndrome: a randomized parallelgroup trial. J. Pain 16 (11), 1087-1094. https://doi. org/10. 1016/j. jpain. 2015. 07. 012.

[40] Gilbert, K. K., Brismee, J. -M., Collins, D. L., et al., 2007. Lumbosacral nerve root displacement and strain: part 2: straight leg raise conditions in unembalmed cadavers. Spine 32, 1521-1525.

[41] Greening, J., Dilley, A., 2017. Posture-induced changes in peripheral nerve stiffness measured by ultrasound shearwave elastography. Muscle Nerve 55 (2), 213-222. https://doi. org/10. 1002/mus. 25245.

[42] Harrisson, S. A., Ogollah, R., Dunn, K. M., et al., 2020. Prevalence, characteristics, and clinical course of neuropathic pain in primary care patients consulting with low backrelated leg pain. Clin. J. Pain 36 (11), 813-824.

[43] Heebner, M. L., Roddey, T. S., 2008. The effects of neural mobilization in addition to standard care in persons with carpal tunnel syndrome from a community hospital. J. Hand Ther. 21, 229-241.

[44] Herzberg, U., Eliav, E., Dorsey, J. M., et al., 1997. NGF involvement in pain induced by chronic constriction injury of the rat sciatic nerve. Neuroreport 8, 1613-1618.

[45] Hough, A. D., Moore, A. P., Jones, M. P., 2007. Reduced longitudinal excursion of the median nerve in carpal tunnel syndrome. Arch. Phys. Med. Rehabil. 88, 569-576.

[46] Hubbard, R. D., Winkelstein, B. A., 2008. Dorsal root compression produces myelinated axonal degeneration near the biomechanical thresholds for mechanical behavioural hypersensitivity. Exp. Neurol. 212, 482-489.

[47] Kobayashi, S., Shizu, N., Suzuki, Y., et al., 2003. Changes in nerve root motion and intrara-

dicular blood flow during an intraoperative straight leg raise test. Spine 28, 1427-1434.

[48] Kobayashi, S., Yoshino, N., Yamada, S., 2004. Pathology of lumbar nerve root compression. Part 1: intraradicular inflammatory changes induced by mechanical compression. J. Orthop. Res. 22, 170-179.

[49] Konstantinou, K., Dunn, K. M., Ogollah, R., et al., 2018. Prognosis of sciatica and back-related leg pain in primary care: the ATLAS cohort. Spine J. 18 (6), 1030-1040.

[50] Korstanje, J.-W. H., Scheltens-de boer, M., Blok, J. H., et al., 2012. Ultrasonographic assessment of longitudinal median nerve and hand flexor tendon dynamics in carpal tunnel syndrome. Muscle Nerve 45, 721-729.

[51] Lewis, K. J., Coppieters, M. W., Ross, L., et al., 2020. Group education, night splinting and home exercises reduce conversion to surgery for carpal tunnel syndrome: a multicentre randomised trial. J. Physiother. 66 (2), 97-104. https://doi. org/10. 1016/j. jphys. 2020. 03. 007.

[52] Luijsterburg, P. A., Verhagen, A. P., Ostelo, R. W., et al., 2008. Physical therapy plus general practitioners' care versus general practitioners' care alone for sciatica: a randomised clinical trial with a 12-month follow-up. Eur. Spine J. 17 (4), 509 - 517. https://doi. org/10. 1007/ s00586-007-0569-6.

[53] McCleane, G. J., 2001. Does gabapentin have an analgesic effect on background, movement and referred pain? A randomised, double-blind, placebo controlled study. Pain Clin. 13 (2), 103-107.

[54] Mackinnon, S. E., 2002. Pathophysiology of nerve compression. Hand Clin. 18, 231-241.

[55] Makarawung, D. J., Becker, S. J., Bekkers, S., et al., 2013. Disability and pain after cortisone versus placebo injection for trapeziometacarpal arthrosis and de Quervain syndrome. Hand (N Y) 8, 375-381.

[56] Mankovsky, T., Lynch, M., Clark, A., et al., 2012. Pain catastrophizing predicts poor response to topical analgesics in patients with neuropathic pain. Pain Res. Manag. 17, 10-14.

[57] Martins, D. F., Mazzardo-Martins, L., Gadotti, V. M., et al., 2011. Ankle joint mobilization reduces axonotmesisinduced neuropathic pain and glial activation in the spinal cord and enhances nerve regeneration in rats. Pain 152, 2653 - 2661.

[58] Muehlbacher, M., Nickel, M. K., Kettler, C., et al., 2006. Topiramate in treatment of patients with chronic low back pain: a randomized, double-blind, placebo-controlled study. Clin. J. Pain 22 (6), 526-531.

[59] Nagrale, A. V., Patil, S. P., Ghandi, R. A., et al., 2012. Effect of slump stretching versus lumbar mobilization with exercises in subjects with non-radicular low back pain: a randomized clinical trial. J. Man. Manip. Ther. 20, 35-42.

[60] National Institute for Health and Clinical Excellence, 2013. Neuropathic pain: the pharmacological management of neuropathic pain in adults in non-specialist settings. Clinical guideline 173. www. nice. org. uk/CG173.

[61] National Institute for Health and Clinical Excellence, 2020. Overview | Low back pain and sciatica in over 16s: assessment and management | Guidance | NICE.

[62] Nee, R. J., Vincenzino, B., Jull, G. A., et al., 2012. Neural tissue management provides immediate clinically relevant benefits without harmful effects for patients with nerve-related neck and arm pain: a randomised trial. J. Physiother. 58, 23-31.

[63] Neto, T., Freitas, S. R., Andrade, R. J., et al., 2020. Shear wave elastographic investigation of the immediate effects of slump neurodynamics in people with sciatica. J. Ultrasound Med. 39, 675 - 681. https://doi. org/10. 1002/jum. 15144.

［64］NHS Health Education England. https：//www. hee. nhs. uk/ourwork/person-centred-care. Accessed 23/7/21.

［65］Núñez de Arenas-Arroyo, S., Cavero-Redondo, I., Torres-Costoso, A., et al., 2021. Short-term effects of neurodynamic techniques for treating carpal tunnel syndrome：A systematic review with meta-analysis. J. Orthop. Sports Phys. Ther. 51(12), 566-580.

［66］Ogata, K., Naito, M., 1986. Blood flow of peripheral nerves effects of dissection, stretching and compression. J. Hand Surg. Am. 11B, 10-14.

［67］Ostelo, R. W. J. G., 2020. Physiotherapy management of sciatica. J. Physiother. 66 (2), 83-88.

［68］Pentelka, L., Hebron, C., Shapleski, R., et al., 2012. The effect of increasing sets (within one treatment session) and different set durations (between treatment sessions) of lumbar spine posteroanterior mobilisations on pressure pain thresholds. Man. Ther. 17, 526-530.

［69］Ryder, D., Barnard, K., 2024. Petty's musculoskeletal examination and assessment：a handbook for therapists, sixth ed. Elsevier, Oxford.

［70］Ridehalgh, C., 2014. Straight leg raise treatment for individuals with spinally referred leg pain：exploring characteristics that influence outcome. Doctoral thesis. University of Brighton. Available online at：http：//eprints. brighton. ac. uk/12511/.

［71］Ridehalgh, C., Moore, A., Hough, A., 2012. Repeatability of measuring sciatic nerve excursion during a modified passive straight leg raise test with ultrasound imaging. Man. Ther. 17, 572-576.

［72］Ridehalgh, C., Moore, A., Hough, A., 2015. Sciatic nerve excursion during a modified passive straight leg raise test in asymptomatic participants and participants with spinally referred leg pain. Man. Ther. 20, 564-569.

［73］Ridehalgh, C., Moore, A., Hough, A., 2016. The short term effects of straight leg raise neurodynamic treatment on pressure pain and vibration thresholds in individuals with spinally referred leg pain. Man. Ther. 23, 40-47.

［74］Rothman, S. M., Winkelstein, B. A., 2007. Chemical and mechanical nerve root insults induce differential behavioural sensitivity and glial activation that are enhanced in combination. Brain Res. 1181, 30-43.

［75］Rydevik, B., Lundborg, G., 1977. Permeability of intraneural microvessels and perineurium following acute graded experimental nerve compression. Scand. J. Plast. Reconstr. Surg. 11, 179-187.

［76］Rydevik, B., Lundborg, G., Bagge, U., 1981. Effects of graded compression on intraneural blood flow：an in vivo study on rabbit tibial nerve. J. Hand Surg. Am. 6, 3-12.

［77］Santos, F. M., Grecco, L. H., Pereira, M. G., 2014. The neural mobilization technique modulates the expression of endogenous opioids in the periaqueductal gray and improves muscle strength and mobility in rats with neuropathic pain. Behav. Brain Funct. 10, 19.

［78］Santos, F. M., Silva, J. T., Giardini, A. C., et al., 2012. Neural mobilization reverses behavioral and cellular changes that characterize neuropathic pain in rats. Mol. Pain 8, 57.

［79］Schäfer, A., Hall, T., Müller, G., et al., 2011. Outcomes differ between subgroups of patients with low back and leg pain following neural manual therapy：a prospective cohort study. Eur. Spine J. 20, 482-490.

［80］Schiphorst Preuper, H. R., Geertzen, J. H., van Wijhe, M., et al., 2014. Do analgesics improve functioning in patients with chronic low back pain? An explorative tripleblinded RCT. Eur. Spine J. 23, 800-806.

［81］Schmid, A., Coppieters, M. W., Ruitenberg, M. J., et al., 2013. Local and remote imuunemediated inflammation after mild peripheral nerve compression in rats. J. Neuropathol. Exp. Neurol. 72, 662−680.

[82] Schmid, A., Elliott, J. M., Strudwick, M. W., et al., 2012. Effect of splinting and exercise on intraneural edema of the median nerve in carpal tunnel syndrome−an MRI study to reveal therapeutic mechanisms. J. Orthop. Res. 1343−1350.

[83] Scrimshaw, S. V., Maher, C. G., 2001. Randomized controlled trial of neural mobilization after spinal surgery. Spine 26, 2647−2652.

[84] Shen, J., Fox, L. E., Cheng, J., 2013. Swim therapy reduces mechanical allodynia and thermal hyperalgesia induced by chronic constriction nerve injury in rats. Pain Med. 14 (4), 516−525. https://doi. org/10. 1111/pme. 12057.

[85] Steen, K. H., Steen, A. E., Kreysel, H. W., et al., 1996. Inflammatory mediators potentiate pain induced by experimental tissue acidosis. Pain 66, 163−170.

[86] Sumizono, M., Sakakima, H., Otsuka, S., et al., 2018. The effect of exercise frequency on neuropathic pain and pain-related cellular reac-

tions in the spinal cord and midbrain in a rat sciatic nerve injury model. J. Pain Res. 11, 281−291. https://doi. org/10. 2147/JPR. S156326.

[87] Sunderland, S., 1989. Features of nerves that protect them during normal daily activities. In: Paper presented at: Manipulative Therapy Association Australia (Adelaide).

[88] Tal-Akabi, A., Rushton, A., 2000. An investigation to compare the effectiveness of carpal bone mobilisation and neurodynamic mobilisation as methods of treatment for carpal tunnel syndrome. Man. Ther. 5, 214−222.

[89] Tian, J., Yu, T., Xu, Y., et al., 2018. Swimming training reduces neuroma pain by regulating neurotrophins. Med. Sci. Sports Exer. 50 (1), 54−61. https://doi. org/10. 1249/MSS. 0000000000001411.

[90] Thoomes, E., Ellis, R., Dilley, A., et al., 2021. Excursion of the median nerve during a contra-lateral cervical lateral glide movement in people with and without cervical radiculopathy. Musculoskelet. Sci. Pract. 52, 102349. https://doi. org/10. 1016/j. msksp. 2021. 102349.

第八章

血流受限——疼痛和功能障碍的根源

Alan Taylor 和 Nathan Hutting

学习目标

学习本章后,您应该能够:

- 了解在物理治疗诊所中可能出现的血管功能障碍。

- 认识到血流受限的一系列机制。

- 为全年龄段的患者制定适当和及时的管理方法。

章节目录

1. 概述

自 19 世纪以来,血管系统一直是物理治疗师的兴趣所在,该职业早期起源于瑞典皇家中央体操研究所(1813)和"训练按摩师协会"(1894,英国)。然而,随着物理治疗师发展得越来越精细,分支出了电疗法和徒手治疗,且随着该专业进一步地细分为如"疼痛科学"等复杂的专业领域,血管知识及原理的研究逐渐被边缘化。鉴于当前 COVID-19(被描述为一种血管疾病)在全球范围内的影响(Siddiqi 等,2021),现在是物理治疗师回顾和强化学习血管知识的最佳时机。

人们普遍认为,血管系统发挥着至关重要的作用,向身体每个器官和组织(包括大脑)输送氧气,并通过一系列相互连接的血管清除废物。因此,身体机能依赖于良好的血流动力学功能,即健康的血液在反应灵敏且功能齐全的血管中的组合。本章将讨论血管功能障碍及其临床表现,将特别强调一些鲜有人知的(动脉)血流受限。本章将为广泛的区域解剖学表现的识别和管理提供实用指南。

1.1　为什么考虑血管系统很重要

虽然动脉粥样硬化是世界范围内老年人血管疾病的主要原因(Barquera 等,2015),但有许多外周血管综合征是罕见的,由于它们罕见且影响的是年轻人,通常遭到忽视。外周血管综合征典型的表现是模仿或伪装成更为常见的肌肉骨骼(musculoskeletal,MSK)疼痛综合征。

因此,许多患者在发现病因之前,就已在物理治疗过程中经历了一系列不适当的干预措施和转诊。这个过程往往由于时间过长而延误了有针对性地治疗,并给患者带来了相当大的痛苦。Taylor 和 Kerry（2017）的一项案例研究描述了一名 53 岁的自行车手 35 年来腰痛和腿部疼痛延迟诊断史,他接受了一系列不适当的干预措施和管理策略。最终（发病 35 年后）通过简单的临床运动测试,揭示了他"慢性疼痛"的动脉根源。然后,他继续接受了进一步的血管检查,最终接受了髂总动脉和髂外动脉广泛狭窄的手术治疗。他的症状如今完全康复,并恢复了休闲骑行运动。该案例说明了错误的临床推理是如何导致"最佳"方案的,以及一系列临床医生和医务人员如何忽视该患者表现的关键因素（运动引起的腿部疼痛）。本章将尝试就如何识别血管血流受限的一系列机制提供指导,并为所有年龄段的患者提供适当和及时的管理。

2. 可以伪装成肌肉骨骼表现的外周血管疾病

2.1 非动脉粥样硬化性下肢动脉血流受限

2.1.1 髂外动脉内纤维化

髂外动脉内纤维化（external iliac artery endofibrosis, EIAE）是一种纤维性动脉病变（病理上不同于动脉粥样硬化）,会导致髂外动脉不对称性狭窄或变窄（1997）。

表现。EIAE 通常影响年轻、健康、长距离自行车或铁人三项运动员,会在最大用力时导致受影响肢体的血流减少。一些文献报道了马拉松、越野跑、速滑和举重运动员曾被诊断患有这种疾病（Gähwiler 等,2021）。受影响的运动员通常会抱怨下肢疼痛、功能障碍和表现不佳。大腿疼痛常见,而小腿疼痛少见,通常在临床上将这种情况与远端病变区分开来。除晚期病例外,休息时通常没有疼痛。受累肢体常描述有麻木感。症状通常发生在最大用力时,运动员

常描述患侧下肢"失去力量"。如果稍微降低运动强度,症状就会迅速减轻。

这种情况通常认为与血流动力学压力异常以及动脉扭结和栓塞导致的血管壁损伤有关（图 8-1）。据记载,这些症状通常伪装成肌肉骨骼或神经源性疼痛,且诊断时间较长（Abraham 等,1997）。

评估。静息血管检查如脉搏触诊通常是正常的。髂外动脉听诊时可能会发现杂音（湍流声）。静息时踝肱压力（Ankle to brachial pressure, ABPI）通常在正常范围内。在临床上,运动后脉搏触诊可能会减弱。如果是这种情况,患者应接受极量运动测试以重现症状。运动后患侧的收缩压可能会降低,导致 ABPI 异常（< 0.66）（Peach 等,2012）。在 85% 的病例中,该测试将揭示血流问题的存在。运动后的彩色多普勒超声血流检查、磁共振血管造影（magnetic resonance angiogram, MRA）或标准动脉造影通常能够显示病变的确切位置。

管理。管理方式取决于受影响运动员的竞技水平和病变程度。职业或奥运水平的运动员通常会要求进行补救手术。手术包括纤维内切除术（切除并缩短血管受损部分）以及大隐静脉修补或移植。许多职业自行车运动员在接受此类手术后能够重返世界级比赛。由于缺乏长期随访和手术的相对风险/效益数据,建议较低级别的运动员不要接受手术。

注意:据报道,一些运动员的内纤维化病例显示会影响髂总动脉。

> **知识校验**
> 1. 什么是 EIAE？
> 2. 髂外动脉内纤维化表现是怎样的？

2.1.2 内收肌管综合征

内收肌管综合征是一种罕见疾病,其特征是大腿中 1/3 腱膜隧道（亨特管）内的股动脉机械性狭窄或闭塞（图 8-2）。其机制是由于大收

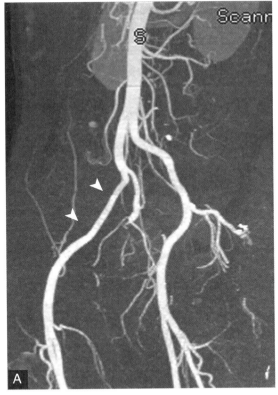

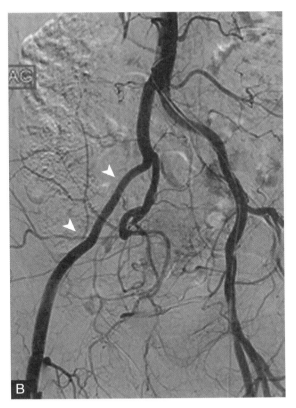

（A）CT 最大密度投影
显示内纤维化病变表现为右髂外动脉轻度狭窄，涉及超过
2/3 的动脉长度（如箭头所示）

（B）动脉数字减影血管造影
显示 yuCT 类似的结果（如箭头所示）

图 8-1　髂外动脉内纤维化

资料来源：Perrier，L.，Feugier，P.，Goutain-Majorel，C.，et al.，July-August 2020. Arterial endofibrosis in endurance athletes：prospective comparison of the diagnostic accuracy of intraarterial digital subtraction angiography and computed tomography angiography. Diagn. Interv. Imaging 101［7-8］，463-471.

注：本例患者手术结果和组织学证实了右髂外动脉内纤维化的诊断

肌和股内侧肌的剪刀状作用，解剖异常可能伴有肌肉或肌腱肥大。值得注意的是，该情况可能表现为急性闭塞，伴或不伴血栓形成。

表现。这种罕见的情况在滑雪和跑步等年轻运动员中有所报道（Menon 等，2019）。其症状取决于血流受限的程度，轻症病例在病变（小腿）远端出现间歇性肌肉疼痛或痉挛，特别是与活动或用力有关。通常主诉为小腿疼痛或足趾麻木。因此，轻症病例可能会被误认为是神经卡压。如果在闭塞的血管处形成血栓，病情可能会迅速进展。在这个阶段，诊断则变得更加简单，因为患者会出现典型的跛行症状，例如膝关节内侧和下肢远端疼痛/麻木/无力。

评估。该病可能表现出与腘动脉卡压综合征（popliteal artery entrapment syndrome，PAES）相似的症状。确实，在临床上可能很难对两者进行鉴别。由于病变位于主动脉-腘动脉轴上，在 EIAE 或 PAES 的运动测试中可能会偶然发现。在存在动脉病变的情况下，结果可能显示（与健侧相比）患腿运动后收缩压和踝肱压力（ankle to brachial pressure，ABPI）降低。在晚期病例中，正常的日常活动（如行走）可能会出现疼痛，足部脉搏可能会减少或消失。在踝关节进行极少量的重复背屈/跖屈运动时足部可能出现冰冷或发白症状。静息时的 ABPI 可能显著降低（<0.9，表 8-1）。

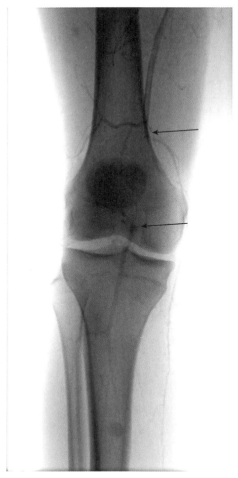

图 8-2　内收肌管综合征

（资料来源：Menon，D.，Onida，S.，& Davies，A. H.，August 2019. Overview of arterial pathology related to repetitive trauma in athletes. J. Vasc. Surg. 70［2］,641-650. ）

管理。 急性病例应紧急转诊接受全面的血管诊断性检查。如果病情进展迅速（通常与血栓有关），可能会对肢体造成不可逆的损伤。可通过动脉造影或 MRA 确诊，并与 PAES 鉴别。可通过紧急手术探查和修复受影响的动脉（使用隐静脉补片的动脉内膜切除术或隐静脉搭桥术）。

> **知识校验**
> 1. 简述股动脉狭窄/闭塞的位置和方式。
> 2. 如果发现这种情况，您应该如何处理？

2.1.3　腘动脉卡压综合征

腘动脉卡压综合征（popliteal artery entrapment syndrome，PAES）是一种会导致血管血流受限并影响下肢远端（小腿/足）的疾病。该病与腘动脉进行性狭窄有关，与腘窝一系列异常解剖变异引起的机械创伤有关。据报道，各种解剖异常与腓肠肌内侧头、腘窝或局部纤维带有关（图 8-3）。

表现。 该疾病通常与运动时小腿或足部的疼痛、虚弱和感觉异常有关。不适症状通常由特定水平的运动引起的，如跑步者可能仅在短跑或斜坡/山丘上跑步时出现症状。通常能够通过降低活动强度来缓解症状。较为少见的是，在晚期案例中，运动员可能需要停止锻炼才能够缓解症状。

评估。 静息时的血管检查，例如脉搏触诊，通常是正常的。而在运动后，胫骨后部和足背部的脉搏触诊通常会减弱。如果病情进展为动脉瘤，腘窝中可能会触及搏动性包块，尽管这种情况很少见（Hameed 等，2018）。

在临床上，可以通过让患者原地跳跃直到症状重现来进行简单的临床测试。脉搏消失或减少是进行无创血管研究（如刺激性运动前后的 ABPI）的指征。该测试可能会显示异常情况。与正常肢体相比，患侧下肢脉搏消失、收缩压降低或运动后 ABPI 显著降低会让人怀疑疼痛是由动脉引起的（Hameed 等，2018）。

如果高度怀疑血管受累，则需要转诊至血管病专家。连续波多普勒超声检查可以显示血流变化或脉搏缺失。双相血流检查（超声）允许动脉可视化，并同时监测动脉血流。使用被动背屈或主动跖屈等刺激性操作可能会发现病变（Hameed 等，2018）。但是，在高血流量的运动后，测试的敏感性可能会更高。MRA 或标准动脉造影通常可以用于确认病变部位，并将其与内收肌管综合征进行鉴别（Hameed 等，2018）。

管理。 手术干预包括对于潜在病因的探索和减压。这可能需要简单地释放筋膜或肌腱滑

表8-1　踝肱压力（ABPI）

右侧 ABPI		左侧 ABPI

$$\frac{右踝动脉压增高}{肱动脉压增高}=\frac{mmHg}{mmHg}----------=\frac{左踝动脉压增高}{肱动脉压增高}=\frac{mmHg}{mmHg}=----------$$

举例

$$\frac{踝动脉压增高}{肱动脉压增高}=\frac{92\ mmHg}{164\ mmHg}=0.56\quad 参见\ ABPI\ 解析表$$

如何执行和计算 ABPI
PARTNERS 计划中的 ABPI 解析
高于 0.90：正常
0.71~0.90：轻度梗阻
0.41~0.70：中度梗阻
0.00~0.40：严重梗阻

（资料来源：Goldman L，Schafer AI：Goldman's Cecil medicine，ed 24，Philadelphia，2012，WB Saunders.）

道,然后进行血栓切除术或动脉内膜切除术和大隐静脉移植。

知识校验

1. 什么是 PAES？
2. 踝关节的哪些运动会引发症状？

2.2　动脉粥样硬化

　　众所周知,下肢动脉粥样硬化或下肢动脉疾病（lower extremity arterial disease，LEAD）会导致下肢不同位置的动脉狭窄（图8-4）或动脉瘤,最常见的是股动脉和腘动脉。狭窄和动脉瘤病变都可能有类似 MSK 的临床表现,并被误认为来自躯体或神经结构的牵涉痛（Kasapis 和 Gurm，2010）。因此,精明的临床医生必须高度怀疑潜在血管病变的存在,并能够对患者出现的症状和总体健康状况进行适当的检查（方框8-1）。对于动脉粥样硬化和非动脉粥样硬化实体,临床推理和体格检查的关键要素是一致的。最重要的是,动脉狭窄会导致血流受限,从而导致跛行疼痛/跛行症状,而这种模式最常由运动引起。

方框8-1　给临床医生的关键问题

1. 表现是否有运动/活动诱发的成分？
2. 是否表现为跛行模式？
3. 该患者是否存在血管血流受限？
4. 肢体在休息时颜色是否正常？
5. 肢体在休息时脉搏是否正常？
6. 休息时肢体血压是否正常？
7. 考虑进行运动测试是否合适？
8. 运动后脉搏是否正常（如果合适）？
9. 运动后血压是否正常（如果合适）？
10. 患者病情稳定还是危重？
11. 常规转诊还是紧急转诊？
12. 无论哪种情况,我应该如何传达我的发现？

3.　上肢动脉状况

3.1　胸廓出口内的上肢动脉血流受限

3.1.1　锁骨下动脉、腋动脉

　　锁骨下腋窝区动脉血流受限可能是由于外部或内部因素造成的。由于周围解剖结构压迫动脉管腔,可能会发生外部闭塞,导致短暂的血流限制。可导致动脉受压的肌肉结构包括前斜角肌、锁骨下肌和胸小肌,肌肉肥大可能导致远端血流阻塞并造成局部和外周血流动力学改变

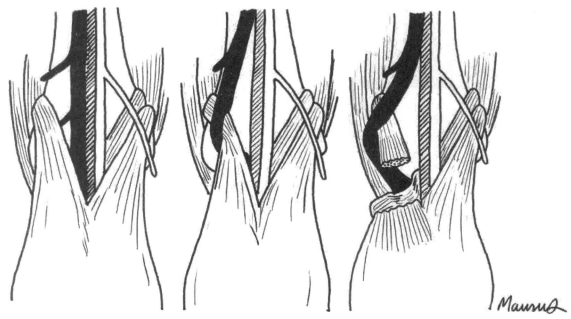

（A）正常解剖结构　　　　（B）动脉沿腓肠肌内侧头内侧走行　　　　（C）副动肌滑动影响动脉走行

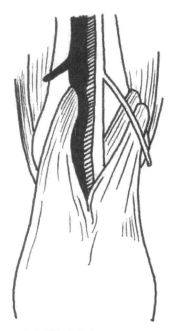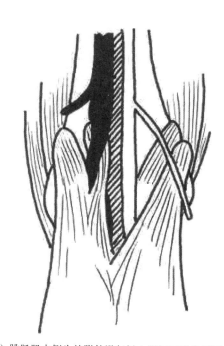

（D）腓肠肌起点处压迫动脉　　　（E）腓肠肌内侧头的附件滑行插入髁间区域并压缩动脉

图 8-3　腘动脉卡压综合征

（资料来源：Modified from Rich N. M., et al. Arch Surg. 1979；114：1377.）

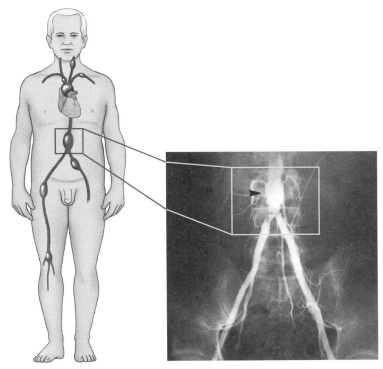

（A）动脉瘤的常见解剖位置　　　　　（B）异常主动脉瘤的动脉造影

图 8-4　动脉瘤

（资料来源：Quick & Easy Medical Terminology，ninth ed. Elsevier.）

（Gannon，2018），肋锁间隙内的骨结构包括颈肋的存在（图 8-5）或异常的第一肋骨（Gannon，2018）。症状可能发生在上肢重复活动或直接创伤时。内部闭塞与动脉粥样硬化疾病有关。值得注意的是，已有报道了锁骨下腋窝诱导性闭塞（即短暂的、由于投掷动作和伴随的盂肱不稳）引起远端血栓形成的系列病例（Gannon，2018）。

表现。 这种情况可能表现为患处锁骨上窝和手臂区域疼痛。症状的血管起源，尤其是在年轻人中可能会受到忽视。其他可能被误认为动脉胸廓出口综合征（thoracic outlet syndrome，TOS）的 MSK 病症包括盂肱异常和不稳定、尺神经损伤、颈椎牵涉痛、外上髁痛和非血管性 TOS（Brantigan 和 Roos，2004）。常见远端症状的描述包括无力、疲劳、发冷和与活动相关的感觉障碍。雷诺型对寒冷的不耐受也应引起临床医生对动脉病因的怀疑。

评估。 休息时血管检查通常正常。临床检查时必须重现可比较的体位和用力程度。体位变化期间，脉搏触诊可能会发现远端脉搏减少或消失。因此，经典的"胸廓出口"测试，例如 Adson 测试、Allen 测试、Halstead 测试和 Roos 测试，可能呈阳性，也可能呈阴性（Brantigan 和 Roos，2004）。体位测试阴性并不能排除动脉原因。必须充分探讨劳累因素。

管理。 治疗的主要目的是防止血管受到进一步的重复性外部创伤，这可能导致血管内膜层出现病变。因此停止活动或调整剧烈活动很重要（Ohman 和 Thompson，2020）。对前期干预没有反应的顽固病例，则可能需要抗血小板治疗（Kargiotis 等，2016）。手术切除异常解剖结构可能是唯一的选择。通过物理治疗解决潜在 MSK 功能障碍，再加上精心计划的肌肉训练和再负荷训练，可以避免手术干预。

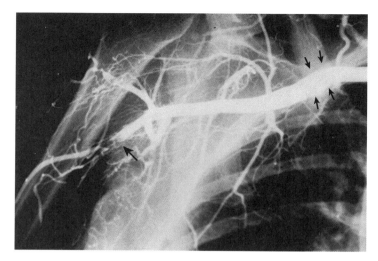

图 8-5　颈肋
（资料来源：Vascular Surgery, sixth ed. Elsevier.）

3.2　胸廓出口外的动脉状况

3.2.1　四边孔综合征

旋肱后动脉（posterior circumflex humeral artery, PCHA）是一条分支动脉，从腋动脉远端 1/3 处发出。对于某些个体，当肱骨后动脉在肱骨外科颈部伸展时，上肢活动可能会对 PCHA 造成重复性张力和机械应力。该部位的损伤包括外部压迫，导致潜在的血栓形成和动脉瘤（Hangge 等，2018）。PCHA 的压迫在"胸廓出口"的解剖区域之外，通常与上肢活动期间肱骨头的压迫有关（图 8-6），且常涉及外展和外旋的投掷动作。这种情况通常与盂肱关节不稳定有关。临床医生在评估上肢远端异常顽固症状患者的盂肱不稳时，应考虑是否存在 PCHA 受累。

表现。 真正的 MSK 功能障碍（如盂肱关节不稳定）是常见的混淆因素，临床表现可能包括局部盂肱关节疼痛、关节"嘎嘎"作响等。同时还会出现远端症状，例如在过头动作（如游泳动作、投掷和棒球投球）中出现手/手臂短暂无力。临床医生需要区分这些症状的神经或血管原因。

评估。 如果患者的症状可以重现，脉搏触诊时可能会发现短暂的脉搏消失。使用臂对臂血压测量可以客观测量出动脉的受损程度。然而，临床医生应注意，这些测量可能需要在功能障碍的体位下进行，如手臂举过头顶。手发白也可能表明有动脉病变。

管理。 管理很大程度上取决于病程。其目的是减少对血管的进一步重复性外部创伤（即肱骨头的重复压迫），而这可能导致血管内膜发生病理性动脉粥样硬化病变（Hangge 等，2018）。为解决潜在的盂肱关节不稳定（即受伤或血流受限的根本原因），应启动康复和肌肉训练，并有望取得理想效果。在康复过程中，若动脉体征未能随其他检测结果的改善而好转，反而仍然存在或呈现恶化趋势，这可能表明已出现内膜病变，在此情况下，手术探查或干预或许是唯一的解决办法。

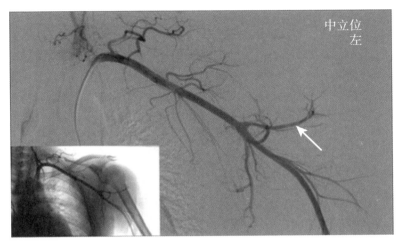

图 8-6　四边孔综合征
（资料来源：Atlas of Uncommon Pain Syndromes. 4th ed. Elsevier）

3.2.2　锁骨下动脉盗血综合征

锁骨下动脉盗血综合征（subclavian steal syndrome，SSS）也称为锁骨下椎动脉（vertebral artery，VA）盗血综合征，因为综合征通常会导致同侧 VA 逆流（图 8-7）。它是由于靠近 VA 起点的锁骨下动脉变窄而导致的，表现为椎动脉供血不足（vertebral artery insufficiency，VBI）和/或上肢缺血症状，通常与高举运动或上肢用力有关。

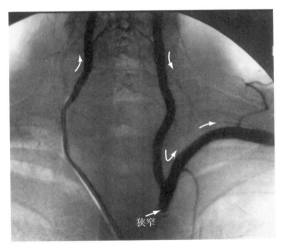

图 8-7　锁骨下动脉盗血综合征
（资料来源：Youmans & Winn Neurological Surgery，eighth ed. Elsevier）

左侧受累更为常见，这可能是由于左锁骨下动脉的起源更为尖锐的缘故。该病变会导致湍流增加，造成锁骨下血管加速粥样硬化和狭窄，引起 VA 出现血流逆转现象，从而引发大脑后循环缺血。

此情况发生在上肢供血需求增加，但锁骨下动脉或无名动脉明显变窄，而须从椎基底动脉系统窃取血流时（Kargiotis 等，2016；Potter 和 Pinto，2014）。颈肋或右主动脉弓的先天性解剖异常也可能是血流受限的原因（Kargiotis 等，2016）。

*表现。*最常见的主诉是短暂的头晕/不平衡或椎基底动脉供血不足的相关症状，例如在高举运动或上肢用力时出现跌倒或复视。患者还可能主诉上肢短暂性缺血症状，例如麻木、刺痛或疲劳/虚弱（Boettinger 等，2009）。

*评估。*上述患者的主观病史（访谈）可能会引起对 SSS 的怀疑。如果患者没有出现严重症状（例如跌倒发作），则进一步的体格检查可包括脉搏触诊（桡动脉）和/或依照患者的描述在中立和/或刺激位置测量手臂间血压。潜在动脉粥样硬化性狭窄的病例在休息时（受累侧手臂的）脉搏和血压可能会降低，而功能活动（如高举活动）会加剧这种情况。在没有潜在

血管病变的健康受试者中，需要通过刺激性体位或活动来诱发机械性血流受限。

管理。 锁骨下动脉狭窄通常是心血管风险的标志，患者将从积极的二级预防中获益。药物治疗包括阿司匹林、β 受体阻滞剂、血管紧张素转换酶抑制剂和他汀类药物（Aboyans 等，2010）。对于症状较轻的患者，采取药物治疗与观察的措施或许是恰当的，因为已有报道显示，症状在未经干预的情况下有望得到改善。

对于症状持续且棘手的病例，锁骨下动脉闭塞可以通过手术或经皮治疗来成功干预（Babic 等，2012）。在确保支架置入不会对脊柱的循环产生不良影响的前提下，可实施球囊血管成形术和支架置入术。然而，更长或更远端的闭塞可能需要手术干预，且术后通常需要进行康复。

> **知识校验**
> 1. 锁骨下动脉盗血综合征会引起哪些症状？
> 2. 哪些行为/动作可能会重现这些症状？

4. 躯干

4.1　主动脉缩窄

主动脉缩窄是一种较为罕见的先天性主动脉异常，可能在年轻健康运动员中出现。这种易于忽视的狭窄状况会导致在用力时，向下肢输送的血流受限。

表现。 这种情况可能会在儿童早期出现，通常被认为是"生长痛"。除此之外，它可能会在青少年时期出现，并在进行用力相关的活动中表现出疼痛和疲劳。这种非动脉硬化的病因很罕见，通常会导致延误诊断，从而导致能力丧失和运动能力下降。这在很多体育活动中都曾有过报道。患者可能会自述慢性（双侧）腿部疲劳，并抱怨在训练期间难以"跟上节奏"。随着运动需求的增加，症状变得越来越明显。运动员可能会描述下肢"沉重"、大腿或小腿间歇

性疼痛或抽搐（非皮节性）以及运动表现不佳（Rossi 等，2020）。患者通常可能会因运动相关的疲劳而接受运动医学评估。

评估。 此类状况实属罕见，因此往往在排除其他可能性后方能确诊。主动脉听诊可闻及响亮的杂音。这种情况可以通过超声检查来确认。多普勒血流研究通常可显示病变部位的血管狭窄和血流速度的改变。可通过动脉造影、MRA 或计算机断层血管造影（computerized tomographic angiogram，CTA）进一步确诊。

管理。 管理方案的选择在很大程度上取决于异常病变的具体部位和性质，以及患者是否伴有全身性高血压。手术干预有望促使患者恢复运动能力，并显著改善整体健康水平和跑步能力。

> **知识校验**
> 1. 主动脉缩窄有什么表现？
> 2. 哪些临床测试可能有助于诊断？

4.2　主动脉狭窄

表现。 众所周知，主动脉狭窄（血管狭窄）通常会在 60 岁以上患者中导致双侧腿部症状（疼痛、刺痛和步行耐力下降），这些症状可能与腰痛（low back pain，LBP）有关，也可能无关（Anagnostakos 和 Lal，2021）。症状出现的原因是在用力时流向下肢的血液减少，例如步行或爬楼梯（跛行）。随着停止用力或降低强度，症状也会减轻。因此有必要询问患者的症状是否受到活动、锻炼或用力的影响，以帮助鉴别。考虑到肥胖和糖尿病等合并症通常同时存在，明智的做法是了解其有可能使得临床表现变得不清晰。

Laslett（2000）描述了一位 51 岁的女性，同时患有下背痛和双侧臀部及腿部症状的典型病例。由于症状的发展，患者的行走能力逐渐下降，其对预后的主要期望是想要恢复到以前的行走水平，即每周行走三到四次。van Gelderen 的简单自行车测试揭示了该患者症状的来源

（Dyck 和 Doyle，1977），鉴于其症状可能与血管问题有关，患者已被转诊。最终，在经历了一段时间的延误（与患者腰痛症状相关）后，患者被转介至血管专科，进一步检查发现患者存在显著的主动脉瓣狭窄，随后患者接受了球囊血管成形术，成功缓解了臀部和腿部的症状，实现了无痛行走的主要目标。

评估。只要下肢远端症状与运动相关（特别是加重）时，临床医生应进行血管检查。静息脉搏触诊可表现为完全正常。然而，运动后的远端脉搏可能会减弱。van Gelderen 所描述的自行车测试通常会重现下肢症状（Dyck 和 Doyle，1977）。休息时（晚期病例）或运动后静息下肢血压可能会降低（表 8-1）。

管理。疑似病例应立即转介给血管专科进行全面的诊断检查（Joseph 等，2017）。确诊病例可能会进一步接受球囊血管成形术或外科支架置入术。

知识校验
1. 主动脉狭窄有什么表现？
2. 有哪些管理方案可供选择？

4.3　腹主动脉瘤

腹主动脉瘤（abdominal aortic aneurysms，AAA）是与动脉粥样硬化病理性改变有关的动脉壁膨胀（图 8-4）。其通常影响 60 岁以上的老年人，如果不及时识别和管理，可能会导致严重的发病率和死亡率。该情况的病因至今尚无定论。一系列已知的原因，包括创伤、感染和炎症性疾病。危险因素包括吸烟、高龄、血脂异常、高血压和冠状动脉疾病。

表现。许多 AAA 是无症状的，可在常规筛查过程中被发现。然而，已知有些患者会伴下背痛、腰痛和腹痛（Anagnostakos 和 Lal，2021）。某些情况下可能会发生远端栓塞，导致肢体缺血。

评估。脉搏触诊可能会发现搏动性腹部包块。听诊可能会发现杂音。视诊可能会发现腹

膜后出血的迹象，尽管这种情况很少见。如果主动脉破裂，患者可能会出现急性疼痛（腹部、下背部或腰部），并可能会出现晕厥，即昏厥。

管理。疑似急性病例应紧急转诊至急诊进行进一步诊断检查。稳定的病例需要转诊以评估动脉瘤的大小。根据症状和动脉瘤的大小，可能需要进一步的手术修复或支架置入。

知识校验
1. AAA 与哪些危险因素相关？
2. 哪些临床测试有助于诊断 AAA？

5.　头颈部血流受限

与向大脑供血的动脉系统有关的血管血流受限存在着多种潜在的病理性和非病理性机制（Golomb 等，2020；Rushton 等，2020）。因此，本节将使用表格来帮助读者理解。颈椎内血管血流受限的发生和表现很少见（Kranenburg 等，2017），但在患者评估过程中，这是一个重要的考量因素（Rushton 等，2020）。如果临床医生没有认识到血管血流限制的病理性和非病理性机制，则病理过程可能会继续进展或可能因评估或治疗而加重。

鉴别血管血流受限的不同病理性和非病理性机制具有一定的挑战性。因此，就模式识别而言，重要的是建立怀疑指数，而不是试图做出临床诊断。因此，本节将重点关注血管血流受限的病理性和非病理性机制的一般表现。重要的是，所有治疗颈部疼痛、头痛和/或口面部症状患者的临床医生都应建立对于血管源性临床表现的怀疑指数，并熟悉可能导致血管病理改变、损伤或机械性血流受限的潜在机制（Hutting 等，2021）。

表现。多种血流动力学机制可能表现为肌肉骨骼疼痛和功能障碍，存在潜在的血管血流受限的患者在寻求物理治疗师诊疗时，可能表现为颈痛、头痛或口面部疼痛（Rushton 等，2020）。

表 8-2 列出了潜在的血流受限，包括可能

表 8-2　颈部血管病变范围

解剖区域	限流机制	症状/表现
颈动脉	动脉粥样硬化、狭窄、血栓、动脉瘤	颈动脉痛、颈部疼痛、面部疼痛、头痛、脑神经功能障碍、霍纳综合征、短暂性脑缺血发作（transient ischaemic attack，TIA）、脑卒中
	发育不全（先天性变异）夹层（血管壁损伤）	通常无症状，鲜见脑缺血 颈部疼痛、面部疼痛、头痛、TIA、脑卒中、脑神经麻痹、霍纳综合征
	Eagle 综合征。有或没有血管病变的机械压迫	颈部疼痛、面部疼痛、头痛、脑神经功能障碍、TIA、脑卒中
	颈动脉窦过敏（carotid sinus hypersensitivity，CSH）。血管可能正常或动脉粥样硬化	晕厥
椎动脉	动脉粥样硬化、狭窄、血栓、动脉瘤	颈部疼痛、枕部头痛、跌倒发作、可能 TIA、脑卒中、脑神经麻痹
	发育不全（先天性变异）夹层（血管壁损伤）	通常无症状，鲜见脑缺血 颈部疼痛、枕部头痛、TIA、脑神经麻痹
	Bow Hunters 综合征。有或没有血管病变的机械压迫	颈部疼痛、枕部头痛、跌倒发作、可能 TIA、脑卒中
	椎动脉压迫综合征（vertebral artery compression syndrome，VACS）。髓质或脊髓血管受压	头晕、眩晕、共济失调、四肢无力
颞/椎/枕/颈动脉	巨细胞动脉炎（炎症）	颞部疼痛（头痛）、头皮压痛、颌及舌活动障碍、视觉症状（复视或视力丧失—可能是永久的）
脑血管	可逆性脑血管收缩综合征（reversible cerebral vasoconstriction syndrome，RCVS）。正常血管（非病理性）的收缩	严重的"雷击样"头痛
	动脉瘤	突然的剧烈头痛、颈部僵硬、视觉障碍、畏光、言语不清、恶心、偏侧无力
	蛛网膜下隙出血	突然的剧烈头痛、颈部僵硬、视觉障碍、畏光、言语不清、恶心、偏侧无力
颈静脉	血栓形成	颈部疼痛、头痛、发热、颈部周围/下颌角肿胀
任何其他颈颅部或大动脉血管	血管异常，即颅内动脉瘤	可能头痛/颈部疼痛
任何其他血管	锁骨下盗血综合征。锁骨下血管狭窄	跌倒发作和如上所述的 VBI 症状

影响大脑灌注的症状/表现。需强调的是,许多表现都包括头痛和/或颈痛。据报道,这些症状通常会表现为急性疼痛,并描述为"与其他症状不同"(Kerry 和 Taylor,2009)。然而,尽管大多数病例(如颅颈动脉夹层)具有此类特征,但这些特征存在个体差异,因此不是所有人都会主诉急性发作或剧烈疼痛(Matsumoto 等,2019)。

至关重要的是临床医生必须意识到,在健康的血管中以及在没有明确的血管病理改变的情况下(例如 Eagle 综合征、Bow Hunters 综合征和前文提到的锁骨下盗血综合征),可能会由于机械原因而发生血管血流受限(Westbrook 等,2020;Hutting 等,2021)。因此,在没有血管病理改变的情况下,考虑机械性流动限制的广泛影响至关重要,这可能诱发脑缺血现象(Hutting 等,2021)。

表 8-3 和表 8-4 列出了颈部区域夹层和非夹层血管事件的症状。百分比数字指的是所有观察到的具有特定病症(如"血管夹层事件")并表现出第一列中所述特定症状的患者的比例。这些数据并非旨在判断相对风险,而是有助于临床医生对正在发展的临床模式进行推理(Rushton 等,2020)。

表 8-3　报道的夹层事件症状(按常见性由多到少的顺序排列)

症状	夹层血管事件/%
头痛	81
颈部疼痛	57~80
视觉障碍	34
感觉异常(上肢)	34
头晕	32
感觉异常(面部)	30
感觉异常(下肢)	19

Reprinted with permission from Rushton, A., Carlesso, L. C., Flynn, T., Hing, W. A., Kerry, R., Rubinstein, S. M., Vogel, S., International Framework for Examination of the Cervical Region for potential of vascular pathologies of the neck prior to Orthopaedic Manual Therapy (OMT) Intervention. J Orthop Sports Phys Ther. 2020; In Press. © JOSPT, Inc®

表 8-4　报道的非夹层事件症状(按常见性由多到少的顺序排列)

症状	非夹层血管事件/%
头痛	51
感觉异常(上肢)	47
感觉异常(下肢)	33
视觉障碍	28
感觉异常(面部)	19
颈部疼痛	14
头晕	7

Reprinted with permission from Rushton, A., Carlesso, L. C., Flynn, T., Hing, W. A., Kerry, R., Rubinstein, S. M., Vogel, S., International Framework for Examination of the Cervical Region for potential of vascular pathologies of the neck prior to Orthopaedic Manual Therapy (OMT) Intervention. J Orthop Sports Phys Ther. 2020; In Press. © JOSPT, Inc®

更具体地说,椎基底动脉(vertebrobasilar artery,VBA)夹层和颈内动脉的体征见表 8-5 和表 8-6。

椎基底动脉夹层和颈内动脉夹层的疼痛分布如图 8-8A 和 B 所示。通常,疼痛"与其他疼痛不同"(Kerry 和 Taylor,2009)。然而,尽管较为罕见,但颈动脉夹层患者可能会逐步表现出疼痛症状(Matsumoto 等,2019;Hutting 等,2021)。

图 8-8A:与颅外椎动脉(vertebral artery,VA)夹层相关的典型疼痛分布,双侧上颈后部疼痛和枕部疼痛(Kerry 和 Taylor,2010)。

图 8-8B:与颈内动脉夹层相关的典型疼痛分布,双侧额颞头痛和上/中颈椎疼痛(Kerry 和 Taylor,2010)。

> 知识校验
> 1. 至少说出头/颈部区域血流受限的三种机制。
> 2. 描述上述的夹层事件和非夹层事件症状之间的差异。

表 8-7 列出了与 VA 或颈内动脉相关的非夹层事件的标志。

表8-5　椎基底动脉夹层的体征(按常见性由多到少的顺序排列)

体征	VBA 夹层/%
不稳定/共济失调	67
语言障碍/构音障碍/失语	44
无力(下肢)	41
无力(上肢)	33
吞咽困难	26
恶心/呕吐	26
面瘫	22
头晕/不平衡	20
上睑下垂	19
意识丧失	15
意识模糊	7
困倦	4

Reprinted with permission from Rushton, A., Carlesso, L. C., Flynn, T., Hing, W. A., Kerry, R., Rubinstein, S. M., Vogel, S., International Framework for Examination of the Cervical Region for potential of vascular pathologies of the neck prior to Orthopaedic Manual Therapy (OMT) Intervention. J Orthop Sports Phys Ther. 2020; In Press. © JOSPT, Inc®

表8-6　颈内动脉夹层的体征(按常见性由多到少的顺序排列)

体征	非夹层血管事件/%
无力(上肢)	74
语言障碍/构音障碍/失语	70
无力(下肢)	60
上睑下垂	5~50
面瘫	47
不稳定/共济失调	35
意识模糊	14
恶心/呕吐	14
吞咽困难	5
意识丧失	5
困倦	2

Reprinted with permission from Rushton, A., Carlesso, L. C., Flynn, T., Hing, W. A., Kerry, R., Rubinstein, S. M., Vogel, S., International Framework for Examination of the Cervical Region for potential of vascular pathologies of the neck prior to Orthopaedic Manual Therapy (OMT) Intervention. J Orthop Sports Phys Ther. 2020; In Press. © JOSPT, Inc®

表8-7　非夹层事件的体征标志(椎动脉或颈内动脉-按常见性由多到少的顺序排列)

体征	非夹层血管事件/%
无力(上肢)	74
语言障碍/构音障碍/失语	70
无力(下肢)	60
上睑下垂	5~50
面瘫	47
不稳定/共济失调	35
意识模糊	14
恶心/呕吐	14
吞咽困难	5
意识丧失	5
困倦	2

Reprinted with permission from Rushton, A., Carlesso, L. C., Flynn, T., Hing, W. A., Kerry, R., Rubinstein, S. M., Vogel, S., International Framework for Examination of the Cervical Region for potential of vascular pathologies of the neck prior to Orthopaedic Manual Therapy (OMT) Intervention. J Orthop Sports Phys Ther. 2020; In Press. © JOSPT, Inc®

评估

患者病史。在临床病情分析过程中,从患者病史及体格检查所获取的信息有助于与患者共同制定决策,以确保针对患者主诉的处理做出最佳决定(Rushton 等,2020)。在此类情境中,临床分析过程的初始关键目标在于评估有头痛及颈部疼痛的患者是否伴有血管源性假说(Hutting 等,2018;Rushton 等,2020)。患者病史与体格检查被应用于构建和验证与颈部血管病变倾向、颈部显著血管病变的存在(Rushton 等,2020)及潜在机械血流受限相关的假设。

有人建议,如果在询问患者病史中提出适当的问题,有助于揭示潜在的血管病变。此外,如果对所得数据的解读能够识别这种潜在病变,那么可以采用体格检查来进一步探索任何潜在的血管生成假说(Rushton 等,2020)。

最重要的是,头颈部区域的血管病变或血流受限有可能伪装成肌肉骨骼功能障碍,即早期出现头/颈/口面部疼痛(Rushton 等,2020)。

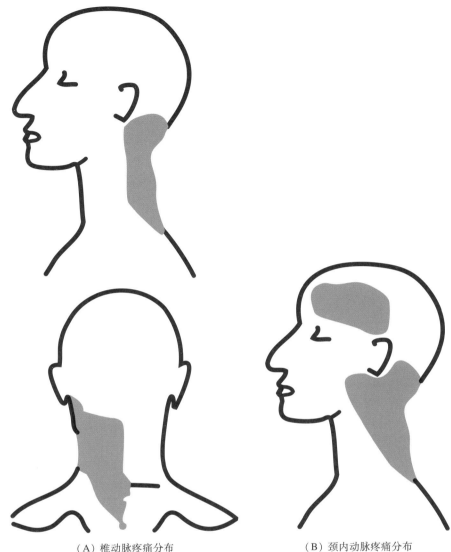

（A）椎动脉疼痛分布　　　　　　（B）颈内动脉疼痛分布

图 8-8　椎动脉疼痛与颈内动脉疼痛分布

（资料来源：Kenneth A. Olson. Manual Physical Therapy of the Spine, third ed. Elsevier.）

应在患者病史中识别可疑病变或血流限制的细微体征和症状。因此，提出旨在识别体征和症状的问题很重要。

认识到潜在的神经血管病变的风险因素非常重要（Rushton 等，2020）。在年轻人（＜38岁）中，心血管危险因素与夹层相关血管事件没有密切联系（Thomas 等，2011；Hutting 等，2018；Rushton 等，2020）。例如，在动脉夹层患者中，总胆固醇和高血压的比例分别为 23% 和 19%（Rushton 等，2020）。夹层相关血管事件更重要

的危险因素是近期外伤、血管异常和吸烟，分别占夹层相关血管事件人群的 40%~64%、39% 和 30%（Rushton 等，2020）。有关夹层血管事件危险因素的概述，请参见表 8-8。

相反，心血管危险因素与非夹层相关的血管事件（如栓塞）密切相关。动脉粥样硬化相关危险因素通常出现在年龄较大的群体（＞50岁）中。因此，对于 50 岁以上的患者，在面谈中讨论动脉粥样硬化的相关因素是合乎逻辑的，因为它们的存在也是血管病变的危险因素

（Hutting 等，2018）。非夹层血管事件的风险因素见表 8-9。

表 8-8	夹层血管事件的风险因素（按常见性由多到少的顺序排列）
风险因素	夹层事件/%
近期外伤	40~64
血管异常	39
当前或曾经的吸烟者	30
偏头痛	23
总胆固醇高	23
近期感染	22
高血压	19
口服避孕药	11
脑卒中家族史	9

Reprinted with permission from Rushton, A., Carlesso, L. C., Flynn, T., Hing, W. A., Kerry, R., Rubinstein, S. M., Vogel, S., International Framework for Examination of the Cervical Region for potential of vascular pathologies of the neck prior to Orthopaedic Manual Therapy（OMT）Intervention. J Orthop Sports Phys Ther. 2020; In Press. © JOSPT, Inc®

表 8-9	非夹层血管事件的风险因素（按常见性由多到少的顺序排列）
风险因素	非夹层事件/%
当前或曾经的吸烟者	65~74
高血压	53~74
总胆固醇高	53
偏头痛	19
血管异常	16
脑卒中家族史	14
口服避孕药	9
近期感染	9
近期外伤	7

Reprinted with permission from Rushton, A., Carlesso, L. C., Flynn, T., Hing, W. A., Kerry, R., Rubinstein, S. M., Vogel, S., International Framework for Examination of the Cervical Region for potential of vascular pathologies of the neck prior to Orthopaedic Manual Therapy（OMT）Intervention. J Orthop Sports Phys Ther. 2020; In Press. © JOSPT, Inc®

自发性夹层事件与表 8-9 中详述的历史风险因素无关。因此，临床推理过程中必须认识到，不存在危险因素并不一定能够排除严重神经血管事件的风险（Rushton 等，2020）。

清晰的沟通非常重要，有助于识别潜在的血管源性问题和风险因素。语言障碍或健康知识匮乏可能成为医务工作者和患者之间沟通的障碍。因此，验证患者能否正确理解访谈和体格检查期间提出的问题非常重要（Hutting 等，2021）。

提出具体问题对于优化物理治疗师和患者之间的沟通非常重要。例如，避免询问整体健康状况，而是具体询问当前或既往的血管病变、风险因素和禁忌证（Hutting 等，2021）。此外，询问具体的体征和夹层和非夹层脑卒中症状也很重要。临床医生不应假设患者总是会将这些特定症状与其主诉（即头痛或颈部疼痛）联系起来（Hutting 等，2021）。

体格检查。体格检查的目的是继续检验在病史中提出的血管假说。病史和体格检查的结果可用于确定是否需要转诊接受进一步的检查。在对病史进行评估并完成体格检查之后，尚无法确立具体诊断，而是决定是否转诊进行进一步的血管检查或继续采用物理治疗管理方案（Rushton 等，2020）。

目前无法从体格检查中完全确定患者的症状是否由血管源性原因引起的（Rushton 等，2020）。因此，物理治疗师必须了解到头痛/颈部疼痛/口面部症状可能是潜在血管病变的早期表现，尽管该情况较为少见。物理治疗师的任务是通过高度怀疑和测试血管假说来区分症状（Rushton 等，2020）。

位置测试。椎基底动脉供血不足（vertebrobasilar insufficiency，VBI）的体位测试历来是体格检查中常用的方法。然而，VBI 测试的诊断准确性、基本原理和价值仍有存疑之处。评估用于识别 VA 病理的功能位置测试的现有数据总体并不支持继续推荐这些测试（Hutting 等，2013，2018，2020；Rushton 等，2020）。然而,在一些国家,体位测试尽管存在局限性,但仍被推荐并在临床实践中应用(Thomas 等,2017;Thomas 和 Treleavan,2019)。

血压测量。尽管血压测量(除了患者病史)在评估血管危险因素方面的诊断效度和信度尚不清楚(Hutting 等,2018),但在 IFOMPT(The International of Orthopedic Manipulative Physical Therapists,国际骨科推拿物理治疗师联合会)颈椎框架(Rushton 等,2020)检查中血压是一项重要的物理测试。血压测量可以为临床推理提供信息,以评估脑卒中风险,特别是颈动脉起源的脑卒中风险,并用于评估原位急性动脉损伤(因为血压升高可能与急性颈动脉/椎动脉损伤有关)。有关血压测试的信息可参见 NICE 指南"成人高血压"(NICE,2019)。

神经系统检查。周围神经、脑神经和上运动神经元测试的检查将有助于评估可能的神经血管疾病(Rushton 等,2020)。鉴于颈部血管病理相关的临床表现之繁多,需要了解广泛的测试手段(Rushton 等,2020)。肌肉骨骼临床医生通常在周围神经检查方面受过良好的培训。但有证据表明,临床医生在脑神经检查方面的培训程度尚待提高(Mourad 等,2021)。

在检查颈部动脉病变的可能性时,脑神经检查尤为重要(Rushton 等,2020),因为椎动脉和颈动脉夹层均可导致脑神经功能障碍(Taylor 等,2021)。由于下脑神经(Ⅸ、Ⅹ 和 Ⅻ)在解剖学上接近颈动脉鞘,因此轻微的脑神经麻痹被认为是颈动脉夹层缺血前的征兆。如果出现颈部疼痛/头痛、神经痛、言语障碍、吞咽障碍、咳嗽、感觉功能障碍、味觉或自主神经功能障碍、咽痛、心脏或胃肠道受损,或斜方肌、胸锁乳突肌或舌头肌肉无力,应考虑下中枢神经病变(Finsterer 和 Grisold,2015;Taylor 等,2021)。表 8-10 概述了脑神经及其功能和检查。

请注意,肌肉骨骼临床医生非常习惯于功能测试,因此测试的顺序和分组已更改为更符合逻辑的基于功能的顺序(Taylor 等,2021)。表 8-11 列出了脑神经相关的主观问题。

关于脑神经及脑神经检查的更多详细信息,可参考 Taylor 等(2021)的研究。目前尚无具体数据证实脑神经检查的整体信度和效度。同时,这些检查中未能发现临床表现,但并不能排除潜在病变状况或即将发生的夹层事件的可能性(Rushton 等,2020)。

颈动脉检查。鉴于颈总动脉与颈内动脉的大小及相对表浅的解剖结构,对这些血管可进行触诊及听诊(Kerry 和 Taylor,2010;Pickett 等,2011)(图 8-9)。在对胸锁乳突肌内侧的椎体横突进行轻柔按压时,颈中部区域可触及搏动。颈内动脉搏动可以在颈中部区域上方触及,而更明显的颈动脉权可在下颌角远端触及(Kerry 和 Taylor,2010)。这些是动脉瘤形成的常见部位(Kerry 和 Taylor,2010)。若干证据表明,脉搏改变已确认为颈内动脉疾病的一个特征(Rushton 等,2020)。通过触诊不太可能察觉到颈椎血管中血流速度及其瞬时变化(Kerry 和 Taylor,2010)。然而,触诊大致病变,特别是动脉瘤,是可行的(Kerry 和 Taylor,2010)。颅外动脉瘤的脉搏通常表现为局部包块的感觉,比非病理性脉搏更具搏动性(更明显)和膨胀性(更大的组织偏移)(Kerry 和 Taylor,2010)。听诊时发现异常杂音(正常湍流受到控制)暗示着可能有重要发现,应结合其他临床表现进行全面考量(Rushton 等,2020)。孤立地看,脉搏触诊在敏感性和特异性方面表现并不突出,但是能够为临床诊断和治疗提供关键信息(Kerry 和 Taylor,2010;Rushton 等,2020)。

步态/本体感觉。步态和本体感觉的评估对于测试小脑功能障碍以及区分前庭问题和感觉丧失至关重要。其包括标准步态评估、足跟-足趾步态、Romberg 测试、静息震颤评估(手)、上肢张力和协调测试(轮替运动障碍、指鼻试验、脚膝胫试验)。

管理。在怀疑患者症状与血管病变相关的情况下,应当将其转诊至相关部门进行进一步的医学检查。若怀疑出现严重状况(如颅颈动脉夹层),则应立即将其转诊至急诊部门。

表 8-10　脑神经及其功能和检查
(对角线-感觉功能-嗅觉/听觉;水平线-眼的运动和感觉功能;垂直线-面部/颌/喉/舌的运动和感觉功能;交叉线-头/颈/肩部的运动功能)

序号/名称	功能	检查	检查图示
I 嗅神经	嗅(嗅觉)	识别熟悉的气味(肥皂/香水)	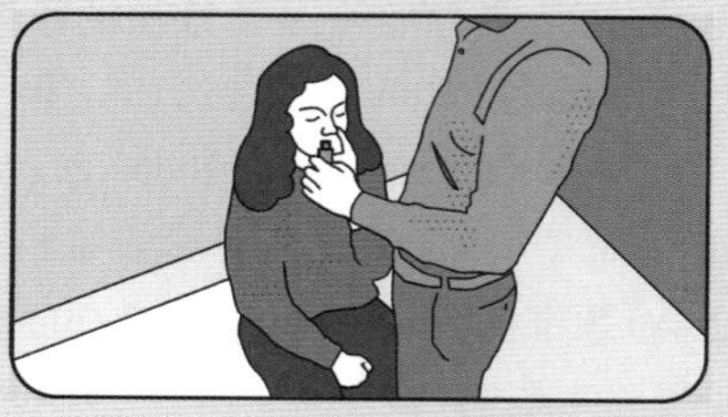
VIII 前庭蜗神经 (位听觉)	听觉、平衡	询问患者是否能听到手指摩擦声(靠近耳朵)或低声说出的数字序列	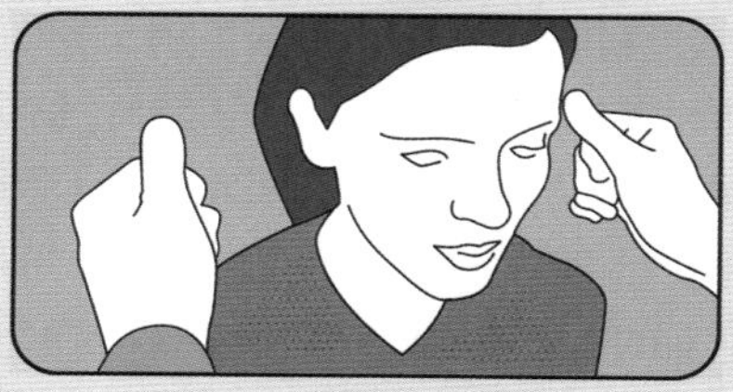
II 视神经	视力(敏锐度和视野)	使用 Snellen 图表或报纸测试每只眼睛 测试四个象限的视野	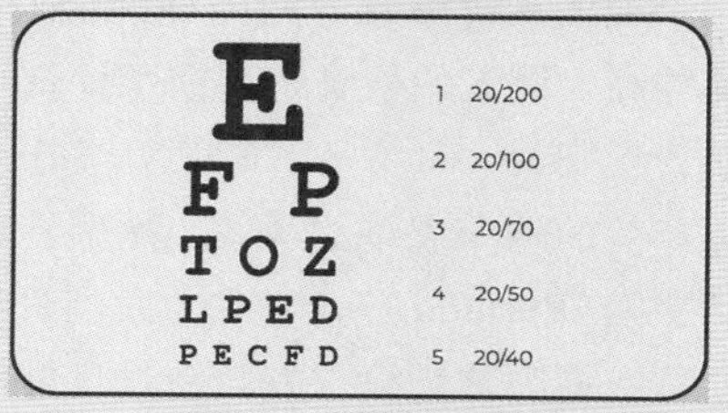 E F P T O Z L P E D P E C F D 1 20/200 2 20/100 3 20/70 4 20/50 5 20/40
III 动眼神经	眼球运动、眼睑抬高 瞳孔大小和对光的反应性	检查瞳孔对光的反射(两侧都应收缩)。检查所有 EOMS(H 测试)。检查自动调焦(手指到鼻子)	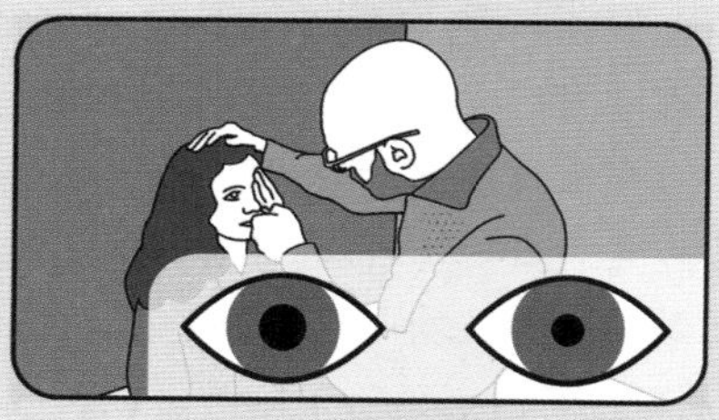
IV 滑车神经	眼球运动(垂直和内收)	H-测试—观察向下和向内运动	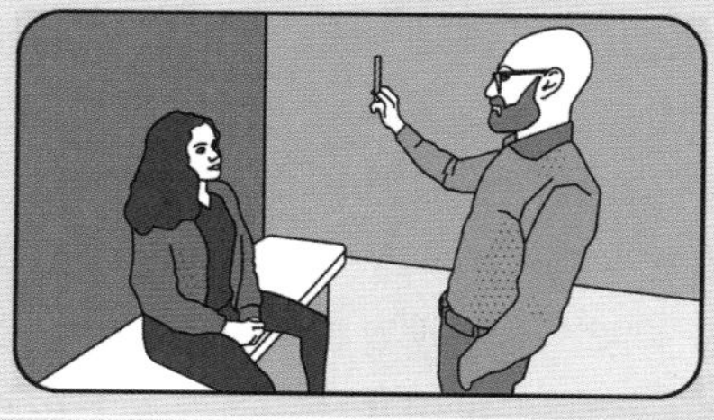
VI 展神经	眼球运动—外展	H-测试—观察侧向运动	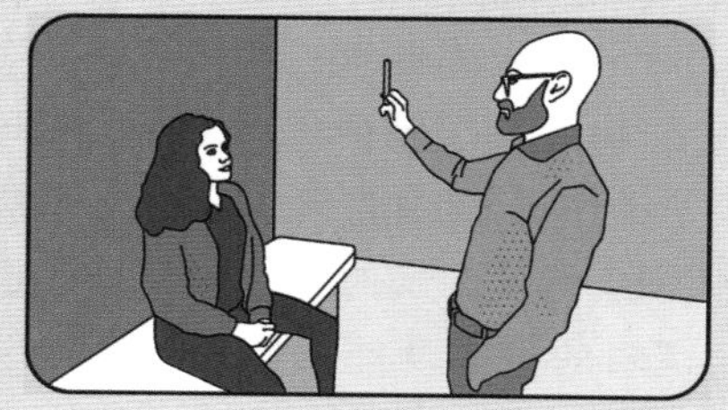

序号/名称	功能	检查	检查图示
表 8-10　脑神经及其功能和检查(续表) (对角线-感觉功能-嗅觉/听觉;水平线-眼的运动和感觉功能;垂直线-面部/颌/喉/舌的运动和 感觉功能;交叉线-头/颈/肩部的运动功能)			
V 三叉神经	咀嚼、面部/口腔感觉 角膜反射(感觉)	测试颌部力量(张开嘴)—尝试闭合/横向移动 检查面部感觉—锐/钝	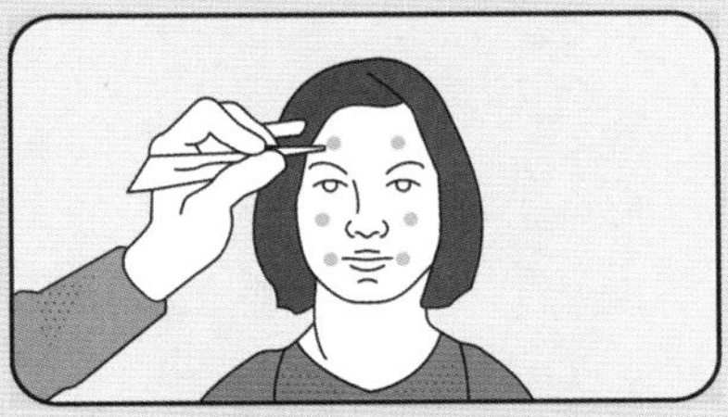
VII 面神经	面部表情、眼睑和嘴唇闭合、味觉。角膜反射(运动)	要求患者微笑、扬起眉毛、鼓起脸颊。检查对称性。询问味觉	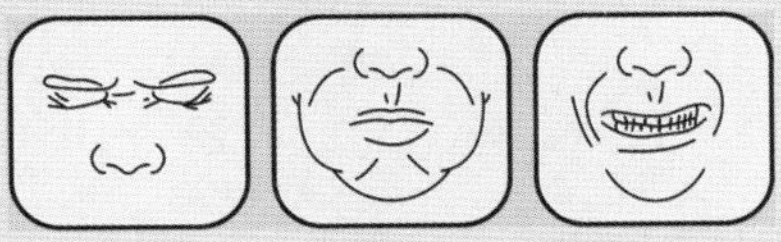
IX 舌咽神经	作呕、吞咽(感觉)、味觉	用压舌板评估呕吐反射 请患者做吞咽动作	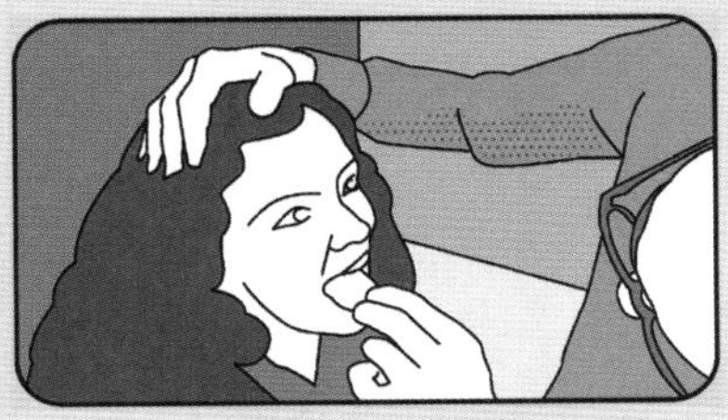
X 迷走神经	作呕、吞咽(运动)、言语(声音)	让患者说"Aaaaaaaaah",观察硬腭[a]和悬雍垂[b]是否对称抬高	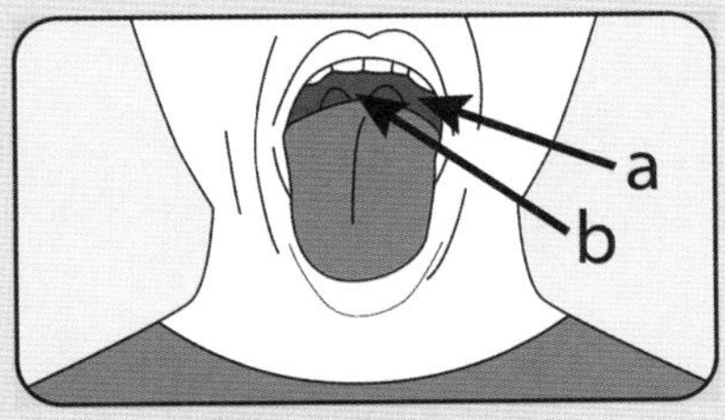
XII 舌下神经	舌头运动、言语(发音)	患者伸出舌头,检查是否有偏斜,寻找是否有自发运动 患者用舌头向外推脸颊,通过向内推脸颊检查力量	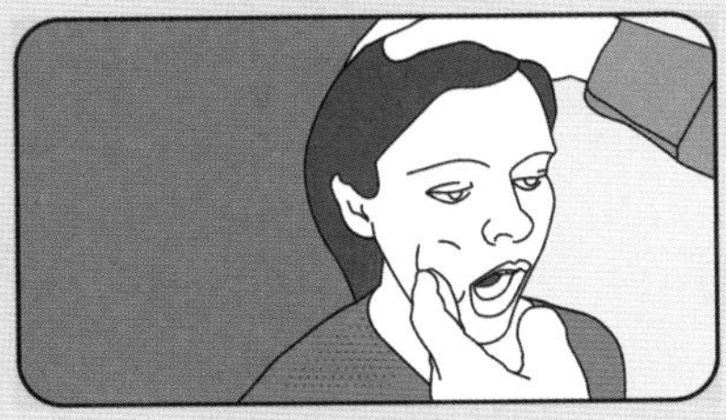
XI 副神经	头/颈/肩运动	检查头部旋转阻力(胸锁乳突肌)和肩部抬高[斜方肌(上部纤维)]	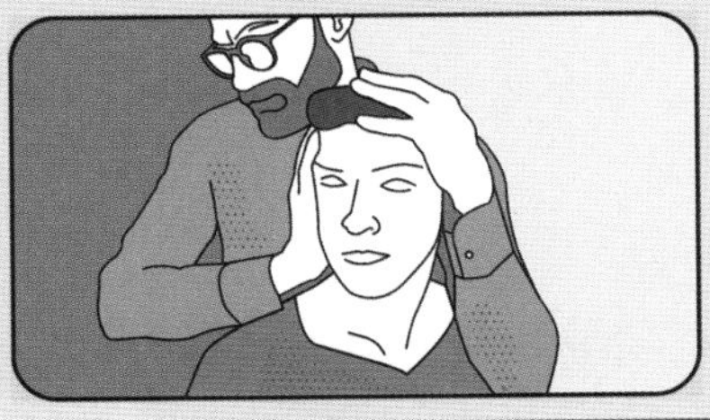

表8-11	脑神经主观问题 (对角线-感觉功能-嗅觉/听觉;水平线-眼的运动和感觉功能;垂直线-面部/颌/喉/舌的运动和感觉功能;交叉线-头/颈/肩部的运动功能)	
序号	名称	主观问题
I	嗅神经	您是否注意到嗅觉能力最近有任何变化
VIII	前庭蜗神经	您是否注意到您的听力最近有任何变化 是否有与眼球运动相关的平衡问题、晕动症或耳鸣
II	视神经	您是否注意到最近阅读困难或视力发生改变 您的视野有改变吗
III 和 VI	动眼神经和展神经	您是否注意到您的视力最近有任何变化
IV	滑车神经	您是否注意到您的视力最近有任何变化或晃动
V	三叉神经	您是否注意到您的进食或咀嚼能力最近有任何变化 您是否注意到您的面部感觉最近有任何变化
VII	面神经	您是否注意到您的面部特征最近有任何变化,例如微笑 最近味觉有改变吗
IX 和 X	舌咽神经和迷走神经	您是否注意到进食、味觉或吞咽能力最近有任何变化 您的咳嗽听起来和平时一样吗? 您的声音有变化或嘶哑吗
XII	舌下神经	您是否注意到进食、吞咽、言语(发音)或舌头功能最近有任何变化
XI	副神经	您是否注意到您的头部、颈部或肩部功能最近有任何变化

Taylor 等,2021

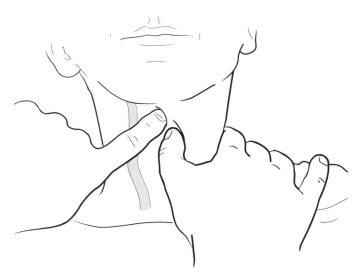

图 8-9　C/ICA 触诊

(资料来源:Leon Chaitow, Judith DeLany. Clinical Application of Neuromuscular Techniques:Volume 1-The Upper Body, second ed. Elsevier)

和上肢的知识转化为我们思考和评估颅颈血流受限的方法。

本章阐述了临床医生需要掌握的广泛潜在机制与表现。尽管所述的情况颇为罕见，但误诊可能导致的潜在后遗症意味着在考虑导致患者表现的其他潜在原因之前，应优先考虑血管原因。顽固、恶化的表现或具有异常模式的表现应提醒临床医生提出一系列有针对性的问题并进行适当的血管体格检查。

富有经验的临床医生会认识到，这种现象实属罕见，但对医生和患者而言，这可能是一个至关重要的发现。随着物理治疗师越来越多地担任首次接诊医生（first contact practitioners，FCP）的角色，临床医生有必要对所有解剖位置的血管表现建立起怀疑指数。

6. 总结和未来的方向

本章描述了血流受限作为疼痛和功能障碍的根源这一主题，并为可能遇到此类表现的临床医生提出了关键的注意事项。在过去20年中，人们对血流动力学和血管血流受限机制的认识有了很大的进步，并且可以更好地理解这种血流受限的发生机制。这使我们可以将下肢

复习问题

1. 哪些评估工具可用于研究髂外动脉内纤维化（external iliac artery endofibrosis，EIAE）？
2. 哪些症状和体征可能会提示您注意内收肌管综合征？
3. 如果怀疑腘动脉压迫综合征（popliteal artery entrapment syndrome，PAES），应触诊哪些脉搏？
4. 胸廓出口综合征是如何表现的？
5. 哪些情况与四边孔综合征相关？
6. 应如何管理锁骨下动脉窃血综合征？
7. 主动脉缩窄的治疗方案有哪些？
8. 哪些临床测试可能有助于诊断主动脉狭窄？
9. 腹主动脉瘤（abdominal arotic aneurysms，AAA）应该如何管理？
10. 描述与颅外椎动脉夹层有关的典型疼痛区域分布。

（肖悦　译，郑泽、鲁俊　校）

7. 参考文献

[1] Aboyans, V., Kamineni, A., Allison, M. A., et al., 2010. The epidemiology of subclavian stenosis and its association with markers of subclinical atherosclerosis: the Multi-Ethnic Study of Atherosclerosis (MESA). Atherosclerosis 211 (1), 266-270.

[2] Abraham, P., Chevalier, J. M., Saumet, J. L., 1997. External iliac artery endofibrosis: a 40-year course. J. Sports Med. Phys. Fitness 37, 297-300.

[3] Anagnostakos, J., Lal, B. K., 2021. Abdominal aortic aneurysms. Prog. Cardiovasc. Dis. 65, 34-43.

[4] Babic, S., Sagic, D., Radak, D., et al., 2012.

Initial and longterm results of endovascular therapy for chronic total occlusion of the subclavian artery. Cardiovasc. Intervent. Radiol. 35（2）, 255−262.

[5] Barquera, S., Pedroza-Tobías, A., Medina, C., et al., 2015. Global overview of the epidemiology of atherosclerotic cardiovascular disease. Arch. Med. Res. 46（5）, 328−338.

[6] Boettinger, M., Busl, K., Schmidt-Wilcke, T., et al., 2009. Neuroimaging in subclavian steal syndrome. BMJ Case Rep. 2009, bcr11. 2008. 1198.

[7] Brantigan, C. O., Roos, D. B., 2004. Diagnosing thoracic outlet syndrome. Hand Clin. 20（1）, 27−36.

[8] Dyck, P., Doyle, J. B., 1977. ‘Bicycle test’ of van Gelderen in diagnosis of intermittent cauda equina compression syndrome. Case report. J. Neurosurg. 46, 667−670.

[9] Finsterer, J., Grisold, W., 2015. Disorders of the lower cranial nerves. J. Neurosci. Rural Pract. 6, 377−391.

[10] Gähwiler, R., Hirschmüller, A., Grumann, T., et al., 2021. Exercise induced leg pain due to endofibrosis of external iliac artery. Vasa-Eur. J. Vasc. Med. 50（2）, 92−100.

[11] Gannon, M. X., 2018. Thoracic outlet syndrome. In: Tips and Tricks in Thoracic Surgery. Springer, London.

[12] Golomb, M. R., Ducis, K. A., Martinez, M. L., 2020. Bow hunter's syndrome in children: a review of the literature and presentation of a new case in a 12−year-old girl. J. Child Neurol. 35, 767−772.

[13] Hameed, M., Coupland, A., Davies, A. H., 2018. Popliteal artery entrapment syndrome: an approach to diagnosis and management. Br. J. Sports Med. 52（16）, 1073−1074.

[14] Hangge, P., Breen, I., Albadawi, H., et al., 2018. Quadrilateral space syndrome: diagnosis and clinical management. J. Clin. Med. 7（4）, 86.

[15] Hutting, N., Kerry, R., Coppieters, M. W., et al., 2018. Considerations to improve the safety of cervical spine manual therapy. Musculoskelet. Sci. Pract. 33, 41−45.

[16] Hutting, N., Kranenburg, H. A., ‘Rik’, Kerry, R., 2020. Yes, we should abandon pretreatment positional testing of the cervical spine. Musculoskelet. Sci. Pract. 49, 102−181.

[17] Hutting, N., Verhagen, A. P. A. P., Vijverman, V., et al., 2013. Diagnostic accuracy of premanipulative vertebrobasilar insufficiency tests: a systematic review. Man. Ther. 18, 177−182.

[18] Hutting, N., Wilbrink, W., Taylor, A., et al., 2021. Identifying vascular pathologies or flow limitations: Important aspects in the clinical reasoning process. Musculoskelet. Sci. Pract. 53, 102343.

[19] Joseph, J., Naqvi, S. Y., Giri, J., et al., 2017. Aortic stenosis: pathophysiology, diagnosis, and therapy. Am. J. Med. 130（3）, 253−263.

[20] Kargiotis, O., Siahos, S., Safouris, A., et al., 2016a. Subclavian steal syndrome with or without arterial stenosis: a review. J. Neuroimaging. 26（5）, 473−480.

[21] Kasapis, C., Gurm, H. S., 2010. Current approach to the diagnosis and treatment of femoral-popliteal arterial disease. A systematic review. Curr. Cardiol. Rev. 5, 296−311.

[22] Kerry, R., Taylor, A., 2010. Haemodynamics. In: McCarthy, C. （Ed.）, Combined Movement Theory-Rational Mobilization and Manipulation of the Vertebral Column. Churchill Livingstone, London.

[23] Kerry, R., Taylor, A. J., 2009. Cervical arterial dysfunction: knowledge and reasoning for manual physical therapists. J. Orthop. Sports Phys. Ther. 39, 378−387.

[24] Kranenburg, H. A., Schmitt, M. A., Puentedura, E. J., et al., 2017. Adverse events associated with the use of cervical spine manipulation or mobilization and patient characteristics: a sys-

tematic review. Musculoskelet. Sci. Pract. 28, 32-38.

[25] Laslett, M., 2000. Bilateral buttock pain caused by aortic stenosis: a case report of claudication. Man Ther. 5 (4), 227-233.

[26] Matsumoto, H., Hanayama, H., Sakurai, Y., et al., 2019. Investigation of the characteristics of headache due to unruptured intracranial verte-bral artery dissection. Cephalalgia 39, 504-514.

[27] Menon, D., Onida, S., Davies, A. H., 2019. Overview of arterial pathology related to repeti-tive trauma in athletes. J. Vasc. Surg. 70 (2), 641-650.

[28] Mourad, F., Lopez, G., Cataldi, F., et al., 2021. Assessing cranial nerves in physical thera-py practice: findings from a cross-sectional sur-vey and implication for clinical practice. Health-care (Switzerland) 9, 1262.

[29] NICE, 2019. Hypertension in adults: diagnosis and management [WWW Document]. URL. https://www. nice. org. uk/guidance/ng136.

[30] Ohman, J. W., Thompson, R. W., 2020. Tho-racic outlet syndrome in the overhead athlete: di-agnosis and treatment recommendations. Curr. Rev. Musculoskelet. Med. 13 (4), 457-471.

[31] Peach, G., Schep, G., Palfreeman, R., et al., 2012. Endofibrosis and kinking of the iliac arter-ies in athletes: a systematic review. Eur. J. Vasc. Endovasc. Surg. 43 (2), 208-217.

[32] Pickett, C. A., Jackson, J. L., Hemann, B. A., et al., 2011. Carotid artery examination, an im-portant tool in patient evaluation. Southern Med. J. 104, 526-532.

[33] Potter, B. J., Pinto, D. S., 2014. Subclavian steal syndrome. Circulation 129 (22), 2320-2323.

[34] Rossi, U. G., Ierardi, A. M., Carrafiello, G., et al., 2020. Aortic coarctation. AORTA 8, 46-47.

[35] Rushton, A., Carlesso, L. C., Flynn, T., et al., 2020. International Framework for Examination of the Cervical Region for potential of vascular pathologies of the neck prior to Orthopaedic Manual Therapy (OMT) Intervention: Interna-tional IFOMPT Cervical Framework. IFOMPT, Auckland.

[36] Siddiqi, H. K., Libby, P., Ridker, P. M., 2021. COVID-19-a vascular disease. Trends Cardiovasc. Med. 31 (1), 1-5.

[37] Taylor, A., Mourad, F., Kerry, R., et al., 2021. A guide to cranial nerve testing for mus-culoskeletal clinicians. J. Man. Manip. Ther. 29, 376-389.

[38] Taylor, A. J., Kerry, R., 2017. When chronic pain is not 'chronic pain': lessons from 3 dec-ades of pain. J. Orthop. Sports Phys. Ther. 47 (8), 515-517.

[39] Thomas, L., Shirley, D., Rivett, D., 2017. Clinical guide to safe manual therapy practice in the cervical spine (Part 1). Australian Physio-therapy Association.

[40] Thomas, L., Treleavan, J., 2019. Should we abandon positional testing for vertebrobasilar in-sufficiency? Musculoskelet. Sci. Pract. 46, 102095.

[41] Thomas, L. C., Rivett, D. A., Attia, J. R., et al., 2011. Risk factors and clinical features of craniocervical arterial dissection. Man. Ther. 16, 351-356.

[42] Westbrook, A. M., Kabbaz, V. J., Showalter, C. R., 2020. Eagle's syndrome, elongated styloid process and new evidence for pre-manipulative precautions for potential cervical arterial dysfunc-tion. Musculoskelet. Sci. Pract. 50, 102219.

第九章

理解和管理持续性疼痛

Hubert van Griensven

学习目标

学习本章后,您应该能够:

- 解释疼痛的定义。
- 讨论疼痛的分类方式。
- 解释什么是伤害性疼痛。
- 了解中枢神经系统可以减轻或加重疼痛。
- 解释大脑如何改变疼痛进程。
- 列出因疼痛而发生的行为改变。
- 解释繁荣和萧条周期。
- 讨论什么时候行为改变是适应的,什么时候是不适应的。
- 讨论持续性疼痛的社会因素。

- 解释这些因素对临床诊疗的影响。
- 解释什么是灾难化。
- 解释什么是恐惧−回避。
- 讨论心理知情的物理治疗的各个方面。
- 讨论为什么对持续性疼痛患者的评估可能不同于常规的肌肉骨骼评估。
- 解释这两种评估类型的不同之处。
- 了解与患者沟通检查结果的重要性。
- 讨论疼痛教育的作用。
- 解释如何进行积极的疼痛康复。
- 解释为什么放松和正念对疼痛患者很重要。

章节目录

1. 概述

　　具体肌肉骨骼疾病的评估、检查和管理在本系列书中进行了讨论,并由 Ryder 和 Barnard 于 2024 年完成。临床医生针对性地询问患者疼痛相关问题,并仔细应用测试来对疼痛进行假设。一旦确定了疼痛的身体来源,就可以进行治疗和管理。解决组织病理状态或功能障碍可以缓解疼痛,这种思维方式可称为疼痛的组织病理学模型。

　　当疼痛持续超过正常组织的愈合时间,与损伤或疾病没有明确关联时,组织病理学模型可能就不再有意义。疼痛的程度和持续时间可能与最初的损伤不成比例,疼痛可能与特定的病变不相关,使得患者和临床医生难以制定有效的治疗方法。与身体问题相比,与疼痛相关的残疾和痛苦更阻碍患者的康复。因此,以组织为中心的方法可能不再可行,甚至适得其反。

本章介绍了与持续性疼痛相关的生理、行为、心理和社会方面的知识。出于教学目的,我们将在单独的章节中讨论这些问题,但其中一些或全部可能都与患者个体相关。这些理论概念将用于评估和管理持续性疼痛患者的一般方法,补充了 Ryder 和 Barnard 2024 年主编的这本书的其他章节所提供的信息。

2. 专业术语

最近更新的疼痛定义是指一种与实际或潜在的组织损伤相关或与之类似的不愉快的感觉和情绪体验(www.iasp-pain.org)。

该定义明确指出:

- 疼痛是一种有意识的、不愉快的体验。
- 疼痛结合了感觉和情绪两个方面。没有情绪的感觉不能被称之为疼痛。
- 这些体验可能与以下因素有关:
  - ✓ 明确的组织损伤——疼痛告诉我们身体出了问题。
  - ✓ 潜在的组织损伤——疼痛预示着组织损伤的威胁。
  - ✓ 一旦有实际的或潜在的组织损伤的主观体验,某些人的疼痛必须被当作是真实存在的,即使组织没有明确的损害或威胁。

疼痛有时会根据其存在时间的长短进行分类。受伤时和受伤后恢复期的疼痛分别为急性和亚急性疼痛(Loeser 和 Melzack,1999)。一旦疼痛持续超过 3~6 个月,就可称为慢性或持续性疼痛。一些作者称,一旦身体恢复正常体内平衡的时间过去,或者当身体对治疗或疼痛控制显然没有反应时,疼痛就会持续存在(Merskey 等,1994)。

如果疼痛持续或复发超过 3 个月,则将其归类为慢性疼痛(Treede 等,2019)。慢性疼痛最近被列入国际疾病分类(International Classification of Diseases 11,ICD-11)。由损伤或疾病引起的慢性疼痛称为继发性疼痛。如果出现以下情况,则称为原发性慢性疼痛:

- 疼痛还与严重的情绪困扰和/或严重的功能障碍有关。
- 其他诊断不能更好地解释这些症状(同上)。

疼痛的另一种分类基于其神经生理学机制。伤害性疼痛往往与组织病理改变有关,如损伤和炎症。神经性疼痛源于周围或中枢神经系统的损伤或疾病。最后,如果中枢神经系统功能的改变导致了疼痛,那么疼痛可能被称为中枢介导的疼痛或可塑性疼痛。这些分类将在本章的下一节中使用。

> 知识校验
> 1. 列出将疼痛归类为慢性疼痛的三个标准。
> 2. 列出基于神经生理学机制的三类疼痛。

3. 理解持续性疼痛

3.1 伤害性疼痛

在组织病理学模型中,疼痛是身体的警报系统。因此,疼痛具有适应性:驱使我们改变自身行为以应对伤害。疼痛使我们避免某些事情,同时使我们采取可能有益的措施。我们避免可能加重或维持伤害的环境、姿势和活动,采取的措施可能包括加压、服用药物或寻求帮助。随着伤害的消退,疼痛逐渐平息,保护性行为也随之减少。我们逐渐恢复正常功能,尽管一些局部疼痛和功能障碍会因为愈合不完全或不充分仍然存在。

这种情况下描述的疼痛是伤害性疼痛(www.iasp-pain.org),疼痛是 C 型和 Aδ 型伤害性神经元受到刺激的结果。伤害性疼痛的感受器(伤害性感受器)有很高的刺激阈值,因此通常只有在高强度刺激时才会被激活(即当存在实际或潜在的组织损伤时)。伤害性感受器的刺激阈值可能通过炎症反应和组织损伤过程中释放的致敏化学物质(如缓激肽或前列腺素）而降低。当这种情况发生时，原本的阈下刺激可能会激活伤害性神经元。例如，一个新的挫伤可能有炎症介质的浓度升高从而降低伤害刺激阈值。即使轻微的压力也会导致疼痛，因为局部的伤害性感受器是敏感的。这被称为机械性痛觉超敏（即通常不痛的机械刺激引起的疼痛反应（www. iasp-pain. org））。

虽然伤害性感受和疼痛经常同时出现，但两者是不同的。伤害性感受是一种感觉，是伤害性神经元受到刺激或激活的结果。而疼痛是一种主观体验。例如通过电刺激 Aδ 或 C 纤维，产生伤害性感觉时可能不产生疼痛。在没有伤害性刺激的情况下也有可能体验到疼痛（Fisher 等,1995）。人们总是倾向于将疼痛解释为特定病变的结果，但这并不总是正确的，并且可能会导致不适当和无益的治疗。

尽管我们尽了最大的努力，疼痛仍然持续超过自然愈合时间，那疼痛就成为身体的不可靠指标。身体不再履行其保护功能，因此可以称为适应不良。其原因可以从神经生理学、心理学、行为学和社会环境的变化中找到。在生理上，患者的感觉神经系统可能变得反应过度，并产生不准确和夸大的身体感觉。持续的疼痛可能会影响患者的情绪、行为、思想和信念，尤其是当疼痛不可预测时。在社交方面，持续的疼痛可能会影响人际关系、工作和休闲活动。反之，心理和社会因素也会影响疼痛。

3.2　背角的感觉传递

图 9-1 显示了 C 型和 Aδ 型初级伤害性感觉神经元如何终止于脊髓背角，并与次级神经元形成突触（Galea，出版中）。携带机械感受器信号的 Aβ 神经元继续沿着脊髓背角上行，其间无突触结构，但有影响背角伤害性感觉加工的侧支纤维。背角只接受来自伤害性纤维输入的次级神经元被称为伤害特异性神经元，但宽动态范围（wide dynamic range，WDR）神经元同时接受来自伤害性纤维和 Aβ 纤维的刺激（Gard-

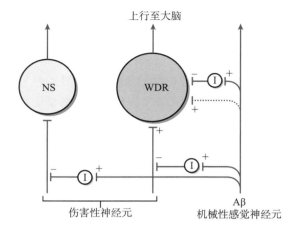

图 9-1　背角感觉传递的简化图

注：伤害性神经元终止于背角，与伤害特异性神经元 NS 或宽动态范围神经元 WDR 发生突触。Aβ 神经元不终止于背角水平，而是刺激局部抑制性中间神经元 I，它们对 WDR 也有低水平的兴奋性影响（虚线）。中间神经元在突触前或突触后控制伤害性传递中起作用。神经元可以发挥兴奋性（＋）或抑制性（－）作用

NS：nociceptive specific neurones，伤害特异性神经元
WDR：wide dynamic range neurones，宽动态范围神经元

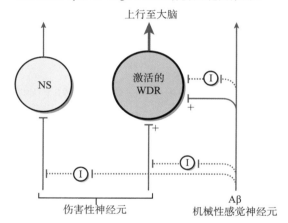

图 9-2　背角中枢敏化的简化图

注：当宽动态范围神经元 WDR 变得敏感时，来自伤害性神经元和 Aβ 神经元的输入被放大。这分别导致痛觉过敏和触觉痛觉超敏。中枢敏化过程的一部分是抑制的减少（虚线）。因此，对伤害性输入的控制减少，WDR 更容易兴奋。神经元可以发挥兴奋性（＋）或抑制性（－）作用

ner,2021；图 9-2）。在正常情况下，局部抑制性中间神经元复合体会控制伤害性信息的传递（Sandkühler，2013；Todd 和 Koerber，2013）。

3.3　可塑性变化

中枢感觉神经系统在过滤和修改包括疼痛

在内的感觉信息方面发挥着积极的作用。尽管缺乏伤害源性或神经源性的证据，持续性疼痛的患者可能有中枢处理过程的改变，导致对感觉输入的反应性增强，这被称为可塑性疼痛（www. iasp-pain. org）。可塑性疼痛可能表现为痛觉过敏（对正常疼痛刺激的反应增强）、痛觉超敏（对通常不引起疼痛的信号产生疼痛反应，如轻触）以及疼痛扩散和敏感性（Woolf，2011）。因此，与单纯的肌肉骨骼诊断不一致的症状和体征可能提示中枢感觉处理过程发生改变，但也必须考虑其他原因（表 9-1）。

表 9-1　提示存在可塑性疼痛的表现
• 正常的、无害的刺激可引起或造成疼痛 • 疼痛刺激可能比以前更强烈（痛觉超敏、痛觉过敏） • 疼痛一旦被诱发，可能需要很长时间才能消退 • 疼痛可能是广泛的和不符合解剖学原理的 • 对检查的反应不一致 • 镇痛药物反应差 • 被动治疗反应差或不可预测 必须调查和处理造成这些表现的其他原因

　　可塑性变化可能发生在整个中枢感觉神经系统。可能导致可塑性疼痛的神经生理学机制之一是背角的中枢敏化，即次级伤害性神经元的反应性增加。这些神经元可能会产生较低的刺激阈值，对通常低于其刺激阈值的输入做出反应，并可能产生自发活动（Woolf，2011）。中枢敏化只能通过体外测量神经元的输入和输出来证实，因此在临床中使用"可塑性疼痛"一词更为恰当（van Griensven 等，2020）。

3.4　下行抑制和促进

　　感觉加工由来自大脑的神经元控制，这些神经元通过激活抑制性中间神经元来抑制背角的伤害性感觉（图 9-3）。抑制性中间神经元起源于导水管周围灰质（periaqueductal grey，PAG）、延髓头端腹内侧区（rostro-ventromedial medulla，RVM）和蓝斑核（Basbaum，2021；Heinricher 和 Fields，2013）。这些神经元终止于脊髓

背角，释放去甲肾上腺素或 5-羟色胺（5-HT），刺激局部抑制系统。这一系统被称为下行抑制、弥漫性伤害抑制控制系统（diffuse noxious inhibitory control system，DNIC）或内源性镇痛，为大脑提供了一种控制伤害性疼痛的方法（Ramaswamy 和 Wodehouse，2021）。

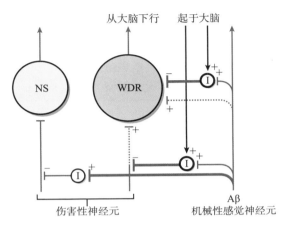

图 9-3　下行抑制的简化图

注：来自大脑下行的抑制性神经元（宽箭头）在脊髓背角水平刺激抑制性中间神经元 I。这增强了初级伤害性神经元输入的突触前抑制和 WDR 的突触后抑制，从而控制了痛觉信号的输入和传递。神经元可以发挥兴奋性（+）或抑制性（-）作用

　　在正常情况下，中枢神经系统通过激活DNIC 对疼痛刺激做出反应（Villanueva 和 Fields，2004）。这可以通过条件性疼痛调节来证实：可以通过施加另一个疼痛刺激来降低对疼痛刺激的反应，DNIC 可以从身体的任何地方被激活，并可能支持反向刺激法治疗（即通过在其他地方施加强烈刺激来抑制疼痛）。临床应用包括经皮神经电刺激（transcutaneous electrical nerve stimulation，TENS）、针灸或按压等强刺激。值得注意的是，还有类似的下行促进通路，使大脑能够增强伤害性感觉。

　　在危及生命的情况下，疼痛抑制系统被激活，疼痛可能会降低逃生能力，这就是所谓的应激介导的镇痛（Butler 和 Finn，2009）。当有缓解疼痛的期望时，疼痛抑制系统也会被激活（Benedetti 等，1999）。这构成了安慰剂效应（Benedetti，2009）和注意力不集中于疼痛的镇

痛效果（Bushnell 等，2004；Price 和 Bushnell，2004）的基础。相反，对疼痛加重的预期会导致下行促进系统的激活（诺切波效应）（同上）。患者对疼痛的来源和性质的担忧和不确定可能会减少下行抑制作用，并增强下行促进作用，因此切实的保证、对患者的激励和良好的沟通很重要。

> **知识校验**
>
> 1. 伤害性感觉和疼痛有什么区别？
> 2. 什么时候疼痛可以被称为适应不良？
> 3. 心理过程是如何影响痛觉的？

3.4.1　持续性疼痛的行为因素

在急性和亚急性疼痛中，回避行为是一种适应性反应，可减少进一步损伤的风险并促进康复。在受伤的早期阶段，患者可能会避免与伤害相关的活动，降低个人自主性活动，同时采取可能促进愈合的行动（表9-2）。这些行为可能会暂时减轻疼痛，但可能会对个体产生不利影响，如果持续下去，就会导致适应不良。因此，必须根据个人整体功能和健康的状况来解释个人的应对策略，且要与患者充分沟通后确定什么行为是适应性的、什么是不适应的。

表9-2　急性和亚急性疼痛的行为表现	
适应性回避行为	**适应性行为**
可能包括 • 减少或避免导致疼痛的活动 • 避免受累肢体负荷 • 减少工作和运动的时间	可能包括 • 向他人寻求帮助 • 服药 • 寻求相关信息和建议 • 使用辅助工具，如助行器或支持性绷带 • 冰敷、按压或按摩 • 寻求治疗

以表9-2中的情况为例，长期疼痛行为的潜在负面影响包括回避性行为和采取的行为两个方面。

1. 回避性行为

• 随着时间的推移，减少或避免疼痛的活动会降低一个人的体能、灵活性和力量。这不仅会增加持续性疼痛和进一步受伤的风险，还会影响工作能力、社会活动和人际关系。

• 患腿不承重可能会给另一条腿和脊柱带来问题。

• 不工作虽然可以减少疼痛的干扰，但也会降低克服疼痛和伤害的动力。缺乏经济独立、社会交往不足也会对个人产生负面影响。

• 暂停活动可能导致社会性隔离。

2. 采取的行为

• 长期服用镇痛药物会导致嗜睡、注意力不集中和胃肠功能紊乱（Waller 和 Sampson，2015）。如果镇痛药的不良反应影响了整体功能，则可能被认为是适应不良。

• 如果疼痛持续，患者可能会向多个医生寻求建议，而他们得到的信息可能相互矛盾。因为不同的从业者对于类似的问题可能会使用不同的术语（如关节突关节功能障碍、关节突关节炎或脊柱炎）。

• 坚持不懈地寻找答案可能是一种回避当前情况、控制疼痛的方法。

• 依赖辅助工具可能是必要的，但可能导致残疾持续存在。

• 针对性治疗适用于特定的损伤或功能障碍。从长期来看，疼痛治疗可能会被疼痛管理来补充或取代。

回避和行动的无益结合的一个例子是活动过多-活动不足（繁荣和萧条）周期：长时间的休息让疼痛消退，然后又用一连串的活动来弥补（Harding 和 Watson，2000）。休息时间过长可能会导致身体状态下降，从而增加进一步疼痛和受伤的风险。随着时间的推移，功能和疼痛可能会恶化。

> **知识校验**
>
> 1. 解释什么时候回避性行为是有帮助的，什么时候可能没有。
> 2. 解释为什么活动过多-活动不足周期可能会带来问题。

3.4.2　持续性疼痛的社会因素

社会环境对持续性疼痛的各个方面都有影响(Craig 和 Fashler,出版中)。例如,患者对疼痛的体验和反应受到家属、照护者、朋友和同事的意见和行为的影响。相反,社会因素会影响患者向周围人表达疼痛的方式。社会环境和患者之间存在复杂的相互作用,影响着与疼痛相关的行为。因此,让照护者和家属参与进来对康复进程很重要。例如,如果患者被要求忍受疼痛以改善功能,家属必须予以理解,他们不应该在患者表示疼痛时进行干预。在教育患者了解疼痛相关概念时,例如在解释疼痛不等同于伤害时,他们可能也需要在场。

临床医生自身的行为也会影响患者疼痛的相关行为。当临床医生倾向于生物医学原理,认为疼痛是有害的,那么他们更有可能因为害怕负面后果而避免疼痛活动(Darlow 等,2013)。这些患者也更有可能获得疾病证明,增加长期残疾的风险(同上)。建议临床医生通过填写相关调查问卷来评估自己对疼痛的理解(Bishop 等,2007),该调查结果可作为实践和培训的反思。

患者和医生之间的互动是复杂的。患者可能会根据他们对临床医生的印象而改变他们表达疼痛的方式(Froud 等,2014;Toye 等,2013;van Griensven,2016)。例如,如果他们感觉到自己不被相信,他们可能会更强烈地表达自己的症状(van Griensven,2016)。持续性疼痛的患者重视临床医生开放和合作的态度,愿意倾听对测试和结果的详细说明,清晰、确切的保证和明确的行动计划(Cooper 等,2008;Slade 等,2009;Kidd 等,2011;Holopainen 等,2018)。他们喜欢自主权得到支持(Holopainen 等,2018)。

知识校验

1. 为什么让患者家属参与其中很重要?
2. 患者对治疗师的期望是什么?

3.4.3　持续性疼痛的心理因素

疼痛的心理因素可以分为认知和情感两部分,二者是相互关联的。认知或评价方面包括想法、解释、信念、态度和期望。情感或情绪方面可能包括喜悦、焦虑或愤怒。患者的心理是他们疼痛体验的一部分,会影响疼痛的伤害程度以及患者对疼痛的反应或处理方式(Linton 和 Shaw,2011)。对这些问题敏感的物理治疗师更有可能帮助患者康复并减少残疾。这被称为心理学知情实践(Main 和 George,2011)。

许多疼痛的心理因素已经或将陆续被确定(表 9-3)。灾难化和恐惧回避是与持续性疼痛的发展和维持相关的两个经充分研究的因素。灾难化是与当前或预期疼痛相关的一系列夸大认知(Sullivan 等,2001)。其中包括沉浸(注意力无法从疼痛上转移开)、放大(持续关注疼痛及其潜在影响)、无助和对最坏情况的信念(Amtmann 等,2018)。在持续性疼痛患者中,灾难化和功能不良之间存在密切联系(同上)。可以使用疼痛灾难化量表(Sullivan 等,1995)或最新免费使用的疼痛关注量表(Amtmann 等,2020)进行评估。

表 9-3　预测可能发展为持续性肌肉骨骼疼痛的心理因素

- 焦虑和/或抑郁
- 更高的躯体感知
- 更严重的心理困扰
- 应对策略不良
- 躯体化,或将心理焦虑无意识地表现为躯体症状
- 疼痛认知,比如灾难化
- 恐惧回避心理

恐惧回避是因为疼痛具有威胁性而不愿进行疼痛相关活动的倾向(Vlaeyen 和 Linton,2000)。疼痛的高威胁值与灾难化有关,会导致疼痛相关的恐惧(Haythornthwaite,2013)。恐惧回避模型表明,愿意并能够面对和/或接受疼痛的患者更有可能积极参与康复,并且减少疼痛

致残的机会（Vlaeyen 和 Linton，2000）。简化的恐动症 Tampa 评分表是较为简单的评估工具（Woby 等，2005）。而恐惧回避成分量表更能反映疼痛活动和残疾的复杂性（Neblett 等，2015，2017）。

物理治疗师可以通过向患者解释疼痛的真实原因，从而消除他们的担忧并提供结构化的自我管理策略来应对患者无益的认知和行为。他们还可以帮助患者制定康复计划，按患者自己的节奏设定个性化的目标。物理治疗师应该进行适当的培训，并获得更有经验同事的帮助（Holopainen 等，2020）。

物理治疗师在处理持续性疼痛的心理因素时，要意识到自己专业的界限。根据经验，他们可以处理患者因疼痛和身体问题引起的心理问题，例如担心失去收入或恐惧疼痛。他们也可以提供解决问题的实际方法。另一方面，极度痛苦和潜在的心理状况可能超出了物理治疗的处理范畴。物理治疗师不应对患者的心理或精神状态进行诊断或处理，而应该在适当的情况下向心理科和精神科寻求专业帮助。同样的，建议在记录文书中使用通俗易懂的术语，例如"情绪低落"或"感到焦虑"，而不是心理学诊断术语"抑郁"或"焦虑症"。

> 知识校验
> 1. 灾难化与疼痛的关联是什么？
> 2. 你如何评估恐惧回避？
> 3. 什么样的心理问题属于物理治疗师的职权范围？

4. 评估持续性疼痛的一般方法

Ryder 和 Barnard（2024）在其书中对肌肉骨骼评估进行了详细说明，因此本节提供了对持续性疼痛患者评估的简要概述。从前面的章节中我们可以清楚地看到，持续性疼痛给临床医生的诊断带来了挑战，那是因为如下原因：

- 持续性疼痛与病变或损伤没有很好的相关性。
- 可能涉及身体多个区域。
- 持续性疼痛对检查的反应可能不符合预期。
- 持续性疼痛可能与全身功能障碍以及心理和社交障碍有关。

这些问题可能对评估结果产生以下影响：
- 肌肉骨骼检查结果可能具有误导性。
- 与整体功能、工作状态和社交生活相比，肌肉骨骼问题与患者总体病情进展的相关性可能较低。
- 临床医生需要决定在评估中优先考虑什么。

检查结束时，物理治疗师应考虑目前患者的病史、症状表现和其他因素是否指向特定的肌肉骨骼问题。需要注意的一个问题是一致性：肌肉骨骼问题可能是多因素的，但病史和表现往往提示特定的机制和组织。

以下例子可能不适用于肌肉骨骼模型：
- 患者认为使用拐杖可以减轻疼痛，但使用的方向不对，即拐杖不能减轻患处的压力，甚至可能加重患处的负担。
- 被诊断为纤维肌痛综合征的患者在不同的时间会在身体的不同部位出现疼痛。
- 患者多年前背部受伤，发展至整个右腿出现疼痛和感觉过敏。
- 患者放弃了工作，发现越来越难以出门，变得僵硬、虚弱、不健康。由于疼痛，患者与社会隔绝，很难出门。

对于持续性疼痛表现的患者，评估必须进行调整，需要考虑到严格意义的肌肉骨骼评估以外的方面。传统的物理治疗检查包括判定可能涉及的状况。例如，如果患者的背痛辐射至臀部区域，临床医生将测试腰椎、骨盆和臀部的各种结构。所有产生阳性结果的组织都被纳入考虑范围内，医生将临床推理如何结合这些检查结果形成一致的诊断假设。

当症状广泛、无特异性或很大程度上是非肌肉骨骼性质时，这种检查方法是不合适的。在这种情况下，只专注于局部结构可能导致误诊,从而达不到患者的治疗目标,影响恢复。因此,建议临床医生将注意力集中在更普遍的问题上,如整体姿势和运动,对疼痛的行为反应以及对温和刺激的普遍敏感性。当检查特定的肌肉骨骼状况时,临床医生采用排除法:通过检查来判断是否存在特定条件下的一致证据。这类似于对中风患者的检查:主要检查的是整体的身体和精神功能,但应用此种方法时,临床医生可能会排除是否因冻结肩对患者整体表现产生影响。

建议使用客观的检查指标来评估患者的进展,而不是疼痛(Ryder 和 van Griensven,出版中)。可以采取功能结果测量、疼痛评分和问卷调查的形式。

检查结束时,应向患者解释检查结果。且应该包括已确定的和已排除的内容,并解答患者表达的所有担忧。如果患者从其他人那里得到了相互矛盾的信息,临床医生必须根据检查结果解释这些信息的可能含义。而且应该解释他们能为患者做什么和不能做什么,并就如何继续治疗与患者达成一致(Main 等,2010)。

> 知识校验
> 1. 什么结果可以提示常规的肌肉骨骼评估是不合适的?
> 2. 什么情况下需要排除疼痛患者的特定肌肉骨骼问题,而不是将其纳入在内?
> 3. 说出在评估结束时必须与患者讨论的三件事。

4.1　管理持续性疼痛

4.1.1　概述

物理治疗师需要了解处理持续性疼痛的更广泛的策略。出于学科要求,物理治疗培训往往以生物医学为重点,但沟通技巧、对心理和社会方面的理解对于管理持续性疼痛很重要(Synnott 等,2015)。治疗持续性疼痛的物理疗法要点如表9-4。

表9-4　治疗持续性疼痛的物理疗法要点

根据患者所表现的问题,治疗持续性疼痛的物理疗法可能包括以下内容
- 帮助患者了解他们的疼痛。这也有助于减少疼痛相关恐惧
- 最大化增强患者的疼痛下行抑制系统,可能因素有:
  - ✓ 关于疼痛的教育
  - ✓ 增强患者自主权
  - ✓ 建议患者在可控范围内进行锻炼和改变
  - ✓ 给予积极和真实的反馈
- 帮助患者确定重点,设定相应的目标,并制定朝着目标努力的康复方法
- 采用积极的康复方法,向患者证明活动可以改善而不是加重疼痛。这也有助于减少恐惧
- 放松技巧和睡眠管理
- 基于正念的疗法

4.1.2　疼痛教育

疼痛教育很重要,因为了解自己病情的患者更有可能适当地管理疼痛并适应变化。它还可能减少患者的不确定性和警惕性,并可能增强下行抑制(Moseley 和 Butler,2015)。为了使教育和对患者的保证有效,必须解决其所有问题;笼统的解释不太可能让人安心,而且可能适得其反(Dowrick 等,2004)。因此,治疗师应该诱发患者的关注和洞察力。你可以问他们这样的问题:"你认为是什么导致(或维持)了你的疼痛?"或者"你对自己的疼痛有什么最好的解释?"最好是敞开心扉,倾听患者自己的答案,减少引导性用语(Laerum 等,2006)。Ryder 和 Barnard(2024)在其书的第二章中提供了更多信息。

如果患者对疼痛的解释是不适应的和/或有可塑性的变化,建议对患者进行疼痛生理学的教育。患者能够比临床医生更好地理解疼痛生理学(Moseley,2003b)。患者对疼痛和中枢敏化的新认识可用于制定自我管理策略,增强下行抑制作用。

4.1.3　主动疼痛康复

持续性疼痛的患者可能会丧失功能,影响

他们的工作、休闲活动和生活的其他方面。如果患者看到康复对他们的全面恢复有帮助，他们就更有可能积极参与。因此，建议帮助患者设定有意义的个人目标，依据目标来制定康复策略，其中可能包括拉伸、加强锻炼、增加体能和一般活动（Harding 和 Williams，1995）。一个具有明确结果的结构化方案可以提示患者如何以及何时可能实现其目标，这有助于激励他们，也有助于将他们的注意力从疼痛（和减轻疼痛）转移到活动和人生目标上。

节奏活动是提高活动水平的同时避免疼痛持续加重的策略之一（Gil 等，1988；Harding 和 Williams，1995）。患者首先在感觉安全的范围内进行锻炼和功能性活动，这样不太可能加剧疼痛。随着时间的推移，小幅度增加活动水平。要求患者在日常生活中进行这些活动。例如，如果患者已经增加其步行时长至 5 分钟，但希望能够步行 15 分钟去见朋友，他们可以将步行分为三个部分，并在组间进行短暂休息。

通常要求患者对其节奏活动的客观指标进行记录，如站立、坐下或行走的时间、行走距离或上下楼梯时的步数。或者，可以教会患者辨别何时会接近他们的安全活动极限。对于患者来说，这可能是学习更为合适的长期管理他们的活动的方法，但至关重要的是应该在疼痛出现之前，能够意识到自己的极限。

在开始疼痛康复计划之前，患者需要明确的重点是他们的功能和有价值的目标。疼痛可能减轻，也可能不减轻。最初的目标一定是克服障碍，恢复功能，帮助患者恢复（或维持）对他们重要的活动。

一些患者变得非常害怕进行疼痛相关的活动，以至于他们最终都很少做（Vlaeyen 和 Linton，2000）。对于这些患者，分级暴露方案可能更为合适（Meeus 等，2016）。通过将动作分解成更小、威胁性更低的成分，或者让患者想象以无痛的方式进行活动，可以进一步减少对活动的恐惧（Moseley，2003a）。

除了疼痛管理方法外，还可以通过健康的姿势和运动建议、人体工程学（如工作站或其他设备的设置）以及手法操作等来帮助患者。如果有必要，分级方法可以帮助患者增强对工作所需姿势和活动的耐受性（Main 等，2008）。如上所述，成功离不开家庭成员的参与以及与雇主和医生的联系。

4.1.4　放松和正念

到目前为止，我们的讨论主要集中在疼痛康复的积极方法上，但对患者来说，能够放松也同样重要。放松技巧不仅可以帮助患者学会放松他们的身心，还可以帮助治疗与疼痛相关的负面情绪，如恐惧、痛苦或情绪低落（Linton 和 Shaw，2011）。市场上有很多关于放松技巧的书籍和CD。由疼痛心理学家 Neil Berry（www.paincd.org.uk）制作的 CD/mp4 有放松的音频，也有关于疼痛、疼痛的影响和管理方法的音频。另一个资源是自助书籍《疼痛管理计划》（www.pain-management-plan.co.uk）中的放松CD（Lewin 和 Bryson，2010）。注意：虽然许多患者受益于放松技巧，但有些患者会发现没有活动的安静环境非常令人不舒服。

最后，基于正念的疼痛管理方法近年来崭露头角。在这里不可能提供对该领域的全面介绍，因此建议临床医生访问以下或其他资源。正念疗法的核心是训练患者关注当下可以感知的事物，不带评判和好奇。承认与过去和未来有关的想法和感觉，包括遗憾、希望和恐惧，但不继续沉溺或采取行动。通过练习，消极的想法、情绪、责备和逃避痛苦的企图都会减少。正念疗法的一个重要方面是接受，这不是被动的"放弃"，而是不加评判地承认自己现在所处的状态。

关于正念疗法在治疗持续性疼痛中的功效的文献越来越多（Theadom 等，2015；Hilton 等，2017）。John Kabat-Zinn 是将正念疗法应用于压力和疼痛治疗的先驱，他的《全灾难人生》（*Full Catastrophe Living*）一直是对这种方法最彻底、最通俗易懂的介绍之一（Kabat-

Zinn，1990）。患者也可以从 *Burch and Penman* (2013)，*with CD* 等自助书籍中受益。在英国，呼吸工坊（www. breathworks-mindfulness. org. uk)开发了一种最先进但又植根于传统的方法，该方法为患者和专业人士提供培训和资源。然而，必须强调的是，充分理解正念疗法并学习如何用它帮助他人的唯一方法是练习这一疗法。

> 知识校验
> 1. 什么是节奏活动？
> 2. 列出疼痛康复计划的 5 个客观结果测量指标。
> 3. 正念疗法的目的是什么？

5. 总结

本章描述了在神经生理学、心理学、行为和社会环境方面，持续性疼痛如何与急性和亚急性疼痛不同。提供了评估持续性疼痛患者的一般策略，并讨论了可用于管理或治疗疼痛的心理知情物理治疗技术。如果应用得当，物理治疗可以在管理和治疗持续性疼痛中发挥重要作用。

复习问题

1. 什么是原发性慢性疼痛？
2. 痛觉感受器通常不活跃，请讨论何时可以激活这种感受器。
3. 说出三种激活身体疼痛下行抑制系统的方法。
4. 行为如何影响疼痛？
5. 灾难化(或关注疼痛)的三个方面被称为什么？ 每一种对患者意味着什么？
6. 持续性广泛疼痛的评估与特定肌肉骨骼问题的评估有何不同？
7. 请列举三种治疗或管理持续性疼痛患者的方法。

（瞿子琳　译，郑泽、鲁俊　校）

6. 参考文献

［1］Amtmann, D., Bamer, A., Liljenquist, K., et al., 2020. The concerns about pain（CAP）scale：a patient-reported outcome measure of pain catastrophizing. J. Pain. 21,1198－1211.

［2］Amtmann, D., Liljenquist, K., Bamer, A., et al., 2018. Measuring pain catastrophizing and pain-related self-efficacy：expert panels, focus groups, and cognitive interviews. Patient 11, 107－117.

［3］Artus, M., Campbell, P., Mallen, C., et al., 2017. Generic prognostic factors for musculo-skeletal pain in primary care：a systematic review. BMJ Open 7(1), e012901.

［4］Basbaum, A., 2021. Pain. In：Kandel, E., Koester, J., Mack, S., Siegelbaum, S.（Eds.）, Principles of Neural Science, sixth ed. McGraw Hill, New York.

［5］Benedetti, F., 2009. Placebo Effects. Understanding the Mechanisms in Health and Disease. Oxford University Press, Oxford.

［6］Benedetti, F., Arduino, C., Amanzio, M., 1999. Somatotopic activation of opioid systems by target-directed expectations of analgesia. J. Neurosci. 19, 3639－3648.

［7］Bishop, A., Thomas, E., Foster, N., 2007. Health care practitioners' attitudes and beliefs about low back pain：a systematic search and critical review of available measurement tools. Pain 132, 91-101.

[8] Burch, V., Penman, D., 2013. Mindfulness for health. A practical guide to relieving pain, reducing stress and restoring wellbeing. Piatkus, London.

[9] Bushnell, M., Villemure, C., Duncan, G., 2004. Psychophysical and neurophysiological studies of pain modulation by attention. In: Price, D., Bushnell, M. (Eds.), Psychological Methods of Pain Control: Basic Science and Clinical Perspectives. IASP Press, Seattle.

[10] Butler, R., Finn, D., 2009. Stress-induced analgesia. Prog. Neurobiol. 88, 184-202.

[11] Cooper, K., Smith, B., Hancock, E., 2008. Patient-centredness in physiotherapy from the perspective of the chronic low back pain patient. Physiotherapy 94, 244-252.

[12] Craig, K., Fashler, S., (in press). Social determinants of pain. In: van Griensven, H., Strong, J., (Eds.), Pain. A Textbook for Health Professionals, third ed. Churchill Livingstone, Edinburgh.

[13] Darlow, B., Dowell, A., Baxter, G., et al., 2013. The enduring impact of what clinicians say to people with low back pain. Ann. Fam. Med. 11, 527-534.

[14] Dowrick, C., Ring, A., Humphris, G., et al., 2004. Normalisation of unexplained symptoms by general practitioners: a functional typology. Br. J. Gen. Prac. 54, 165-170.

[15] Fisher, J., Hassan, D., O'Connor, N., 1995. Minerva. Br. Med. J. 310, 70.

[16] Froud, R., Patterson, S., Eldridge, S., et al., 2014. A systematic review and meta-synthesis of the impact of low back pain on people's lives. BMC Musculoskeletal Dis 15.

[17] Galea, M (in press). Neuroanatomy of the nociceptive system. In: van Griensven, H, Strong, J (Eds). Pain - a Textbook for Health Professionals, third ed. Churchill Livingstone, Edinburgh.

[18] Gardner, E., 2021. Receptors of the somatosensory system. In: Kandel, E., Koester, J., Mack, S., Siegelbaum, S. (Eds.), Principles of Neural Science. Mc Graw Hill, New York.

[19] Gil, K., Ross, S., Keefe, F., 1988. Behavioural treatment of chronic pain: four pain management protocols. Chronic Pain. American Psychiatric Press, Washington.

[20] Harding, V., Watson, P., 2000. Increasing acitivity and improving function in chronic pain management. Physiotherapy 86, 619-630.

[21] Harding, V., Williams, A.C.D.C., 1995. Extending physiotherapy skills using a psychological approach: cognitive-behavioural management of chronic pain. Physiotherapy 81, 681-688.

[22] Haythornthwaite, J., 2013. Assessment of pain beliefs, coping, and function. In: McMahon, S., Koltzenburg, M., Tracey, I., Turk, D. (Eds.), Wall & Melzack's Textbook of Pain, sixth ed. Saunders, Philadelphia.

[23] Heinricher, M., Fields, H., 2013. Central nervous system mechanisms of pain modulation. In: McMahon, S., Koltzenburg, M., Tracey, I., Turk, D. (Eds.), Wall & Melzack's Textbook of Pain, sixth ed. Saunders, Philadelphia.

[24] Hilton, L., Hempel, S., Ewing, B., et al., 2017. Mindfulness meditation for chronic pain: systematic review and meta-analysis. Ann Behav. Med. 51, 199-213.

[25] Holopainen, R., Piirainen, A., Heinonen, A., et al., 2018. From "non-encounters" to autonomic agency. Conceptions of patients with low back pain about their encounters in the health care system. Musculoskeletal Care 16, 269-277.

[26] Holopainen, R., Simpson, P., Piirainen, A., et al., 2020. Physiotherapists' perceptions of learning and implementing a biopsychosocial intervention to treat musculoskeletal pain conditions: a systematic review and metasynthesis of qualita-

tive studies. Pain 161, 1150-1168.

[27] Kabat-Zinn, J., 1990. Full catastrophe living. How to cope with stress, pain and illness using mindfulness meditation. Piatkus, London.

[28] Kidd, M., Bond, C., Bell, M., 2011. Patients' perspectives of patient-centredness as important musculoskeletal physiotherapy interactions: a qualitative study. Physiotherapy 97, 154-162.

[29] Laerum, E., Indahl, A., Skouen, J., 2006. What is 'the good back-consultation'? A combined qualitative and quantitative study of chronic low back pain patients' interaction with and perceptions of consultations with specialists. J. Rehabil. Med. 38, 255-262.

[30] Lewin, R., Bryson, M., 2010. The Pain Management Plan: How People Living With Pain Found a Better Life. Npowered, New York.

[31] Linton, S., 2000. A review of psychological risk factors in back and neck pain. Spine 25, 1148-1156.

[32] Linton, S., Shaw, W., 2011. Impact of psychological factors in the experience of pain. Phy. Ther. 91, 700-711.

[33] Loeser, J., Melzack, R., 1999. Pain: an overview. Lancet 353, 1607-1609.

[34] Main, C., Buchbinder, R., Porcheret, M., et al., 2010. Addressing patient beliefs and expectation in the consultation. Best Pract. Res.: Clin. Rheumatol. 24, 219-225.

[35] Main, C., George, S., 2011. Psychologically informed practice for management of low back pain: future directions in practice and research. Phy. Ther. 91, 820-824.

[36] Main, C., Sullivan, M., Watson, P., 2008. Pain Management. Practical applications of the biopsychosocial perspective in clinical and occupational settings. Churchill Livingstone, Edinburgh.

[37] Meeus, M., Nijs, J., Van Wilgen, C., et al., 2016. Moving on to movement in patients with chronic joint pain. Pain XXIV, 1-8.

[38] Merskey, H., Lindblom, U., Mumford, J., et al., 1994. Pain terms, a current list with definitions and notes on usage. In: Merskey, H., Bogduk, N. (Eds.), Classification of Chronic Pain. IASP Press, Seattle.

[39] Moseley, G., 2003a. A pain neuromatrix approach to patients with chronic pain. Man. Ther. 8, 130-140.

[40] Moseley, G., 2003b. Unraveling the barriers to reconceptualization of the problem in chronic pain: the actual and perceived ability of patients and health professionals to understand the neurophysiology. J. Pain. 4, 184-189.

[41] Moseley, G., Butler, D., 2015. Fifteen years of explaining pain: the past, present, and future. J. Pain 16, 807-813.

[42] Neblett, R., Mayer, T., Hartzell, M., et al., 2015. The Fear-avoidance Components Scale (FACS): development and psychometric evaluation of a new measure of pain-related fear avoidance. Pain Pract 16, 435-450.

[43] Neblett, R., Mayer, T., Williams, M., et al., 2017. The Fear-Avoidance Components Scale (FACS). Responsiveness to functional restoration treatment in a chronic musculoskeletal pain disorder (CMPD) population. Clin. J. Pain. 33, 1088-1099.

[44] Pincus, T., Burton, A., Vogel, S., et al., 2002. A systematic review of psychological factors as predictors of chronicity/disability in prospective cohorts of low back pain. Spine 27, E109-E120.

[45] Price, D., Bushnell, M., 2004. Psychological Methods of Pain Control: Basic Science and Clinical Perspectives. IASP Press, Seattle.

[46] Ramaswamy, S., Wodehouse, T., 2021. Conditioned pain modulation - a comprehensive review. Clin. Neurophysiol. 51, 197-208.

[47] Ryder, D., Barnard, K., 2024. Musculoskeletal Examination and Assessment: A Handbook for Therapists, sixth ed. Elsevier, Oxford.

[48] Sandkühler, J., 2013. Spinal cord plasticity and pain. In：McMahon, S., Koltzenburg, M., Tracey, I., Turk, D. (Eds.), Wall & Melzack's Textbook of Pain, sixth ed. Saunders, Philadelphia.

[49] Slade, S., Molloy, E., Keating, J., 2009. 'Listen to me, tell me'：a qualitative study of partnership in care for people with non-specific chronic low back pain. Clin. Rehabil. 23, 270-280.

[50] Sullivan, M., Bishop, S., Pivik, J., 1995. The pain catastrophizing scale：development and validation. Psychol. Assess. 7, 524-532.

[51] Sullivan, M., Thorn, B., Haythornthwaite, J., et al., 2001. Theoretical perspectives on the relation between catastrophizing and pain. Clin. J. Pain 17, 52-64.

[52] Synnott, A., O'keeffe, M., Bunzli, S., et al., 2015. Physiotherapists may stigmatise or feel unprepared to treat people with low back pain and psychosocial factors that influence recovery：a systematic review. J. Physiother. 61, 68-76.

[53] Theadom, A., Cropley, M., Smith, H., et al., 2015. Mind and body therapy for fibromyalgia. Cochrane Database of Syst. Rev. 2015 (4), CD001980.

[54] Todd, A., Koerber, H., 2013. Neuroanatomical substrates of spinal nociception. In：McMahon, S., Koltzenburg, M., Tracey, I., Turk, D. (Eds.), Wall & Melzack's Textbook of Pain, sixth ed. Saunders, Philadelphia.

[55] Toye, F., Seers, K., Allcock, N., et al., 2013. Patients experiences of chronic non-malignant musculoskeletal pain：a qualitative systematic review. Br. J. Gen. Pract. e829-e841.

[56] Treede, R., Rief, W., Barke, A., et al., 2019. Chronic pain as a symptom or a disease：the IASP Classification of Chronic Pain for the International Classification of Diseases (ICD-11). Pain 160, 19-27.

[57] van Griensven, H., 2016. Patients' experiences of living with persistent back pain. Int. J. Osteopath. Med. 19, 44-49.

[58] van Griensven, H., Schmid, A., Trendafilova, T., et al., 2020. Central sensitization in musculoskeletal pain：lost in translation? J. Orthop. Sports Phys. Ther. 50, 592-596.

[59] Villanueva, L., Fields, H., 2004. Endogenous central mechanisms of pain modulation. In：Villanueva, L., Dickenson, A., Ollat, H. (Eds.), The Pain System in Normal and Pathological States：A Primer for Clinicians. IASP Press, Seattle.

[60] Vlaeyen, J., Linton, S., 2000. Fear-avoidance and its consequences in chronic musculoskeletal pain：a state of the art. Pain 85, 317-332.

[61] Waller, D., Sampson, A., 2015. Medical Pharmacology & Therapeutics. Saunders, Edinburgh.

[62] Woby, S., Roach, N., Urmston, M., et al., 2005. Psychometric properties of the TSK-11：a shortened version of the Tampa Scale for Kinesiophobia. Pain 117, 137-144.

[63] Woolf, C., 2011. Central sensitisation：implications for the diagnosis and treatment of pain. Pain 152, S2-S15.

运动康复的原则

Lee Herrington 和 Simon Spencer

学习目标

章节目录

治疗肌肉骨骼损伤的目标是在尽可能短的时间内,最大程度地恢复功能。对于所有临床医生来说,患者康复的首要目标是使患者安全地恢复到或尽可能接近于损伤前的功能水平。很明显,如果把这作为治疗干预的首要目标,那么仅仅缓解患者的症状,虽然重要,但是并不一定意味着已经实现了这一首要目标。人体组织的设计理念是为了在承受和适应施加在其上的负荷的同时发挥其功能,因此缺乏负荷对这些组织的功能有负面影响。缓解患者主要症状

（即疼痛）的最简单方法就是减轻受刺激组织的压力。这就消除了引起疼痛的原因，症状也可以得到解决。这种情况给临床医生带来了一个困境：休息／减轻组织压力可以减轻疼痛和刺激，但它也会削弱组织，使其更有可能再受伤，并使患者远离恢复完全功能的目标。本章节的主要目的是介绍一些概念，帮助临床医生在决策过程中了解何时、如何以及以何种程度对组织进行再负荷，以便通过有针对性的运动干预重建患者的功能水平。

1. 康复过程中的重载：一种生理结构

本节将介绍组织稳态的概念，以及这一概念与急性和过度运动损伤的发展及其康复的关系。本节还将探讨组织负荷如何通过机械疗法对组织平衡产生影响。

1.1　力学疗法和组织稳态

当组织受到的压力超出其承受负荷的能力时，就会发生损伤。在生物力学实验中，这种情况很容易想象：肌肉、肌腱或韧带的两端被拉开，最终施加的力量大到足以使结构撕裂。负荷变形曲线（图 10-1）对此进行了图解。当生物结构受到负荷时，组织最初会发生缓慢的变形（到以下区域），然后加速，直到达到微破坏点。在此之前，如果移除负荷，组织就会恢复到之前的形态。一旦组织受力超过弹性区域，就

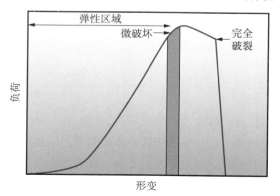

图 10-1　负荷变形曲线

会永久性地发生变化。这一模型同样适用于所有受力时的肌肉骨骼组织；曲线的形状略有不同，产生变化所需的负荷也可能不同，但总体过程是相同的。

上述负荷模式对从事损伤康复工作的人员具有重要意义。如果我们希望组织发生变化，使其更能承受负荷，如将图 10-1 中的微破坏区向右移动，那么我们就必须以可控的方式造成一些组织损伤。这将带来一连串的生理变化，创造出一种合成代谢环境，使负荷组织发生积极的适应性变化。Mueller 和 Maluf（2002）在物理应力理论（physical strers theory, PST）中描述了这一过程。

PST 的基本前提（Mueller 和 Maluf, 2002）是，相对负荷水平的变化会在所有生物组织中引起可预测的适应性反应。组织通过改变其结构和组成来适应物理压力，以满足常规负荷的最佳机械要求。偏离常规或稳态的负荷会刺激组织适应，使组织能够满足新负荷环境的机械要求。对负荷的反应被认为是沿着一个连续的阈值水平发生的，从而定义了产生特定组织反应所需的最高和最低负荷。这些阈值可被视为物理负荷有效剂量反应的界限。根据所施加负荷的程度，物理应力会产生五种定性反应：应力耐受性降低（如萎缩），维持（组织平衡），应力耐受性提高（如肥大），损伤，以及永久性损伤。

Scott Dye（2005）提出了一个组织平衡模型来描述髌股关节疼痛的病因。该模型可扩展用于描述任何组织的情况，并与 PST 模型完美契合。组织稳态模型如图 10-2 所示。大多数未受损伤的生物结构可以承受很大范围的负荷（从不到一倍体重到近八倍体重），并仍能保持组织平衡，即细胞分解和生长之间的平衡。这一负荷承受的范围被称为平衡负荷区，其外部界限由功能包络确定。如果组织承受的负荷增加，例如长跑中的重复低负荷或橄榄球擒抱中的单次高负荷，就会导致软组织或硬组织失去平衡，表现为组织的低水平（细胞）损伤。这种增加的负荷不足以立即造成明显的结构损伤，

因此被称为超生理超负荷区。此时,组织功能减弱(失去当前的平衡包络),如果反复承受负荷,则可能进一步恶化(对负荷的耐受性降低,功能包络进一步左移),最终导致组织衰竭。如果在施加重复负荷之前有足够的恢复时间,组织就会对该负荷产生耐受性,通过组织的加固和定向来适应变得更强,从而对压力负荷做出直接反应。

PST 模型(Mueller 和 Maluf,2002)也描述了这一过程,即持续的负荷水平低于维持水平(功能的稳态包络)会导致组织萎缩和耐受性降低(在图 10-1 中,微失效区向左移动;在图 10-2 中,功能包络线向左移动)。如果负荷发生在维持范围内,则负荷耐受性不会发生净变化,平衡得以维持。超过这一水平的负荷会导致组织超负荷和负荷耐受性增强(图 10-1 和图 10-2 中的区域向右移动),反之,则会导致组织破坏、损伤和细胞死亡。确定出现上述哪种情况的一个主要考虑因素取决于所施加负荷的性质,这是一个与幅度、时间、方向和恢复(重复率)有关的综合值,高幅度、持续时间短或低幅度、持续时间长的负荷通常会导致组织破坏。

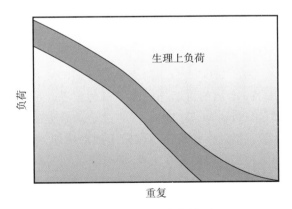

图 10-2　组织稳态模型

软组织的 Wolff 定律指出,组织重塑和对负荷(以及任何运动)的反应是由组织对施加的需求水平的特定适应性决定的。Khan 和 Scott(2009)将这一总体过程称为"机械传导",即细胞将生理机械刺激转化为生化反应的过程。他们将机械传导分为三个步骤:①机械耦合;②细胞间通信;③效应器反应。机械耦合是指物理负荷(通常是剪切、拉伸或压缩)对组成组织的细胞造成物理扰动。这些力会引起细胞变形,并根据负荷的性质引发各种反应。这些力需要直接或间接地扰动细胞,然后触发细胞内部和细胞之间的各种化学反应,其程度取决于负荷的大小和持续时间。细胞之间传递化学触发后的效应反应使蛋白质合成增加,从而增加组织以应对压力负荷。这些生理学解释顺理成章地促成了"力学疗法"的发展,即利用机械传导疗法来刺激组织修复和重塑。

从上面的讨论中可以看出,运动和负荷似乎不仅对维持正常的肌肉骨骼组织功能至关重要,而且对提高负荷耐受性(组织的强化/肥大)以增强功能、提高运动表现或伤后恢复也至关重要。组织对负荷的反应可能是动态的,有无数因素影响着组织对负荷的反应,尤其是重复负荷。其中一个重要因素可能是作用力的方向。这可能更具体地反映在负重时肢体的对齐情况上,因为不对齐有可能导致施加不对称的负荷,并将这些负荷集中在特定的组织甚至组织区域上。一个明显的例子是,Q 角增大会增加髌股关节外侧面的负荷。运动和对齐对于保持最佳运动模式非常重要,其组成部分包括肌肉性能(力量发展和能力)、运动控制、姿势和对齐以及身体活动,所有这些都将在后面进行讨论。

本章的主要重点是在康复过程中评估和应用有针对性的渐进式负荷。

2. 活动度和运动控制训练的基础

这里将介绍运动控制和技能学习的基本原理,如何将其实际应用于伤病康复,以及如何推进康复锻炼计划,以反映个人必须在混乱的环境中发挥作用,从而为患者重返其所选择的活动做好最佳准备。

2.1　活动性与稳定性悖论

活动度的定义是关节节段的运动自由度，即一个关节或一系列关节在适当的解剖学范围内表现出运动自如。从这个意义上说，活动度是运动控制的基础，一项熟练的运动任务的完成取决于活动度、被动稳定性（形态闭合）、主动稳定性和神经肌肉控制（力闭合）之间的适当平衡。Vleeming 等人（2008）将功能稳定性定义为在重力、肌肉和韧带协调力的作用下，通过适当的关节压缩，使关节有效适应每种特定负荷的需求，从而在不断变化的条件下产生有效的关节反作用力。因此，在熟练的运动任务中保持关节的完整性不仅取决于肌肉能力，还取决于处理感觉输入、解释稳定性和运动状态以及建立克服可预测和意外运动挑战的策略的能力（Hodges 和 Moseley，2003）。

2.2　恢复活动度时的注意事项

有疼痛和病史的患者经常会出现活动障碍，而活动能力的变化是软组织和关节功能障碍相互作用的产物。虽然受伤后结缔组织的异常重塑可能会影响关节活动度，但异常运动模式或重复定向负荷也可能导致机械张力的持续缺失，这与结缔组织重塑和肌肉纤维长度的最终丧失有关（Sahrmann，2002；Langevin 和 Sherman，2007）。活动度的丧失也可能是一种适应性或不适应性机制，身体试图通过这种机制在疼痛、身体压力或运动控制失灵的情况下实现主动稳定并维持一定的功能水平。对关节活动范围（range of motion，ROM）的临床评估通常涉及使用动态关节角度计或倾角计，作为一种精确测量关节位移并将其与特定关节允许的适当运动平面和方向的标准参考角度进行比较的方法。经济实惠的便携式运动分析技术（如运动捕捉系统/软件和惯性传感器）的发展支持在传统实验室环境之外进行功能性运动评估，但需要注意的是，测量的可靠性和有效性仍然高度依赖于技术、应用方法和使用者的技能。

为了影响与活动能力丧失（活动能力低下）相关的神经物理机制，如局灶性关节/组织受限、疼痛和肌肉张力改变，我们采用了大量的治疗干预措施。机械加载策略试图影响软组织的生物力学特性，并促进胶原蛋白重组、神经功能和最佳运动学的恢复。实现预期适应所需的运动处方的性质是高度个性化的，对干预结果的期望也是如此。例如，一个健康、活跃的人在急性腰背痛发作后会出现适应性活动能力丧失，而一个久坐不动的患者在踝关节手术后 24 个月会出现慢性活动能力丧失。因此，医生必须仔细考虑机械负荷变量（如方向、强度、持续时间）在具体情况下如何促进预期的物理效果。活动度（拉伸）练习后的增加是肌肉-肌腱单元（the muscle-tendon unit，MTU）被动伸展性的产物，此时关节活动度不受骨骼或其他非肌肉限制（Gajdosik，2001）。在施加持续纵向负荷（通常大于 30 秒；Behm 和 Chaouachi，2011）后，MTU 显示出明显的黏弹性应力松弛反应（Magnusson 等，2000）。这种黏弹性行为似乎是机械和神经适应的结果（Guissard 和 Duchateau，2004）。这种适应表现为滞后和蠕变（Linke 和 Leake，2004），其中 MTU 硬度的降低可解释被动关节 ROM 的直接（弹性）变化（Magnusson 等，1997）。

除了 MTU 硬度下降之外，造成 ROM 长期（塑性）增加的机制还归因于拉伸耐受性的增加（Magnusson 等，1996）。通过运动处方影响软组织活动度的策略不仅限于被动拉伸，本体感觉神经肌肉促进和主动/动态练习等"拉伸"变化都是提高柔韧性和肌肉伸展性的有效方法（Page，2012）。此外，阻力训练（有证据特别支持使用离心力量训练）也是影响软组织长度-张力关系的有效方法（O'Sullivan 等，2012）。

2.3　运动控制和疼痛

肌肉骨骼疼痛通常会造成运动控制（协调运动和姿势的能力）方面的缺陷，这不仅会影响组织负荷,还可能导致运动输出的一般特征出现缺陷,如力量和耐力较差,患者的效率基本上会降低。疼痛对运动协调的影响可能是在局部(外周)层面,即特定肌肉无法激活或激活延迟。例如,任何膝关节损伤或病变都会严重破坏股四头肌的功能,这种关节抑制的存在会造成激活和整体力量发展/肌肉能力方面的问题。脊柱深层肌肉在出现腰背疼痛时,肩袖在出现肩关节疼痛或结构性损伤时,也会出现类似的关系。

同样,运动协调失灵也可能是整体(中枢)层面的失灵,并导致驼背步态等。驼背步态或避痛步态最初是作为一种适应性策略形成的,目的是避免对受伤结构造成负荷,从而将疼痛降至最低。这些步态模式往往会适得其反,实际上会给组织带来更大的负荷和压力,使损伤持续存在,并可能增加进一步受伤的风险。考虑到一个人在外侧踝关节韧带受伤后用足底弯曲的方式行走。如果保持这种步态,患者很快就会失去踝关节背屈的活动度,导致代偿性足部前伸或膝关节内翻增加,以保持步态;股四头肌对膝关节伸展的控制不当(腘绳肌过度活跃导致膝关节屈曲);患者不能完全伸展髋关节,导致臀部肌肉活动减少(腘绳肌活动增加进一步影响了臀部肌肉的活动),导致对正面和横向平面负荷的控制欠佳。所有这一切的发生都可能仅仅是因为患者没有保持简单的足跟-足尖步态,而这种步态首先不会给外侧踝关节复合体带来负荷!

在存在疼痛的情况下,大脑皮质通常会转向简单的稳定机制,从而使运动控制功能趋于低下,在这种情况下,不适应的运动模式可能会在局部和远处对原始损伤造成严重的继发性后果。在对受伤后的患者进行评估时,临床医生需要考虑感觉运动系统对患者表现的影响。运动/肌肉激活的策略可能会导致组织负荷过重。例如,激活受损导致肌肉萎缩,从而使肌肉无法再满足任务的要求;感觉信息不准确导致控制不准确;现在的运动涉及过多(过度运动和不稳

定)或过少的可变性(过度僵硬和刚度)。这通常会导致患者受伤和疼痛的最初原因可能与现在的原因不同。使这种情况更加复杂的是,虽然最初的创伤负荷或不理想的感觉运动策略所产生的次优力学可能是组织损伤和疼痛的最初刺激因素,但其他机制也可能参与产生持续性疼痛和感觉运动控制改变。中枢敏化、认知和心理因素会对感觉运动控制产生重大影响。通过外周和中枢敏感化过程对痛觉输入的厌恶处理会对运动输出产生直接影响;同样,运动恐惧症(对运动的恐惧)和灾难化(夸大动作的影响)也会改变个人的运动方式,从而改变组织的负荷方式。因此,在改善患者的运动时,重点不仅应放在生物力学和生理问题的康复上,还应放在心理问题的康复上。

2.4 本体感觉在运动控制中的作用

本体感觉一词最好用于检测以下一种或所有感觉:

- 关节的位置和运动(关节位置觉)。
- 力和收缩的感觉。
- 身体各部分以及整个身体的方位感觉。

大多数专家认为,肌肉机械感受器是本体感觉信息的主要来源,尤其是在运动的中间范围,而韧带感受器只在运动的极端范围发挥作用。这对康复产生了影响,关节炎症和关节活动度的丧失可能会改变韧带感受器所提供信息的性质、准确性和可靠性,而肌肉萎缩同样会改变肌肉感受器所提供信息的性质、准确性和可靠性。不过,目前还不清楚本体感觉是否可以进行严格意义上的训练,即改变机械感受器本身的生理功能。不过,可以做到的是提高信号处理的效率,增加对其他感受器的会聚反馈的利用,发展触发式(自动潜意识)反应,所有这些都能提高本体感觉的敏锐度。

神经系统利用三种感觉来源信息来保持姿势稳定(将身体的质心保持在支撑基点内或接近其支撑基点):

- 躯体感觉（或本体感觉）反馈。
- 前庭反馈。
- 视觉反馈。

在制定康复计划时，应考虑对所有这些系统进行全面和渐进的挑战，以使患者为恢复无限制的活动做好充分准备。为了了解所需的挑战程度，关键是要了解个人可能存在的缺陷程度。因此，需要有效和可靠的测试手段。

2.5　本体感觉缺失的临床检查

2.5.1　姿势稳定性测试

姿势稳定性最常见的两种测试是平衡误差评分系统（the balance error scoring system，BESS）和星形偏移平衡测试（the star excursion balance test，SEBT），这两种测试在临床上很容易复制。这两项测试对静态平衡的评估略有不同，BESS更多地是测试静态平衡的稳定性，而SEBT则偏重于动态平衡的分离。

*平衡误差评分系统。*该测试评估的是在各种姿势（站姿）下静态保持20秒期间出现的失误次数。BESS测试有三种站姿以脚跟到脚趾的方式进行。①双腿站姿：双手放在骨盆上，双脚并拢；②单腿站姿：单腿站立，双手放在骨盆上；③串联站姿：非优势肢体（或非受伤肢体）的脚在优势肢体的脚后方。这些站姿都是在坚固的泡沫表面上进行的，并且闭着眼睛。在20秒钟的试验中计算错误。典型的记分错误是睁开眼睛、抬起前脚或脚跟、髋关节外展超过30度或在5秒钟内未能回到测试位置。Bell等人（2011）对该测试的信度、效度和灵敏度进行了系统性回顾，得出的总体结论是，该测试在所有这些方面都表现良好或优秀。在Iverson和Koehle（2013）的论文中，他们提供了该测试在不同年龄段和性别的常模数据。

*星形偏移平衡测试。*测试时，受试者站在由八条线组成的测试网格中间，每条线之间呈45度角；然后，受试者用一只脚沿着不同的网格线尽可能远地伸展，然后返回起始位置。动

态姿势控制运动分离的测量方法是根据受试者在保持平衡的情况下所达到的距离来推断的。在进行测试时，似乎存在明显的学习效应，Munro和Herrington（2010）证实，SEBT分数在第四次测试后是可靠的。该测试已被证明是一种可靠的测量方法，可有效识别各种下肢损伤患者的平衡缺陷，并对训练所产生的变化非常敏感（Gribble等，2012）。

2.5.2　关节位置觉测试

该测试包括评估关节识别和复制关节位置的准确性。膝关节和肩关节（在外展90度位置进行测试）的关节位置觉（重新定位的准确性）应随着膝关节向完全伸展方向运动和肩关节在外展位置的完全外旋而提高，因此在中间位置和相对（但非完全）末端位置测试关节位置觉非常重要（Herrington等，2009；Relph和Herrington，2016）。测试可以使用摄影，然后分析角度（通过角度测量软件），也可以使用动态关节角度计（最好使用智能手机应用程序）。测试过程基本相同：受试者闭眼或蒙眼，将关节被动移动到目标角度（该角度将被测量）；保持该位置5秒，再将肢体放回起始位置。然后要求受试者尝试主动重现关节角度，对这一尝试进行测量，目标角度与实际角度之间的差值即为患者的关节位置觉，差值越小越好，典型误差小于5度。

2.6　恢复本体感觉敏感度的注意事项

2.6.1　逐步挑战静态平衡

从表面上看，减少姿势摇摆的静态平衡训练似乎相对简单，患者只需练习用两条腿站立，然后再用一条腿站立，从而减少支撑基础。问题是：如何以一种既能挑战系统又不会使系统超负荷的方式推进这项活动，避免导致肌肉过度共同收缩和僵硬？如果我们首先考虑起始姿势，即伸膝平足站立，那么我们可以简单地通过脚尖站立或屈膝站立等方式增加对系统的挑

战。这两种方式都会增加姿势摇摆,从而增加对感觉运动控制机制的挑战。至于选择哪种进阶方式,则取决于目标(即重点挑战踝关节还是髋关节)。个人站立的地面可能会带来进一步的挑战,站立在松软的地面上比站立在坚硬的地面上面临更大的挑战,因此这是一个合乎逻辑的进阶过程。对视觉或前庭系统的参与也会带来进一步的挑战。例如,在试图保持肢体静态姿势时缓慢地左右转动头部,或在执行平衡任务时闭上眼睛。

2.6.2 运动分离训练

运动分离是指在移动身体某一部位的同时保持另一部位不动的能力。例如,踢球需要良好的运动分离技能,在完成运动任务时,站立的腿需要保持不动。运动分离训练是从静态平衡训练发展而来的。Riemann 和 Schmitz(2012)发现,静态平衡和运动分离测试之间的联系非常有限。一旦患者在静态平衡方面取得进展,能够在软表面上以各种关节角度保持平衡,同时接受视觉或前庭挑战,下一步似乎就有必要开始进行运动分离活动。这些任务可包括单腿站立、接球、扔球或踢球,或在保持肢体位置的同时进行躯干或另一条腿的运动。

2.7 运动技能学习中的运动控制

技能学习是获取新技能的过程。当达到特定标准时,技能即被视为习得。在完成任务的过程中,除了适当的活动性和运动效率外,还应该能够持续地展示技能。如果个人只能在个别情况下执行单一策略,那是没有用的。例如,腹横肌的募集经常被认为是脊柱运动控制的关键,但孤立地募集这块肌肉的行为只是将其动作整合到功能性任务中的一小部分(Spencer等,2016)。运动学习是通过评估个体的表现来衡量的,其中考虑到三个不同的因素:

- 习得:新技能的初始表现。
- 保持:在没有练习该技能的一段时间后重复

该动作的能力。

- 迁移:执行与习得阶段所展示的原始任务相似但不同的动作的能力。

然后,根据所涉及的动作大小(可能从粗大到精细不等)和动作环境的稳定性(可能是非常封闭的,有相当的内部控制;也可能是非常开放的,有相当的外部影响和可变性)来定义正在进行的运动技能。此外,技能可能是非常不连续的,有明确的起点和终点,也可能是连续的。

如何进行练习对习得、保持和迁移任何特定技能的能力都有重大影响,因此需要优化练习,以提高习得和保持能力。练习可以涉及技能任务的整体或部分内容。整体练习是指从起点到终点对整个动作进行练习,而部分练习则是指将动作分割成特定区域进行重点练习。要确定最佳方法,必须根据任务中涉及的分段数量以及分段对后续动作的影响程度来分析动作。例如,连续性任务依赖于之前的动作,因此应作为一个整体进行练习(如跑步),而将动作分解为分段活动(初始触地期、站立中期和推进期)则不可能像整体练习技能那样成功。由多个组合动作组成的技能最好分解成单独的部分。例如,奥林匹克举重中的上博高翻动作通常是先进行分段教学,然后再对整个动作进行排序。

2.8 内在和外在训练反馈线索

反馈既可以由内部提供,也可以由外部提供。内部反馈通常被称为表现知识,是运动技能学习的主要组成部分;然而,过度关注内部反馈可能会有局限性,这一点将在下文讨论。外部反馈(扩展反馈)可以来自各种来源,例如视觉演示或使用镜子、口头指导或徒手指导等物理要素。扩展反馈可以大大提高个人学习技能的能力,但是,考虑反馈的内容、时间和频率非常重要。言语扩展反馈旨在提供有关动作表现和结果的补充信息,这两者对于技能学习都至关重要。表现知识与动作的执行有关,通常是动作的质量。相反,对结果的了解则与动作的实际结果有关,即动作是否成功。

反馈通常是描述性的。最好的办法往往是通过提问来了解最适合个人的反馈方式。通过开放式问题提出反馈意见,鼓励个人积极解决与其运动相关的不足之处,可能是最有效的方式。其他考虑因素与信息的针对性有关,你是关注整体动作还是需要关注个别环节?信息的目的是引起内部关注焦点还是外部关注焦点?有关这些原则的更多详情,请参阅 Kal 等人(2021)和 Sherman 等人(2020)的报道。

反馈可以在运动中或运动后的不同时间以及不同间隔提供。以往认为,同步反馈有利于立即预防问题的发生;然而,研究表明,同步扩展反馈("动作中")实际上会阻碍运动技能的学习(保持和迁移),因为个人会变得依赖这些信息。同样,如果联系后的反馈过于频繁,导致接受反馈者在解决问题的过程中被动出错,那么练习后反馈也会阻碍学习。反馈应质疑个人对动作表现的看法,而不仅仅是向他们提供过量的动作表现信息。因此,随着技能的发展,应减少强化反馈。

2.8.1　反馈指导

- 仅在错误幅度非常大(或非常小)时提供反馈。
- 随着训练的进展,使用减少反馈的时间表。
- 允许运动员/患者个人控制接受反馈的领域。
- 在多次尝试后使用总结反馈,而不是在单次尝试后使用。

建模是指在观察他人的基础上再现其动作。示范是一种非常有效的方法,可以为个人提供有关一般运动模式的信息,尤其是在涉及难以准确用语言表达的运动序列和速度时。不过,必须注意正确示范动作,因为有证据表明,观察到的动作很容易被采纳,无论其形式是否正确。这种示范也可以通过任务视频来提供。即使示范不够完美,只要经过深思熟虑,使用不

够完美的模型进行建模,也能证明有利于促进患者解决问题,并确定如何改进动作模式。

在做动作时,人的注意力可以集中在内部或外部。内部关注焦点与身体的运动和定位有关,这可能包括在举起杠铃时集中精力收缩二头肌。相反,外部关注焦点与关注运动效果有关,因此在同一个例子中,这就是杠铃的运动。一系列研究表明,在技能学习和执行过程中,采用外部关注焦点是有益的。例如,在使用外部关注焦点时,运动效率更高,肌肉活动更少,运动更准确,力量更大。然而,最近的一项回顾性研究对证据基础提出了质疑(Herrington 和 Comfort,2013)。在使用促进外部关注焦点的指令时,必须仔细考虑语言问题(Sherman 等,2020)。

在损伤方面,Benjaminse 等人(2015)对与前"十"字韧带损伤预防计划有关的反馈的使用进行了出色的回顾,而 Agresta 和 Brown(2015)则对跑步步态再训练进行了回顾。这些都提供了很好的例子,说明使用适当的反馈会产生积极的效果。

2.9　增加运动技能训练的复杂性

有人提出,个人学习运动技能的过程分为认知阶段、联想阶段和自主阶段三个阶段。认知阶段的特点是有意识地尝试确定需要一步步完成的具体任务,包括大量重复相同的任务。联想阶段从掌握基本动作模式开始。此时的动作结果更加可靠、一致、自动和经济。一旦做到这一点,就可以将更多的注意力放在执行的其他方面。经过大量练习后,执行者进入自主阶段,其特点是动作流畅,看似毫不费力。动作准确、连贯、高效。在这一阶段,技能基本上是自动完成的,动作的执行几乎不需要有意控制。人们普遍认为,在掌握技能的早期阶段,有必要引导运动员将注意力集中在技能的各个步骤上。获得对任务的认知控制(显性知识)是运动员必须经历的一个阶段。在这一阶段,运动

员反复练习新技能,以达到自主阶段,即所谓的自动动作控制。然而,与利用模式变化相比,重复相同的动作模式可能是一种次优方法,因为模式变化可以刺激大脑更有效地找到解决意外事件的最佳方案。下面将讨论如何将这些更高水平的复杂性纳入训练。

任何运动技能学习计划的根本目的都是将技能转化为运动(或日常生活活动)表现(动态对应)。许多训练计划都是在意识(认知)层面及以上开展工作,依赖于按一定顺序进行的闭链技能活动。通常情况下,这包括反复练习闭链技能,即在稳定的、可预测的环境中完成相同的动作任务,通常由参与者决定速度。为了更恰当地反映运动甚至生活中对运动技能的要求,运动技能训练计划需要逐渐增加复杂性,一旦掌握了闭链技能任务,就需要以越来越随机的方式融入更多开放式技能(非计划性技能/任务)元素(Gokeler 等,2020)。这就导致最初的练习是可控的、自定节奏的,让参与者在可预测的、静态的环境中了解和学习适当动作模式的具体细节,以便他们提前规划自己的动作(闭链技能练习)。然后,练习需要逐渐融入更多随机因素,环境变得不可预测,执行者需要调整动作以做出反应(开放式技能练习)。如上所述,在整个练习过程中,练习者需要考虑适当的反馈和提示,以最大限度地提高技能。Herrington 和 Comfort(2013)的论文报道了通过这一过程发展技能的一个例子对此进行了说明(图 10-5,图 10-6)。

2.10 恢复运动控制技能时的注意事项

研究表明,在特定的运动环境下,尽管完成同样的任务,肌肉骨骼系统所承受的负荷水平也是不同的。例如,Dempsey 等人(2012)发现,在着陆任务中,当参与者必须在任务期间接球时,膝关节负荷会显著增加。这种简单的更"功能性"的附加功能表明,在体育运动甚至一个患者在繁忙的周六下午逛商店时所呈现的随机混乱环境中,可能出现更大的负荷应力。因此,如果我们要真正实现对当前任务的全面神经肌肉控制,康复训练的最后阶段就必须训练他们应对这些随机的混乱环境。这对于患有膝关节炎的 80 岁老人和精英运动员来说同样重要,如果不能应对这些环境要求,两者都将面临进一步、反复或其他损伤的风险。

进行运动控制康复需要具备一定的基本条件。患者必须有足够的力量、工作能力(work capacity,WC)、本体感觉敏锐度和运动范围来完成任务,否则,这些就会成为限制他们进步的因素。如上所述,运动技能控制首先要通过内部和外部反馈线索,以闭链技能块方式进行练习。例如,这可能包括在镜子前重复做单腿深蹲,试图保持良好的肢体力线对齐。一旦在这种情况下掌握了这项任务,就可以通过增加复杂性(任务要求)来对其进行挑战。例如进行台阶落地任务,这仍然是一项闭链技能,但由于涉及的力量增加,需要更强的控制力。此外,还可以通过踩踏不同表面或从不同高度进行来进一步挑战。一旦掌握了这些任务中的每一项,就可以将它们结合在一起进行,这就增加了台阶落地这一整体任务的可变性。患者必须从不同的高度踏上不同的地面,因此他们无法进行相同程度的预先计划,从而使任务变得更加开放。如果再加上扰动,情况就会变得更加随机,从而进一步增加复杂性。因此,在这一小段训练结束时,患者将能够展示出良好的运动控制技能,完成从不同高度的台阶上跨步落地到不同表面的任务,同时有可能被推离平衡(扰动),这应该能教会他们如何应对周六下午的商店购物! 图 10-5 和图 10-6 展示了闭链和开放式技能训练的进展情况(见下文)。

知识校验
1. 找出一些反馈动作表现的最佳方法。
2. 列出增加动作任务复杂性的方法。

3. 力量训练与适应的基础

本节确定了理解力量和体能训练基本原理所需的基础知识，然后讨论了在对受伤患者进行康复训练时，应该如何应用这些概念。此外，还讨论了如何根据具体结果制定运动处方。

3.1 根据目的、适应能力和躯体状态制订运动处方

在康复过程中，全面恢复体能是实现运动成绩和降低重返运动场后受伤风险的基础，但同样，这一概念也可用于最大限度地提高日常生活活动功能的能力。为了实现这一目标，康复人员需要确定患者及其受伤组织的现有能力以及患者的"最终目标"（即组织和个人为了完成任务而必须承受的压力性质和程度）。重要的是，不同的运动会对神经肌肉的表现产生不同的影响，而有效康复的基础是对运动特异性和目标适应性的清晰认识，其中预期的身体结果（如活动能力、运动控制、力量／力的发展）决定了运动处方的性质。训练者需要仔细平衡重建身体素质的要求和解决导致损伤的可改变（假设）因素［由 Wainner 等人（2007）将其描述为区域相互依存］，以及愈合组织的负荷能力和每个患者固有的身体素质。本章稍后将讨论康复中负荷的切入点或基线。

3.2 确定工作能力和强度

负荷耐受性与运动表现要求之间的差异是决定康复效果的关键因素。通过有针对性的阻力训练和对训练变量（即运动选择、节奏、强度、运动量、休息和运动频率）的适当控制，使训练者能够促进力量和能力的优化，同时避免有害负荷，因为有害负荷可能导致组织损伤和／或再损伤。

3.2.1 工作能力

工作能力（WC）即肌肉耐力，是局部肌肉耐力的同义词（ACSM，2009），可定义为产生或耐受不同强度和持续时间工作的能力（Siff，2003）。肌肉耐力是一种训练成果，通过数周或数月的训练积累，肌肉、肌腱和新陈代谢的生成物会产生慢性局部适应。这种慢性局部适应性提高了系统在反复训练中产生更多做功的能力，并使局部肌肉组织能够承受更大训练量的做功。相比之下，力量耐力（高强度耐力）被描述为一种单独完成的性能结果测试，其目标是在所给的特定强度下实现特定的工作量。例如在 50% 的最大重复次数（1 RM）完成的工作量，或特定的次最大负荷下，完成最大重复次数，而不太强调肌肉耐力发育所需的生理适应。因此，力量耐力可以作为 WC 的替代测量指标，也可以作为 WC 中的一个训练变量。通过特定的 WC 训练，患者能够产生、转移、吸收或消散（以及恢复）反复或持续的亚极限力量，为特定力量素质的发展和表现提供了一个"总体身体准备"平台。美国运动医学学院阻力训练指南建议，每周进行 2~3 次轻度到中度负荷（1RM 的 40%~60%）的高重复次数（>15 次）训练，休息时间要短（<90 秒），以发展局部肌肉耐力。

3.2.2 肌肉力量

肌肉力量可定义为产生力的能力，最大力量是指肌肉组织能产生的最大力（Stone 等，2004）。

3.2.3 发力速率

发力速率（rate of force development，RFD）被定义为肌肉动作开始时收缩力的上升速率，与时间有关（Aagaard 等，2002）。从功能上讲，在最大速度运动（如短跑、踢、跳或投掷）过程中，全局协调的 RFD 可增强外部力量的产生，或产生节段"僵化"以抵抗屈服力（如抵抗外部冲击）。力／扭矩和硬度的产生取决于神经肌肉系统的形态和神经因素。影响 RFD 形态学和神经学因素包括肌肉横截面积、肌纤维排列角度、筋膜长度、肌纤维特性、运动单位募集、放电

频率、运动单位同步和肌间协调（Cormie 等，2009）。训练有素的人在发展力量时，通常会使用较高的负荷，最大重复次数范围为 1~6 RM，组间休息时间为 3~5 分钟，每周多达 4~5 天。未受过训练的人所需的负荷相对较低，最大重复次数范围 8~12 RM 或更高的重复次数，每周 2~3 天，就足以增加最大力量。较轻的负荷（0~60% 1 RM）在快速收缩速度下进行，以多关节为重点，适用于增强 RFD/外部力量的产生（ACSM，2009）。

4. 重载康复中的训练进程

本节将解释如何为患者制定需求分析，将其分解为适当的阶段，设定适当的目标以划分进入下一阶段的能力，并监测负荷对受伤组织和个人的影响。本节还将考虑如何恢复"体能"，即受伤组织和个人的慢性恢复能力，以降低复发风险。最后，本节还将探讨有关恢复运动表现的决策问题。

现有的研究和专业文献，缺乏一种简明、全面的形式来详细说明肌肉骨骼损伤运动康复的进展情况。在有限的实例中，值得考虑的是 Ralston（2003）关于 RAMP 原则的论文和 Herrington 等人（2013）关于前十字韧带重建康复的论文，这两篇论文对可普遍应用于所有损伤的综合过程提供了深入的见解。本节概述了肌肉骨骼损伤运动康复框架的结构。上一节"康复中的重载"概述了为什么渐进式的适当负荷对发展组织对负荷的耐受性至关重要的基础理论，以及这些知识如何为运动康复提供支持。

4.1 表现需求分析

成功的康复结果是，患者能够不受任何限制地完全回到他希望参与的任何工作中，并且不会对之前受损的组织进一步造成更大的伤害。但在现实中，这种可能性很小，之前受伤

的组织往往会限制其运动表现。出现这种情况的部分原因可能是患者没有为恢复全面活动做好充分准备。在规划任何康复计划时，了解"最终目标"至关重要。也就是说，患者希望恢复的活动的性质是什么？一旦确定了表现需求，就必须确定每项运动表现所需的身体能力（方框 10-1）。前面的章节已经详细介绍了活动能力和运动控制能力，读者还应该在康复过程中考虑心血管能力的保持、恢复和发展。下面是一个关于如何对组织进行渐进式负荷的概念模型，即如何实施渐进式负荷计划，以实现组织内部的适当的适应，并重新建立负荷耐受性，从而满足目标活动的机械要求。本节所使用的语言通常是指运动员和体育运动，但这些概念和基本理念同样适用于希望恢复任何日常生活活动或工作任务的任何个人。方框 10-1 列出了评估个人特定活动需求所需的典型信息。

方框 10-1　活动专项需求分析的组成部分

- 运动、角色和位置
  - ➤ 此人在活动/运动中的角色/位置是什么？
- 运动持续时间
  - ➤ 此人整个活动的总持续时间是多少？
  - ➤ 训练的持续时间和频率是多少？
- 活动持续时间
  - ➤ 活动是持续进行的，还是有不同强度和持续时间的突发活动？
- 活动内容
  - ➤ 涉及哪些活动，如跳跃、落地、冲刺、变向、踢、投掷、举起、搬运？
- 是否涉及撞击/接触/碰撞？
- 覆盖距离和移动方向
- 主要肌肉群
- 主要肌肉动作
- 灵活性和运动范围要求
- 运动技能要求

4.2 渐进式负荷和功能（进阶标准）

在设计康复计划时，第一阶段是对问题进行评估。这涉及两个要素：其一是对问题做出明确的诊断，这将在本书的其他章节中阐述；第

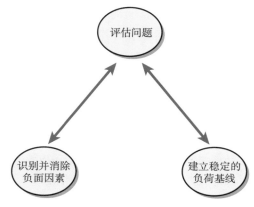

图 10-3   制定运动康复计划的第一阶段

二是确定与损伤相关的"问题"，下文将集中讨论这一要素（图 10-3）。

受伤组织的状况是首要考虑因素。受伤组织能承受多大的负荷？对于某些损伤，这一点似乎是显而易见的。人们可能会认为急性肌肉/韧带/肌腱损伤在受损时对负荷的耐受力为零，但事实是这样吗？即使是这些受伤的结构通常也能产生或承受一定程度的力（尽管很低），而不会进一步造成任何组织损伤或疼痛。但必须明确组织可承受的负荷水平。例如，如果肌腱只能承受低重复的体重负荷，那么就必须限制行走等活动，或通过使用行走辅助工具（如拐杖）或行走靴来减轻相对负荷。同样，如果肌腱在跑步 8 km 后才出现刺激和疼痛，那么完全停止跑步也是不合适的，因为这很可能导致肌腱组织严重萎缩。同样，以肌肉为例，如果可以毫无问题地举起 5 kg 的重物，那么这就是负荷的起点。肌肉会在不活动的 5～14 天内发生明显萎缩（Wall 等，2013），因此必须确定运动员可以进行的最低活动量，从而将与活动不足和废用有关的肌肉萎缩降至最低。

除了允许施加"安全"负荷外，还需要确定可能对组织造成应力的所有外来负荷。因此，这一阶段的第二个要素是识别并消除导致持续创伤的外部（和内部）负面力量和因素。这可能需要使用步态辅助工具、胶带和支架，或修改/限制某些训练内容。同样，这也可能涉及改变对组织造成不对称负荷的运动模式，这可能是整个康复过程中的一个持续目标。

一旦确定了康复训练的起点，就可以制定训练计划。在实施康复计划的过程中，运动员需要在每天和每周的每次训练中接受监测，以发现可能表明组织因负荷水平而受到压力的特定标记。在整个康复过程中，运动员的表现质量和对负荷的反应都会受到持续监测。这些信息为确定运动水平是否适当（达到运动基线水平）以及运动模式是否适当提供了监测信息，这表明是否通过使用适当的运动模式控制了外部（额外）负荷。本节稍后将讨论监测患者的方法。

在引入该训练计划时，正确把握初始负荷非常重要。如果负荷过大，则有可能造成进一步的组织损伤，但同样，如果负荷过小，则可能导致组织萎缩，使患者病情加重而不必要地延长了康复时间。了解组织对所施加负荷的反应，是持续运动康复计划和处方的关键要素。控制疼痛也至关重要，疼痛会导致肌肉抑制、改变感觉反馈和运动模式，所有这些都会限制运动计划的效果。方框 10-2 列出了所选运动的设置和进展中的关键要素。

方框 10-2   设置运动的关键要素

- 利用症状指导负荷计划
- 控制疼痛
- 对所施加负荷的性质进行特异性分析
- 使用最大（可耐受）负荷
- 评估并增加负荷（定期）
- 逐步实现与特定运动任务相关的特定最终目标

4.3   组织功能和运动特异性

在制定特定运动计划时，必须仔细考虑受伤组织的作用与目标活动之间的关系。方框 10-3 强调了受伤组织再负荷时的关键问题。

方框 10-3 受损组织再负荷时的关键问题

- 什么是稳定的基线负荷？
- 是否已确定负荷水平起点？
- 哪些力会对损伤结构造成压力？
- 哪些力和负荷不会对损伤结构造成压力？
- 对于韧带，是否已确定伤害力的方向和大小？
- 对于肌肉和肌腱，是否定义了收缩负荷的性质、力的速度和长度-张力关系的影响？
- 对于关节表面，是否定义了伤害力的方向和大小以及错位的影响？

4.3.1 组织负荷

如前所述，在受伤组织进行再负荷时，首先要考虑的是组织所能承受的负荷水平。根据组织损伤的具体因素（图 10-4 中突出显示），需要在渐进负荷计划中考虑到这些因素，从而确定起始负荷水平，在此基础上再进行练习。在康复锻炼进展计划中，需要考虑两个相互关联的重要概念：Wolff 定律和对外加要求特定适应性（the specific adaptation to imposed demand，SAID）原则。根据 Wolff 定律，受伤的组织会受到压力，因此会根据施加给它们的力量来刺激愈合和适应。SAID 原则同样指出，组织会适应施加在它们身上的特定压力。这些信息的含义很简单，即组织必须（最终）暴露在患者希望参加的运动和活动所涉及的负荷和压力之下。

已经发现，如果组织没有负荷就会萎缩，对负荷的耐受力也会下降，因此，防止再次受伤的

当务之急是确保组织足够强壮，能够承受在运动或功能活动中承受的负荷。要做到这一点，就必须制定一个循序渐进的负荷计划。对于相对容易的肌肉，可以逐步增加肌肉必须抬起和放下的负荷。但即使在这种情况下，情况也并非如此简单。必须将长度-张力和力量-速度关系纳入计划。肌肉不仅必须产生逐渐增大的力量，还必须在不同长度、不同类型的肌肉收缩和收缩速度下产生不同的力量。肌腱负荷也必须遵循类似的模式，同时还要考虑拉伸与扭转或压缩负荷的影响。此外，关节和骨损伤需要逐渐增加轴向（压缩）负荷，同时尽量减少扭转和剪切负荷。

在考虑韧带负荷的进展时，最初需要确定并避免最紧张的负荷方向，重点是控制（通过肌肉作用）使关节向该方向移动的力量。渐渐地，关节运动需要向受力方向集中，给韧带加载负荷并促进适应，以限制该方向的运动，否则松弛和不受约束的运动将持续存在。此外，还需要向韧带张力最大的方向施加机械刺激，以产生本体感觉"知识"，了解在受力位置运动的"感觉"。这种意识的增强有助于促进适当的反应性肌肉动作，以限制病理性负荷。如果一直避免运动，当运动发生时，身体将不知道如何做出反应，从而增加再次受伤的风险。此外，如果结构的生物强度较弱（由于有限的负荷刺激），潜在的损伤可能会大大增加。

4.3.2 特定任务训练

除了对受伤组织进行专门的再负荷训练外，还需要采取综合方法来管理运动员。主要有两个考虑因素。首先，在进行康复治疗的同时，运动员有可能对其运动所需的"体能"方面进行全面训练。必须避免或尽量减少这种体能不足情况的发生，因为这会影响运动成绩，而且体能状况不佳的运动员更容易受伤。其次，通过特定的能力指标，让运动员逐步接受不受限制的特定运动训练，将提高分级负荷计划的成功率。

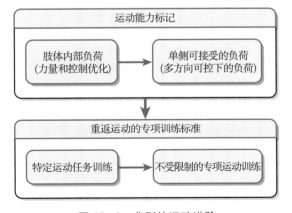

图 10-4 典型的运动进阶

图 10-4 描述了典型的康复进阶,运动员最初从控制性练习开始,通常被描述为闭链练习(尽管也可适当加入开链练习)。图 10-5 列出了一些进阶的示例,其目的是培养运动员的基本 WC 和力量素质,为特定运动项目的渐进练习奠定基础。当达到特定的能力指标后,运动员就可以开始接受负荷任务(肢体着地并转向跑步)。当运动员能够在多个方向上接受负荷并顺利进行跑步时,就可以根据运动活动需求分析,增加运动专项元素。这些要素需要考虑反映运动负荷的方向和持续时间(增加特定的技术和战术要素,如在任务中踢球或接球等),并可能包括开放式技能和疲劳时的随机训练,以反映比赛结束时的情况(图 10-6)。

康复计划中针对特定运动项目训练内容的指导原则是,以完全符合运动员希望重返赛场运动项目的需要的方式对运动员进行再训练。这一过程同样适用于恢复日常生活和工作活动;这里使用的例子恰好是体育运动。一个关键因素是要确保运动员的长期能力提高到足够的水平,任何急性负荷的增加都不会使系统严重超载(Blanch 和 Gabbett,2016)。必须充分了解对个人的要求,以确保他们为恢复不受限制的活动做好充分准备。恢复和测量长期能力的过程如下:一旦个人能够在疲劳状态下完成所有相关任务(在适当情况下加入特定运动元素),他们就可以开始进行不受限制的特定运动训练。同样,需要进行全面监测,以评估恢复训

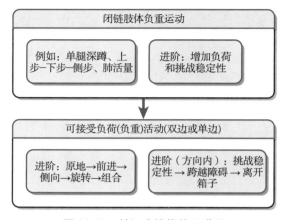

图 10-5　封闭式技能练习进展
(引自 Herrington 和 Comfort, 2013)

练阶段的组织反应。

4.4　监测康复训练负荷的效果

疼痛、僵硬和肿胀可用于确定运动进阶情况,因为这些因素与组织所承受的负荷压力有关,并可间接衡量因组织创伤而产生的任何组织炎症。

4.4.1　疼痛

可以使用数字评分量表来监测疼痛。例如,从 0~10,0 表示没有疼痛,10 表示最严重的疼痛。这种方法在特定情况下更为有用,例如,2/10 可能被描述为"艰苦"训练后通常会出现的不适程度(即延迟性肌肉酸痛)。同样,将疼痛评分与特定事件而非通用问题联系起来会更加敏感。例如,在康复训练后或执行特定任务(如下蹲、行走或下楼)时对疼痛进行评分。同

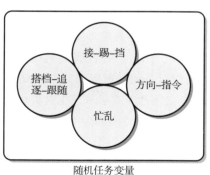

随机任务变量

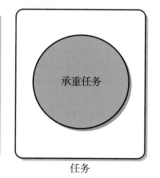

开放技能变量元素　　　　　　任务

图 10-6　并放技能练习进阶
(引自 Herrington 和 Comfort, 2013)

样,疼痛的昼夜变化通常也更敏感,在傍晚对疼痛进行评分可能会发现一天中由于重复超负荷而在组织中积聚的炎症产物。事实证明,使用数字评分量表对影响功能的疼痛变化很敏感(Krebs 等,2007),减少或增加 1 分被认为是最小的临床重要变化(Salaffi 等,2004)。任何与前一天相比的分值变化都会被记录下来,康复后分值的显著增加(>1 分)如果到晚上仍未缓解,则可能表明负荷过重。

4.4.2 僵硬

组织僵硬或活动具有阻力,尤其是在第二天早上,是组织负荷过重并显示出炎症迹象的一个有力的指标。可以使用一个简单的量表来监测早晨起床时的僵硬感,同样,如果能与一项体力劳动(如蹲、坐或下楼)联系起来,效果会更好。典型的量表可以是:

0 = 自由运动。
1 = 有些限制。
2 = 显著限制。
3 = 无法运动,因为太痛苦。

4.4.3 肿胀

肿胀是炎症的一个明显指标。在这里,肿胀变化可能比肿胀本身的存在与否更敏感。因此,应该在活动后以及早晨和晚上评估肿胀。目标是不希望肿胀在一天内或几天之间有所变化。但是,如果运动后肿胀增加,理想情况下,应该在晚上消退。如果第二天早晨仍未消退,则可能需要调整随后的运动负荷,直到情况得到解决。在外周关节(如脚踝、膝盖、手腕和手指)可以进行围度测量,用于监测对负荷刺激的反应。

4.5 重获长期能力

尽管对哪些因素预测损伤(和再损伤)的发生进行了大量研究,但除了先前受伤是当前研究的所有变量中最大的预测因素外,我们仍然知之甚少。这就提出了一个问题:是组织由

于"愈合不良"而持续虚弱,无法承受所加载的负荷,还是组织在康复过程中没有承受足够的负荷以带来应对运动需求所需的适应?如果是后者,则需仔细考虑康复期间施加的负荷水平。前文讨论了康复期间负荷的应用,然而,没有涉及的一个因素是这些负荷需要施加的频率。受伤的发生似乎与施加的负荷超过组织的承受能力有关。这表明,来自这些慢性水平的相对增加的负荷可能会导致组织应激易感;Blanch 和 Gabbett(2016)称之为急性-慢性负荷比率。

急性-慢性负荷比率与运动员在康复期间完成的训练量相比于完全训练时所需的量有关。这个比率是通过比较急性负荷(即当前周进行的训练)与慢性负荷(例如,过去 4 周进行的训练)来计算的。训练负荷可以从外部工作量(如跑步千米数/举重重量)和/或内部负荷(如运动分钟数乘以主观用力评分)来计算。一旦计算出急性-慢性负荷比率为 0.5,则表示运动员最近 1 周的工作量仅为前 4 周的一半,而比率为 2.0 则表示运动员当前周的工作量是前 4 周的两倍。有研究表明,急性-慢性负荷比率大于 1.5 表示受伤风险显著增加(Blanch 和 Gabbett,2016)。这方面的工作表明,运动员必须逐渐增加工作量,最终达到完全不受限制活动的要求。例如,很容易看出,从腿筋拉伤中恢复的运动员在经历了一段时间的休息(或非常有限的)快速跑步后,尽管能够无痛地冲刺,但在重返比赛时的再次受伤风险会增加。同样,膝关节骨关节炎患者如果因感冒或流感而卧床不起,然后恢复全面活动,急性-慢性负荷比率的突然激增也可能增加同样的风险。

4.6 恢复表现:决策制定与效果衡量

恢复表现/比赛的效果通过三个关键要素来衡量:实际恢复比赛(无论"比赛"是运动、工作还是周六在商店里走动);能力(即以相同或更高的能力水平恢复比赛);以及持续的表现。所有三个因素的实现是对从业者提出了重大挑

战,并为仅通过"恢复比赛"来衡量成功康复/干预的研究提供了背景。恢复比赛的决策通常非常具有挑战性,临床医生需要建议何时恢复运动参与是"安全的",或者至少提供信息以使患者能够做出有关恢复运动活动利弊的知情决定。提供的信息必须包括对恢复比赛相关健康风险(即再次受伤或遭受新伤的风险)以及预测后果(可能是轻微的、重大的甚至是严重的/改变生命的后果)的平衡解释。虽然精确计算风险/后果是不可能的,但从业者必须根据现有知识和以往经验提供合理的假设。感知的风险会根据预期恢复比赛的性质(如运动、位置和角色)以及减轻进一步受伤威胁的可用选项(如调整训练、使用护具/绑带)而放大或减弱。下一节重点介绍参与恢复比赛决策的医疗从业者的关键考虑因素,推荐进一步阅读该 Tripp 模型(Finch,2006)。

如本章详细描述的那样,康复并不是由时间或时间预后决定的。虽然伤病预后不可避免地是从业者人员的职责之一,也通常是运动员和教练在受伤后问的第一个问题,但康复必须被视为从受伤到重返比赛/功能的一个循序渐进、基于标准的过程。这是一个跨学科的过程,其中支持团队、教练/家长和运动员之间的合作和集体整合至关重要。这种优化的方法确保了支撑运动表现的身体素质(如灵活性、运动控制、WC 和力量/RFD)的完全恢复,并在可能的情况下,与受伤前收集的个人数据进行对比,运动员逐步接触(并适应)运动的身体和心理需求。在训练和比赛中量化表现参数可在康复过程中提供重要信息。工作量数据的获取方法可能相对简单或非常复杂,可以用各种不同的方法来测量。外部负荷与体力工作相关(如跑步距离、举重重量、冲刺的数量和强度),而内部负荷与生理或感知反应相关(如主观用力评分和心率)(Gabbett,2016)。这些信息帮助从业者理解训练和比赛期间的生物力学和生理压力,并基于历史数据分析提供性能基准,为功能再整合和重返比赛标准提供依据。

综合的康复旅程表示成功且持续地恢复到

无限制的训练结束,在这个阶段,运动员被认为"适合"重返比赛。从这个意义上说,运动员对传统的实地"体能测试"的反应变得无关紧要。然而遗憾的是,优化的康复计划常常因外部因素而变得复杂,例如运动员希望重返的根本愿望、时间限制(即比赛日程)、经济激励或来自家长、教练和媒体的压力。在这种情况下,从业者面临着是否适合重返比赛的困难决策。由 Shrier(2015)描述的风险和风险承受力战略性评估(the strategic assessment of risk and risk tolerance,StARRT),介绍了在体育运动中支撑重返比赛决策的战略方法。这种方法帮助从业者以一致和透明的方式推理提供给患者的意见和建议,并可以根据任何患者的需求和功能"表现"需求进行修改。图10-7 中的模型组织了与组织健康(如病史、症状、客观临床测试)和组织压力(如运动类型、运动位置、心理准备)相关因素之间的关键信息和互动,以确定参与的风险。重要的是,风险随后被放在了风险耐受的背景之下:临床医生(和运动员)对可接受风险的阈值。例如,为了参加奥运会比赛,外侧踝关节韧带 20% 的再损伤概率可能被认为是可以接受的风险,特别是如果可以通过使用绑带/支具来减轻风险的话。然而,另一方面,允许有疑似脑震荡的运动员重返比赛的潜在后果非常严重(无论风险承受力的调整因素如何),以至于风险评估无条件地超过风险耐受,因此决策应该是不重返比赛。虽然医疗团队在告知决策过程中起着重要作用,但跨学科团队的输入对于确定运动员是否准备好以所需的强度(和频率)重返比赛至关重要,以维持目标活动中的表现结果。

> **知识校验**
>
> 1. Wolff 定律和 SAID 原则如何影响为满足患者特定需求而选择的运动?
> 2. 你可以通过哪些潜在方式来监测康复计划的影响(正面和负面)?
> 3. 在评估重返运动表现的风险时,如何应用 StARRT 框架?

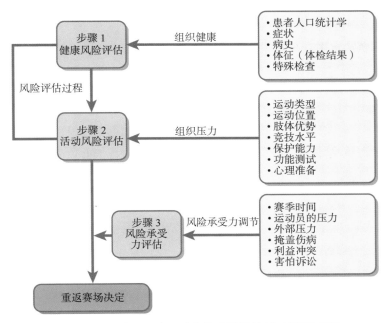

图 10-7　风险和风险承受力战略性评估(StARRT) 框架

5. 总结

　　任何肌肉骨骼损伤的康复,主要目标是最大化地提高患者在受伤后的潜在功能水平,同时将损伤复发、二次损伤或其他合并症的风险降至最低。不论是康复一名奥运选手还是一位髋关节退化的八旬老人,这些目标都是正确的,基本过程也是相同的。首先,需要对患者的现状、能力(包括受伤组织和整体水平)以及最终目标进行全面评估。在此基础上,逐步增加受伤组织和患者整体的负荷,以促使这些系统产生适应性,从而改善组织和个体的能力,使其更接近整体治疗目标。对康复规划和执行基本概念的全面理解是成功重返表现的基础。这里的"表现"并非仅限于运动活动,而是指患者希望重返任何他们认为重要的活动——这是最终的衡量标准。这一目标现实与否,过程必须始于对目标活动的身体、生理和生物力学需求的清晰和详细的理解。此表现分析使得临床医生能够考虑在临床评估/诊断、受伤组织功能和当前身体状态的背景下,支撑表现的物理特质。分析既要考虑伤害的影响,也要考虑造成伤害的病因。然后,康复规划会详细说明,在整个过程中,为了达到渐进的、基于标准的目标,需要重新更新流程和干预措施。

　　成功的康复需要有针对性的干预措施,以预期的结果为定义和衡量标准。疼痛管理至关重要,是主要关注点,特别是在管理初期阶段。但在可能的情况下,该方法应该积极避免减压带来的有害影响。熟练的运动控制训练为优化负荷分配和机械效率提供了基础,但这只能在足够的组织活动度及产生和吸收压力的能力基础上实现。最终,患者必须通过谨慎的刺激和长期适应来发展对负荷的耐受力。因此,康复的技巧在于依据预期的结果和身体适应,制定高度个性化的运动/身体活动处方(运动不是依据名称、使用的设备或进行的场所来定义的)。随着患者在目标活动中的功能逐渐恢复,临床医生必须确定患者具有适当的身体素质来支持每项渐进任务的需求。如果实现这一目标,就可以以最高的效率和最小的进一步受伤的风险来优化恢复体能的过渡。

■ 复习问题

1. 列出根据施加负荷水平对身体压力的五种定性反应。

2. 什么是 Wolff 定律?

3. 主动和被动抵抗组织伸长的主要区别是什么?

4. 评估个体的运动学习时需要考虑哪三个不同因素?

5. 确定可以重新加载组织的起点所需的两个关键要素是什么?

6. 什么是 SAID 原则?

7. 可以监测哪些因素以确定受伤组织是否能够应对施加的负荷?

(梁成盼　译,周杰、刘守国　校)

6. 参考文献

[1] Aagaard, P., Simonsen, E. B., Andersen, J. L., et al., 2002. Increased rate of force development and neural drive of human skeletal muscle following resistance training. J. Appl. Physiol. 93, 1318-1326.

[2] ACSM, 2009. American College of Sports Medicine(ACSM) position stand. Progression models in resistance training for healthy adults. Med. Sci. Sports Exerc. 41, 687-708.

[3] Agresta, C., Brown, A., 2015. Gait retraining for injured and healthy runners using augmented feedback a systematic literature review. J. Orthop. Sports Phys. Ther. 45, 576-584.

[4] Behm, D. G., Chaouachi, A., 2011. A review of the acute effects of static and dynamic stretching on performance. Eur. J. Appl. Physiol. 111, 2633-2651.

[5] Bell, D., Guskiewicz, K. M., Clark, M. A., et al., 2011. Systematic review of the balance error scoring system. Sports Health 3, 287-295.

[6] Benjaminse, A., Welling, W., Otten, B., et al., 2015. Novel methods of instruction in ACL injury prevention programs, a systematic review. Phys. Ther. Sport 16, 176-186.

[7] Blanch, P., Gabbett, T. J., 2016. Has the athlete trained enough to return to play safely? The acute:chronic workload ratio permits clinician to quantify a player's risk of subsequent injury. Br. J. Sports Med. 50, 471-475.

[8] Cormie, P., McBride, J. M., McCaulley, G. O., 2009. Powertime, force-time, and velocity-time curve analysis of the countermovement jump: impact of training. J. Strength Cond. Res. 23, 177-186.

[9] Dempsey, A. R., Elliott, B. C., Munro, B. J., et al., 2012. Whole body kinematics and knee moments that occur during an overhead catch and landing task in sport. Clin. Biomech. (Bristol, Avon) 27, 466-474.

[10] Dye, S. F., 2005. The pathophysiology of patellofemoral pain: a tissue homeostasis perspective. Clin. Orthop. Relat. Res. 436, 100-110.

[11] Finch, C., 2006. A new framework for research leading to sports injury prevention. J. Sci. Med. Sport 9, 3-9.

[12] Gabbett, T. J., 2016. The training-injury prevention paradox: should athletes be training smarter and harder? Br. J. Sports Med. 50, 300-303.

[13] Gajdosik, R. L., 2001. Passive extensibility of skeletal muscle: review of the literature with clinical implications. Clin. Biomech. (Bristol, Avon) 16, 87-101.

[14] Gokeler, A., McKeon, P., Hoch, M., 2020. Shaping the functional task environment in sports injury rehabilitation: a framework to integrate perceptual-cognitive training in rehabilitation.

Athle. Train. Sports Care 12(6), 283-292.

[15] Gribble, P., Hertel, J., Plisky, P., 2012. Using the star excursion balance test to assess dynamic postural-control deficits and outcomes in lower extremity injury: a literature and systematic review. J. Athl. Train. 47, 339-357.

[16] Guissard, N., Duchateau, J., 2004. Effect of static stretch training on neural and mechanical properties of the human plantar-flexor muscles. Muscle Nerve 29, 248-255.

[17] Herrington, L., Comfort, P., 2013. Training for prevention of ACL injury: incorporation of progressive landing skill challenges into a programme. Strength Cond. J 36, 59-65.

[18] Herrington, L., Horsley, I., Rolf, C., 2009. Evaluation of shoulder joint position sense in both asymptomatic and rehabilitated professional rugby players and matched controls. Phys. T-her. Sport 11, 18-22.

[19] Herrington, L., Myer, G., Horsley, I., 2013. Task based rehabilitation protocol for elite athletes following anterior cruciate ligament reconstruction: a clinical commentary. Phys. Ther. Sport 14, 188-198.

[20] Hodges, P. W., Moseley, G. L., 2003. Pain and motor control of the lumbopelvic region: effect and possible mechanisms. J. Electromyogr. Kinesiol. 13, 361-370.

[21] Iverson, G. L., Koehle, M. S., 2013. Normative data for the balance error scoring system in adults. Rehabil. Res. Pract. 1, 1-5.

[22] Kal, E., Ellmers, T., Diekfuss, J., et al., 2021. Explicit motor learning interventions are still relevant for ACL injury rehabilitation: do not put all your eggs in the implicit basket! Brit. J. Sports Med. 56, 63-64. https://doi. org/10. 1136/bjsports-2020-103643.

[23] Khan, K. M., Scott, A., 2009. Mechanotherapy: how physical therapists' prescription of exercise promotes tissue repair. Br. J. Sports Med. 43, 247-252.

[24] Krebs, E. E., Carey, T. S., Weinberger, M., 2007. Accuracy of the pain numeric rating scale as a screening test in primary care. J. Gen. Intern. Med. 22, 1453-1458.

[25] Langevin, H. M., Sherman, K. J., 2007. Pathophysiological model for chronic low back pain integrating connective tissue and nervous system mechanisms. Med. Hypotheses 68, 74-80.

[26] Linke, W. A., Leake, M. C., 2004. Multiple sources of passive stress relaxation in muscle fibres. Phys. Med. Biol. 49, 3613-3627.

[27] Magnusson, S. P., Aagaard, P., Simonson, E. B., et al., 2000. Passive tensile stress and energy of the human hamstring muscles in vivo. Med. Sci. Sports Exerc. 10, 351-359.

[28] Magnusson, S. P., Simonsen, E. B., Aagaard, P., et al., 1996. A mechanism for altered flexibility in human skeletal muscle. J. Physiol. 497, 291-298.

[29] Magnusson, S. P., Simonsen, E. B., Aagaard, P., et al., 1997. Determinants of musculoskeletal flexibility: viscoelastic properties, cross-sectional area, EMG and stretch tolerance. Scand. J. Med. Sci. Sports 7, 195-202.

[30] Mueller, M. J., Maluf, K. S., 2002. Tissue adaptation to physical stress: a proposed 'Physical Stress Theory' to guide physical therapist practice, education, and research. Phys. Ther. 82, 383-403.

[31] Munro, A. G., Herrington, L. C., 2010. Between session reliability of the star excursion balance test. Phys. Ther. Sport 11, 128-132.

[32] O'Sullivan, K., McAuliffe, S., Deburca, N., 2012. The effects of eccentric training on lower limb flexibility: a systematic review. Br. J. Sports Med. 46, 838-845.

[33] Page, P., 2012. Current concepts in muscle stretching for exercise and rehabilitation. Int. J. Sports Phys. Ther. 7, 109-119.

[34] Ralston, D. J., 2003. The RAMP system: a template for the progression of athletic-injury re-

habilitation. J. Sports Rehabil. 12, 280-290.

[35] Relph, N., Herrington, L., 2016. The effects of knee direction, physical activity and age on knee joint position sense. Knee 23, 1029-1034.

[36] Riemann, B. L., Schmitz, R., 2012. The relationship between various modes of single leg postural control assessment. Int. J. Sports Phys. Ther. 7, 257-266.

[37] Sahrmann, S., 2002. Diagnosis and Treatment of Movement Impairment Syndromes. Elsevier Health Sciences, St Louis, MO, pp. 12-13.

[38] Salaffi, F., Stancati, A., Silvestri, C., et al., 2004. Minimal clinically important changes in chronic musculoskeletal pain intensity measured on a numerical rating scale. Eur. J. Pain 8, 283-291.

[39] Sherman, D., Sherman, S., Norte, G., 2020. The power of language: using the OPTIMAL theory to coach your patients to recovery. Athl. Train. Sports Health Care 12(6), 246-248.

[40] Shrier, I., 2015. Strategic Assessment of Risk and Risk Tolerance (StARRT) framework for return-to-play decision-making. Br. J. Sports Med. 49, 1311-1315.

[41] Siff, M. C., 2003. Supertraining. Supertraining Institute, Denver, CO, pp. 32-33.

[42] Spencer, S., Wolf, A., Rushton, A., 2016. Spinal-exercise prescription in sport: classifying physical training and rehabilitation by intention and outcome. J. Athl. Train. 51, 613-628.

[43] Stone, M. H., Sands, W. A., Carlock, J., et al., 2004. The importance of isometric maximum strength and peak rate-of-force development in sprint cycling. J. Strength Cond. Res. 18, 878-884.

[44] Vleeming, A., Albert, H. B., Östgaard, H. C., et al., 2008. European guidelines for the diagnosis an treatment of pelvic girdle pain. Eur. Spine J. 17, 794-819.

[45] Wainner, R. S., Whitman, J. M., Cleland, J. A., et al., 2007. Regional interdependence: a musculoskeletal examination model whose time has come. J. Orthop. Sports Phys. Ther. 37, 658-660.

[46] Wall, B. T., Dirks, M. L., van Loon, L. J. C., 2013. Skeletal muscle atrophy during short-term disuse: implications for agerelated sarcopenia. Ageing Res. Rev. 12, 898-906.

第十一章

关于严重病变的考虑

Laura Finucane, Sue Greenhalgh, Chris Mercer 和 James Selfe

学习目标

学习本章后,您应该能够:

- 了解"红旗"征在识别严重病变中的作用。
- 形成一个自己的关于"红旗"征的临床决策

框架。

- 了解如何识别最常见的脊柱"红旗"征。

章节目录

1. 概述

　　本章将通过提供一种方法和实用工具,着重强调在临床环境中早期识别潜在严重病变的重要性,意在避免造成患者和临床医生不必要的焦虑。在本章结束时会有一个案例研究来说明要点,帮助读者采用实用的方法,在不确定的情况下与复杂的患者达成合作。

　　大多数接受临床医生治疗的患者有较轻的肌肉骨骼疾病,对循证的保守治疗反应良好。然而,少数患者(约2%)可能会出现潜在的严重病变(Budtz等,2020)。严重病变是一个术语,用来描述各种状况,可能表现为较轻的肌肉骨骼状况,但实际上是由于更严重的潜在病变,这些包括但不限于原发性和继发性癌症、骨折、感染、动脉瘤和炎症。因此,筛查伪装成良性肌肉骨骼疾病的严重病变的能力对于安全诊疗以及确保患者及时接受正确的治疗都至关重要。

　　对严重病变的漏诊或延误诊断可能对个人造成严重的后果,甚至是致命的。然而,临床医生的部分职责是不让患者进行不必要的,甚至是令人担忧的检查(Darlow等,2017),因为这些检查都会影响患者对自身问题和治疗结果的看法。在"临床上的谨慎"和"危言耸听的过度检查"之间取得适当的平衡是一项挑战,而且每天都在发生。

　　关于确定是否存在潜在严重病变的临床决策非常复杂,远远超出了检查标准化"红旗"征列表的范围。它们需要运用多种临床推理技能,结合情感(直觉)、对严重病变生理的理解以及症状的成因,来构建一个整体的临床图景(Langridge等,2015、2016)。疾病严重病变过程的早期阶段,即亚临床和前驱阶段(Gould,2006),主观检查比体格检查能提供更明确的线索,更容易引起人们的关注,因为在亚临床和前驱阶段,往往只有较少的征兆或没有征兆

（Finucane 等，2020）。体格检查要到病程的后期才能提供有用的信息（Greenhalgh 和 Selfe，2006）。因此，良好的沟通技巧是成功鉴别和处理潜在严重病变的核心和关键（Finucane 等，2020）。

传统情况下，肌肉骨骼医生会使用"红旗"征来帮助识别可能存在严重病变的患者。"红旗"征是指在患者病史和检查中发现的、引起对可能存在严重病变怀疑的结果（Goodman 和 Snyder，2013）。"红旗"征的主要作用是提高临床医生的怀疑指数（Greenhalgh 和 Selfe，2006）或关注程度（Finucane 等，2020），并对患者的管理进行潜在指导。然而，因为缺乏高质量的证据证明其诊断的准确性（Downie 等，2013；Henschke 等，2013），支持"红旗"征有用性的证据受到了挑战。证据即使确实存在，也只支持有限数量的"红旗"征，以引起对严重病变的怀疑。除了少数案例外，个别"红旗"征或"红旗"征组合的预后强度尚不清楚（Verhagen 等，2016）。一个具有中等诊断准确性的"红旗"征的好例子是过去的癌症病史。然而，这只会使恶性肿瘤的概率增加到 10% 左右（阳性似然比 15）（Downie 等，2013）。了解哪些癌症更容易进展为转移性骨病（metastatic bone disease，MBD），有助于对患者进行全面的病史采集并进行合适的体格检查（Finucane 等，2017）。

为了认识到这一问题并解决其中的一些局限性，国际骨科操作物理治疗师联合会（International Federation of Orthopaedic Manipulative Physical Therapists，IFOMPT）认可了 Finucane 等人（2020）提出的以脊柱严重病变为重点的框架。这本书已被翻译成葡萄牙语和法语。表 11-1 总结了四种主要的脊柱病变。

这一框架根据现有证据制定的，得到了正式的国际专家的认可，这些专家包括参与肌肉骨骼疾病管理的学者和临床医生。该框架为临床实践中使用"红旗"征提供了一个强有力且

符合临床逻辑的方法。虽然该框架侧重于四种特定的严重脊柱病变，但无论严重病变的类型或发生部位如何，其基本临床诊治原则都是相同的。该框架重点关注清晰且适当的沟通是关键要素（Greenhalgh 和 Selfe，2019；参见第二章，Ryder 和 Barnard，2024）。

临床医生必须在每次接诊患者（包括面对面和远程保健预约治疗）的各个阶段意识到潜在的"红旗"征。大多数情况下，一个新的"红旗"征本身可能不足以立即引起关注，但在患者的整个就医过程中必须得到密切监控（Finucane 等，2020）。

知识校验
1. 严重病变在物理治疗诊所有多常见？
2. 哪一种检查最能提供早期严重病变的有用信息：
   ● 主观检查
   ● 客观检查

决定是否存在严重病变以及随后采取的行动需要经过两个步骤。

2. 第一步：建立关注程度

如图 11-1。

通过将支持"红旗"征的证据水平与个人的决定因素（如年龄、性别、生活方式）相结合，考虑个人是否存在严重病变的风险，这将有助于建立一个怀疑指数，即对任何患者个体的关注程度。风险因素（决定因素）是与健康状况有因果关系的因素。例如，既往的癌症病史会增加恶性肿瘤的风险，但其本身不需要进一步的检查，但应结合当下出现的临床特征一并考虑。在脊柱感染的危险因素中，如毒品静脉注射和糖尿病，比临床特征更有参考价值，具有很高的敏感性（98%）和阴性预测值（99%），因此比临床特征更能预测脊柱感染（Yusuf 等，2019）。

表 11-1 四种常见的严重脊柱病变

马尾综合征(cauda equina syndrome, CES) 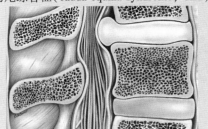	在解剖学上,马尾由 20 个神经根组成,这些神经根起源于脊髓底部的脊髓圆锥,CES 是由于这些神经结构受到压迫而发生的 马尾受压通常是椎间盘突出的结果(Dionn 等,2019) 可作为 CES 前兆的相关症状有 • 单侧或双侧神经根性疼痛 • 和/或皮节感觉减退 • 和/或肌无力
脊柱骨折 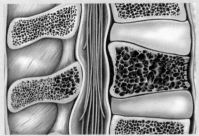	脊柱骨折是脊柱中占比最多的严重病变,发生风险最高的主要是老年患者,尤其是老年女性 低冲击或非创伤性骨折是脊柱最常见的严重病变,椎体骨折是最常见的骨质疏松性骨折。在 50~79 岁的女性中,约有 12% 的人患有椎体骨折,而在 80 岁以上的年龄组中,这一比例上升至 20%(NOS,2017)
脊柱恶性肿瘤 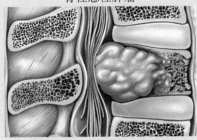	脊柱最常见的恶性肿瘤是转移癌 转移是指癌症病变从原发部位扩散到身体一个新的不同部位。骨是一个常见的转移部位,被称为转移性骨病(metastatic bone disease,MBD)。许多原发性癌症(乳腺癌、前列腺癌、肺癌、肾癌和甲状腺癌)更容易转移到脊柱(Sutcliffe 等,2013)
脊柱感染 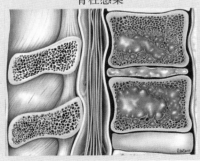	脊柱感染(spinal infection,SI)是指影响椎骨、椎间盘及相邻棘旁组织等脊柱结构的感染性疾病(Nickerson 和 Sinha,2016)。在高收入和中高收入国家,SI 近年来稳步增长。普遍认为,这与人口老龄化和静脉吸毒的增加有关(Nagashima 等,2018)。在中低收入和低收入国家,由于艾滋病毒/艾滋病和结核病的双重流行,SI 有所增加
其他脊柱"红旗"征	虽然上面列出的四种是脊柱中最常见的"红旗"征,但其他严重的疾病也会导致背部和腿部症状。这些包括腹主动脉瘤(Tohoku 等,2013),从内脏牵涉到脊柱的疼痛(Pacheco-Carroza,2021),神经系统疾病,如多发性硬化症、脊髓萎缩或肌萎缩性侧索硬化症(Borsook,2012)

图片提供:Ruth Eaves

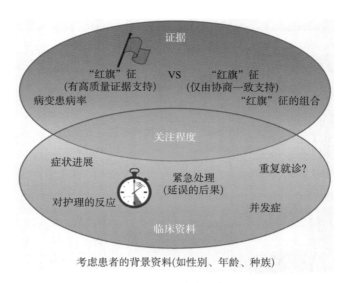

图 11-1　关注程度
（Finucane 等，2020）

注：临床医生应考虑支持"红旗"征的证据和个人健康决定因素（如年龄、性别），以决定是否存在严重病变的关注程度（怀疑指数）

3. 第二步：做出临床决策

　　根据关注的程度，临床医生需要确定是否行物理治疗干预（保留或转诊）以及采取适当措施时的缓急速度。Lackenbauer 等人（2017）强调，对严重疾病和良性肌肉骨骼问题做出准确的留诊/转诊临床决策是国际上共同面临的重大挑战。其中重要的是要了解疑似严重病变的患者是否能够等待进一步转诊/检查，是否需要立即采取任何措施，或者是否可以接受短暂的延迟并且不太可能影响患者的预后。在 Belinda 的案例中，等待是可以接受的，而在 Brian 的案例中，需要采取紧急措施。患者是否应转诊或留守治疗（留诊）的决定是多因素和复杂的。这取决于临床医生在个体患者表现的背景下对特定"红旗"征的相关性进行临床推理的能力。使用公认的策略，如安全网和观察等待，将有助于减少漏诊或延误诊断。这些都是重要的工具，应该用来帮助及早发现严重的疾病。这些策略不仅有助于管理患者是否有严重病变的不确定性，而且还可以帮助临床医生管理他们自己对错过或延迟严重诊断的可能性的焦虑。临床决策的基本模型如图 11-2。

4. 安全网

　　安全网是一种旨在帮助临床医生和患者管理风险和不确定性的工具。这需要与患者合作，使他们能够长期监测自己的症状（Greenhalgh 等，2020）。患者需要了解的安全网的三个原则如图 11-3 所示。

　　安全网的有效实施要求临床医生意识到严重病变是一种鉴别诊断，并要了解所关注的严重病变的自然史。安全网还依赖于患者对他们症状的监测，这可能具有挑战性，因为患者往往低估了症状的重要性，并且由于担心"浪费"诊疗时间而不愿寻求建议（Evans 等，2018）。临床医生需要清楚地传达"红旗"征的重要性，鼓励患者咨询持续的症状，并提供方便的后续咨询。表 11-2 列出了有助于成功建立安全网的关键建议和措施。

决策模型

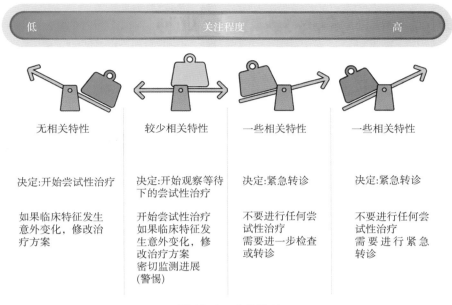

图 11-2　决策模型
（Finucane 等，2020）
注：临床措施的选择应基于关注的程度

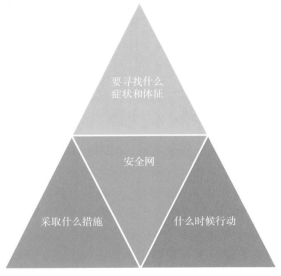

图 11-3　安全网的三个关键组成部分
（Selfe 等，出版中）

5. 安全网的举例

Becky 今年 36 岁，1 周前背部疼痛加剧，左腿疼痛反复发作。腿痛现在很严重，持续不断，并延伸到她的脚尖，中间的三个脚趾都有针刺感。症状一天比一天严重，全身疼痛加剧。不过，经过检查，Becky 的神经系统是完好无损的。重要的是主观检查显示她的膀胱、肠道或性功能都没有问题，也没有鞍区的麻木。Becky 需要对马尾综合征进行安全防护（见第十二章“高级实践”）。与 Becky 仔细讨论了图 11-4 中描述的警告信号，并给了她一张包含这些信息的卡片（或传单），让她带走，以帮助她记住需要保持警惕的症状（图 11-4）。重要的是，Becky 需要明白，如果这些症状在背部和腿部疼痛的背景下出现，她就需要在当天就寻求帮助。需要指出的是，这些症状与一种罕见的情况有关，即马尾综合征，这种情况是一种潜在的外科急诊，因此绝不能延误求医。这里重点要注意确定 Becky 清楚地理解建议，并了解需要寻求意见的时间。然后应在临床记录中进行记录，明确说明 Becky 已经对马尾综合征进行了安全防护，并应给予对该疾病的建议卡。

表 11-2　给患者的安全网建议和临床医生的措施
给患者的建议
他们需要注意哪些"红旗"征（图 11-3）
如果出现这些"红旗"征该怎么办（尽可能给予口头和书面建议）（图 11-3）
明确需要采取行动的时间范围（亚紧急：5 天内；紧急：当天）（图 11-3）
如果症状未得到缓解，何时复诊
检查或转诊的原因
如何获得检查结果
目前症状可能的时间窗
临床医生措施
检查以确保患者理解安全网的建议
医疗保健专业人员仍有责任对其要求的检查结果进行审查并采取措施
考虑诊断测试的准确性（注意假阴性），即使检测结果为阴性，也要对患者进行复查
向患者和全科医生（general practitioner，GP）传达检测结果，必要时进行随访（提供方便的随访咨询）。并清晰记录检查结果
在复诊后出现新症状时考虑转诊（例如，多次复诊就选择转诊）
建立能够突出以下方面的系统 （1）求医行为的变化 （2）多种求医行为不断升级 （3）因无法解释的反复出现的体征和症状而重复就诊
为低风险但非无风险的患者提供约定时间内的复查
认真记录安全网建议
对所有严重病变的病例进行汇报/反思

Selfe 等（出版中）

🚩　马尾综合征的警告信号
·大腿内侧之间或生殖器失去知觉/针刺感 ·背部或臀部周围麻木 ·使用卫生纸擦拭时感觉改变 ·排尿越来越困难 ·试图停止或控制尿流量时越来越困难 ·排尿时失去知觉 ·漏尿或最近需要使用尿垫 ·不知道膀胱何时充盈排空 ·无法停止排尿或漏尿 ·排便时失去知觉 ·勃起或射精能力发生变化 ·性交时生殖器失去知觉

出现任意情况，立即寻求帮助

☰　常见背痛
许多患者同时伴有背痛、腿痛、腿部麻木和无力。这些症状可能会让你感到痛苦，但并不一定需要紧急就医。马尾综合征是一种罕见但严重的背部疾病，可导致永久性损伤或残疾，需要由脊柱急诊专家团队诊治。有关马尾综合征的一些警告信号，请见上文。

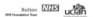
Bolton NHS Foundation Trust　NHS　uclan

图 11-4　马尾综合征（CES）患者信用卡

表 11-3　五种最常见的转移性癌症
·乳腺 ·前列腺 ·肾 ·肺 ·甲状腺

6. 观察等待

观察等待是指在考虑进一步干预或检查之前的时间段里，按要求接受治疗的同时密切监测患者的症状（Cook 等，2018）。一个很好的例子是有背痛和前列腺癌病史的患者，尽管前列腺癌是五种最常见的转移性癌症之一（表 11-3）（Coleman 和 Holen，2014），但单独的前列腺癌病史不会立即要求进一步的检查，临床医生通常会先选择一个疗程的治疗，同时在治疗时仔细监测症状。

成功治疗和管理患者需要的不仅仅是缜密的临床推理，还需要多方面的配合才能取得成功。在极少数情况下，当事情出错时，患者可能会考虑诉讼。临床过失索赔对英国国家医疗服务体系造成的负担越来越重，2019/2020 年，每年的伤害成本上升至 83 亿英镑。例如，2009~2021 年间，针对物理治疗师的马尾综合征（CES）索赔记录为 15 起，占英国所有 CES 索赔记录的 0.7%（Leech 等，2021）。虽然目前英国涉及物理治疗师的诉讼案件数量相对较少，但预计这一数字将会上升，这不仅仅是针对国家医疗服务体系中的物理治疗师，还包括所有机构中的物理治疗师。重要的是要考虑选择诉讼的患者的情感驱动因素和身体状况。

一位 CES 患者也清楚地描述了情绪波动的情况：

> 我最担心的是自己会大小便失禁、坐上轮椅,让我的妻子不得不照顾我。我和一个朋友约好,如果我们中的任何一个人变成这样,我们就给他"项链治疗(the necklace treatment)",这样就能拯救这个家庭。

此外,不仅从纯粹的经济角度来看,诉讼费用高昂,而且就单纯的诉讼的威胁也会给临床医生带来情感上的困难和挑战。

以下是一位物理治疗师如何描述他们经历的与 CES 患者管理相关的诉讼：

> 有很多情绪,恐惧、担心、怀疑、未知,我想,最大的问题是未知,你不知道我下一步要做什么,会发生什么,可能会发生什么,是的,压力非常非常大,有很多焦虑。

有鉴于此,做好基础工作显然越来越重要。

知识校验

1. 安全网的三个关键组成部分是什么?
2. 以下两种说法中,哪种最能说明观察等待:
   - 向患者提供建议卡片和联系电话
   - 在治疗过程中密切监测患者的症状

---

7. 案例研究

案例研究 11-1~案例研究 11-4 介绍了四种不同的患者情况。每个病例都提出了一系列问题,以提示您进行临床推理,帮助您确定关注程度,最后要求您为每位患者做出临床决策。

案例研究 11-1　Brenda

Brenda 是一名 55 岁的独居女性,清洁工。她的生活习惯是久坐不动,以前每天吸烟 15 支,并且酗酒。Brenda 患有 2 型糖尿病、高血压、焦虑症和抑郁症,BMI 指数为 40。她患有慢性腰背痛 29 年,之前曾两次接受疼痛小组的治疗。3 个月前,她从疼痛科出院。今天,Brenda 来到全科医生诊所,向她的第一联系人医生咨询她的背痛问题,她说这是她多年来常见的疼痛

问题	临床推理	要求措施
Brenda 有哪些可能导致严重病变的危险因素 这些危险因素分别与哪些严重的病变有关	Brenda 的年龄使她处于几种严重疾病的风险类别中,如转移瘤、骨髓瘤和骨质疏松症(脊柱骨折) 患者为女性,因此椎体骨折的风险较高 她患有糖尿病,这可能会增加她的椎体感染和椎体骨折的风险 Brenda 患有病态肥胖(BMI=40),并患有糖尿病和高血压,这使她有患血管疾病的风险。腹主动脉瘤(abdominal aortic aneurysm, AAA)在男性中比女性更常见,但对于 65 岁以上的人来说,这是导致腰痛的潜在原因	这些都是理论上的风险,在 Brenda 的病例中需要考虑,但她的症状多年来没有改变,因此不需要针对可能的严重病变采取具体措施 按计划进行治疗是安全的
你还想问 Brenda 什么问题	吸烟是癌症和脊椎骨折的一个危险因素,所以问 Brenda 她吸烟多久了,多长时间戒掉了是很重要的 同样,女性每天乙醇摄入量超过 3 个单位是脊椎骨折的危险因素,所以问 Brenda 她喝多少是很重要的	这些都是理论上的风险,在 Brenda 的病例中需要考虑,但她的症状多年来没有改变,因此不需要针对可能的严重病变采取具体措施 按计划进行治疗是安全的,但可能需要一些一般的健康和生活方式建议

案例研究 11-1	Brenda（续）	
你对 Brenda 的关注程度如何	对 Brenda 的关注程度较低，因为这次背部疼痛没有任何变化	监测症状和体征以及对治疗的反应，如果症状和体征发生变化，则在每次就诊时重新评估关注程度
你对 Brenda 的临床决策是什么	按原计划进行治疗，现阶段无须转诊或进一步检查	监测体征和症状，如果有变化，重新评估临床决策

讨论
在 Brenda 的病例中，一切都没有改变。Brenda 所抱怨的背痛并无新意。她患有慢性机械性背痛

结论
因此，关注程度较低（图 11-5）。适当的临床措施是按原计划进行治疗，遵循正常的治疗流程，在每次就诊时重新评估症状的任何变化

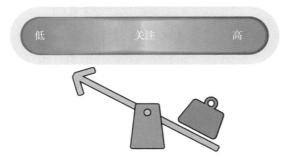

图 11-5 Brenda 的关注程度

案例研究 11-2	Belinda	

Belinda 是一名 68 岁的退休护士。在她的职业生涯中，腰痛时有发生，过去曾接受过物理治疗。这次腰痛是在 6 周前开始的，发病前一天她做了 2 个小时的园艺工作。她努力坚持活动，并付费做了几次按摩，但情况并没有如她所希望的那样好转

Belinda 每周有 1 天要照顾 2 岁的孙子，但照顾得很艰难。Belinda 不吸烟，饮酒量适中（每周 10 单位）。她身体健康，但 10 年前曾患乳腺癌。由于不喜欢吃药，她没有服用任何药物来缓解疼痛

问　题	临床推理	要求措施
Belinda 有哪些可能导致严重病变的危险因素 这些危险因素分别与哪些严重的病变有关	Belinda 在一次特定的体育活动后开始背痛，并且随着时间的推移并没有得到改善。 她的年龄和性别使她面临脊椎骨折的风险 她有乳腺癌病史。因此，她有脊柱转移性骨病的风险，这可能导致椎体骨折	虽然 Belinda 确实存在一些危险因素，但她接受过的治疗并不多，因此进行为期 6 周左右的物理治疗是合适的 在治疗期间，应监测和重新评估体征和症状
你还想问 Belinda 什么问题	应更详细地询问 Belinda 的癌症情况，以便明确癌症的类型和分期，因为这会让我们了解癌症转移的风险	Belinda 患的是 1 级癌症，肿瘤只有 1 cm，没有淋巴结受累，因此她患转移性疾病的风险很低
你对 Belinda 的关注程度如何	如上所述，存在一些潜在的问题，因此需要更多的信息	由于肿瘤大小和类型方面的信息进一步令人放心，因此担忧程度较低
你对 Belinda 的临床决策是什么	临床风险低，治疗安全	按计划治疗，每次就诊时重新评估。Belinda 需要安全网

案例研究 11-2 Belinda(续)

讨论

在Belinda 的病例中,她既往有癌症病史,有患转移性骨病(MBD)的风险

大约 30%有乳腺癌病史的患者会发生转移,而且可能在任何时候发生,其中 50%发生在癌症初诊后的头 5
年内,另外 50%发生在 10 年及以后(Lee 等,2011)。在 Belinda 的病例中,她是在 10 年前确诊的,但她
没有其他提示 MBD 的症状。就其本身而言,目前不会引起关注

结论

因此,关注的程度需要采取观察等待的方法(图 11-6)

适当的临床行动是按计划治疗,但要有安全网。建议 Belinda 注意其疼痛严重程度和疼痛行为的任何变
化,例如持续疼痛或夜间持续疼痛,迫使她下床踱步,或躯干周围出现带状疼痛。此外,医生还建议她注
意步态异常或双腿失控情况的出现(图 11-8)。如果出现上述情况,建议她立即联系临床医生

按照常规惯例,每次就诊时都要重新评估症状的任何变化

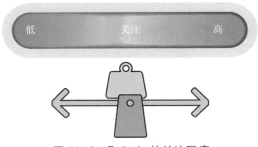

图 11-6 Belinda 的关注程度

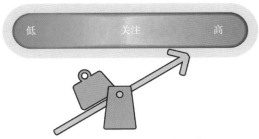

图 11-7 Barry 的关注程度

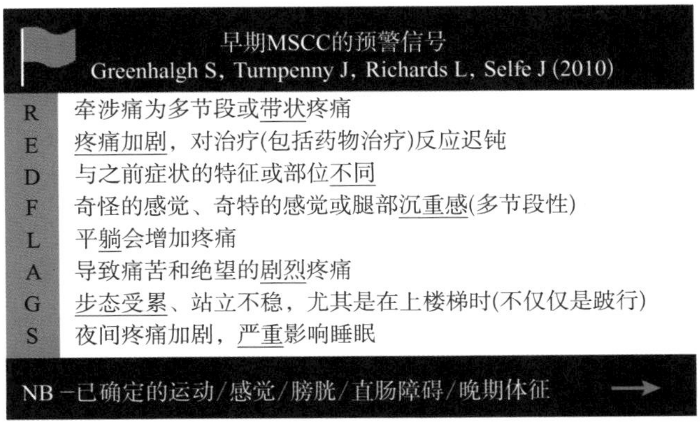

早期MSCC的预警信号
Greenhalgh S, Turnpenny J, Richards L, Selfe J (2010)

R E D F L A G S

- 牵涉痛为多节段或带状疼痛
- 疼痛加剧,对治疗(包括药物治疗)反应迟钝
- 与之前症状的特征或部位不同
- 奇怪的感觉、奇特的感觉或腿部沉重感(多节段性)
- 平躺会增加疼痛
- 导致痛苦和绝望的剧烈疼痛
- 步态受累、站立不稳,尤其是在上楼梯时(不仅仅是跛行)
- 夜间疼痛加剧,严重影响睡眠

NB -已确定的运动/感觉/膀胱/直肠障碍/晚期体征 ➝

图 11-8 转移性脊髓压迫(MSCC)的临床医生提示卡
MSCC:metastatic spinal cord compression

案例研究 11-3　Barry

Barry 是一位因背部疼痛而转诊的 77 岁男性。他有前列腺癌病史，确诊时 Gleason 评分为 3+3 分。Gleason 评分反映了前列腺内两点细胞的异常程度。确诊时若评分为 8 分，则表明转移性疾病的风险很高（Carter 等，2012）。在这种情况下，他有一定的转移风险（Greenhalgh 和 Selfe，2019）。他目前自称病情有所缓解。就诊时，Barry 和他的妻子都非常焦虑。他描述自己的背部和颈部疼痛反复不定，到达诊所时，他的颈部剧烈疼痛，腰部疼痛已经缓解。他讲述他的经历：3 个月前在度假时坐在躺椅上享受日光浴约 1.5 小时，突然起身后他倒在地上，头撞击到了地板。据他妻子描述，当时他摔得很重，头部着地。他显然没有伸出双手来缓冲撞击。自摔倒后，他的颈部一直无法完全活动，疼痛加剧，向左转头尤其困难。通过会诊发现，他颈部大多数方向的活动都严重受限。此外，前屈还会导致双手感觉异常。他认为任何药物对其严重的颈部疼痛都没有帮助，用视觉模拟量表（visual analogue scale，VAS）打分时他打了 9～10/10。剧烈的疼痛让他的睡眠受到了影响。由于头部的重量，他从躺着到坐着以及从坐着到躺着的转移都非常困难。他曾有些枕部头痛，疼痛从颈椎转移到乳突。他描述了一周无法开车的情况。他没有手臂疼痛，但会有双侧手指的感觉异常；没有头晕、恶心，面部也没有刺痛感。虽然他通常会去看骨科医生来治疗腰痛，但并没有请骨科医生来治疗目前的颈部疾病

检查时，颈椎的活动几乎可以忽略不计，仰卧位下也几乎没有改善。颈部屈伸受限，屈曲范围约为正常范围的 1/5，屈曲会诱发双手的感觉异常，但下肢不受影响。肩部检查无异常，上肢和下肢的肌节、皮节和反射均完好无损。临床医生对患者在剧烈疼痛的情况下出现严重的活动受限感到担忧，而且患者的摔倒史和颈部屈曲受限及双侧感觉异常明显相关

在社交方面，Barry 是一名退休的公共汽车司机，不吸烟。他喜欢社交饮酒（但不确定自己的酒量），并经常打皇冠绿色保龄球

问　题	临床推理	要求措施
Barry 有哪些可能导致严重病变的危险因素 这些危险因素分别与哪些严重的病变有关	Barry 的年龄使他更有可能发生骨折、转移瘤和骨髓瘤等严重病变 他有前列腺癌病史，而前列腺癌在最常见脊柱转移癌中排第三 他曾摔伤过颈部。他的活动范围明显减小，这可能预示着骨折 颈部屈曲时，他的双手也会有感觉异常，因此有可能是颈部脊髓损伤或双侧神经根病变	需要向 Barry 进一步了解其前列腺癌的分期和分类，以及他被诊断出前列腺癌时的 Gleason 评分（Greenhalgh 和 Selfe，2020） 需要进一步询问他的症状，以确定他的颈部症状和上肢症状之间的关系，同时检查是否有任何下肢症状
你还想问 Barry 什么问题	了解 Barry 被诊断出患有前列腺癌时的 Gleason 评分会很有帮助。他的 Gleason 评分是 3+3，有一定的转移风险 最好能知道 Barry 的颈部是否做过 X 线或影像学检查 X 线检查有助于排除骨折，MRI 检查有助于排除脊髓/神经根受累 此外，了解任何步态异常和下肢症状也很重要，这可能预示着脊髓受累	需要进一步进行颈椎 X 线检查和整个脊柱的 MRI 检查
你对 Barry 的关注程度如何	Barry 有几个令人担忧的特征，因此需给予高度关注	作为急诊病例进行颈椎造影，但不需要当天/急诊造影
你对 Barry 的临床决策是什么	临床决策为 Barry 需要进一步接受颈部 X 线检查和全脊柱的 MRI 扫描	Barry 需要进行紧急造影检查。结果显示，C4/5 处有一个肿瘤，是与前列腺癌无关的骨髓瘤引起的

案例研究 11-3　Barry（续）

讨论

Barry 的病情令人担忧。前列腺癌病史非常重要，因为前列腺癌、乳腺癌和肺癌是最常见的转移到脊柱的癌症（Sutcliffe 等，2013）但不要忘记，新的病症可能是由不相关的原因引起。Barry 患上了第二种恶性肿瘤。Barry 曾在 3 个月前接受过一次 X 线检查，当时结果显示正常。我们必须认识到，每次会诊时对患者的表现进行重新评估和临床推理非常重要。尤其是在严重疾病的早期，X 线和血液检验等检查可能会让人感到放心（Watson 等，2019）。长期监测"红旗"征，不要因为检验报告正常而就此放心

全脊柱 MRI

转移性脊柱疾病伴整个脊柱骨髓信号异常，主要在 C4/5 处可见巨大病灶，软组织向后延伸导致中度椎管狭窄。诊断结果：多发性骨髓瘤可能

Barry 被送进了医院。脊柱外科团队讨论了 C4/5 处的巨大软组织肿胀导致 C4 椎体破坏的问题，并选择了非手术治疗和最佳支持治疗

最终诊断

骨髓瘤

骨髓瘤又称多发性骨髓瘤，是一种由浆细胞引发的"血癌"。在英国，任何时候都有大约 24 000 名骨髓瘤患者。骨髓瘤占"血癌"的 15%，占所有癌症的 2%。骨髓瘤主要影响 65 岁以上的人，但也有更年轻的人被诊断出患有骨髓瘤

结论

因此需要高度关注（图 11-7）

适当的临床措施是确保对患者进行紧急检查（5 天内），因此不会提供治疗

案例研究 11-4　Brian

Brian 是一位 67 岁的绅士，目前仍担任自己公司的总经理。他平时身体健康，每天抽 10 支烟，酒量适中。他有间歇性机械性背痛的长期病史，通常对药物、运动和私人理疗有良好的治疗反应。这次发作始于 8 周前，情况有所不同。他对常用的治疗方法没有反应，因此他的全科医生将他转到了肌肉骨骼分诊服务处。腰椎的 X 线检查报告显示正常，血液检查也未发现异常。医生通过电话联系了 Brian，让他进行远程会诊。Brian 并不焦虑，并得到了近期检查结果正常的保证。但是，他现在很难继续工作。现在，他晚上会因疼痛而醒来。在过去 1 周里，他的双腿开始感到无力，他认为这是缺乏锻炼造成的，而且他的双侧第十肋区域周围出现了一条感觉异常的区域带

	临床推理	要求措施
Brian 有哪些可能导致严重病变的危险因素 这些危险因素分别与哪些严重的病变有关	Brian 的年龄使他处于几种严重病变的危险类别中，如转移瘤、骨髓瘤和骨质疏松症（脊柱骨折） 他的腹部周围、胸腔下部有带状感觉异常 胸椎是 70% 转移性疾病的发生部位，因此这可能是一个值得关注的问题	这些都是理论上的风险，需要根据 Brian 的情况加以考虑 他目前的疼痛与平时的背痛不同，而且晚上会疼醒 Brian 需要进一步接受全脊柱 MRI 检查
你还想问 Brian 什么问题	吸烟是癌症和脊椎骨折的危险因素，因此必须询问 Brian 何时开始吸烟的以及吸了多久烟了 同样，每天摄入超过 3 单位的乙醇也是椎体骨折的危险因素，因此必须询问 Brian 的饮酒量	这些都是理论上的风险，在 Brian 的病例中需要加以考虑，但由于他的症状正在恶化，应当进一步的检查

案例研究 11-4　　Brian(续)		
你对 Brian 的关注程度如何?	高度关注 Brian,因为他的症状不同于正常的疼痛,而且还在不断加剧 虽然他的血液检验和 X 线检查结果正常,但鉴于临床表现不断恶化,这些都不能让您放心	需要进行脊柱 MRI 扫描,以排除转移性脊髓压迫症(metastatic spinal cord compression, MSCC)
你对 Brian 的临床决策是什么?	需要进行检查以排除严重病变	需要进行 MRI 扫描。结果显示,整个脊柱出现多层次转移性骨病,T10 处出现转移性脊髓压迫

讨论
与 Barry 的情况一样,Brian 的相关检查结果也是阴性。Brian 患有未确诊的肺癌,这是最常见的脊柱转移癌之一(表 11-3)。在初级医疗服务机构就诊的 MSCC 患者中,有 25% 不知道自己患有癌症(NICE, 2008)。一些有用的临床特征可帮助您及早发现 MSCC,如图 11-8 中的"红旗"征
MSCC 是一种急诊肿瘤疾病,必须尽快采取行动,以避免严重的脊髓损伤、瘫痪和早于预期的死亡(NICE, 2008)

结论
因此,需要高度关注(图 11-9)
适当的临床措施是 Brian 需要紧急(当天)检查

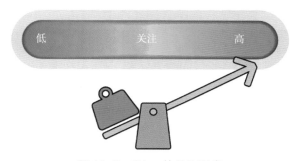

图 11-9　Brian 的关注程度

8. 总结

本章概述了当严重病变伪装成肌肉骨骼疾病时,早期识别的复杂性。在严重病变的早期,这尤其具有挑战性。然而,作为临床医生,我们最有能力识别这些病变,并能对患者的预后和治疗效果产生很大影响。

本章未涉及的严重病变还有很多,但应用以下概述的一些基本原则,这将有助于识别大多数严重病变。

临床医生应该:

- 了解各种严重病变的表现形式。
- 将严重病变视为鉴别诊断。
- 认识到患者是"专家",他们能够与自己的症状共存。
- 根据患者的具体情况(临床特征)考虑相应的"红旗"征。
- 如果疼痛不断加剧,症状逐渐恶化,且对保守治疗或药物治疗的反应不如预期,则应将严重病变视为症状的原因,即"红旗"征的组合在不断增加!
- 在每次接诊患者时都要评估各个阶段的潜

在信号,并意识到症状可能会随着病情的发展而发生变化。

在临床实践中,严重病变代表着一定程度的不确定性和风险。重要的是,您要能够最大限度地降低风险,并在出现不确定因素时寻求支持。以下基本要点将帮助您在临床环境中做到这一点:

- 确保您了解自己工作领域的既定临床路径。我们的经验表明,不同地区的临床路径会有很大差异。
- 如果情况可能很紧急或您不确定,请立即与高层人员联系。

- 必要时,向患者明确传达商定的管理计划和安全网,以防病情恶化。
- 始终认真、清晰地记录。记住,如果没有写下来,就说明"没有发生"!
- 如果寻求建议,一定要记录下与谁交谈以及交谈的时间。清楚地注释谈话的结果。

识别严重的病变情况远非非黑即白,根据患者的情况应用"红旗"征有助于减少对患者的公式化使用。Grieve(1994)认为,严重病变的识别在很大程度上取决于——

意识、警惕和怀疑,而不是一套规则。

复习问题

1. 哪两个步骤有助于确定是否存在严重病变?
2. 描述四个马尾综合征相关的警示信号。
3. 请说出常见转移到脊柱的五种癌症中的三种。
4. 以下哪些不是骨质疏松性骨折的危险因素。

A. 吸烟
B. 长期服用非甾体抗炎药
C. 饮酒(女性)
5. 请说出增加脊柱感染风险的两个因素。
6. 所有有乳腺癌病史的女性在确诊后的头5年内都有罹患 MBD 的风险,该说法正确还是错误?

（郑泽　译,李超、梁成盼、刘守国　校）

9. 参考文献

[1] Borsook, D., 2012. Neurological diseases and pain. Brain 135, 320-344.

[2] Budtz, C. R., Hansen, R. P., Thomsen, J., et al., 2021. The prevalence of serious pathology in musculoskeletal physiotherapy patients - a nationwide register-based cohort study. Physiotherapy 112, 96-102. https://www. researchsquare. com/article/rs-11772/v1.

[3] Carter, H. B., Partin, A. W., Walsh, P. C., et al., 2012. Gleason score 6 adenocarcinoma: should it be labeled as cancer? J. Clin. Oncol. 30 (35), 4294-4296.

[4] Cook, C. E., George, S. Z., Reiman, M. P., 2018. Red flag screening for low back pain: nothing to see here, move along: a narrative review. Br. J. Sports Med. 52 (8), 493-496.

[5] Coleman, R. E., Holen, I., 2014. Chapter 51 bone metastases. In: Abeloff's Clinical Oncology, fifth ed. Elsevier.

[6] Darlow, B., Forster, B. B., O'Sullivan, K., et al., 2017. It is time to stop causing harm with inappropriate imaging for low back pain. Br. J. Sports Med. 51, 414-415.

[7] Dionne, N., Adefolarin, A., Kunzelman, D., et al., 2019. What is the diagnostic accuracy of red flags related to cauda equina syndrome

（CES），when compared to magnetic resonance imaging（MRI）？ A systematic review. Musculoskelet. Sci. Pract. 42, 125−133.

[8] Downie, A., Williams, C. M., Henschke, N., et al., 2013. Red flags to screen for malignancy and fracture in patients with low back pain: systematic review. BMJ. 11（347），7095.

[9] Evans, J., Ziebland, S., MacArtney, J., et al., 2018. GPs' understanding and practice of safety netting for potential cancer presentations: a qualitative study in primary care. Br. J. Gen. Pract. 68（672）e505−e511.

[10] Finucane, L., Greenhalgh, S., Selfe. J., 2017. What are the red flags to aid the early detection of metastatic bone disease as a cause of back pain? Physiother. Pract. Res. 38, 73−77.

[11] Finucane, L. M., Downie, A., Mercer, C., et al., 2020. International framework for red flags for potential serious spinal pathologies. J. Orthop. Sports Phys. Ther. 50（7），350−372.

[12] Goodman, C., Snyder, T., 2013. Screening for immunologic disease. In: Differential Diagnosis for Physical Therapists. Screening for Referral, fifth ed. Elsevier, St. Louis, MO, pp. 464−467.

[13] Gould, B. E., 2006. Pathophysiology for the Health Professions, third ed. Saunders, Philadelphia.

[14] Greenhalgh, S., Finucane, L. M., Mercer, C., et al., 2020. Safety netting; best practice in the face of uncertainty. Musculoskelet. Sci. Pract. 48, 102179.

[15] Greenhalgh, S., Selfe, J., 2006. Red Flags: A Guide to Identifying Serious Pathology of the Spine, first ed. Elsevier, Edinburgh, London, New York, Oxford, Philadelphia, Sydney.

[16] Greenhalgh, S., Selfe, J., 2019. Red Flags and Blue Lights: Managing Serious Spinal Pathology, second ed. Elsevier, Edinburgh London, New York, Oxford, Philadelphia, Sydney.

[17] Grieve, G. P., 1994. The masqueraders. In: Boyling, J. D., Palastanga, N.（Eds.），Grieve's Modern Manual Therapy: The Vertebral Column, second ed. Churchill Livingstone, Edinburgh, pp. 841−856.

[18] Henschke N, Maher C, Ostelo R, et al. 2013 Red flags to screen for malignancy in patients with low-back pain（Review），（2）. The Cochrane Collaboration. Wiley Publishers.

[19] Lackenbauer, W., Janssen, J., Roddam, H., et al., 2017. Keep/refer decision making abilities of European final year undergraduate physiotherapy students: a cross-sectional survey using clinical vignettes. Eur. J. Physiother. 20（3），128−134.

[20] Langridge, N., Roberts, L., Pope, C., 2015. The clinical reasoning processes of extended scope physiotherapists assessing patients with low back pain. Man. Ther. 20（6），745−750.

[21] Langridge, N., Roberts, L., Pope, C., 2016. The role of clinician emotion in clinical reasoning: balancing the analytical process. Man. Ther. 21, 277−281.

[22] Lee, S. J., Park, S., Ahn, H. K., et al., 2011. Implications of boneonly metastases in breast cancer: favorable preference with excellent outcomes of hormone receptor positive breast cancer. Cancer Res. Treat. 43（2），89−95.

[23] Leech, R. L., Selfe, J., Ball, S., et al., 2021. A scoping review: investigating the extent and legal process of cauda equina syndrome claims for UK physiotherapists. Musculoskel. Sci. Pract. 56, 102458.

[24] Nagashima, H., Tanishima, S., Tanida, A., 2018. Diagnosis and management of spinal infections. J. Orthop. Sci. 23（1），8−13.

[25] National Institute for Health and Care Excellence Clinical Guideline 75, 2008. Metastatic spinal cord compression: diagnosis and management of adults at risk of and with metastatic spinal cord compression. https://www. nice. org. uk/Guidance/CG75.

[26] National Osteoporosis Society (NOS), 2017. Clinical Guidance for the Effective Identification of Vertebral Fractures. https://theros. org. uk/media/3daohfrq/ros-vertebral-fracture-guidelines-november-2017. pdf.

[27] Nickerson, E. K., Sinha, R., 2016. Vertebral osteomyelitis in adults: an update. Br. Med. Bull. 117 (1), 121−138.

[28] Pacheco-Carroza, E. A., 2021. Visceral pain, mechanisms, and implications in musculoskeletal clinical practice. Med. Hypotheses 153, 110624.

[29] Ryder, D., Barnard, K. 2024. Petty's Musculoskeletal Examination and Assessment: A Handbook for Therapists, sixth ed. Elsevier, Oxford.

[30] Selfe, J., Greenhalgh, S., Mercer, C., Finucane, L. Red flags and masqueraders. In: Grieve's Modern Musculoskeletal Physiotherapy, fifth ed. Elsevier. in press.

[31] Sutcliffe, P., Connock, M., Shyangdan, D., et al., 2013. A systematic review of evidence on malignant spinal metastases: natural history and technologies for identifying patients at high risk of vertebral fracture and spinal cord compression. Health Technol. Assess. 17 (42), 1−274.

[32] Tohoku,J., Tsuchie, H., Miyakoshi,N., et al., 2013. High prevalence of abdominal aortic aneurysm in patients with chronic low back pain. J. Exp. Med. 230 (2), 83−86.

[33] Verhagen, A. P., Downie, A., Popal, N., et al., 2016. Red flags presented in current low back pain guidelines: a review. Eur. Spine J. 25 (9), 2788−2802.

[34] Watson, J., Jones, H. E., Banks, J. B., et al., 2019. Use of multiple inflammatory marker tests in primary care: using Clinical Practice Research Datalink to evaluate accuracy. Br. J. Gen. Pract. 69 (684), e462−469.

[35] Yusuf, M., Finucane, L., Selfe, J., 2019. Red flags for the early detection of spinal infection in back pain patients. BMC Musculoskelet. Disord. 20 (1), 1−10.

第十二章

高级实践

Tim Noblet, Matthew Low 和 Giles Hazan

1. 肌肉骨骼高级实践的历史

肌肉骨骼高级实践(AP)物理治疗师是评估、诊断、治疗和管理肌肉骨骼疾病的专家[物理治疗协会(Chartered Society of Physiotherapy,CSP),2016b;Noblet 等,2021]。在英国,高级肌肉骨骼物理治疗工作已经存在了 30 多年,在提供肌肉骨骼健康服务中发挥了不可或缺的作用(James 和 Stuart,1975;Byles 和 Ling,1989;Noblet 等,2021)。在 20 世纪 80 年代,由于骨科和神经外科诊所的医生无法满足当地社区的需求,物理治疗师被纳入骨科和神经外科诊所,高级实践得到了最初认可(Suckley,2012;CSP,2016b)。这些技能高超的临床医生随后被称为"高级物理治疗师"或"高级实践者"(extended scope practitioners,ESPs)(CSP,2016a)。

通过当地的教育,ESPs 能够发展超出物理治疗传统范围的知识和技能,如开具血液

检查并解释结果、诊断性影像学检查(X 线、超声、MRI、CT 等)、安排患者手术、提供注射治疗和开具处方药(Noblet 等,2021;Tawiah 等,2021)。2008 年,"ESP"一词被"高级物理治疗师(advanced physiotherapy practitioner,APP)"取代,因为在英国,物理治疗师的正常执业范围包含了 ESP 所具备的所有知识、技能和行为(Noblet 等,2021;Tawiah 等,2021)。在快速发展的英国国家医疗服务体系(National Health service,NHS)中出现的高级实践角色和物理治疗实践范围的持续演变,促进了教育和培训计划的发展和实施,为物理治疗从业者达到高级实践标准做出了更好的准备(Rushton 等,2016;Noblet 等,2021)。

自 2008 年以来,APPs 通过进一步的教育和能力发展,扩展了物理治疗实践的范围,造福了他们的患者。在专业卫生服务中,作为 APPs 多模式物理治疗管理的一部分,他们完成了脊柱诊断和治疗性注射、影像诊断、外科手术和复

杂的心理干预（CSP，2016a；Noblet 等，2020，2021；Tawiah 等，2021）。通过利用全面和广泛的实践范围，APPs 已被证明在肌肉骨骼患者治疗中具有临床和成本效益，并在不同科室中发挥作用，包括急诊、风湿病科、持续性疼痛科、儿科和康复治疗科，以及在初级保健中作为第一接触者和在肌肉骨骼社区二级保健对接服务中发挥作用（Stanhope 等，2012；Suckley，2012；Saxon 等，2014；Noblet 等，2020）。肌肉骨骼高级物理治疗实践现在已在全球范围内的多个国家使用，如澳大利亚、加拿大、爱尔兰和新西兰（Noblet 等，2021；Tawiah 等，2021）。

1.1 什么是高级水平实践

重要的是要认识到高级实践是一种实践水平，而不是一种特定的工作角色。达到高级实践水平的临床医生将在职业生涯中不断提高自身能力。在 2008 年引入"高级物理治疗师"一词之后，CSP 定义高级实践为"综合运用知识和技能，以支持全面的临床推理，在不可预测且通常具有高风险的情况下管理患者（通常是复杂的、反复出现的、具有挑战性的和不寻常的情况）"（CSP，2016a）。这个定义已经被进一步扩展应用于所有职业和专业（图 12-1）。

> 高级临床实践由经验丰富的、注册的医疗和护理从业者提供
> 这是一种以高度自主和复杂决策为特征的实践水平
> 这将以硕士学位或同等学力为基础，包括临床实践、领导和管理、教育和研究的临床实践四大支柱，展示了核心能力和特定领域的临床能力。
> 高级临床实践体现了与个人、家庭和护理人员合作管理临床护理的能力。包括分析和综合各种环境下的复杂问题，使得创新解决方案能够增强人们的体验并改善结果

图 12-1 各职业和专业的高级实践定义
（NHS-England，2017）

1.2 高级实践的四大支柱

肌肉骨骼高级物理治疗师在高级实践的四大支柱中展示专业知识：

- 临床实践。
- 领导和管理。
- 教育。
- 研究。

如表 12-1 所述（NHS-England，2017）。

所有高级实践者都需要通过硕士水平的学习和多年的临床和专业经验来展示其知识、技能和行为。但是，他们将根据自己特定的角色或实践领域，以不同的方式使用自己的技能（Stanhope 等，2012；Suckley，2012；Saxon 等，2014；NHS-England，2017；Noblet 等，2020）。

> 知识校验
> 1. 定义高级实践。
> 2. 高级实践的四大支柱是什么？
> 3. 识别高级实践每个支柱的一项知识技能和行为。

2. 案例研究

高级实践者在各种环境中工作，通常需要与一系列相关的卫生从业者进行联系和密切合作，以处理诊断不确定的复杂患者。以下是四个真实的案例，以说明临床推理在高级实践中的应用：案例研究 12-1 来自全科医学中担任首诊医生（first contract practitioner，FCP）的高级实践者；案例研究 12-2 来自在社区疼痛诊所工作的高级实践者；案例研究 12-3 来自社区脊柱服务机构；案例研究 12-4 来自一家二级保健环境下的物理治疗部门。

案例研究 12-1

首诊的全科医学医生

JK 先生，65 岁，在过去几个月出现肩部疼痛并逐渐加重，最初影响左肩，然后累及双侧肩部
疼痛通常在活动时加剧，休息时缓解；未影响睡眠。无小关节疼痛或肿胀，也没有颈部或下背部疼痛。步态和平衡能力正常，上肢或下肢没有神经系统症状，无膀胱或肠功能紊乱

表 12-1 高级实践的四大支柱	
临床实践	肌肉骨骼高级物理治疗师从业者可以评估、诊断、治疗和管理所有医疗保健部门（初级、二级、三级保健，公立和私立部门）的各种肌肉骨骼问题 他们面对复杂的患者表现，处理高风险、不确定和不完整的临床和社会信息。临床医生使用高水平的沟通技巧，在全面规划护理的同时能够帮助患者做出复杂的决策。高级临床医生在处理不同复杂的个体表现和多方面情况时会使用他们专业的决策技能、高级物理检查技巧和诊断方法，如影像、血液检查、神经传导检查和肌电图（EMG），进行临床诊断 他们综合从各种来源获得的信息，做出基于循证的判断和诊断，因此可以启动、评估和修改一系列干预措施，包括手法和（或）运动或心理治疗、药物、电疗法、补充疗法和社会处方，所有这些都包含在一个动态的多模式物理治疗管理计划中
领导和管理	高级实践者是卫生服务和专业领域的真正领导者。他们主动发起和发展有效的关系，从而带来新的实践和服务设计解决方案。高级实践者监督和指导其他医疗专业人员，作为榜样激励未来临床医生 作为工作的一部分，高级实践者提供跨专业和超出医疗服务的咨询服务，带领团队接受挑战，并以追求最佳实践和保障患者健康的名义主动挑战他人 高级实践者将与社区合作，通过共同设计、协作，提供针对当地社区需求的卫生服务
教育	医疗保健消费者：高级实践者与医疗保健消费者合作，促进有关他们健康的共同决策，能够提高患者的健康和福祉。临床医生通过对个体的发展阶段、心智能力和动机进行评估和回应，在个人或团体的基础上对患者、亲属和照护者进行教育 高级实践者：高级实践者批判性地评估自己的学习需求，在高级实践的四个支柱上进行自主学习和批判性反思 其他卫生专业人员：高级实践者确定其他卫生从业人员和学生的学习需求和发展，作为教育者、榜样、监督者、教练和导师，帮助培养自信、高质量的未来从业人员
研究	高级实践者严谨地参与研究、审计和质量改进活动。他们批判性地评价、综合相关研究和审计的结果，以支持他们的实践，并为同事和同行的实践提供信息。高级实践者积极传播最佳实践研究结果，并促进临床实践与研究团队和大学之间的合作联系

来自 NHS-England，2017；Noblet 等，2021；Tawiah 等，2021

　　该患者有中度髋关节骨关节炎的病史，以前曾看过物理治疗师，发现锻炼对他有帮助，尽管最近髋部和膝关节的疼痛有所加重。他有轻度高血压病史，定期服用氨氯地平（一种降血压药物）和辛伐他汀（降低胆固醇）。无癌症病史，少量饮酒，无吸烟史

　　初步评估显示双肩的活动范围减小。上肢和颈椎的神经学检查均正常。他的全科医生（GP）几周前曾要求做 X 线检查，结果显示他的左肩有轻度骨关节炎

知识校验

1. 你认为诊断是什么？

2. 你的治疗计划和随访时间是什么？

　　基于可能是盂肱关节骨性关节炎的假设下，他得到了一些关于诊断和锻炼的建议，以改善上肢的活动范围和力量。在 2 周后的复查中，他的肩痛明显加重，自述髋部疼痛加剧，活动能力下降，他觉得自己"100 岁"了，并承认自己情绪低落，无法从事他喜欢的活动

知识校验

1. 你认为发生了什么？

2. 你接下来会怎么做？

3. 你还会让什么人员参与他的治疗？

　　FCP 与他的全科医生讨论他的病例，因为FCP 担心治疗对他没有效果，并提出了严重病理

的可能性,要求进行血液化验进行筛查,包括全血细胞计数(full blood count,FBC)、红细胞沉降率(erythrocyte sedimentation rate,ESR)、骨轮廓、骨髓瘤筛查、肝功能检查(liver function tests,LFTs)和尿素和电解质(urea and electrolytes,U&Es)。结果显示 FBC、LFT、U&E 和骨髓瘤筛查正常,但 ESR 升高到 50[由于 ESR 随着年龄的增长而增加,大多数人都在研究正常的上限是:男性为"年龄÷2";女性为"(年龄+10)÷2"]。经过讨论,大家一致认为对疑似多发性肌炎的患者进行糖皮质激素治疗是合适的。于是,他开始每天服用 15 mg 泼尼松龙。1 周后,他接受了 FCP 的随访,发现症状几乎完全缓解(这让他非常高兴),多发性肌炎的诊断也得到了确认

知识校验

1. 如果他随后出现头痛和视觉障碍,这将意味着什么?

2. 你会怎么做?

　　风湿性多肌痛(polymyalgia rheumatica,PMR)和巨细胞动脉炎(giant cell arteritis,GCA)都是炎症性疾病。GCA 是涉及供应头部和颈部血管的一种血管炎。它们有重叠的特征,往往影响相同的人群,因此,有必要同时考虑这两种疾病,因为大约 20% 的 PMR 患者有 GCA 症状,而 50% 的 GCA 患者有 PMR 症状(Buttgereit 等,2016年)。如图 12-2。患者的症状可能广泛而模糊,

作为临床医生,需要考虑更全面的鉴别诊断,以筛查可以模仿这些症状的严重疾病。这两种疾病对快速使用类固醇的反应良好,但如果未被诊断和治疗,可能会导致严重残疾

案例研究 12-2

高级实践者—社区疼痛诊所

　　H 先生由他的全科医生转诊到脊椎诊所,因为 H 先生感到双侧上肢麻木,医生担心这种症状可能是由颈椎引起的

　　他报告说,在过去 1 年里,他的双手逐渐出现了刺痛和麻木感,主要影响拇指和前两根手指。这种症状在夜间更为明显,经常让他醒来(他形容自己感到越来越疲倦/无精打采),而且在长途驾驶时也是如此

　　他自述没有明显的颈部疼痛,也没有任何值得注意的下肢症状。他偶尔会有与重体力园艺劳动相关的背部疼痛,休息后会缓解。步态、平衡和膀胱、肠道功能、鞍区感觉均无变化

　　他是一名戒烟者,每周饮酒 20～25 单位,未使用任何非法药物。他体重超重,最近去看过全科医生,医生就生活方式向他提出了建议,并讨论了一些抑郁症状。无糖尿病或其他重大疾病史

　　体格检查显示颈部脊椎正常,Spurling 试验阴性;上肢肌张力、力量、感觉、反射均正常,未发现上运动神经元体征。双手保持弯曲并在腕管施加压力时症状再现。脊柱其他部位和下肢的评估正常

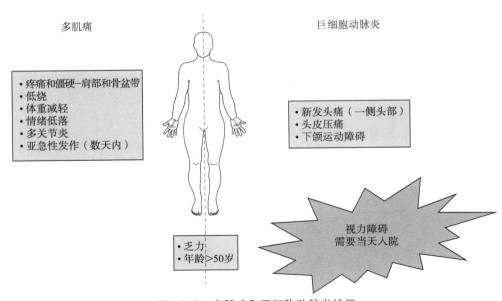

图 12-2　多肌痛和巨细胞动脉炎特征

知识校验

1. 你认为诊断是什么？

2. 是否还有更多信息可以帮助鉴别诊断？

进一步的询问显示，患者变得很累，以至于下班后（晚上6~7点）经常睡着，并承认自己失去了性欲。他觉得手不仅刺痛而且肿胀。没有明显的滑膜炎（挤压试验为阴性），但他的手客观地增大了，他提到在过去18个月里，他不得不两次调整结婚戒指的尺寸

在深入询问后，患者说他有点担心自己的视野发生了一些变化，意识到自己对身体两侧的事物不太敏感。患者没有癌症病史，也没有任何个人或家族的脊椎关节病/炎症性关节炎病史

知识校验

1. 可能发生了什么？

2. 对于双侧腕管综合征，你能提供哪些鉴别诊断？

3. 你还会让什么人员参与他的治疗？

高级实践者与转诊的全科医生讨论了这个病例，同意进行进一步的血液检查，结果显示睾丸激素非常低，生长激素升高。患者被转到内分泌科进行进一步的血液检查，最终确诊为"肢端肥大症"（图12-3）。患者头部MRI检查发现垂体腺瘤（一种良性垂体肿瘤）累及视交叉（左右视神经相交处），随后行神经外科手术切除

案例研究 12-3

高级实践者—社区脊柱服务

在2020年COVID-19大流行的早期阶段，一名38岁的酒吧工作人员联系了她的全科医生，她说她的腰痛和左侧臀部、小腿外侧区域疼痛加剧，伴有左脚感觉异常。右侧臀部有类似疼痛，但臀部以下没有放射痛。在此之前，她有5年的背痛史，但没有明确的发病或受伤史。全科医生将患者转到脊柱高级实践者小组，该小组通过电话联系了她并详细记录了她的病史

患者曾接受过脊椎按摩和物理治疗，似乎有一定程度的帮助，但症状依然存在。她的疼痛在坐位和早上更严重，短距离步行时有所改善。长时间步行会增加下背痛和腿部疼痛

没有马尾综合征的"红旗"征或特征（请参阅表12-1）

既往病史：无

药物服用史：阿米替林、地西泮、布洛芬和对乙酰氨基酚

社会史：与两个孩子同住，目前每天吸20支烟

由于这次接触是电话联系，因此没有进行身体检查。由于疼痛的持续性以及常规保守治疗没有效果，患者迫切得到关于可能有效的干预措施的医学意见

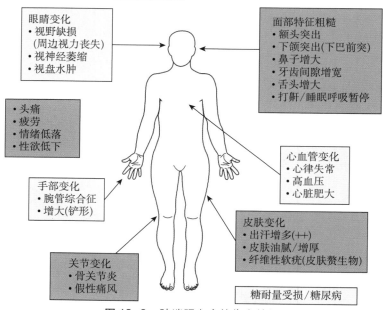

图12-3 肢端肥大症的临床特征

知识校验

1. 你认为发生了什么?

2. 你接下来会怎么做?

3. 你还会让什么人员参与她的治疗?

总结

- 持续性背痛
- 背痛加剧,腿部疼痛恶化,症状呈现双侧性
- 需要安全网

患者被告知一种叫作马尾综合征(CES)的罕见情况及其症状,并告知如果症状恶化该怎么办(根据当地既定的就诊途径前往急诊科,对疑似马尾综合征患者进行紧急评估)。我们为患者提供信息以便查阅 BASS(British Association of Spinal Surgery,英国脊柱外科协会)网站,并要求进行常规腰椎 MRI 检查

接下来发生了什么

在等待 MRI 检查的期间,患者的症状有波动但没有进展。她进行了 MRI 检查,结果如下(图12-4A 和 B)

报告

"在 L4/L5 水平有退行性椎间盘突出,并伴有一个大的中央椎间盘突出/挤压,导致严重的中央椎管狭窄和严重的马尾神经根压迫。在这个水平上有轻微的腰椎滑脱。无明显的椎间孔狭窄。在 L5/S1 和 L3/L4 水平有退行性椎间盘突出,并伴有后环状撕裂/裂缝,但没有明显的神经压迫。其余椎间盘的水化作用保存良好。椎体高度正常,无骨髓浸润。下脊髓和圆锥正常。报告应通知转诊者。"

放射科医生立即将结果通知了高级物理治疗师。高级物理治疗师联系了患者,并再次询问了有关发生马尾综合征风险的问题(表12-2)。患者自述在最近两天会阴区感觉有所改变,但不确定是否为马尾综合征的症状。她不记得最近是否上过厕所。高级实践者通过电话要求患者进行自我感觉检查,患者说她的肛门和生殖器区域的感觉不完整

知识校验

1. 你认为发生了什么?

2. 你接下来会怎么做?

3. 你还会让什么人员参与她的治疗?

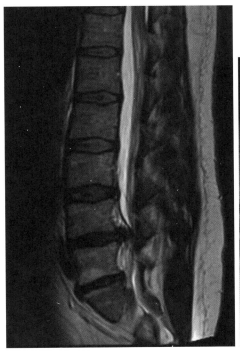
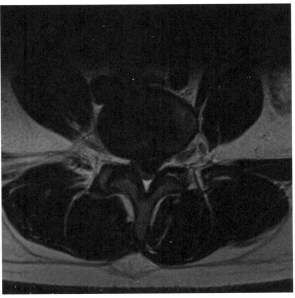

图 12-4 腰椎磁共振成像

注:该图像显示 L4/5 椎间盘显著突出,导致严重的中央管狭窄,压迫马尾神经根。左侧是 T2 加权矢状位图像,右侧是穿过 L4/5 中线上的 T2 加权轴位图像

表12-2 马尾综合征的危险因素				
风险因素/证据水平	背景	进一步的问题	低度临床怀疑	高度临床怀疑
椎间盘突出/低 腰椎狭窄/低	最常见的原因是在L4/5或L5/S1水平的一个大的中央椎间盘突出 50岁以下和肥胖人群患病的风险更高。可能导致CES的相关症状 ● 单侧或双侧神经根性疼痛和/或 ● 皮肤感觉减少和/或 ● 肌节性肌无力	你多大了 你的腿痛吗 你的腿具体哪里痛（膝盖以上还是膝盖以下） 两条腿同时疼痛吗 你的腿、大腿内侧、臀部或生殖器是否有针刺感或麻木感 你觉得腿无力吗 你能描述一下任何恶化的症状吗,包括疼痛程度或腿部症状 如果0是无疼痛,10是你经历过的最严重的疼痛,疼痛程度有多低	无腿部疼痛,神经病学正常,无马尾神经综合征（CES）症状 稳定的或无腿部神经性的症状	单侧或双侧神经根性疼痛和/或皮节感觉减弱 ● 鞍区感觉减弱（主观或客观针刺） ● 膀胱功能紊乱 ● 肠道功能紊乱 ● 肛门张力降低/无挤压 ● 性功能障碍 增加急性先兆CES概率的表现 ● 背部疼痛伴随出现新的马鞍感觉丧失,膀胱或肠道紊乱 年龄<50岁 单侧发病,进展为双侧腿痛 交替性腿痛 出现新的运动无力
脊柱手术	腰椎退行性改变是腰椎狭窄（LSS）的原因,可能导致马尾神经根逐渐受损。这可能导致慢性起病的CES在老年人中被忽视或被排除 与退行性腰椎管狭窄症（LSS）相关的11种CES症状通常比椎间盘突出或跛行要不明显。走路时引起的一系列典型腿部症状（如疼痛、抽搐、刺痛和沉重感）,以及坐下时缓解,在LSS中同样重要 任何腰椎手术干预都存在CES的风险	疼痛有多严重 什么情况下变严重? 什么情况下减轻 N/A	N/A	反复的、隐匿但加重的背痛,伴有单侧或双侧下肢感觉障碍和/或运动无力 膀胱排空不完全、排尿困难、尿失禁、夜尿症或尿路感染 膀胱和/或肠道功能障碍可能会随着时间发展,神经损伤和瘫痪可以由许多问题引起,包括 ● 脊柱内出血（硬膜外脊髓血肿） ● 脑脊液渗漏（偶然性的硬脑膜切开术） ● 意外损伤供应脊髓血液的血管 ● 手术中移动神经时意外损伤神经

注:LSS, lumbar spine stenosis, 腰椎狭突;N/A, not applicable,不适用

总结
- 影像学符合进行性马尾不全综合征
- 需要立即转诊到紧急外科

患者被转诊到当地紧急脊柱外科团队，并在 L4/5 处进行了紧急腰椎减压，她的症状得到解决，并取得了极好的结果。读者可以参考第十一章

案例研究 12-4

物理治疗部门——二级保健

一位 40 岁的男士因广泛的背部疼痛和 1 年的右侧 L5 皮节区域的腿痛而寻求物理治疗。当时，患者在 COVID-19 大流行期间通过电话联系，关于他的症状存在相当大的不确定性，包括膀胱控制的变化。患者报告鞍区感觉正常，可以感觉到膀胱/肠，没有排便控制问题

物理治疗师与脊柱高级实践者讨论了这个患者情况，然后给患者进行紧急脊髓影像检查。脊柱 MRI 显示没有马尾压迫，也没有严重的病理证据。影像显示 L4/5 水平有一个宽的椎间盘，触及左侧 L5 外侧隐窝的神经根，有轻度椎间孔狭窄，右侧 L4 水平无压迫。L5/S1 水平有一个小的椎间盘突起，接触但没有压迫左侧 S1 神经根，没有椎间孔神经压迫

社会史：患者曾是建筑工人，但在过去 18 个月没有工作。他和他的儿子住在一辆大篷车里

总结
MRI 结果与患者的症状不一致，需要进一步考虑

接下来发生了什么

脊柱高级实践者在审阅 MRI 结果后对患者进行了复查和安抚。患者向高级实践者表示，他多年来一直有背痛和僵硬，右坐骨神经症状已经存在 1 年，右臂非特异性区域也有感觉异常。患者还抱怨手在从屈曲到伸直时会僵硬和"卡住"

高级实践者根据医疗记录发现，患者之前的血液检查发现了疏螺旋体抗体（一种对蜱虫叮咬的反应，会导致莱姆病）。患者说其母亲无关节炎家族史。然而，他的父亲患有血管炎并累及肾脏，他的两个兄弟也被诊断患有强直性脊柱炎

除了了解患者早上长时间疼痛和僵硬的病史外，高级实践者还要求进行血液检查，包括全血细胞计数、炎症标志物、类风湿因子和人白细胞抗原 B27（human leukocyte antigen B27, HLA B27，一种位于白细胞表面的抗原，这可能表明存在一系列炎症性疾病）

知识校验
1. 你认为发生了什么？
2. 你接下来会怎么做？
3. 你还会让什么人员参与她的治疗？

高级实践者认为这些弥漫性的神经系统方面症状可能与莱姆病有关，并且鉴于患者的不寻常症状，脊髓高级实践者将患者转到风湿病科征求意见，并组织了面对面的随访

随后，风湿病专家复查了患者的情况，并认为一些症状表明患者可能是纤维肌痛症，尤其是全身性疼痛，包括肘部和肩部，睡眠不宁，全身乏力。患者自述其活动量呈现出与疼痛相关的周期性波动，表现为全身性、注意力和记忆力下降、对触觉和运动的敏感度增加，以及夜间尿急（Bellato 等，2012 年）。风湿病专家发现他的关节没有红肿或发热，也没有皮肤银屑病或其他皮疹。血液检查结果显示全血细胞计数正常，没有炎症标志物升高的迹象，类风湿因子和 HLA B27 均为阴性

风湿病专家发现，患者在去年莱姆病血清学检测呈阳性后，已经进行了两次长疗程的多西环素治疗

风湿病专家在进行体格检查后发现，患者没有局部异常神经学表现，没有关节滑膜炎的证据，由于疼痛导致的脊柱活动受限，骶髂关节的疼痛诱发试验阴性，直腿抬高/坐骨神经牵拉试验正常，腰椎有压痛但骶髂关节周围没有疼痛

血液检测结果显示，炎症标志物正常，类风湿因子阴性，结缔组织疾病筛查阴性，HLA B27 检测阴性

知识校验
1. 你认为发生了什么？
2. 你接下来会怎么做？
3. 你还会让什么人员参与她的康复？

风湿病专家认为可能是持续性的疼痛表现，因此通过医学排除法，最终诊断为"纤维肌痛"。专家提供了有关节奏控制、放松和睡眠卫生的教育资料和信息。为了保证全面性，风湿病专家要求进行手部和骶髂关节的 MRI 扫描，手部和胸部的 X 线检查，以及维生素 D、甲状腺功能和血清肌酸激酶（CK）的检测。这样做的目的是排除任何潜在的其他疾病，包括系统性自身免疫性疾病、甲状腺功能损害、肌病和吸收不良疾病。最后，风湿病专家建议家庭医生开具每晚 10 mg 的阿米替林，并根据患者的反应逐渐增加至 30 mg。阿米替林被用来改善睡眠质量，并可以帮助缓解广泛性疼痛

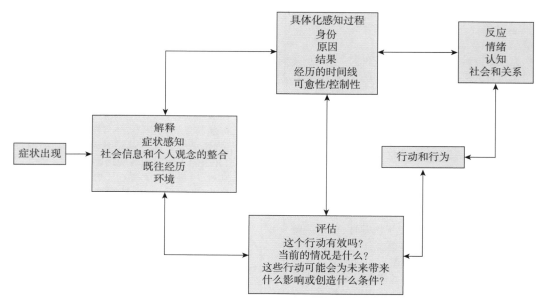

图 12-5　基于常识模型的感知过程（Levanthal 等，1980）

接下来发生了什么
- 手、骶髂关节 MRI 扫描，手、胸部 X 线及所有血液检查均正常
- 脊柱高级实践者基于所有检查结果复查了患者，将患者转介到当地疼痛服务和高级实践者康复物理治疗

高级康复实践

　　根据迄今为止收集到的所有信息，患者被转介给一位康复高级实践者，那里的治疗过程更加注重建立关系。康复关系的重点是考虑患者独特的生活经历、生物学、心理和社会背景，建立起一个有意义的、共同构建的过程（Low，2017）。这个过程需要时间来建立信任，并促进治疗联盟的组成，以探索对患者困境的理解，以及寻求通往患者目标、有意义的活动和愿望的途径

　　患者透露，他有过一些给予他持续压力的情况，并且有过一些不好的童年经历。这些情况与他遭受持续性疼痛的可能性有关（Ranjbar 和 Erb，2019；Groenewald 等，2020）。然而，患者非常关注莱姆病血清学检测阳性与他的症状之间可能存在的关系，并且认为他过去接受的抗生素疗程对他有所帮助。但是接受并理解患者的观点、认可患者的经历是很重要的，即使这与治疗师的直觉和推理不符。在所有不确定性中，意义构建的过程是一个流动的过程，而不是一个存在于明确的诊断标准和明确的分类治疗算法中的过程。Leventhal 的常识模型（Leventhal 等，2012）（图 12-5）是考虑这一问题的一个有用框架

　　如图 12-5 所示，意义构建过程并不是一个清晰且线性的过程。康复的一个关键部分是促进解释、体现意义构建、行动、反应以及对症状的评估之间的一致性。通过这种方式，患者和治疗师都参与到这个过程中，这个过程需要同情心。

　　通过细心体贴的沟通，患者表达了他对自己当前困境的看法。这似乎反映了一个无法控制自己生活环境、身体疼痛体验、身份和关系的人，这些在不断变化的环境中似乎正在变得有害。患者当前状况之间的联系也在他具有挑战性的成长过程中得到反映，这在患者的叙述中隐约提到过

　　毫无疑问，患者的动作显得僵硬、谨慎和克制。一部分是因为疼痛本身，另一部分是担心会造成疼痛的加重。全面检查显示患者神经系统检查正常，但肢体和躯干的所有运动都与潜在的高张力和运动阻力有关。疼痛主要集中在下背部，治疗师触诊了这个区域，并感受到了软组织呈现出共同收缩的状态。即使在做低负荷运动，患者也经常通过屏气给予多余支撑力。在整个过程中，治疗师向患者反映了他们所看到、感觉和观察到的情况。治疗师用一种恶性循环的方式向患者描述了运动、过度保护、紧张和体验疼痛之间的关系。治疗师运用轻柔触诊的方式与患者沟通，并向他提供关于如何保持躯干的姿势的反馈。患者被要求采用稳定的呼吸模式，在被触诊到感到疼痛的下背部时进行呼吸。当患者这样做时，他被要求在每次呼气后"放松"。在几次呼吸之后，患者能够意识到他可以放松，但他立刻会感到恐慌，并且不明白为什么会这样。我们猜想，愿意与有

专业技能帮助患者的心理学家交谈起到了重要作用。这反映了患者开始以一种具体化的方式理解自己情况的这一重要时刻。患者开始挑战和反思他的经历，并理解如何在参与不同和多样化的环境中以放松和流畅的方式活动。随着时间的推移，患者逐渐恢复了所有的活动，疼痛减少，并开始参与有意义的活动，比如和他儿子一起骑自行车

读者可以参考 Ryder 和 Barnard 在 2024 年相关书籍《了解和管理持续性疼痛》中的第九章

3. 总结

上述案例研究描述了高级实践物理治疗师可以在不同环境中提供从诊断、治疗到管理的医疗保健服务的广泛技能。值得注意的是，尽管高级实践者在不同的领域和部门工作，但他们都有共同的倾向，即采用以人为本的方法，使用具体的、富有同情心的、谨慎的沟通技巧，并愿意接受反思的多维视角去治疗患者。

（杨金宇　译，包士雷、刘守国　校）

4. 参考文献

［1］Bellato, E., Marini, E., Castoldi, F., et al., 2012. Fibromyalgia syndrome: etiology, pathogenesis, diagnosis, and treatment. Pain Res Treat 2012, 426130. https://doi.org/10.1155/2012/426130.

［2］Buttgereit, F., Dejaco, C., Matteson, E., et al., 2016. Polymyalgia rheumatica and giant cell arteritis. JAMA 315 (22), 2442.

［3］Byles, S., Ling, R., 1989. Orthopaedic out-patients—a fresh approach. Physiotherapy 75, 435-437.

［4］Chartered Society of Physiotherapy (CSP), 2016a. Advanced practice in physiotherapy, understanding the contribution of advanced practice in physiotherapy to transforming lives, maximising independence and empowering populations.

［5］Chartered Society of Physiotherapy (CSP),

［6］2016b. Scope of Practice [Online]. Chartered Society of Physiotherapy, London. (Accessed 3 December 2017).

［6］James, J. J., Stuart, R. B., 1975. Expanded role for the physical therapist: screening musculoskeletal disorders. Phys. Ther. 55, 121-132.

［7］Leventhal, H., Bodnar-Deren, S., Breland, J. Y., et al., 2012. Modeling health and illness behavior: the approach of the commonsense model. In: Baum, A., Revenson, T. A., Singer, J. (Eds.), Handbook of Health Psychology. Psychology Press, New York, pp. 3-35.

［8］Low, M., 2017. A novel clinical framework: the use of dispositions in clinical practice. A person centred approach. J Eval Clin Pract 23 (5), 1062 - 1070. https://doi.org/10.1111/jep.12713. Epub 2017 Feb 21. PMID: 28220638.

［9］NHS-England, 2017. Multi-professional framework for ACP in England. NHS England.

［10］Noblet, T., Heneghan, N. R., Hindle, J., et al., 2021. Accreditation of Advanced Clinical Practice of Musculoskeletal Physiotherapy in England: a qualitative two phase study to inform implementation. Physiotherapy 113, 217-244.

［11］Noblet, T., Marriott, J., Hensman-Crook, A., et al., 2020. Independent prescribing by advanced physiotherapists for patients with low back pain in primary care: a feasibility trial with an embedded qualitative component. PloS One 15, e0229792.

［12］Rushton, A., Beeton, K., Jordaan, R., et al., 2016. IFOMPT educational standards. International Federation of Orthopaedic Manipulative Physical Therapists.

［13］Ryder, D., Barnard, K. 2024. Petty's Musculoskeletal Examination and Assessment: A Handbook for Therapists, sixth ed. Elsevier, Oxford.

［14］Saxon, R. L., Gray, M. A., Oprescu, F. I., 2014. Extended roles for allied health professionals: an updated systematic review of the evidence. J. Multidiscip. Healthc. 7, 479.

[15] Stanhope, J., Grimmer-Somers, K., Milanese, S., et al., 2012. Extended scope physiotherapy roles for orthopedic outpatients: an update systematic review of the literature. J. Multidiscip. Healthc. 5, 37-45.

[16] Suckley, J., 2012. Core Clinical Competencies for Extendedscope Physiotherapists Working in Musculoskeletal (MSK) Interface Clinics Based in Primary Care: a delphi consensus study Professional Doctorate. University of Salford.

[17] Tawiah, A. K., Desmeules, F., Wieler, M., et al., 2021. Advanced practice in physiotherapy: a global survey. Physiotherapy 113, 168-176.